党中勤

脾胃病临证经验集萃

◇ 主编

李梦阁　梁慕华　党志博　钤培国

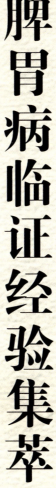

郑州大学出版社

图书在版编目（CIP）数据

党中勤脾胃病临证经验集萃／李梦阁等主编.

郑州：郑州大学出版社，2024.11. -- ISBN 978-7-5773-0511-0

Ⅰ. R256.3

中国国家版本馆 CIP 数据核字第 2024UL2186 号

党中勤脾胃病临证经验集萃

DANGZHONGQIN PIWEIBING LINZHENG JINGYAN JICUI

策划编辑	薛晗		封面设计	王微
责任编辑	董珊		版式设计	王微
责任校对	白晓晓		责任监制	朱亚君

出版发行	郑州大学出版社		地　址	郑州市大学路 40 号（450052）
出版人	卢纪富		网　址	http://www.zzup.cn
经　销	全国新华书店		发行电话	0371-66966070
印　刷	河南文华印务有限公司			
开　本	787 mm×1 092 mm　1 / 16		插　页	8
印　张	22.75		字　数	525 千字
版　次	2024 年 11 月第 1 版		印　次	2024 年 11 月第 1 次印刷

书　号	ISBN 978-7-5773-0511-0		定　价	99.00 元

党中勤

脾胃病临证经验传述荟萃

张磊题

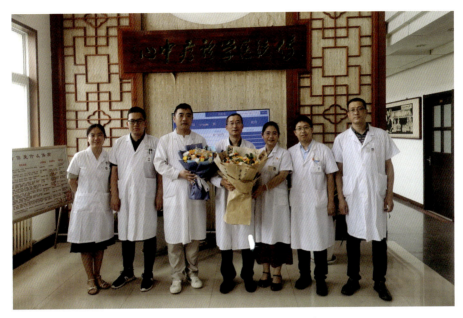

党中勤教授与部分工作室弟子合影

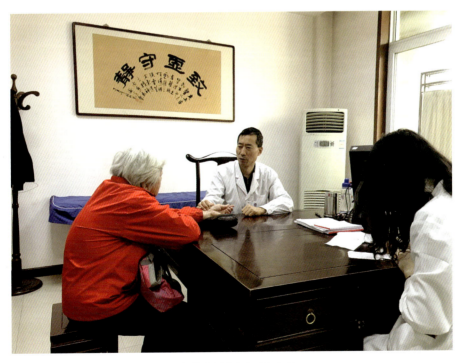

党中勤教授在门诊坐诊

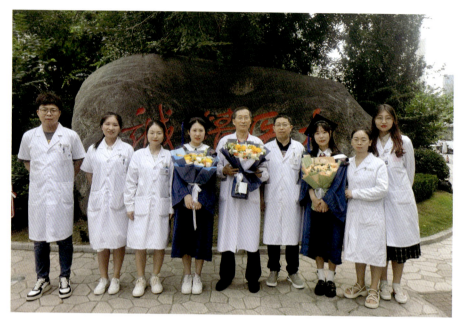

党中勤教授与研究生合影

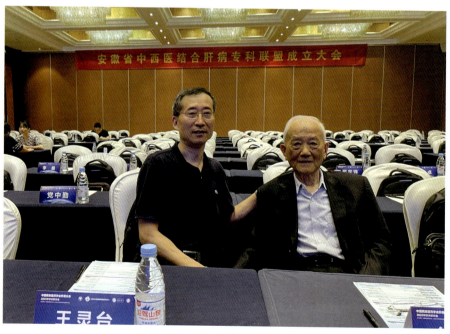

党中勤教授与国医大师徐经世教授合影

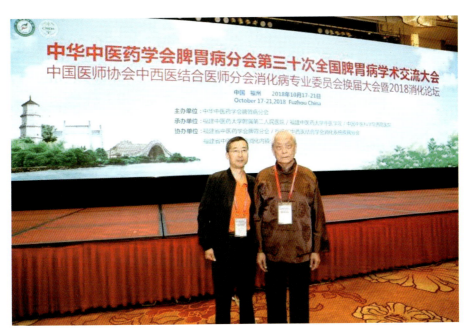

党中勤教授与国医大师杨春波教授合影

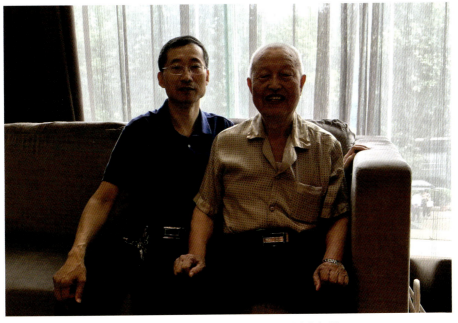

党中勤教授与国医大师张磊教授合影

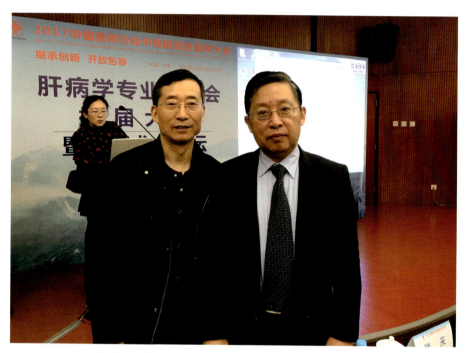

党中勤教授与全国名中医、经方大家黄煌教授合影

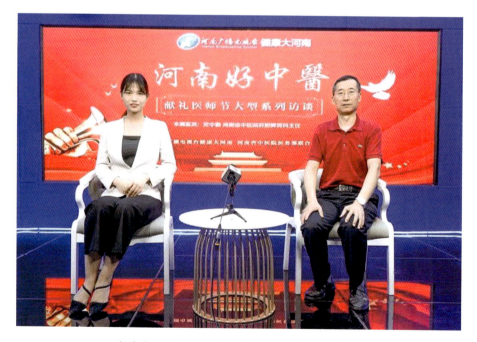

党中勤教授在河南广播电视台做科普讲座

作者名单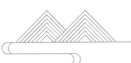

主　编

李梦阁　　梁慕华　　党志博　　钤培国

副主编

王宇亮　　赵长普　　许向前　　李　波

姚自凤　　贾云飞　　罗　磊　　杨振寰

编　委

李梦阁　　梁慕华　　党志博　　钤培国

王宇亮　　赵长普　　许向前　　李　波

姚自凤　　贾云飞　　罗　磊　　杨振寰

赵明涛　　路一诺　　杜玉双　　秦浩杰

郑璐璐　　刘晓慧　　曹　鑫　　闫静杰

郭彪彪　　杨　韧　　刘世龙　　张小云

李俊莹　　耿晓超　　张静文　　曹丹丹

解　冬　　余金钟　　张亚玲　　潘会珍

魏天贵　　谢　莉　　袁帅强　　徐璐一

刘　洋　　梁亚奇　　魏好可　　李坤鹏

张珊珊　　李梦瑶　　马利节　　丁卓然

刘思萌　　于　鲲　　王　露　　赵会茹

许戈林

前　言

党中勤教授是河南省中医院(河南中医药大学第二附属医院)主任中医师,二级教授,博士研究生导师,第六批全国老中医药专家学术经验继承工作指导老师,全国名老中医药专家传承工作室指导老师,全国首批肝胆病咨询专家,河南省首届名中医,河南省教育厅学术技术带头人,河南省卫生系统先进工作者。从事中医药防治肝胆脾胃疾病工作40余年,勤求经典,博采众长,精于临证,享誉全国。本书编者总结了党中勤教授的学术思想、临证经验及用药规律,并选取部分临床典型医案,编纂成书。

本书分为5章。第一章介绍党中勤教授的学术思想及理论研究。第二章介绍其临证经验,包括专病诊治经验、专病专方、研制的专科制剂、临证用药心得及脾胃病常用的中医特色疗法。第三章收录其临证典型医案,包括口腔、食管、胃、肠、肝、胆、胰腺等疾病医案,其中部分病例为疑难危重病症,"按语"分析总结了党中勤教授的遣方用药经验,体现了其对疾病的诊治思路和用药特色。第四章介绍其研究成果,包括部分论文、论著、科研成果及发明专利。第五章介绍其所教弟子取得的临床成就,包括其弟子典型医案、跟师心得体会等。

本书内容丰富,文字简要,重点突出,可作为广大中西医临床工作者,医学院校的研究生、本科生、规培生、进修生,以及广大的中医药爱好者的参考用书。

本书的编纂得到了党中勤教授的悉心指导,并荣幸地得到了国医大师张磊教授亲自为本书题名,在此一并表示崇高的敬意和诚挚的感谢!

本书的主编、副主编均为国家认证的党中勤教授传承工作室的学术继承人,其余编委多为跟随党中勤教授坐诊、查房的硕士研究生及博士研究生,撰写内容真实客观地反映了党中勤教授的诊治思路、学术思想及临证经验。由于时间仓促,专业水平有限,书中难免存在疏漏之处,敬请各位读者和同道批评指正!

编　者
2024 年 4 月

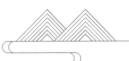

目 录

第一章 学术思想

第一节 医家简介

党中勤,男,河南鄢陵人,医学硕士,主任中医师,二级教授,博士研究生导师;第六批全国老中医药专家学术经验继承工作指导老师,全国名老中医药专家传承工作室指导老师,全国首批肝胆病咨询专家,河南省首届名中医,河南省教育厅学术技术带头人,河南省卫生系统先进工作者,河南省中医药防治艾滋病工作优秀专家,河南省中医药防治艾滋病试点项目先进个人,河南省中医药防治艾滋病试点项目十年特别奉献奖获得者,郑州市医师标兵,郑州市金水区首届优秀人才;历任河南省中医院肝胆脾胃病科主任、学术主任。

学术团体任职:中华中医药学会脾胃病分会常委,中华中医药学会肝胆病分会常委;中国民族医药学会肝病分会副会长,中国中医药信息学会肝病分会副会长,中国中药协会肝病专业委员会副主任委员,中国医师协会中西医结合分会肝病专业委员会常委,中国医疗保健国际交流促进会中西医结合脾胃病学分会常委;河南省中医药学会常务理事,河南省中医药学会肝胆病分会主任委员,河南省中医药学会脾胃病分会副主任委员;《中西医结合肝病杂志》常务编委,《中国中西医结合消化杂志》编委。

论文及成果:发表本专业学术论文 183 篇,参编医学著作 11 部;承担厅局级以上科研课题 17 项,其中主持国家级科研课题 2 项,省部级课题 3 项;取得科研成果 13 项,其中省部级成果 2 项;获得国家发明专利 5 项。

党中勤教授从事中医、中西医结合临床、科研与教学工作 40 余年,具有扎实的专业基础知识及丰富的临床经验。他在学术上主张中医辨证与辨病相结合、内治与外治相结合、中医疗法与西医学新技术相结合;在临床上注重突出中医特色,对常见病能中不西,疑难病衷中参西,急危重症中西医结合。他主持研制了治疗肝胆脾胃疾病的系列院内制剂,进一步完善了治疗消化内科疾病的系列中医特色疗法,总结出中医多途径给药为主治疗重症肝胆胰疾病的系列优化方案。他擅长治疗各型肝炎、肝硬化、脂肪肝、胆囊炎、胆石症、胰腺炎及各种胃肠疾病，尤其对肝衰竭、顽固性肝硬化腹水及重症急性胰腺炎等重症消化系统疾病的治疗有精深的研究。党中勤教授先后开展系列中医特色疗法干预治疗重症肝胆脾胃疾病的研究，在临床应用中取得了满意疗效；有较高的临床带教水平及较强的科研能力，他始终将培养优秀年轻医生作为自己的重要使命，又不断探索，为中医事业的发展注入新的活力；他以身作则，为人师表，精心传道、授业、解惑，教书育人，为医学研究生、规培生的培养及临床教学工作做出了重要的贡献。

（李梦阁）

第二节 学术见解

党中勤教授在中医学领域深耕多年，擅长治疗各种肝胆脾胃疾病。其学术思想主要表现在以下几个方面。

一、重视经典，博采众长

注重研读各家经典著作，尤其是近代和当代的中医名家著作，以博采众长，不断提高。党中勤教授认为，《黄帝内经》《伤寒论》《金匮要略》等中医经典是长期以来人们与疾病作斗争的经验总结，代表当时中医学的最高学术水平。很多经方因疗效显著目前仍被广泛运用于临床。但经方的产生有当时特定的历史条件及环境，时隔数千年的今天，临床应用时可以有所发挥，临床实践证明经方合理加减，疗效颇佳。

二、临证时强调处理好病、证、症关系

党中勤教授认为，中医临证时首先根据患者的病史、临床表现，结合四时、方域、民族习俗等要素，确诊患者的中医疾病；然后根据其症、舌、脉表现，明确患者的证候（中医证型），进而辨清其主症与兼症（次症）。治疗疾病时，要以辨证施治为主，同时要辨证与辨病相结合；随症加减时，要针对主症，兼顾次症；做到有是"证"用是"方"，有是"症"用是"药"。

三、注重调理脾胃，重视后天之本

脾胃为后天之本，气血生化之源，脏腑功能之盛衰、正气之强弱，除先天禀赋外，全赖后天的滋养。因此，党中勤教授主张对所有疾病，尤其是肝胆脾胃疾病，应注重调理脾胃

功能,在辨证的基础上,加用健脾和胃之品,以保持旺盛的脾胃运化功能。

四、治疗肝胆脾胃疾病强调"以通为用",重视通腑理气

中医认为六腑以通为用,腑病以通为补。在治疗肝胆脾胃疾病时,党中勤教授强调通腑一法,腑气得通,肝气得疏,脾胃升降复常,疾病才能康复。因此党中勤教授拟定了系列通腑、疏肝、利胆、和胃方剂,或在辨证的基础上,酌情加用疏肝利胆、理气和中之品。

五、既强调突出中医特色,又重视博采现代科技

1. 常见病能中不西　对于常见病的治疗,中医药具有简、便、廉、验等特点,因此,临床上应注意突出中医特色,充分发挥中医优势,根据患者的具体病情及需求,在中医辨证施治原则的指导下,适时选用中药汤剂、配方颗粒、中成药、中药注射剂及中药外用制剂,及时为患者解除痛苦。

2. 疑难病衷中参西　对于疑难病症,党中勤教授认为,除按中医辨证施治外,应充分利用西医学诊疗技术,明确西医诊断,探寻有无"特效疗法",必要时可酌情选用。

3. 急危重症中西医结合　中药注射剂、舌下含化剂(滴丸)的开发、应用,使中医药治疗急危重症迈上了一个新台阶。但目前中药注射剂品种有限,还不能完全满足临床需要。因此,对于一些急危重症,党中勤教授认为必须结合西医学诊疗技术及时抢救治疗。临床实践证明,在治疗急危重症时,中医药早期干预治疗后能够显著提高抢救成功率。

六、对于急危重症及疑难病症推崇"四结合"疗法

1. 辨证与辨病相结合　辨证施治是中医学的基本特点和精髓,中医治病必须遵守辨证施治原则。但临床上确实存在某些特殊情况,如在治疗肝病时,尽管辨证准确,患者症状也明显改善甚至消失,但实验室检查肝功能指标及病毒载量却改善不理想,此时若在中医辨证的基础上加用辨病治疗的药物,可收到整体改善的最佳疗效。

2. 内治与外治相结合　对于病情较重的患者,推崇内治与外治相结合的中医多途径给药方案。党中勤教授常根据患者具体病情,在辨证内服汤药的基础上,或加用中药穴位贴敷(或穴位艾灸)、中药保留灌肠、中成药静脉滴注等方法。临床研究表明,大多数急危重症如重型肝炎肝衰竭、重症急性胰腺炎等,患者的胃肠黏膜多处于瘀血、水肿状态,单纯内服药物,吸收差,疗效不满意,采用中医多途径给药后可提高药物的生物利用度,并可发挥俞穴刺激作用,从而提高临床疗效。

3. 中医特色疗法与现代新技术相结合　对于消化系统急危重症,党中勤教授多采用中医特色疗法与西医学诊疗新技术相结合,如中医多途径给药配合人工肝支持系统、腹水超滤浓缩回输系统治疗重症肝病,中药联合内镜微创治疗消化道早癌,中药联合经内镜逆行胆胰管成像(ERCP)治疗重症胰胆疾病等,可明显提高治疗成功率。

4. 综合治疗与辨证施护相结合　由于很多患者常因劳累、生气、饮食不当、外感等不利因素而致病情反复或加重，因此，在治疗过程中，除综合治疗外，还必须重视辨证施护。党中勤教授认为细节决定成败，在治疗过程中任何一个环节疏漏，就有可能影响整个治疗。因此，对于住院患者尤其是重症患者，一定要根据其具体病情、体质特点、生活背景等，制定中医辨证施护要点。同时要求患者务必做到充分休息，合理饮食，保持良好的情绪。较多消化系统疾病患者由于病情重、缠绵难愈或合并心身疾病，表现为忧心忡忡、郁郁寡欢，或烦躁易怒，或精神紧张，甚至绝望，这些负面情绪均会加重肝的负担，使机体免疫功能低下，不利于疾病的治疗和康复。因此要心身同治，及时做好心理疏导，使患者解除思想顾虑，鼓励患者树立战胜疾病的信心，这样有利于疾病的治疗和康复。

七、提倡"治未病"理念

治未病即未病先防，既病防变。党中勤教授认为，人类的心理和行为是影响健康的重要因素，对疾病的发生、发展、转归起着举足轻重的作用。当今医学模式是生物-心理-社会医学模式，心理健康是健康的灵魂，行为健康是健康的基石。临证时对患者要进行行为干预，并叮嘱患者日常要注意防患于未然，一旦患病，一定要早诊、早治，并时刻牢记健康五大基石，即合理膳食、适量运动、心理平衡、戒烟限酒、良好睡眠，方可实现未病先防，既病防变，早日康复。

（李梦阁）

第三节　理论研究

一、"胰为奇恒之腑"的理论探析

随着国内外对中医基础理论及临床治疗的深入研究，胰腺的中医归属以及胰腺与肝胆、脾、胃、大肠、小肠、三焦等脏腑之间的关系日益成为学术界关注的热点。如有专家认同近代日本学者的观点，主张"胰即为脾"；更有学者提出，胰本身有藏有泻、亦脏亦腑，故应为奇恒之腑。党中勤教授倾向于第二种观点，现从中医学脏腑理论和临床对胰病（胰瘅，即急性胰腺炎）的治疗等方面探讨如下。

（一）中医奇恒之腑的概念

奇恒之腑的记载，最早见于《黄帝内经》，如《素问·五脏别论》记载："脑、髓、骨、脉、胆、女子胞，此六者，地气之所生也，皆藏于阴而象于地，故藏而不泻，名曰奇恒之腑。""奇恒"有几种解释。《辞海》解释:"奇者,异也。"《中医大辞典》释:"奇恒,异于平常之意。"《中医词释》道:"奇恒之腑,指异于寻常,除胆外,都无与之相配的器官。它们既有脏的性质,也具有腑的特点,有时二者兼而有之。"而《素问·病能论篇》:"奇恒者,言奇病也。"意为奇病乃指一些疑难、复杂、迁延性及退变性疾病,奇恒之腑与部分奇病有共性。党中勤教授认为,从结构上看,奇恒之腑多为中空器官,是一类相对密闭的组织器官,与六腑相似;而功能上其又类似脏,但其所藏为人体精髓之物,而非五脏之精气,与六腑之传化、泻而不藏迥然有别。其中除胆既为六腑又为奇恒之腑外,余者皆无脏腑表里配合,也无五行配属,故异于恒常之腑。

(二)历代医籍中有关胰(腺)的记载

虽然我国古代医籍中没有"胰(腺)"一词,但很早就有类似于"胰(腺)"的记载。如《难经·四十二难》:"脾重二斤三两,扁广三寸,长五寸,有散膏半斤。主裹血,温五脏,主藏意。"有学者考证,散膏就是胰(腺)。又如清代医家王清任在《医林改错》中记载:"津门上有一管,名曰津管,是由胃出精汁水液之道路。津管一物,最难查看,因上有总提遮盖。总提俗名胰子,其体长于贲门之右,幽门之左,正盖津门。"其中的"津管"和"胰子"分别类似现今西医学所说的胆胰管和胰腺。近代医学泰斗张锡纯衷中参西,认真探讨胰(腺)的解剖及生理病理,其于《医学衷中参西录》中记载:"盖膵为脾之副脏,在中医书中名为散膏……有时膵脏发酵,多酿甜味,由水道下陷,其人小便遂含有糖质。"这些记载从不同角度描述了类似于胰(腺)的解剖形态及其生理功能。

(三)胰(腺)具有奇恒之腑的生理功能特点

既往中医文献有诸多类似于胰(腺)生理功能的描述,如张寿颐在《难经汇注笺正》阐释中谓:"今西国学者,谓胃后有甜肉一条,长约五寸,头大向右,尾尖向左,正中有一汁液管,斜入小肠,上口之旁。所生之汁,如口中津水,则古所谓散膏半斤,盖即指此。甜肉之汁,运入小肠,即以化食物中之脂肪质者。"此外,陈珍阁《医纲总枢》中亦有类似于胰(腺)功能的描述,如"形如犬舌,状如鸡冠,生于胃下,横贴胃底,与第一腰骨相齐,头大向右至小肠,尾尖向左连脾肉边,中有一管斜入肠,名曰珑管。内藏油汁,为助小肠消化饮食之用也"。

而西医学认为,胰(腺)由内分泌部和外分泌部组成,由胰岛细胞完成内分泌功能,主要分泌胰岛素和胰高血糖素。胰岛素是促进合成代谢的激素,胰高血糖素作用相反,可以促进分解代谢,二者相反相成,共同调节机体对糖、脂肪和蛋白质的代谢。外分泌部由腺泡和腺管组成,腺泡分泌胰液,胰液含有水分、无机物和有机物,无机成分主要为碳酸氢盐和多种离子,可以中和由胃进入小肠的胃酸,以免肠黏膜受强酸的侵蚀,并为小肠内多种消化酶提供适宜的 pH 环境;有机成分主要是胰淀粉酶、蛋白酶、脂肪酶、麦芽糖酶和乳糖酶等,可以消化食物中的淀粉、蛋白质和脂肪。

鉴于胰(腺)"内藏油汁",结合西医学胰(腺)的内分泌功能等相关论述,党中勤教授认为胰(腺)分泌、贮藏胰液,与五脏"藏精气而不泻"的生理功能相似。同时,胰(腺)排泄胰液进入肠道,宜通不宜滞,以通降下行为顺,又类似于六腑"传化物而不藏"的生理功能。因为胰(腺)有藏有泻、似脏似腑,故应为"奇恒之腑"。

(四)胰(腺)与其他脏腑的关系

中医文献中有关胰(腺)与其他脏腑的关系,可见于以下记载,如《难经》中记载"脾……有散膏半斤",《难经正义》中记载"胰附脾之物",而《医学衷中参西录》中谓"膵为脾之副脏",《中西汇通医经精义》认为"甜肉即脾之物也"。此外,《难经正义》亦载:"胰,附脾之物,形长方,重约三四两,横贴胃后,头大向右,尾尖在左,右之大头,与小肠头为界,左之小尾,与脾相接,中有液管一条,由左横右,穿过胰之体,斜入小肠上口之旁,与胆汁入小肠同路,所生之汁,能消化食物,其质味甜,或名之甜肉云。"由此可见,既往中医典籍中已经较为清晰地描述了胰(腺)与脾的密切关系,即胰附于脾,胰为脾之副脏。此外,金才杰等认为胰(腺)的解剖位置、生理功能、病理等各方面的表现与三焦的解剖位置、生理功能和病理等方面有诸多相似之处,尤其与中焦关系密切。总之,党中勤教授认为,胰(腺)"内藏油汁"(胰液),"油汁"来源于脾,由脾之余气凝聚而成。胰液生成后,进入胰腑贮藏。贮存于胰腑的胰液,在肝气的疏泄作用、脾气的运化推动,以及胆、肠的疏通传化等配合下,胰液排泄并注入肠腑中,从而促进饮食水谷的消化和吸收。因此,胰(腺)与肝、胆、脾、胃、大肠、小肠、三焦等脏腑在生理、病理上有密切的关系。

(五)"胰为奇恒之腑"理论的临床意义

在生理上,胰与肝、胆、脾、胃、大肠、小肠、三焦等脏腑的生理功能有密切关系,胰腑宜通不宜阻,胰液排泄宜畅不宜滞。在病理上上述脏腑则相互影响,胆、肠病变可影响及胰,胰病也可影响胆、肠及三焦,胰、脾病变可影响食物的消化和吸收。历代文献对胰病如急性胰腺炎(类似于结胸,今谓之胰瘅)的治疗有详细的描述,如汉代张机(字仲景)在《金匮要略》中记载"按之心下满痛者,此为实也,当下之,宜大柴胡汤",《伤寒论》亦有"呕不止,心下急,郁郁微烦者,为未解也,与大柴胡汤,下之则愈"的记载,对后世医家从事中医药治疗急性胰腺炎(胰瘅、腹痛)的研究有很大的指导意义。如李金斗采用大柴胡汤、大承气汤加减治疗急性胰腺炎 30 例,药用柴胡、黄芩、生大黄、黄连、枳实、厚朴、半夏、白芍、玄明粉等,水煎,每日 1 剂,分早晚 2 次服用,每次 200 mL,症状重者可中午加服1 次,无法口服者可经鼻饲管注入,总有效率达 96.7%。徐权胜等采用柴芍承气汤联合生长抑素辅助治疗重症急性胰腺炎,药用柴胡、白芍、黄芩、厚朴、枳实、生大黄、芒硝等,每日 1 剂,加水煎煮,早晚分服,治疗重症急性胰腺炎 53 例,总有效率达 92.45%。党中勤教授在西医常规治疗基础上,自拟清胰解毒汤保留灌肠,药用生大黄、芒硝、枳实、厚朴、黄连、蒲公英、桃仁、柴胡、延胡索等,水煎,每次 200 mL,冷却后高位保留灌肠,每日2 次;同时配合口服生大黄水及中药消炎止痛膏(由青皮、郁金、三棱、莪术、血竭、乳香、没药、三七、大黄、白芷、冰片等)贴敷胰(腺)体表投影区,治疗重症急性胰腺炎 18 例,结果显示治疗组在腹痛缓解时间、血淀粉酶恢复正常时间等方面均优于对照组（单纯西药治疗），住院治疗时间明显少于对照组。目前临床治疗急性胰腺炎应用频率较高的方剂清胰汤是由大柴胡汤化裁而来，而大柴胡汤为治疗少阳阳明合病之经方，据此亦彰显出胰与足少阳胆经之密切关系。鉴于胰（腺）具有"六腑"的功能特点，即以通降下行为顺，因此胰病（胰瘅）则有"腑病"的共同临床特征，即"不通则痛"，所以治疗上应以"通腑止痛"为基本治法，党中勤教授在临床病症中亦观察到，患者往往有"腹泻一次，则痛减一分"的表现。

总之，胰（腺）类似胆而具有六腑的功能特点。胰附于脾，内藏精汁，又与五脏"藏精气"的功能特点相似，且与饮食水谷不直接接触，只是排泄"油汁"（胰液）入肠道以促进食物的消化和吸收，其功能似脏又似腑，故为奇恒之腑。在生理上，胰胆协同，胆汁、胰液共同促进饮食水谷的消化吸收；胰肠相通，以通为用，以降为顺，且胰的形态结构与其他六腑相像，皆属中空有腔的器官，与六腑功能相似，因此，在胰病的治疗上，应特别重视清胰通腑之法，同时要及时调理肝胆、脾胃及肠道功能。

（党中勤　党志博）

二、风药在久泻治疗中应用的理论探讨

风药具有解表升阳、燥湿祛风等功能，其味薄气轻、辛散升浮、温燥通窜，诸如羌活、升麻、柴胡、独活、防风、葛根、藁本、豨莶草等性温味辛之品。诚如李东垣所云："味之薄者，诸风药是也，此助春夏之升浮者也。"久泻乃泄泻之久者，病程超过 3 个月以上，古亦称"溏泄""肠风""飧泄"等，多迁延日久，缠绵难愈，相当于西医学中的肠易激综合征、炎症性肠病等引起的慢性泄泻。党中勤教授于临床实践中宗李东垣学说，不揣浅陋，施风药于多种病症的治疗，尤其对久泻恒收桴鼓之效，现总结如下以资同道。

（一）临证功效

1. 解表引经，祛邪止泻　《黄帝内经》云："春伤于风，夏生飧泄，邪气留连，乃为洞泄""感寒则肠鸣洞泄""久风入中则为肠风飧泄"。风为百病之长，可直接侵袭肺卫皮毛，由表及里，亦能兼夹湿邪使中焦气机升降失司，致使运化失常，清浊不分，引起泄泻。

《伤寒论》记载，葛根黄芩黄连汤功擅解表清里，用以治邪热下利证；重用味甘辛而性凉之葛根为君药，旨在取其入脾胃经，既可解表退热，亦可升发脾胃清阳之气而止泻。正如《本草新编》记载："葛根辛甘性平，轻扬升发，入阳明经，能鼓舞胃气上行，生津止渴，兼入脾经，开腠发汗，解肌退热，为治脾胃虚弱、泄泻之圣药。"客久泻者，脾病湿胜，中焦运化功能失调，肠道分清泌浊、传导功能失司，倘复感外邪，夹湿来袭，致使病情加重，单纯健脾益气、涩肠止泻收效甚微。风药多味辛性温，通散能行，擅走弗守，主入脾胃或大肠经，具有解肌达表作用，在内可上能升清至头目，下可鼓舞胃肠之气机，虽多用于外感表证，然亦可治疗内伤脾胃诸疾，并可引药直达病所，兼具舟楫之效。正如《太平惠民和剂

局方》里记载败毒散具有散寒祛湿、益气解表,适用于因气虚外感风寒湿邪之证。方中以羌活、独活祛风散寒,除一身之风寒湿邪,共为君药。然喻嘉言以此方治疗外邪内陷而成的痢疾,意在解表散邪,倘表气得通,里滞得除,其痢自止,此即"逆流挽舟"之法,后世用之多验。综上所述,久泻之人复感外邪,临证时配伍风药能够引邪直达病处,祛邪外出而达到止泻之功。

2. 胜湿祛风,运脾止泻 《素问·六元正纪大论》所云:"湿胜则濡泄。"《素问·气交变大论》中说:"岁水不及,湿乃大行……民病腹满身重,濡泄。"《景岳全书·泄泻》中指出:"若饮食失节,起居不时,以致脾胃受伤,则水反为湿,谷反为滞,精华之气不能输化,乃致合污下降而泻痢作矣。"正如王冰注解《黄帝内经》时指出:"湿胜则内攻于脾胃,脾胃受湿,则水谷不分,水谷相和,故大肠传导而注泻也。"可见,湿邪是泄泻的重要成因。然《黄帝内经》有云:"湿淫所胜,平以苦热,佐以酸辛,以苦燥之,以淡泄之。"李东垣在《内外伤辨惑论》中提出:"客邪寒湿之胜,自外入里而暴甚,当以升阳之药为宜……大法云:寒湿之胜,助风以平之",进一步阐明了李东垣以祛风药治湿的学术观点。风药多味辛性燥,故能胜湿,亦能振奋脾阳,以化湿邪,使得中州自运,不专以治泻而泻自止。所以在治疗湿邪为患的久泻时,应配伍风药以期达到治病求本之效。

3. 升举清阳,益胃止泻 《景岳全书·泄泻》云:"泄泻之本,无不由于脾胃。"《素问·阴阳应象大论》云:"清气在下,则生飧泄,浊气在上,则生䐜胀",指脾气虚弱,纳运乏力,饮食难化,清浊不分,上有清气不得滋养而现头目眩晕、精神疲惫,中有湿浊停滞而现腹胀满闷,下有水谷下注而现便溏。脾胃位于中焦,脾胃升降为人体气机之枢纽,在气机升降中发挥着重要作用。正如黄元御在《四圣心源》中指出:"脾升肝肾亦升,故水木不郁;胃降则心肺亦降,故金木不滞;火降则水不寒,水升则火不上热,于人下温而上清者,以中气善运故也。"倘清阳得升、浊邪得降则久泻可止。风药气味多芳香而上行,质地轻薄主升清,升举下陷之清阳,清阳得升而浊阴可除,中气不失斡旋之职,久泻可止。所以治疗脾虚久泻者,运用风药,复升清阳之气,使中枢升降正常,则久泻自止。

4. 疏木扶土,散肝止泻 《素问·举痛论》:"怒则气逆,甚则呕血及飧泄。"气逆则肝气不能行其升发之能,肝气不能舒达,势必下行而下陷于下,欲行疏泄之能则欲郁,在下表现为泄泻,时发时止。《三因极一病证方论·泄泻叙论》:"喜则散,怒则激……以致溏泄。"所指溏泄正属此类。水谷贮于大肠,津液渗于膀胱,而疏泄之权则在肝。肝木生于土,肝郁气机不能畅达,横逆侮脾,脾病则运化失权,升降失常,水谷停滞,清浊不分,混杂而下,日久而致久泻。肝为风木之脏,性宣发冲和,风药属木与其相类,长于条达木气,入厥阴肝经而助疏泄,显现木气升发之象,畅达肝气乃顺其性。风药质轻气清,具升发之性,能发散郁火、调理气机。如是《素问·六元正纪大论》云:"火郁发之,然发之者,必借风药。"假若在健脾基础上以少许风药伍之,则使木气调畅,升降有序,脾胃健运,则分清泌浊、传导糟粕之功能复常,泄泻乃止。故治疗久泻时,借风药之升散,应肝木之条达,肝脾同治,疏木扶土,肝气畅达,脾气得补,泄泻可瘥,临床用之多有桴鼓之效。

(二)临证研究

1. **基础方**　煨葛根18 g,陈皮15 g,防风18 g,炒白术18 g,炒苍术18 g,荷叶18 g,升麻10 g,炒山药25 g,茯苓30 g,泽泻18 g。

2. **辨证加减**　脾肾阳虚、肝木下陷日久者加生黄芪18 g、桂枝6 g;气机郁滞明显者加木香12 g、醋柴胡12 g、桔梗12 g;中焦失运且湿气重者加佩兰18 g、玉米须30 g;湿热蕴蒸者加远志12 g、黄连3 g;阴液虚损、肾燥不合者加山茱萸24 g、熟地黄20 g、诃子肉12 g。

综上所述,风药具有解表引经、祛邪止泻,胜湿祛风、运脾止泻,升举清阳、益胃止泻,疏木扶土、散肝止泻四大功能特点,但因久泻病因病机复杂、病情多变等临床特点,在本病治疗上必须准确辨证论治,遣药组方时若合理加入风药则可增效止泻,共收桴鼓之效;若病情较重,临床时更需衷中参西,投以综合治疗,切不可偏执,过度强调甚至夸大其在本病治疗中的作用,以免贻误病机,加重病情,造成严重后果。

(党中勤　李　波)

三、风药治疗黄疸的理论探析

风药是指味辛性轻并具有升、散、透、窜、行等特性的一类药物。正如国医大师颜德馨教授所说:"所谓风药,乃指味辛性轻之品。"风药是中药传统分类中的一大类别,长期以来为中医各科所广泛应用。黄疸是以身、目、小便黄染为主症的一种疾病,主要由于湿邪为患,病程多迁延难愈。因此,探讨风药治疗黄疸的理论机制及用药规律具有重要的临床意义。现将风药治疗黄疸的作用机制及运用经验总结如下。

(一)风药的概念与作用

"风药"之名最早记载于近古时期的中医文献中,如金代张元素在《医学启源》中记载:"羌活善治肢节疼痛,手足太阳本经风药也",可谓首提风药。嗣后"风药"一词为后世医家经常引用,其所包含的药味逐渐增加,但并未对其概念给予明确界定。直至清代徐灵胎在《神农本草经百种录》中提出:"凡药之质轻而气盛者,皆属风药。"由此可见,风药的概念有广义和狭义之分。狭义的风药即"祛风、息风之药",系指具有疏风散风、平息内风之功效的药物。广义的风药,泛指具有疏、散、宣、通、升、开、行、引之性,即具有风之属性"动"特征的药物,与他药配伍具有发散透邪、清利头目、疏通气机、燥湿化痰、疏肝利胆、通经活络、活血化瘀、通阳散寒、解毒散结、引药入经等作用。笔者参考先贤经验,施风药于黄疸病的治疗每获良效。

(二)风药治疗黄疸的理论基础

黄疸的主要病因为外感湿热疫毒之邪、酒食不节、劳倦伤脾及他病继发,其病理因素有湿邪、热邪、寒邪、疫毒、气滞、血瘀等。临床上运用风药治疗黄疸,主要利用其祛湿化痰、发散透邪、疏肝利胆、通阳散寒、解毒散结、化瘀通络之功效。

1. 风药具有醒脾和中、燥湿化痰之功效　中医认为黄疸形成的关键因素是湿邪为患,如《金匮要略·黄疸病脉证并治第十五》指出:"黄家所得,从湿得之。"《伤寒论》第259条指出:"伤寒发汗已,身目为黄,所以然者,以寒湿在里不解故也。以为不可下也,于寒湿中求之。"湿邪既可从外感受,亦可自内而生。外感湿热疫毒之邪为湿从外受,酒食不节、劳倦伤脾属于湿自内生。湿聚而成痰,痰湿中阻,或从热化抑或寒化,困阻脾胃,阻遏气机,土壅木郁,肝失疏泄,致胆汁疏泄失常,胆液不循常道,外溢肌肤、内渗入血而发黄,治疗上主要为化湿邪、利小便。正如《金匮要略·黄疸病脉证并治第十五》所说:"诸病黄家,但利其小便。"风药性温偏燥,风能胜湿,故临证时可在辨证施治基础上,加用苍术、白术、稀莶草、秦艽、海浮石等风药,以醒脾和中、燥湿化痰,使湿热得以清利,寒湿得以温化,痰湿得以祛除,则脾得健运,气机通畅,黄疸自消。正如关幼波名老中医所倡"治黄需化痰,痰化黄易散",强调运用化痰祛湿药物在久黄、残黄治疗中的重要性。

2. 风药有开通玄腑、发散透邪之功效　外感湿热疫毒之邪是形成黄疸的主要原因之一。夏秋季节暑湿当令,或因湿热偏盛,由表入里,内蕴中焦,湿郁热蒸不得泄越而致黄疸发生。因此,治疗上除给予清热利湿解毒药物外,根据病情适当加入发散透邪之"风药",如麻黄、葛根、升麻、柴胡、薄荷等,可以驱邪外出,提高疗效。正如《伤寒论》第262条所述:"伤寒瘀热在里,身必黄,麻黄连翘赤小豆汤主之。"此乃阳黄兼表之证,用麻黄以开其表,使黄从外而散。还有如《温热经纬》甘露消毒丹中薄荷的应用、《外台秘要》栀子汤中柴胡的应用及《千金要方》犀角散中升麻的应用等,方中所用风药具有发散透表、驱邪外出之功效,能够促进湿热疫毒之邪祛除,加速黄疸消退。

3. 风药具有疏肝利胆、调畅气机之功效　虽然黄疸形成的关键因素是湿邪为患,但肝胆疏泄不利却是导致黄疸发生的最直接病因。正如黄元御《四圣心源》所述,黄疸"其病起于湿土,而成于风木"。另一方面,肝失疏泄则木横乘土,脾失健运,湿浊内生。因此,叶天士亦强调"肝气条达而不致郁而克土,疏肝即所以补脾也"。故黄疸的治疗不但要化湿邪,而且还要疏肝利胆、调畅气机。风药走而不守,与肝气之升发、条达的功能同气相召,从而可以起到疏利肝胆之作用。因此,临床根据辨证结果,适当加用柴胡、青皮、枳壳、木香、郁金等风药调理肝气,可以加速黄疸消退。如张仲景在大柴胡汤、四逆散中应用柴胡,张锡纯在肝脾双理丸中应用薄荷,到当代医家方药中在治肝病组方中多配伍柴胡、郁金、薄荷等药物,均可说明风药疏肝利胆之作用。

4. 风药有助活血化瘀、消癥散结之功效　中医学认为久病入络。肝著、积聚或其他疾病之后,瘀血阻滞,湿热残留,日久肝脾受损,湿遏瘀阻,胆汁疏泄失常,外溢肌肤,亦可致黄疸发生。正如张璐《张氏医通》所说:"诸黄虽多湿热,然经脉久病,不无瘀血阻滞也。"关幼波亦认为,黄疸乃血分受病,在其"治黄三法"中明确提出"治黄必治血,血行黄易却"的学术观点。汪承柏主张凉血化瘀,重用赤芍治疗重度淤胆型肝炎高胆红素血症,临床上取得了显著疗效。风药具有升、散、行、窜等特性,不仅有疏通气机、通经活络之功,又有助活血化瘀、消癥散结之效,正所谓"善治血者,不治有形之血,而求之无形之气"。因此,临床上治疗重度黄疸时在辨证施治基础上加入川芎、赤芍、丹参、郁金、刘寄奴等风药,有助于瘀血消散及黄疸的消退。

5. 风药有升举清阳、通阳散寒之功效　黄疸有阳黄、阴黄之别,阳黄乃湿热阻滞肝胆为患,阴黄系寒湿瘀滞、胆液为湿邪所阻而成。湿为阴邪,易阻遏气机,损伤阳气。湿与脾关系密切,脾虚失运则湿浊内生,反之,湿盛则困阻脾阳,致脾失健运。正如《临证指南医案》蒋式玉按语:"阴黄之作,湿从寒水,脾阳不能化热,胆液为湿所阻,渍于脾,浸注肌肉,溢于皮肤,色如熏黄。阴主晦,治在脾",所以治疗阴黄需以温化寒湿为主。风药有祛风、胜湿、散寒的作用,兼有疏肝解郁、升发阳气、调理气机之功。风药与其他药物配伍可增强疗效,如与祛寒药物配伍,可起到通阳散寒、助温化寒湿作用。因此在治疗阴黄时,在辨证施治基础上酌加桂枝、徐长卿、乌药、小茴香等性温通阳之风药,可以加速阴黄消退。

（党中勤　李梦阁）

四、探讨脾胃与情志病的关系

情志病在临床上越来越常见。中医学认为:人的形和神是相应的,情志受伤会对人的身体造成一定的影响。研究表明:人的各种心身疾病中胃肠消化疾病占据首位,人们在抑郁、焦虑、狂躁的同时还伴随一系列的消化症状。

(一)脾胃与情志的生理关系

1. 脾主运化　《灵枢·平人绝谷》云:"神者水谷之精气也。"《素问·阴阳应象大论》曰:"人有五藏,化五气,以生喜怒悲忧恐。"指出了情志活动的产生以五脏化生的气血津液为基础。脾主运化,胃主受纳。饮食入胃,脾胃促进食物消化、吸收,并将其转化的水谷精微运输至各个脏腑,脏腑才得以濡养,从而滋养各自所主的情志,使情志活动得以正常运行。脾胃居中焦,为气机升降之枢纽。《素问·六微旨大论》云:"出入废则神机化灭,升降息则气立孤危。"指出神机与气的正常与否全得于脾胃气机升降是否正常。

2. 脾在志为思　《素问·阴阳应象大论》曰:"脾……在志为思。"《三因极一病证方论》云:"脾主意与思,意者记所往事,思则兼心之所为也。"均指出思为脾的思维活动,包括两个方面:①思维意识活动;②七情。

3. 脾藏营舍意　《灵枢·本神》曰:"脾藏营,营舍意。"高度概括了脾主情志。"脾藏营"主要指脾主运化,产生气血,脾藏血。"意"主要指记忆、思维,属于五神。只有脾胃运化功能正常,气血生成足够,能够濡养五脏,使神有所养,情志方可调畅。

4. 脾主升清,通利九窍　《素问·经脉别论》云:"饮入于胃,游溢精气,上输于脾。脾气散精,上归于肺,通调水道,下输膀胱。水精四布,五经并行,合于四时五藏阴阳,揆度以为常也。"脾以升为健,胃以降为和,中焦脾胃纳运功能正常,脾升胃降。脾的升清功能正常,清阳得升,脑髓得养,九窍通利,则反应灵敏,思维敏捷,精神、情志活动正常。

5. 脾与长夏相应 五脏应四时,脾与长夏相应。《灵枢·岁露论》云:"人与天地相参也,与日月相应也。"人的生理病理变化与自然界的变化密不可分。长夏为夏至秋的过渡,是多湿之候,湿性极易阻滞气机,中焦转枢失衡,气机不畅,导致情志不遂,发为情志病。

(二)脾胃与情志的病理关系

1. 脾胃病常伴情志异常 《脾胃论》云:"胃病则气短,精神少,而生大热。"脾胃虚弱则"怠惰嗜卧,四肢不收,精神不足,两脚痿软"。脾胃虚弱,气血生成乏源,心神失养则精神抑郁;脾土匮乏,导致心神功能失常,心肾不交,阴阳失衡,则不寐、心悸等;脾胃虚弱,运化失权,水湿不化,聚而成痰,痰气内结,则精神抑郁、神情淡漠;痰湿内蕴,久而化火,上扰心神,则出现精神亢奋、暴躁、易怒、弃衣奔走等狂躁症状。陈正等通过对510例脾胃病与情志关系的观察,发现脾胃病往往伴随不同程度的情志改变。

2. 情志异常可导致脾胃病 《素问·疏五过论》曰:"暴乐暴苦,始乐后苦,皆伤精气。"说明情志的异常导致脾胃升降功能失常。李东垣言:"先由喜怒悲忧恐,为五贼所伤,而后胃气不行,劳逸饮食不节继之,元气乃伤。"情志病主要累及肝、脾两脏,脾为气机升降之枢纽,情志变化最终导致脾胃功能异常。朱丹溪言:"中焦者,脾胃所属。凡六淫七情、劳逸太过,必使所属脏器功能失调,当升者不升,当降者不降,终日犯及脾胃,中气必为之先郁。"强调情志病导致气机郁结不畅,最终导致脾胃升降失常。脾胃功能紊乱,脾不升清,水谷布散失常,则出现纳差、脘腹胀满、胃脘部疼痛、反酸等症状。

(三)中医治疗方法

1. 中药辨证治疗 由于情志与脾胃在生理和病理上都有着密不可分的关系,所以历代医家均注重从脾胃着手调理情志。《金匮要略》记载了比较著名的甘麦大枣汤,曰:"妇人脏燥,喜悲伤欲哭,象如神灵所作,数欠伸,甘麦大枣汤主之。"本方主要治疗因思虑过度、情志不遂导致的气机阻滞,郁而化火伤及津液,脏腑失其濡养的病证。方中甘草、大枣、小麦入脾经,以甘缓补脾气、养脾精,从而布散余脏,滋养一身阴阳。临床上对于脾胃虚弱导致的神情淡漠、少气懒言者,治宜健脾和胃、调理气血,方药常用党参、黄芪、当归、白术、山药、焦三仙、大枣等;对于脾气虚弱、痰湿内蕴者,治宜健脾理气、化痰祛湿,方药常用陈皮、枳实、厚朴、苍术、白术、豆蔻等;对于痰火内蕴、性格暴躁者,常加疏肝理气的药物,同时配以清热化痰或收敛潜阳的药物,如柴胡、白芍、川芎、枳壳、青皮、黄连、焦三仙、龙骨、牡蛎等;因积食而夜寐欠安者,在消积导滞的基础上佐以安神药,如山楂、陈皮、枳实、建曲、夜交藤、龙骨、牡蛎等;因脾肾两虚而致的情志病者,治以温补先天、强壮后天为主,在党参、白术、山药、人参、大枣等温补脾胃药的基础上加用补骨脂、五味子、枸杞子、淫羊藿、炒杜仲等补肾药;因心脾两虚引起的情志病者,治宜补益心脾,在健脾药的基

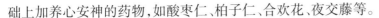

础上加养心安神的药物,如酸枣仁、柏子仁、合欢花、夜交藤等。

2.其他治疗方法

(1)针灸:经络是气血运行的主要通道。《灵枢·经脉》云:"肺手太阴之脉,起于中焦,下络大肠,还循胃口。"脾胃受纳、运化食物,并把所生成的气血津液、精微通过经络周流全身,从而滋养脏腑百骸。在此过程中,脾经和胃经发挥了至关重要的作用:一方面可以直接向邻近的经络输送营养物质,发挥"以灌四旁"的功能;另一方面可以通过经脉的循行交接规律,通过"经气"的循行影响经脉所络属的脏腑。因此,通过针刺经络上的穴位,可以调动气血的流注,常用方法是在胃经的足三里穴位上艾灸,每次30分钟,同时在胃经募穴中脘穴和脾经上的阴陵泉、地机、三阴交等穴位上艾灸,使脾胃功能健壮起来。艾灸的同时也可配合针刺,通过补泻手法,调理人的整体气血,从而使各脏所养之神得到滋润,使情志舒畅。

(2)穴位贴敷:临床中,有的患者不喜艾灸的气味,有的惧怕针刺,对于这些患者可以选择穴位贴敷的方法,主要选择脾、胃两条经络上的穴位,同时配合其他经络之穴,如心经、心包经,根据患者症状选择化痰、健脾、安神的药物制成膏药,贴敷于足三里、中脘、三阴交、内关、神门、神阙等穴位上,在临床应用中取得了较好疗效。

(3)耳穴压豆:中医学认为,耳朵上有对应的相关脏腑穴位,通过对耳穴的按摩、点压、针刺,也可以达到调理疾病的目的。临床中,耳穴压豆通常用于对穴位贴敷过敏且又不喜针刺的患者,一般用王不留行籽放置粘布上,剪成一个一个的小方块,粘贴在患者耳穴上,嘱患者每隔一段时间自行点按刺激穴位,从而刺激相对应的脏腑,调理相对应的脏腑功能,达到治疗疾病的目的。

(四)小结

党中勤教授对情志与脾胃之间的相关性进行探讨分析,强调治疗脾胃病与情志病时把情志疏导与脾胃调理兼顾起来,重视除了汤药之外的针灸、穴位贴敷、耳针等治疗方法,充分发挥中医独特的治疗优势,对心身疾病治疗方法的研究也具有十分重要的意义。

(党中勤 李俊莹)

五、风药治疗腹泻型肠易激综合征的理论探析

腹泻型肠易激综合征(IBS-D)是临床常见的功能性胃肠疾病,其主要临床表现为大便次数增多、粪质稀薄、腹痛而泻、泻时急迫、泻后痛减、倦怠乏力、纳呆腹胀等。多呈持续性或间歇性发作,但无器质性病变。近些年,伴随社会生活压力的增加,饮食结构的变化,IBS-D发病率呈上升趋势。目前西医学对本病尚无理想疗法,笔者在辨证施治基础上加用风药治疗本病疗效满意,现将风药治疗腹泻型肠易激综合征的机制及应用体会总结如下,以飨同道。

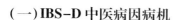

（一）IBS-D 中医病因病机

中医学中并没有腹泻型肠易激综合征的病名，根据 IBS-D 的临床表现，多归属于"泄泻""腹痛""肠郁"等范畴，其病因多为感受外邪，饮食所伤，情志不调，禀赋不足，久病脏腑虚弱等，虽然病因复杂，但其主要病机为脾虚湿盛，肠道功能失司。病位在肠，主病之脏在脾，与肝、肾密切相关。病理因素主要为湿，正如《医宗必读》曰："无湿不成泄"。脾主运化，喜燥而恶湿，大小肠司泌浊、传导。若脾运失职，小肠无以分清泌浊，则发生泄泻，如《景岳全书·泄泻》中指出："若饮食失节，起居不时，以致脾胃受伤，则水反为湿，谷反为滞，精华之气不能输化，乃至合污下降而泻痢作矣。"虽主病之脏在脾，但与肝之关系极为密切，唐容川在《血证论·脏腑病机论》中指出："木之性主乎疏泄。食气入胃，全赖肝木之气以疏泄之，则水谷乃化。设肝不能疏泄水谷，渗泄中满之证在所难免。"《素问·举痛论》曰："怒则气逆，甚则呕血及飧泄。"肝属木，为将军之官，主疏泄，调畅气机，协调脾胃升降，促进脾胃运化和转输。若肝失疏泄，气机郁滞，易致脾失健运，肠鸣泄泻，盖以肝木克土，脾气受伤使然。脾失健运，亦可影响肝失疏泄，导致"土壅木郁"之证。肾为先天之本，司二便，主封藏，如《黄帝内经》指出："魄门亦为五脏使，水谷不得久藏"。肾者，虽属水脏，而真阳寓焉；少火生气，火为母土命门之火，有助脾胃腐熟水谷，助胃肠消化吸收。正如《普济方》云："人皆以泄为脾恙，而不知肾病有泄焉。"

（二）风药在 IBS-D 治疗中的作用

1. 解表引经 风药辛散，走窜力强，最宜作行经与引经之用。张元素《医学启源》列"各经引用"一节，风药即占其半。《本草新编》云："葛根辛甘性平，轻扬升发，入阳明经，能鼓舞胃气上行，生津止渴，兼入脾经，开腠发汗，解肌退热，为治脾胃虚弱、泄泻之圣药。"正如《伤寒论》中的葛根黄芩黄连汤，该方解表清里，用以治疗邪热下利证。方中重用辛甘而凉的葛根为君药，取其入脾胃经，既能解表退热，又能升发脾胃清阳之气而止泻。风药通散能行，擅走弗守，主入脾胃或大肠经，具有解肌达表作用，上可升清至头目，下可鼓舞胃肠之气机，虽多用于外感表证，然亦可治疗内伤脾胃诸疾，并可引药直达病所，兼具舟楫之效。正如《太平惠民和剂局方》中的败毒散，该方散寒祛湿、益气解表，常用以治疗气虚外感风寒湿邪证。方中用羌活、独活发散风寒，通治一身风寒湿邪，用作君药。喻嘉言用本方治疗外邪内陷而成之痢疾，意在疏散表邪，表气疏通，里滞亦除，其痢自止，此即"逆流挽舟"法。所以在治疗 IBS-D 时，合理配伍风药，能够引经报使，直达病所。

2. 燥湿健脾 湿盛与脾病是泄泻的主要病机，如《医宗必读·泄泻》云："无湿则不泄，故曰湿多成五泄。"湿为阴邪，易困脾阳，脾阳受损则运化无权从而导致水湿内生，混杂而下，发为泄泻。《先醒斋医学广笔记·泄泻》曰："长夏湿热令行，又岁湿太过，民多病泄。当专以风药，如羌活、防风、升麻、柴胡、白芷之属，必二三剂，缘风能胜湿故也。"盖以风药辛温性燥，走窜力强，故能胜湿，防湿困脾，正所谓寒湿之胜，助风以平直。且风药多

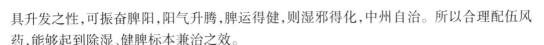

具升发之性,可振奋脾阳,阳气升腾,脾运得健,则湿邪得化,中州自治。所以合理配伍风药,能够起到除湿、健脾标本兼治之效。

3.升发清阳 脾胃为后天之本,位居中焦,为全身气机升降之枢纽,若脾气虚弱,清阳不升,则水反为湿,谷反为滞,精华之气不能输布,乃至含污下降,发为泄泻。如《医碥》云:"泄泻因于湿者,治湿宜利小便,若气虚下陷而利之,是降而又降也,当升其阳,所谓下者举之也,升阳用风药,风药又能胜湿。"指出对于气虚下陷之泄泻,如用淡渗之法,只能降之又降,复益其阴而重竭其阳,需以升阳健脾,则湿邪自除。风药气味辛温,质地轻薄,其气升浮,鼓舞中阳,使清阳发越,浊阴下降,中气不失斡旋之职,其泄可止。正如李中梓指出:"气属于阳,性本上升,胃气注迫,辄尔下陷,升、柴、羌、葛之类,鼓舞胃气上腾,则注下自止,又如地上淖泽,风之即干,故风药多燥,且湿为土病,风为木药,木可胜土,风亦胜湿,所谓下者举之是也",其所提出的治泄九法之升提,对后世影响深远。

4.疏肝解郁 《黄帝内经》谓:"见肝之病,知肝传脾。"肝脾同居中焦,关系密切。若肝气郁结,疏泄失职,则木旺乘土,以致脾失健运,清浊不分,发为泄泻;若脾胃虚弱,运化失常,则土虚木乘,亦会加重泄泻。《脾胃论·脾胃胜衰论》中云:"大抵脾胃虚弱,阳气不能生长,是春夏之令不行,五脏之气不生,肝阳不足不舒,风药疏补之。"肝为风木之脏,风药属木与其相类,善于条达肝气,入肝经而助疏泄,彰显木气升发之象,畅达肝气以顺其性。所以针对 IBS-D 之肝脾不调患者,合理配伍风药,既能燥湿健脾,升发阳气,又能疏肝理气,以达"抑木扶土"之理。正所谓"泄责之脾,痛责之肝,肝责之实,脾责之虚,故令痛泻",合理使用风药,肝脾调和,则痛泻自止。

(三)临证研究

在临证之时,笔者注重辨证与辨病相结合,在辨证施治基础上,灵活加用风药。如湿邪困脾,多用藿香、佩兰、苏叶等化湿醒脾;如中阳下陷,多用升麻、葛根、柴胡等升举阳气;如肝气郁结,多用柴胡、防风、薄荷等疏肝理气;如肺失宣降,多用麻黄、羌活等调畅气机。在用量上,因风药多辛温香燥,宣通发散,过用则会化燥伤阴,损伤人体正气,故临证之时,少量为宜,必要之时可少佐养阴润燥之品,以防其燥伤津液。但煎药之时宜后下,取其气而不取其味。另外,风药宜中病即止,正如李东垣《脾胃论·饮食劳倦所伤始为热中论》所言:"如病去,勿再服。以诸风之药损人元气,而益其病故也。"

(四)小结

腹泻型肠易激综合征属于临床常见疾病,根据其临床表现,可归属中医"泄泻""腹痛""肠郁"等疾病范畴,其病因与情志失调关系密切,其主要病机为肝郁脾虚、气滞湿阻,日久可出现脾阳不振。中医治疗以疏肝健脾、行气化湿为主,兼以和中温阳。风药是一类具有发散透邪、疏肝理气、燥湿化痰及通阳散寒等作用的药物,如陈皮、防风、徐长卿、木香、桂枝等。根据本病的病因、病机及临床特征,在明确诊断、辨证施治前提下,根据患者病情及病程等具体情况,适当加入具有"增效作用"的风药,可以迅速缓解患者腹泻、腹痛、肠鸣等症状,明显缩短疗程,防止复发,值得临床推广运用。

(党中勤　耿晓超)

六、治疗慢性胃炎的理论探讨

慢性胃炎内镜下分为浅表性胃炎(又称非萎缩性胃炎)和萎缩性胃炎,临床表现多为上腹部不适、饱胀感、胃脘隐痛、食欲减退、嗳气、反酸、恶心、呕吐等。多数患者前期无症状,发病中期才会有明显的临床表现。该病确诊有赖于胃镜检查。慢性胃炎如未得到有效的治疗,极有可能导致胃癌。中医学无"慢性胃炎"之病名,以胃痛为主症者,诊断为"胃脘痛";以胃脘部胀满为主症者,诊断为"痞满""胃痞";以烧心、反酸、胃脘部嘈杂不适者,可诊断为"烧心""吐酸""嘈杂"等。

(一)病因病机

慢性胃炎的病因与外邪侵袭、药物损伤、饮食不洁、情志失调、脾胃虚弱有关。其病位在胃,与肝、脾两脏密切相关。病机多为虚实夹杂,本虚标实之证。虚证主要为脾胃虚弱、胃阴不足、脾阳虚。慢性胃炎患者,先天禀赋不足或久治不愈,胃气受损,导致脾胃虚弱;脾阳虚,脾失健运,湿浊内生,胃火素盛,湿热内蕴,耗伤阴液导致胃阴不足。实证主要为气滞、痰浊、湿热、血瘀、食滞。饮食不节,脾胃虚弱,运化无力易致气滞及湿浊,湿浊、食积内阻,阻碍气机升降,导致气滞,久病入络,气虚则血行不畅,瘀血内阻,另外情志不畅是慢性胃炎发病的关键因素。随着社会环境的快速变化,生活节奏加快,工作、学习等压力增大,情绪过度紧张或压抑等因素造成脾胃受损且肝气犯胃的现象越来越多见。西医学普遍认为慢性胃炎与饮食环境、自身免疫、十二指肠反流等损伤胃黏膜、导致胃黏膜防护功能减弱的因素有关,1982年发现的幽门螺杆菌(HP)更进一步补充了慢性胃炎的病因。

(二)辨证治疗

1. **肝胃气滞证**　主症:胃脘胀满或胀痛,胁肋部胀满不适或疼痛。次症:症状因情绪因素诱发或加重,嗳气频作。舌脉:舌淡红,苔薄白,脉弦。微观辨证:胃黏膜急性活动性炎症反应,或伴胆汁反流,胃蠕动较快。中医药治疗:疏肝理气和胃,柴胡疏肝散加减。

2. **肝胃郁热证**　主症:胃脘灼痛,两胁胀痛或疼痛。次症:心烦易怒,反酸,口干,口苦,大便干燥。舌脉:舌质红,苔黄,脉弦或弦数。微观辨证:胃黏膜发红,多伴有糜烂或胆汁反流。中医药治疗:清肝和胃,化肝煎合左金丸加减。

3. **脾胃湿热证**　主症:脘腹痞满或疼痛,身体困重,大便黏滞或溏滞。次症:食少纳呆,口苦,口臭,精神困倦。舌脉:舌质红,苔黄腻,脉滑或数。微观辨证:胃黏膜充血水肿,糜烂明显,黏液黏稠浑浊。中医药治疗:清热化湿,黄连温胆汤加减。

4. **脾胃虚寒证**　主症:隐痛,绵绵不休,喜温喜按。次症:劳累或受凉后发作或加重,泛吐清水,精神疲倦,四肢倦怠,腹泻。舌脉:舌淡胖,边有齿痕,苔白滑,脉沉弱。微观辨证:胃黏膜欠光滑,颜色苍白,黏膜皱襞较多。中医药治疗:温中健脾,香砂六君子汤加减。

5. **胃阴不足证** 主症:胃脘灼热疼痛,胃中嘈杂。次症:似饥而不欲食,口干舌燥,大便干结。舌脉:舌红少津或有裂纹,苔少或无,脉细或数。微观辨证:黏膜表面粗糙不平,变薄变脆,分泌物少,皱襞变细或消失,呈龟裂样改变,或可透见黏膜下小血管网。中医药治疗:益阴养胃,一贯煎加减。

6. **胃络瘀阻证** 主症:胃脘痞满,或痛有定处。次症:胃痛日久不愈,痛如针刺。舌脉:舌质暗红或有瘀点,瘀斑,脉弦涩。微观辨证:胃黏膜呈颗粒或结节状,伴黏膜内出血点,黏液灰白或褐色,血管网清晰可见,血管纹暗红。中医药治疗:活血化瘀,失笑散合丹参饮加减。

(三)临床应用研究

1. **和胃止痛方** 药物组成:徐长卿 25 g,鸡矢藤 30 g,炒枳壳 15 g,木香 12 g,醋延胡索 18 g,煅蛤壳 30 g。功效:理气化瘀,和胃止痛。适应证:各种原因引起的胃脘部疼痛。用法:水煎,每次 200 mL,每日 2 次,温服。疗程:6 周为 1 个疗程。

2. **理中和胃方** 药物组成:海螵蛸 25 g,煅瓦楞子 30 g,浙贝母 25 g,煅蛤壳 30 g,陈皮 12 g,半夏 10 g。功效:理气和胃,制酸止痛。适应证:各种原因引起的胃脘部嘈杂不适、烧心、吐酸。用法:水煎,每次 200 mL,每日 2 次,温服。疗程:6 周为 1 个疗程。

3. **消痞和胃方** 药物组成:陈皮 12 g,半夏 10 g,枳实 15 g,厚朴 10 g,大腹皮 25 g,香橼 10 g。功效:理气消胀,消痞和胃。适应证:各种原因引起的脘腹胀满、痞满等症。用法:水煎,每次 200 mL,每日 2 次,温服。疗程:6 周为 1 个疗程。

4. **随证加减用药** 肝胃气滞证:加青皮,柴胡。肝胃郁热证:加黄连,栀子。脾胃湿热证:加黄连,姜竹茹。脾胃虚寒证:加党参,干姜。胃阴不足证:加白芍,麦冬。胃络瘀阻证:加丹参,郁金。

5. **随症加减用药** 食欲缺乏加炒内金、焦三仙;腹胀加炒莱菔子、沉香;恶心、呕吐加紫苏梗、砂仁;便秘加生白术、麻子仁;腹泻加炒白术、茯苓;口苦加茵陈、栀子;疼痛甚加生蒲黄、九香虫。

6. **根据检查结果加减用药** HP 阳性:加用连翘,败酱草,半枝莲,白花蛇舌草等。有胃动力障碍或胆汁反流者:加用青皮,香橼,莱菔子。有肠上皮化生和上皮内瘤变等癌前病变者,加用白花蛇舌草、预知子、蜂房。

7. **中医特色疗法**

(1)针刺疗法 取中脘、内关、胃俞、足三里,以 1.5 寸毫针刺入。穴位加减:脾胃虚弱者加脾俞、公孙补脾益胃,用补法;脾胃虚寒者加神阙、气海温中散寒,用补法;肝胃不和者加肝俞、太冲、行间疏肝和胃,用泻法;胃阴不足者加太溪、三阴交滋阴养胃,用补法。每日或隔日 1 次,10 次为 1 个疗程,疗程间隔 3~5 天。

（2）耳针　取穴神门、胃、交感、十二指肠、肝、脾，每次选用3～5穴，毫针浅刺，留针30分钟；亦可用王不留行籽贴压。

（3）穴位贴敷　温胃膏（附子、肉桂、炮姜、小茴香、丁香、木香、香附、吴茱萸各2 g，麝香0.3 g），共研细末，用生姜汁调和成软膏状，用时先将麝香置入神阙穴内，再将铜钱大小的药丸敷于麝香上面，外用胶布固定，每日换药1次，10天为1个疗程。

（4）穴位注射　选中脘、足三里、肝俞、胃俞、脾俞，每次选2穴，诸穴可交替使用。用黄芪注射液或丹参注射液、当归注射液、生脉注射液、维生素 B_1 注射液、维生素 B_2 注射液，每穴注入药液0.5～1.0 mL，每日或隔日1次，适用于脾气虚胃痛。

（5）灸法

1）灸神阙穴：用细盐将肚脐填平，取1块厚0.2～0.3 cm的姜片以粗针刺数个小孔后置于盐上，然后取清艾绒撮捏成圆锥状花生米大小置于姜片上点燃，燃尽后可易炷再灸，每日灸5～7炷，连续20～30天。

2）灸足三里：取清艾绒捏制成花生米大小的艾炷置于足三里处，皮肤上可擦少许凡士林或蒜汁以便粘住艾炷，然后点燃，可连灸7～10炷，灸完后由于灼伤可形成灸疮，也可用艾熏灼足三里穴，每天20～30炷，连灸10～15天为1个疗程。

（四）结语

目前西医对慢性胃炎多采用抗酸药、促胃动力药及保护胃黏膜药进行治疗，但治疗效果不甚理想。慢性胃炎中医药治疗以改善患者症状，提高患者生活质量为主，同时关注胃镜下胃黏膜糜烂、萎缩、肠上皮化生及上皮内瘤变等病变。其以辨证施治为主，注意病、证、症的结合，对症状持续不解者，可及时加用中医特色疗法。对于难治性 HP 相关性胃炎，可在标准"四联"治疗药物（即质子泵抑制剂、铋剂和2种抗生素）基础上加用中药，根据病情，可联合用药、序贯用药及交叉用药。

（党中勤　李梦阁）

七、基于"心胃相关"理论探讨胃食管反流病的辨治

胃食管反流病（GERD）是指胃内容物反流入食管引起的反流相关症状和（或）并发症的一种消化系统疾病。其发病机制多样，学术界多认为其与食管功能性障碍、酸袋影响、人体食管上皮渗透性改变等因素密切相关。

GERD 的主要临床表现是反酸、烧心，随着研究的不断深入，食管外的症状也日益被重视，如支气管哮喘、慢性咽炎、慢性咳嗽等，甚至会出现抑郁、焦虑等不良精神状况。中医学并无 GERD 病名，参考历代医学典籍，通常将其归属于"吐酸""嘈杂""食管瘅"等范畴，其病位在食管与胃，与肝、胆、脾密切相关，笔者查阅大量文献，并结合临床实践，发现GERD 与心胃功能失常有着重要联系。本文从心与胃的生理、病理角度展开论述，系统阐述 GERD 的病机与辨治思路，以期为 GERD 的临床诊治提供参考。

(一)"心胃相关"的理论溯源

1.母子之脏,土生于火 从五行归属来看,心属火,脾胃属土,君火生胃土,两者为母子之脏。心胃既相互滋生,又相互制约。《石室秘录·论五行》曰:"心火本生胃土也。"赵献可《医贯》曰:"阳明胃土随少阴心火而生,故补胃土者补心火。"胃土得心火之温煦滋养方可生化不息,将饮食物转化为水谷精微,内养五脏六腑,外养四肢百骸。同时,脾胃的运化、腐熟功能正常,水谷精微供养五脏六腑,心火才得以源源不绝。若五行生克失衡,心火不能温煦胃土,脾胃失司,水谷精微供养不及,不能上荣于心则子病犯母,导致心神失常。

2.经络相连,气血相贯 《灵枢·经别》曰:"胃足阳明之脉,其直者,从缺盆下乳内廉。"《素问·平人气象论》曰:"胃之大络,名曰虚里,贯膈络肺,出于左乳下。""乳内廉""左乳下"均指心前区。《灵枢·经脉》曰:"心手少阴之脉……络小肠……从心系上夹咽。"《灵枢·经别》曰:"足阳明之正,上至髀,入于腹里,属胃……上循咽出于口。"咽部是心经与胃经的共同循行部位,GERD 患者常出现吞咽困难、咽部不利的症状。心经与胃经紧密相连,气血相贯,为"心胃相关"理论奠定基础。

3.功能相依,病变互生 从生理功能上来看,心为十二官之首,其生理功能主要体现在心藏神、主血脉两个方面。《灵枢·邪客》曰:"心者,五脏六腑之大主,精神之所舍也。"心主神明,统帅五脏六腑的生理功能和主司意识、情志等精神活动,心脉失养、心神不足,就会出现失眠、抑郁、焦虑等病理表现,调查发现,多数 GERD 患者伴有抑郁、焦虑状态。心主血脉,心气推动和调控血液在脉络中运行,滋养周身。若心失所养,行血无权,则血流不畅,久则"脉中之血,凝而流止"形成瘀血,瘀血阻络是 GERD 的主要证型之一,若久病不愈,瘀血亦可成为致病因素,因实而致虚,使脾胃失养,脾胃运化失常又可导致水湿、痰饮留聚体内,上扰于心。

(二)"心胃相关"的西医学理论基础

随着生活节奏的加快,人们面对诸多生活压力,致使社会、精神、心理因素在 GERD 的发生、发展过程中日益受到重视。GERD 患者多伴有抑郁、焦虑状态。西医学研究发现,GERD 伴抑郁、焦虑状态与脑-肠轴的功能紊乱有关,这与"心胃相关"理论不谋而合。脑-肠轴是中枢神经系统和肠神经系统构成的神经内分泌网络,大脑与肠道主要是通过免疫通路、神经内分泌通路、代谢通路联系起来。脑-肠轴中具有一种重要的信号介质——脑肠肽,它是由胃肠道细胞分泌产出,具有激素和神经递质的作用并且用来调节脑肠互动。与 GERD 发作相关的脑肠肽主要有胃泌素(GAS)、5-羟色胺(5-HT)、胆囊收缩素(CCK)、胃动素(MAL)等,长期的情绪抑郁、焦虑或精神紧张均可导致脑、肠双向调节紊乱以及脑肠肽的分泌异常,从而出现胃肠道功能失调;同时,胃肠道的不适症状也会加重患者的焦虑情绪,如此往复形成恶性循环。近年来,生物-心理-社会医学模式的兴起表明人们愈加重视精神心理因素对疾病的影响,心身医学观的提出也说明心理因素对疾病的诊治不可或缺,"心胃相关"理论与以上西医学理论有高度的一致性,也为GERD的诊治提供了新视角。

(三)基于"心胃相关"理论治疗GERD的依据

1. **心火上逆,胃失和降** 此证患者由于情志不调,郁而化热,热扰心神,导致心神不安,心神扰动则脾胃失调,或是由于平素饮食不节,嗜食肥甘厚味、辛辣之品,导致体内热邪偏盛,上扰于心,母病及子,胃火亦生。《外科发挥》曰:"火既受病,不能荣养其子,故不嗜食",充分说明了母病及子的病理关系,若心火不能温煦脾胃之土,则气血无以化生,脾胃功能失调,就会出现食欲缺乏、胃脘部胀满等症状。《素问·至真要大论》曰:"诸呕吐酸,暴注下迫,皆属于热。"《临证指南医案》又云:"胃为阳腑,胃病多热盛。"由此可见热邪是GERD的主要发病因素。胃为水谷之腑,以通为用,以降为顺。若心火传至脾胃,则会出现胃气上逆、反酸、烧心、嗳气等症。若火热伤阴,虚火扰神,也会出现一系列与神志相关的症状,如失眠、心悸、健忘等症。

2. **心血亏虚,脾胃失养** 《景岳全书·不寐》曰:"营主血,血虚则无以养心,心虚则神不守舍。"《灵枢·平人绝谷》曰:"血脉和利,精神乃居。"心主神志,为五脏六腑之大主,胃之腐熟、脾之运化都受心神统摄。心主血脉,输布血液至四肢百骸、五脏六腑。若心血亏虚、气血不畅则可致胃失濡养。临床上心血亏虚的患者往往兼有脾胃虚弱,此类患者过度操劳,思虑过重,耗伤心血,母病及子,则脾胃气血亏虚,运化无权,升降失司,而脾宜升不升,胃宜降不降,从而导致胃内容物反流至食管,引起烧心、反酸等症。同样,若患者平素饮食不规律,不食早饭,脾胃生化无源,水谷精微不能滋养五脏六腑,则致心血不足、心神失养。

3. **心脉瘀阻,胃络不和,初病在气,久病入血** GERD兼有瘀血者往往病机复杂,病情缠绵难愈。《伤寒论》曰:"阳明病喜忘者,是为有瘀血。"由此可见,早在东汉时期,医家就已提出瘀血是脾胃病的重要致病因素。心主血脉,若心脉长期瘀阻不通,无法使血液畅行周身,就会使脾胃失于濡养,胃络瘀滞,功能失调,胃失和降,胃内容物反流至食管,临床常见胸部、上腹部刺痛,舌下脉络黑紫、曲张,舌面有瘀斑等。同样,若脾胃虚弱,升降失司,气滞不行,日久形成瘀血并循经直入心脉,导致心脉瘀阻,情志失常;或因感受寒邪或心阳不振,血脉凝滞,心血不和,因寒致瘀;或因阴虚血流不畅形成瘀血,子病犯母,直通心脉。瘀血不去,新血不生,瘀血既是病理产物,又是致病因素,两者互为因果,形成恶性循环,最终虚实夹杂。

4. **气滞痰阻,心神不宁** 《明医指掌》曰:"嘈杂者……必痰多,脉滑而数,宜治痰为先",《类证治裁》曰:"盖胃气主降,若痰火阻痹则烦扰不寐也",此均表明痰为GERD的关键致病因素。《证治汇补·痰症》曰:"脾为生痰之源",临床上此类患者常常由于外感六淫,或因情志不调,气机不畅,阻于中焦,脾胃升降失司,运化无权,水液运化输布失常,清者不升,浊者不降,聚而成痰,痰随气升,上扰于心。心主神明,为五脏六腑之大主,痰蒙心窍,心神不守可致脾失健运,胃气上逆,同时可出现心悸、不寐等症。李东垣曾在《脾胃论》中描述"使心无凝滞,或生欢欣,或逢喜事,或天气喧和、居温和之处……则慧然如无病矣,盖胃中元气得舒伸故也",说明脾胃受病,可用安养心神之法进行调治。

(四)基于"心胃相关"理论治疗GERD的治法方药研究

1. 清心泻火,和胃降逆　若GERD患者出现嗳气、心烦易怒、夜寐多梦、口舌生疮、小便色黄、舌红、苔黄、脉弦滑等临床表现,为心火上逆、胃失和降。治以清心泻火、和胃降逆,心火降胃火亦降。临床常用左金丸化裁治疗,并加甘草梢、淡竹叶、栀子清降心胃之火,其中淡竹叶归心、胃、小肠经,具有清热泻火、利尿通淋之功,心与小肠相表里,清心火利小便,引热下行,淡竹叶不失为良药。有学者认为,若有大便黏臭,热结中焦,可加入小陷胸汤以泻热和中,药用瓜蒌、黄连、半夏、枳实等,若有大便不解,可用火麻仁、郁李仁等通腑泄热,又可泻心安神,使心神潜藏。王永炎等认为,在和胃降逆的同时,可佐以通心窍、开心气、清心火之品,如石菖蒲、郁金、远志、黄连等,可收良效。

2. 补心益胃,养血安神　《脾胃论》云:"内伤脾胃,百病由生。"若心血亏虚,脾胃失养,气血生化乏源,则常出现泛吐清水、四肢乏力、心悸怔忡、失眠健忘、面色萎黄、大便溏薄、舌淡、苔薄白、脉细弱,治以补心益胃、养血安神。临床常用归脾汤化裁治疗,以补养心脾、补益气血。药用茯神、党参、炒白术、大枣、黄芪等,《医方集解》曰:"参、术、黄芪、甘草之甘温,所以补脾;茯神、远志、枣仁、龙眼之甘温酸苦,所以补心,心者脾之母也。"脾胃为气血生化之源,若脾胃虚弱,气血生化无源,则心神不宁,因此,补益脾胃为根本治法,同时可加养心安神之品,以增其效。何晓晖等认为在治疗脾胃病的同时,若草木之品未收其效,可佐以龙骨、牡蛎、赭石降逆、重镇安神,首乌藤、炒酸枣仁、茯神安神助眠。

3. 活血化瘀,通脉宁心　若GERD患者出现胃脘或胸骨后刺痛,口干不欲饮,严重者出现呕血或黑便、神情失常,或舌紫暗、有瘀斑、脉涩,此乃久病入络夹瘀、心胃瘀阻之象,瘀血长期阻于心脉,严重者可出现神志失常等症,应当以活血化瘀、通脉宁心为基本治法。临床常用血府逐瘀汤加减治疗,方中枳壳、川芎、桃仁、红花活血行气通络、祛瘀生新,当归、生地黄养血益阴。方中祛瘀与养血同施,使其活血而不耗血,行气而不伤阴。张仲景则常用桃核承气汤通腑泄热、化瘀安神,针对患者失眠、惊悸等症,可酌情加合欢皮、莪术、丹参等以宁心安神。张闽光采用自拟连栀清瘅汤治疗GERD瘀热互结证,方中栀子、黄连清心胃之火,牡丹皮、莪术活心胃之血。田耀洲采用自拟香砂泻心汤治疗GERD伴血瘀患者,酌情加用檀香、降香、丹参活血通络,临床获效显著。

4. 理气化痰,和胃降逆　《寿世保元·痰饮》云:"夺于脾之大络,壅气则倏然仆地,此痰厥也……迷于心者,则怔忡恍惚。"若见吞咽困难、食欲缺乏、嗳气、半夜呛咳、情志抑郁、夜寐多梦,或舌苔腻、脉弦滑等症,此乃痰阻气滞之象,治以理气化痰、和胃降逆。《万病回春·痰饮》云:"治痰者,兼治气,气顺则痰利。"治疗上,在用活血化瘀药物的同时,也应重视理气药的使用。临床常用半夏厚朴汤化裁治疗,方中法半夏、厚朴、生姜、紫苏叶等药合用,共奏行气燥湿降逆之功。吴建平等研究发现,半夏厚朴汤不仅可有效促进胃排空,并可显著改善患者的精神心理状态。

（五）结语

现代生活节奏加快，精神压力增大，精神、心理因素对疾病的影响不容忽视。GERD是消化系统常见疾病，临床表现复杂多样，除了烧心、反酸、胸骨后灼痛等消化系统典型症状外，多数患者还伴有心神不宁、心烦易怒、夜寐多梦等临床表现，医家多从肝、脾等脏腑入手治疗，忽视了心对本病的重要影响，导致部分患者病情迁延难愈。笔者查阅大量典籍并结合临床实践经验，发现心与胃在五行、经络连属以及生理病理功能上密切相关，西医学提出的"脑-肠轴""心身医学观"等学说，都与"心胃相关"理论不谋而合。

（党中勤　张静文）

八、从火证病机探讨胃食管反流病临证发微

胃食管反流病（GERD）是指胃内容物反流入食管，导致反酸、烧心或伴咽部异物感、慢性咳嗽、咽喉炎等食管内外综合征。临床上分为反流性食管炎（RE）、非糜烂性胃食管反流病（NERD）和巴雷特食管（BE）。根据其临床表现，可将其归于中医学"吐酸""嘈杂""食管瘅"等范畴。《素问·至真要大论》记载"少阳之胜，热客于胃……呕酸善饥""诸逆冲上，皆属于火""诸呕吐酸……皆属于热"。火热之性，燔灼焚焰，升腾上炎，故属阳邪。RE之主症为反酸、烧心。反即上反、炎上，"烧，热也"（《说文解字》）。"反酸""烧心"之症从中医藏象而论均为火热之象。因此，笔者认为本病的病机关键在于一个"逆"字，其中"火热"占了重要地位。实火与肝、胃、肺有关，包括肝、胃、肺气（火）上逆导致的脏腑之火，还有因肝失疏泄、脾失健运、痰湿内生、瘀血阻滞、郁而化热产生的痰热、湿热、瘀毒等病理之火。RE反复不愈，是为久病，理从虚火论治，脾胃气虚生阴火，肝肾阴虚生相火，阴火、相火均归虚火范畴。实火和虚火在症状上皆呈热象，往往虚实夹杂，容易混淆，稍有不慎，必犯"虚虚实实"之戒，故将GERD"实火"与"虚火"的病机分述如下，并探讨具体的临证思路，为临床诊治提供参考。

（一）实火病机与胃食管反流病

1.脏腑实火

（1）肝气（火）上逆：唐容川在《血证论》中提出："木之性主于疏泄，食气入胃，全赖肝木之气以疏泄之，而水谷乃化。"肝主疏泄，调畅全身气机，协调脾胃升降，疏土助运。足厥阴肝经"夹胃，属肝，络胆"，肝胃之气相通，因此肝气（火）最易影响脾胃气机。肝气郁结是肝火的病理基础，所谓"气有余便是火"，肝火一方面横燔伤胃，致中焦气机阻滞，运化失司；另一方面，肝火燔灼胃液，胃濡润通降功能失常，则胃气上逆。《伤寒论》厥阴病篇提出"厥阴之为病，消渴，气上撞心，心中疼热，饥而不欲食"与RE症状相似，正是厥阴肝木之火犯胃之征。《张氏医通》认为，"若胃中湿气郁而成积，则湿中生热，从木化而为吐酸"。因此，肝气郁结、气郁化火、肝胆湿热，均能导致吐酸、吞酸。

(2)胃气(火)上逆:凡吞酸者,刘河间主热,李东垣主寒;李东垣言其因,刘河间言其化。刘河间在《素问玄机原病式·六气为病·吐酸》云:"酒之味苦而性热……烦渴呕吐,皆热证也,其必吐酸,为热明矣。"朱丹溪认为:"吐酸之属于热者,与造酒相似,凉则甘,热作酸。"《太平圣惠方》提出胃实六证为"数欲饮食,属胃火;嘈杂,属胃火;呕吐,属胃火者,必面赤,小便短赤或涩,大便多燥,口苦或干渴;吞酸,属胃火",进一步论述了吐酸之病为胃火上逆、炎上之证。其中,饮食因素是中焦蕴热的主要原因,《素问·奇病论》中言"肥者令人内热,甘者令人中满,故其气上溢"。现代人嗜食辛辣煎炸、肥甘厚味等高蛋白质、高热量之品,令阳气内郁化火,阻碍中焦气机通达,蕴于胃肠之中,变生中焦积热之证。

(3)肺气(火)上逆:黄元御在《素灵微蕴》曰,"胃降则肺气亦降,故辛金不逆。"胃为肺气下降之道路,肺气肃降促进胃腑通顺和降,降肺气自能降胃逆。若外感六淫或内伤病邪致肺失宣肃,则肺气上逆而咳。胃食管反流性咳嗽(GERC)属内伤咳嗽范畴,既无表证,当求内因。《素问·咳论篇》曰:"久咳不已,则三焦受之,三焦咳状,咳而腹满,不欲食饮,此皆聚于胃,关于肺。"提示慢性咳嗽与肺胃关系最为密切。《素问·平人气象论》:"胃之大络,名曰虚里,贯膈络肺。"肺胃两脏经络相通,母子相生,脏腑之气皆以下降为和,受邪之后,两者常相互影响。如《四圣心源》曰:"胃逆则肺金不降,浊气郁塞则不纳",若脾胃运化失司,聚湿生痰,郁而化火,导致肺金清肃不和,升降之机亦窒,则发为咳嗽。肺为清虚娇脏,不耐火热煎灼,若肺热、肺燥伤及肺阴,则津液不能输布至胃,致胃热,反灼伤肺金。

2.病理实火

(1)湿热蕴结:历代医家在论述痞满、吞酸等病证时,十分重视湿热之邪所起的作用,但关于湿热的成因,各有不同。今人纵恣口腹,饮酒失度,伤中碍脾,致中焦湿热内蕴,上犯食管,胶着难去,如《寿世保元·吞酸》说:"饮食入胃,被湿热蕴遏,食不得化,故作吞酸。"或是情志失调,木郁克土,饮食停积胃中,酿生湿热。《症因脉治·外感吐酸水·内伤吐酸水》云:"呕吐酸水之因,恼怒忧郁,伤肝胆之气,不能生火,乘胃克脾则饮食不能消化,停积于胃,遂成酸水浸淫之患矣。"此外摄生不当,外感寒热之邪,也可导致湿热内生。《素问·至真要大论》指出:"少阳之热,热客与胃,烦热心痛,目赤易呕,呕酸善饥。"《证治汇补·吞酸》曰:"若客寒犯胃,顷刻成酸,本无郁热,因寒所化者,酸之寒也。"湿邪困脾,脾湿易浸于胃;热邪伤胃,胃热易淫于脾,终至湿热阻滞于中焦,清阳下陷,浊阴上逆发为本病。

(2)痰火上炎:百病皆由痰作祟。RE反复发作,缠绵难愈,导致脾失健运,聚湿成痰,痰湿蕴热,交阻气道,可发为反酸烧心。朱丹溪云:"嘈杂者……必痰多,脉滑而数,宜治痰为先。"认为痰是嘈杂产生的关键原因,治疗时尤要重视祛痰邪。痰之为物,随气升降,无处不到,痰浊、痰热上影响肺气之肃降,下阻滞肠腑之通畅。《诸病源候论·噫醋候》中指出:"噫醋者,由上焦有停痰,脾胃有宿冷,故不能消谷,谷不消则胀满而气逆,所以好噫而吞酸,气息醋臭。"痰邪致病广泛,变化多端,在胃食管反流病中,不同的病位临床表现也不同。如痰火停留于咽喉,则表现为咽痛、咽痒、咽部异物感;停留于食管,则反酸、烧心、胸骨后疼痛;停留在胃部,则胃灼痛、嗳气、恶心呕吐;停留于胸膈,则胸闷憋气,咳喘,不能平卧。

(3)瘀毒化火:"瘀毒"一词最早出现在东晋张湛的《养生要集》(原书已佚)中,提到"百病横生……触其禁忌成瘀毒,缓者积而成,急者交患暴至",提示瘀毒是一种致病因素,也是一种有形的病理产物,具有缓积骤发特点。《说文解字》曰:"毒,厚也。""厚"即"堆积、积累"之意,从"瘀"至"毒"是量变到质变的过程,瘀血蓄积体内,经久不去,可蕴生内毒。RE初病在气分,日久入血分而生瘀;脾虚运化不利,痰浊或湿郁化热,煎熬津液,瘀毒内生,热毒痰瘀胶结食管,发为饮食难下者,称为"噎膈",相当于西医的"食管癌"。当发展至浊毒阶段,壅郁之热亦盛,酸浊之毒涌发,进一步耗伤脉道津液,则会加重血行郁滞。长期食管失于濡润,内镜下食管黏膜常表现为粗糙、糜烂,甚至溃疡形成,组织病理学常提示肠化、不典型增生、上皮内瘤变等癌前病变。

(二)虚火病机与胃食管反流病

1.脾胃气虚生阴火 《内外伤辨惑论》曰:"脾胃气虚,则下流于肝肾,阴火得以乘其土位。"脾胃气虚,清气不升是阴火产生的根源。而脾胃气虚,"阴火"何以上乘?李东垣指出"脾为死阴",脾胃阳气不足,下焦阴寒相对偏盛,使脾胃至阴之气,下流于肾,肾属少阴水脏,两阴相搏,阴气重叠,使龙雷之火难以蛰伏,逼而上僭,发为阴火。《脾胃论·脾胃虚则九窍不通论》又将阴火引申为"血中伏火",指出"饮食劳役所伤……阴火乘其土位,清气不升,阳道不行,乃血中伏火",将阴火归结于营血分。有研究显示GERD最早的病理改变并不是黏膜表层的化学腐蚀,而是发生上皮以内的炎症,这与"血中伏火"的理论不谋而合,也为部分患者应用质子泵抑制剂无效提出了合理解释。火与元气不两立,一胜则一负,脾胃之气是元气之本,脾胃气虚则元气不足,痰气交阻,久而阴亏火亢,亢盛之火与胃中津液相搏结,胃阴夹火邪上逆,同时加之血中"伏火"灼伤脘管,导致食管黏膜屏障受损。

2.肝肾精亏生相火 相火源自于命门,寄藏于下焦肝肾阴精之中,为水中之火。相火既有阳动之性,又有阴守之性,动中有守,动而中节。朱丹溪继承并创制了相火论,分述相火生理之"常"与病理之"变"。他认为肝肾阴精充足,相火安守本位,水火既济,此为正常相火;若因五劳七伤损伤肝肾,煎熬真阴,使水枯木竭,水不济火,相火离位,就会导致疾病的发生,此为病理相火,又称"元气之贼也"。由此可知,相火"守其位、得其位"才是平和之常态,离其位则为病为邪。肝为刚脏,有"体阴而用阳"之说,肝主疏泄的功能有赖于精血的濡养。肝胆互为表里,同居膈下,肝之疏泄功能正常可促进胆汁分泌和排泄,疏利胆汁于小肠以助脾胃之消化。若肝肾精血不足,阴液枯少,肝体失养,使相火失制妄动,影响肝之疏泄,胆汁排泄不畅,则反流入胃。

(三)基于火证病机确立临证思路

1.疏肝气,泄瘀毒 在治疗肝火方面,结合肝的生理及病理特点,应以疏肝泄热、柔肝敛肝、和胃降逆为原则,同时要巧用苦寒,以免伤其中气。肝火以气郁为先,首重疏肝理气,常佐以柴胡、白梅花、佛手、香橼、青皮、郁金等清疏并用,畅达气机。若肝郁化火,横逆犯胃,治疗上应抑木扶土、和胃降逆,以左金丸或乌贝散加减,配合苦寒降泄之品,如牡丹皮、栀子、龙胆草、夏枯草等清肝泻火,使火从腑泻。同时药用白芍、生地黄、木瓜、沙参等养护肝体,助肝之用。肝火耗伤阴血日久,瘀血蓄积体内,化生瘀毒者,常用冬凌草、藤梨根、红景天、绞股蓝、蒲公英、白花蛇舌草等清解瘀毒,活血止痛,重则伍以全蝎、蜈蚣、菝葜、山慈菇等以攻毒散结、通络止痛。

2. **降胃气,清湿热**　胃为阳土,多气多血,治宜甘寒清润,清火养阴。脾宜升则健,胃宜降乃和,在治疗时要注意和胃降逆,调畅气机,用药多选轻清灵动之品,勿使中焦壅塞,如调升降,选用柴胡、葛根、荷叶、升麻等防香燥伤阴;理气用佛手花、绿梅花、玫瑰花等不伤阴之品;益胃养阴用石斛、百合、麦冬、玉竹等柔润不腻之品;健运中气常用太子参、白术、山药等清补甘平之品。若脾胃功能失调,湿热困阻中焦,方药主以泻心汤类方、连朴饮等辛开苦降,调和寒热,常加入藿香、佩兰、砂仁、豆蔻芳香化湿,宣化中焦秽浊之气,佐以芦根、茯苓、白茅根等甘寒淡渗之品,清湿热不伤胃阴,使湿热之邪从小便而去。

3. **宣肺气,化痰热**　肺为水之上源,主宣发肃降。肺失宣降,气机统帅无权,则胃失和降;肺失肃降,则津液不能下达于大肠,传导失司,浊阴上逆。故治疗痰火要清宣肃肺,疏散郁热。《温病条辨》言:"治上焦如羽,非轻不举。"肺秉清凉之性,用药宜甘寒凉润,临证可选用栀子豉汤合沙参麦冬汤加减,既可清宣肺中郁热,又能养肺胃阴津,另加桑叶、荆芥、防风等疏散透表之药,在增强宣肺力度的同时取"提壶揭盖"之意,使大肠通导,则胃气更易和降。根据"升降相因"理论,宣肺勿忘收敛肺气,故用杏仁、莱菔子、五味子等降气化痰,使气机调畅。痰热互结明显者,宜清热化痰并举,用小陷胸汤加减,可配伍竹茹、浙贝、胆星等甘润涤痰。

4. **补气升阳,滋阴降火**　《脾胃论·热中论》提出"劳者温之,损者温之。盖温能除大热,大忌苦寒之药,损其脾胃",结合临床采用甘温除热法补中气、升清阳,泻火热。代表方剂有补中益气汤、补脾胃泻阴火之升阳汤。在治疗中重用黄芪、甘草、人参等甘温补气药先补脾胃之虚,再佐以甘寒养阴之药,如生地黄、玄参、知母之类清降上越之阴火。另外考虑"血中伏火"酿为火毒夹湿浊的病理机制,遂用海螵蛸、浙贝、牡蛎等清热化痰、潜阳益阴,或以大量辛散之品,如升麻、柴胡、葛根等升散"血中伏火",达到"火郁发之"的目的。若肝肾阴虚,相火妄动,肝胆疏泄失常,少阳枢机不利,胆火郁热上扰于胃者,此时宜补益肝肾,滋阴降火,典型方剂如一贯煎、养肝汤、大补丸等,遣方用药多选枸杞子、知柏、地黄、龟板等甘润咸寒之品,入肝肾经,使阴得养,相火自泻。

(四)结语

火邪致病,为害甚广,见证多端。胃食管反流病作为消化科常见的难治疾病,其发生、发展皆离不开火证病机。然火亦分虚实,结合脏腑定位,实火集中在肝、胃、肺,同时存在湿热、痰热、瘀毒等病理之火;虚火不外阴火和相火,重在脾、胃、肝、肾。临证应首辨病位,顺脏腑之性,复脏腑之用,具体从疏肝气、泄瘀毒、清湿热、宣肺气、补气滋阴液五方面论治,强调治火非过用苦寒,反以甘寒凉润、清宣透散之品宣发郁热,养护阴津,治火之标,兼顾火之本。火证病机对胃食管反流病的治疗有一定的指导意义,从火热论治,可明显提高疗效,值得进一步深入研究。

(党中勤　曹丹丹)

九、基于"土壅木郁"理论探讨中医药通过"肠道菌群-肠黏膜屏障"防治非酒精性脂肪性肝病

(一)基于"土壅木郁"防治非酒精性脂肪性肝病的理论可行性

1."土壅木郁"是非酒精性脂肪性肝病发生、发展的关键环节　土壅木郁是中医理论中的一个概念,指的是脾胃功能失常时,湿邪产生,影响肝的疏泄功能,导致肝气郁结的现象。中医学早有关于肝脾生理上相互为用、病理上相互影响的记载,例如《金匮要略》中记载:"夫治未病者,见肝之病,知肝传脾,当先实脾",为从肝脾论治非酒精性脂肪性肝病(NAFLD)提供了坚实的理论依据。

就病机而言,NAFLD为本虚标实之病,病位在肝,与脾肾相关。五行中脾属土,为万物之母,承载受纳万物,肝属木,喜条达,二者皆位于中焦。在五脏生理方面,肝与脾的联系主要表现在疏泄、运化方面相互为用,肝主疏泄,排泄胆汁以助脾胃消化,调畅一身气机,以助脾胃升清降浊,肝脾协调促进人体对水谷精微的吸收和转输。脾为气血生化之源,主运化,脾气健运,水谷得化,气血生化有源,肝得濡养而肝气条达以助脾运,二者相互协作,共理中焦而畅达周身。病理上,二者又相互影响,饮食不节损伤脾胃,水谷失于运化,脾不散精,痰浊水湿阻滞中焦(土壅),气机升降失调,则肝木失于疏泄(木郁)。现代研究也认为,NAFLD发病率逐年升高主要归因于不良的饮食结构(高脂、高糖等肥甘厚味之品)和不良生活方式(多静少动),最终导致了NAFLD患者大多伴有脾胃不足、痰湿内盛(土壅)、肝失疏泄、气滞血瘀(木郁)的证候,而这一点被近期的临床调查研究所证实。

2."土壅木郁"是"既病防变"理念在非酒精性脂肪性肝病防治中的具体发挥　随着《"健康中国2030"规划纲要》的实施,以及医疗模式从"以疾病为中心"向"以健康为中心"转变,"治未病"理念从国家到个人层面受到了前所未有的重视。而当下NAFLD的发病率在全球范围内与日俱增,而我国NAFLD的患病率已超过全球平均水平;然而,NAFLD的危害(肝硬化、肝细胞癌、心血管疾病、恶性肿瘤等并发症)在我国并未得到公众的足够重视。因此,除了要向公众普及健康教育以预防相关危险因素(肥甘厚味等不良饮食模式)之外(未病先防),还应采取积极措施(药物治疗)预防其相关并发症(既病防变)。

"治未病"理念最早可见于《素问·四气调神大论》"是故圣人不治已病治未病,不治已乱治未乱",成形于《金匮要略·脏腑经络先后病脉证》"夫治未病者,见肝之病,知肝

传脾,当先实脾",这也是将"治未病"理念运用于肝病防治的最早记载。西医学对于NAFLD 的研究,目前多认为是由于脂质摄取过多、胰岛素抵抗导致过多的脂肪沉积于肝脏实质细胞内(木郁),以及氧化应激、炎症因子的级联反应激活最终导致了肝细胞的脂肪变性。而最近的研究发现 NAFLD 患者大多伴有肠道菌群的紊乱(致病菌增加),肠黏膜屏障的损伤(土壅)及门静脉内毒素血症。目前关于肠道菌群的研究主要认为肠道菌群失调导致肠腔内大量的致病菌由损伤的肠屏障泄漏入血(土壅),氧自由基、脂多糖作用于肝实质细胞或库普弗细胞,引起肝脏的炎症、氧化应激、内质网应激、胰岛素抵抗等的发生,诱发和促进 NAFLD 的发生和发展(木郁)。

综上,我们不难发现,无论从中医传统理论还是从西医学研究的角度,肝脾之间生理上相互为用,病理上相互影响,而"土壅木郁"更是对其关系的高度概括。对于 NAFLD 的防治不仅要保肝降脂(疏肝解郁),更要注重调理肠道菌群、修复肠黏膜屏障(健脾化浊);不仅要预防、治疗原发病(未病先防),更要注意并发症的防范和疾病的复发(既病防变)。

3. 基于"土壅木郁"防治非酒精性脂肪性肝病的研究进展　以上从中医经典理论的角度分析了"土壅木郁"理论在指导 NAFLD 的临床防治的可行性,而近年来诸多医家分别在临床和基础研究方面对这一理论进行了充分的诠释、发挥和运用。

(1)临床研究

1)从脾论治(土壅):NAFLD 病位虽在肝,但是其发生、发展与"脾主运化"的功能失调密切相关,脾失健运则聚湿生痰,痰、湿、浊、瘀既是 NAFLD 的病理产物又是其致病因素。从中医视角来看 NAFLD 的发病可归咎于人体水湿津液的代谢失常,以致大量的痰浊(脂毒)沉积于肝脏。而"脾气散精"则是对其运化水湿津液功能的高度总结,脾气健运则水湿循其常道,脾失健运则痰湿内盛。因此,笔者认为 NAFLD 的核心病机乃脾虚为本,痰浊为标,治疗应注重从脾论治,标本兼治。

从中医经典理论中笔者也不难寻找到从脾论治 NAFLD 的理论依据,如病机十九条中"诸湿肿满,皆属于脾",及《证治准绳》中"脾虚不分清浊,停留津液而痰生"。此外,现代许多医家更是将这一理论灵活运用于 NAFLD 的临床防治。如卢义将 NAFLD 的病因病机归纳为:饮食不节,内伤脾胃,湿聚成痰;思虑伤脾,水湿积聚;过度安逸,脾虚湿聚;脏腑虚衰,脾阳不足,湿浊瘀阻。董伯祥根据 NAFLD 的临床证候,将其分为 4 个证型:肝郁脾虚证、脾虚食积证、痰湿内阻证、脾虚血瘀证。杜建民以健脾为核心结合其他治法形成 5 个复法复方:疏肝健脾汤、培中除湿汤、安脾化痰方、清热利湿汤、健脾化瘀方。而关于从脾论治 NAFLD 的观察性研究也从临床疗效方面佐证了其可行性,如一项 60 例受试者的随机对照研究发现健脾消脂方可通过抑制炎症因子表达,减轻胰岛素抵抗,调节脂质代谢缓解 NAFLD 的进展及临床证候。此外,更有大量的临床观察性研究或 Meta 分析,从脾失健运的视角,或疏肝健脾,或健脾化痰,或健脾活血,或化浊祛瘀兼以健脾等治法联合运用,与常规降脂、降糖、保肝西药相比,在提高 NAFLD 的临床总有效率,降低转氨酶、血脂、血糖、胰岛素抵抗等生化指标及改善临床证候方面具有更加优越的有效性,且不良反应少。

2)从肝论治(木郁):中医理论认为水湿津液的正常输布代谢有赖于肺之通调水道、脾之输布津液、肾之蒸腾气化、三焦之通畅功能,而这一生理活动的正常运转皆需以气机之通达、肝气疏泄为基础,正如《读医随笔》中所言"凡脏腑十二经之气化,皆必借肝胆之气,化以鼓舞之,始能调畅而不病"。而肝失疏泄、肝气郁结(木郁)则气机不畅、津液不能正常输布,气血不能正常运行则痰湿浊瘀等病理产物内生,阻滞肝络则发为 NAFLD。而现代研究发现人群中普遍存在的焦虑、抑郁情绪等慢性心理应激事件和 NAFLD 的发病密切相关。因此,有学者提出了 NAFLD"肝郁生痰"的病机学说,即肝郁为始、痰湿致病的病机发展过程,强调治疗时不仅要化痰还应兼顾疏肝解郁。而 NAFLD 从肝论治的观念,近年来也被诸多医家所认可,进一步发挥和广泛运用。查阅相关文献发现,对于从肝论治 NAFLD,尽管各家处方用药稍有差异,但总体上基本认为其基本病机以肝郁为主,或脾虚,或气滞,或痰阻,或血瘀,相互兼夹而构成复合病机。如蔡敏教授针对 NAFLD 的病程演变,提出了分期论治的观点,认为在疾病早期应以疏肝健脾为主,中期佐以化痰祛湿,后期加以祛瘀通络之法,而调肝理脾应贯穿始终。而关于从肝论治 NAFLD 的临床观察性研究再次验证了这一疗法的有效性及可行性,如孙静静的一项 NAFLD 的随机对照试验发现相比于水飞蓟宾胶囊,疏肝降脂颗粒在降低血脂,改善肝功能及临床症状方面更加具有优越性,而更多类似的研究结果也逐渐被众多学者陆续报道。

(2)基础研究 为了进一步揭示"土壅木郁"的现代科学内涵及具体作用机制,除了在理论经验及临床观察方面进行了大量的研究外,近年来不少学者在基础研究领域对其进行了相关探索。如从肝脾相关角度,降脂理肝汤通过修复小肠绒毛膜结构,增加紧密连接蛋白的表达,增强肠黏膜屏障,降低血清内毒素,从而治疗 NAFLD。根据应激心理致病观点,穆杰从肝郁论治,发现四逆散可以改善 HPA 轴状态、氧化应激状态、脂质代谢与转运状态系统治疗痰瘀互结型 NAFLD。从健脾、柔肝、活血相结合的角度,陈燕等通过代谢组学的方法发现去脂软肝方可影响与酮体、甘油酯、苯丙氨酸、酪氨酸、色氨酸及核黄素的代谢等途径而治疗 NAFLD。而从保肝降脂的角度论治,越来越多的研究报道了中药复方可显著改善 NAFLD 大鼠的肝脏病理损伤,降低血脂、转氨酶、炎症因子及氧化应激。此外,也有一些中成药被研究发现具有显著疗效,如疏肝化滞胶囊可增加 NAFLD 大鼠血清脂联素水平及其受体的表达而治疗该病;降脂颗粒通过调控哺乳动物雷帕霉素靶蛋白(mTOR)信号通路激活自噬,从而改善 NAFLD 的脂代谢异常状态;肝脂溶颗粒通过增加胰岛素敏感性,调节糖脂代谢水平从而治疗 NAFLD;健肝降脂丸能明显降低 NAFLD 大鼠血脂、游离脂肪酸及氧化应激水平而改善肝功能。另外,也有一些中药单体的机制研究被报道,如姜黄素抑制肠道 TLR4/P-NF-κB 通路激活,增加紧密连接蛋白表达而缓解 NAFLD;红芪多糖可下调肝组织 FAS 及 SCD-1 基因表达,上调 CPT-1 表达水平,减少脂质合成,促进脂肪酸 β 氧化而保肝降酶;小檗碱通过纠正肠道菌群失衡,降低 NAFLD 大鼠血脂、内毒素、肿瘤坏死因子-α(TNF-α)水平而降低肝脂肪变性程度。

(二)"土壅木郁"理论探讨从"肠道菌群-肠黏膜屏障"论治 NAFLD

1."肠道菌群-肠黏膜屏障"在 NAFLD 发病机制中的重要作用 相较于胰岛素抵抗、氧化应激、炎症反应、内质网应激、遗传和表观遗传调控等多重平行打击的致病观点,目前越来越多的研究发现"肠道菌群-肠黏膜屏障"在 NAFLD 的发病过程中扮演重要角色。健康的肠道菌群可以调节免疫、促进消化、合成维生素、调节内环境稳态、调节代谢等维持宿主健康;而菌群失调,肠道屏障破坏,致病菌及其代谢物则会穿过肠屏障,引起肠源性内毒素血症,激活 Toll 样受体、核苷酸结合寡聚化结构域(NOD)样受体等途径,诱发慢性炎症,促进胰岛素抵抗和 NAFLD 发生、发展。如大量的研究发现肠道微生物发酵膳食纤维,产生代谢物短链脂肪酸(SCFA),通过组蛋白脱乙酰基酶或 G 蛋白偶联受体或腺苷酸活化蛋白激酶等多种途径,诱导调节性 T 细胞分化,抑制促炎因子释放及氧化应激反应,减少肝脏脂肪沉积,抑制肝脏炎症反应而缓解 NAFLD 的发展。研究发现参苓白术散可通过增加了产生 SCFA 细菌的相对丰度,降低门静脉中脂多糖水平而减轻 NAFLD 大鼠的肝脂肪变性。另外,也有学者提出 NAFLD 的内源性乙醇发病学说,即有些致病菌(高产乙醇肺炎克雷伯菌及大肠埃希菌)可通过刺激宿主而产生大量的乙醇进而引起肠屏障损伤,最终导致类似于酒精性脂肪肝的病理性肝损伤。此外,部分肠道菌群携带有大量的胆盐水解酶,它们在胆汁酸代谢及维持胆汁酸平衡中发挥关键作用,而胆汁酸又可通过法尼酯衍生物 X 受体及 G 蛋白偶联的胆汁酸受体 5(TGR5)进一步影响 NAFLD 的发展。

2."土壅木郁"理论与 NAFLD 从"肠"论治的关联性 "土壅木郁"理论是传统中医学对肝脾之间在功能学上的一次高度概括,至今仍有效指导着肝脾相关疾病的治疗。一方面,中土的运化功能离不开肝正常的疏泄功能;另一方面,肝之疏泄又需要中土气机升降枢纽的佐助。尽管中医学中"肝主疏泄"之肝(功能学之肝),不完全等同于西医学 NAFLD 之肝(形态学之肝)。但二者却并非完全不相干,笔者认为只有深刻理解中医学功能之肝的理论内涵再在此基础上全面掌握形态学之肝的病变机制。一方面通过中医学的理论("土壅木郁")来指导西医学 NAFLD 的治疗;另一方面则可以通过对 NAFLD 发病机制进行深入探讨、研究,进而来诠释"土壅木郁"理论的现代科学内涵。

另外,西医学认为 NAFLD 的发病多是由于过食高脂、高糖(肥甘厚味),致大量脂质沉积肝脏(木郁),而肥甘厚味又以化湿生痰壅滞中焦(土壅);也有研究发现心理应激障碍如焦虑、抑郁等(木郁)与 NAFLD 发病密切相关;此外肠道菌群失调,肠源性内毒素血症及肠黏膜屏障损伤(土壅)也显著影响着 NAFLD 的发生发展及治疗。因此,基于以上分析,笔者认为"土壅木郁"与 NAFLD 的发生发展密切相关,对于 NAFLD 从"肠"论治具有重要指导意义。

(三)总结与展望

本文主要从中医理论的角度,结合了西医学对 NAFLD 发病机制的研究,探讨了"土壅木郁"理论与 NAFLD 的相关性,以期对 NAFLD 的防治具有一定的启示。我们发现"土壅木郁"理念,无论是从中医传统理论角度而言,还是从现代基础及临床来看,对于指导 NAFLD 的防治仍然具有重要价值。但笔者通过相关文献的查阅发现,关于从"土壅木郁"治疗 NAFLD 的研究大多属于临床观察类研究,而相关的基础研究数量偏少,且质量不高。因此,为了进一步强化我们对 NAFLD 发病机制的认识,深化对"土壅木郁"有效指导 NAFLD 防治内涵的理解,更多高质量的基础及临床研究应该被广泛开展。

(党中勤 罗 磊)

十、基于"浊毒"理论治疗代谢相关脂肪性肝病的理论探析

随着肥胖及其代谢综合征全球化流行的趋势,代谢相关脂肪性肝病(metabolic associated fatty liver disease,MAFLD)已成为一种常见的慢性肝病,根据最新流行病学统计,MAFLD 已成为世界上患病人数最多的慢性肝病,其中我国普通人群患病率为29.8%。MAFLD 按照不同病程分为单纯性脂肪肝、非酒精性脂肪性肝炎(NASH)及 NASH 引起的肝硬化和肝癌严重威胁国人的健康,目前尚无针对 MAFLD 治疗的特效药物。本病归属中医"肝癖""胁痛""积聚""痰浊"等病证范畴。党中勤教授将中医经典与大量临床实践结合起来,并参考国医大师李佃贵教授"浊毒"理论,采用化浊解毒、散瘀降脂为法,并从整体调控入手治疗 MAFLD,在临床应用中取得了满意疗效。现将"浊毒"理论指导的 MAFLD 治疗作用机制及应用体会总结如下,以资同道。

(一)病因病机

根据 MAFLD 的临床表现,中医学认为,本病多因饮食不节、嗜食肥甘厚味、饮酒过度、情志不畅等导致肝失疏泄,进而气机郁结,肝血瘀滞;脾失健运,痰湿、瘀血内生,痰浊瘀阻日久,终导致气、血、痰、湿等浊毒阻滞于肝经脉络,发为本病。本病病位在肝,病变脏腑在肝、脾、肾,病机特点是以邪实为主,故重视化浊解毒,且本病是由于过食甘肥厚味和情志失调等引起肝失疏泄,脾失健运,最终导致气、血、痰、湿阻滞肝脉,其基本病机为肝郁脾虚、气滞血瘀,故疏肝健脾、活血理气、化浊解毒为本病治疗大法。

(二)MAFLD 与浊毒的关系

国医大师李佃贵教授提出了"浊毒致病"学说,并将浊毒分为狭义的浊毒和广义的浊毒。狭义的浊毒包括:①湿热、痰浊、瘀血同时并存的一种状态;②湿浊之邪郁而化热所成之毒;③机体代谢失常,水谷壅滞酿成的有害物质;④伏邪;⑤饮食精微蓄积脉道转化成的有毒害作用的病理物质;⑥瘀浊之邪,即体内代谢毒素不能正常排泄而积蓄所成。广义的浊毒泛指体内外一切污浊之邪,久聚不散,均可化浊,浊聚成毒,而成浊毒。MAFLD 病位在肝,主要病理表现为肝脂肪变性、肝组织受损、肝脂质沉积。但传统医学所述之肝更重要的是一个功能活动的系统。肝生理功能为主疏泄,藏血,生理特性为主

条达,体阴而用阳。正常生理状态下,肝气疏泄顺畅,则三焦气化,水液道路通畅,痰浊不易在体内停留;血液通畅,则瘀血不易产生;脾胃运化正常,毒邪可通过汗液、二便排出,进而使浊毒不易侵犯肝。而在病理状态下,气滞、血瘀、痰凝等病理因素损伤肝,肝失疏泄,导致全身气机血液运行不畅,气滞、血瘀、痰凝等进一步加重肝损伤程度,进而发展为浊毒之邪损伤肝,肝的损伤又导致肝用的失调,造成恶性循环,导致 MAFLD 的产生。

(三)临证治疗

MAFLD 的发生是由于气、血、痰、湿等浊毒阻滞于肝经脉络,故临床上治疗应注重化浊解毒,疏肝健脾,活血理气。党中勤教授将浊毒理论与多年的临床经验相结合,研制出了治疗 MAFLD 的专药——肝脂康方。处方:陈皮 15 g,茯苓、广金钱草、玉米须各30 g,白术、虎杖、生山楂、荷叶各 25 g,泽泻、决明子各 18 g,醋莪术 12 g,片姜黄 10 g。每天 1 剂,水煎,早晚温服。在临证时党中勤教授特别指出,针对此病的治疗还需辨证与辨病相结合,并随症加减用药以提高疗效。腹胀者加炒莱菔子;纳食欠佳者加鸡内金;胁痛者加醋延胡索;便秘者加制大黄;便溏者加炒白扁豆;转氨酶异常者加垂盆草、女贞子;肝纤维化指标异常者加莪术;腹胀气滞者加炒莱菔子;胸闷者加瓜蒌、枳实;口苦者加茵陈、栀子等;舌苔厚腻加炒苍术;舌边齿痕加黄芪、党参等。既往临床研究表明肝脂康方具有护肝、调脂作用,可明显改善患者症状体征、肝功能、血脂水平及体质量指数。动物实验研究表明肝脂康方防治 MAFLD 的机制在于调节脂质代谢,减少脂质在肝中的沉积;促进肝内微循环,修复和保护肝细胞质膜、线粒体膜,从而改善肝组织病理形态结构变化,保护肝细胞,促使肝细胞功能恢复。

(四)讨论

MAFLD 是一类由于肝组织脂肪过度累积造成的疾病,患病肝的脂肪组织比重可以达到肝总质量的 10% 以上。西医学治疗脂肪肝主要在于保肝、降脂、抗氧化等方面,降脂药会加重肝负担,且一旦停药病情易出现反弹,目前仍缺乏相对有效的治疗方法。中医药治疗本病有其优势。"浊毒"理论是对六淫致病理论的丰富和拓展,是中医基础理论在临床实践上更为深入的体现。"浊毒"理论认为,"浊毒"既是一种对人体脏腑经络及气血阴阳均能造成严重损害的致病因素,同时也是由多种原因导致脏腑功能紊乱、气血运行失常,机体内产生的代谢产物不能及时正常排出,蕴积体内而化生的病理产物。脂肪肝多因饮食不节、烟酒过度、情志不畅等导致肝失疏泄,进而气机郁结,肝血瘀滞;脾失健运,痰湿、瘀血内生,痰浊瘀阻日久,最终导致气、血、痰、湿等浊毒阻滞于肝经脉络,进而发病。肝脂康方正是立足于"浊毒"理论立法选药,辨证与辨病相结合,并且结合饮食结构调整、科学运动等行为干预以综合调理,从而取得了满意疗效,为中医药治疗脂肪肝提供了新的思路和方法,使"浊毒"理论更好地服务于临床。

(党中勤 解 冬)

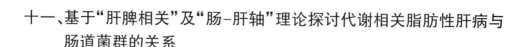
十一、基于"肝脾相关"及"肠–肝轴"理论探讨代谢相关脂肪性肝病与肠道菌群的关系

代谢相关脂肪性肝病(MAFLD),以前称为非酒精性脂肪性肝病,是指在肝脂肪变性的基础上,合并超重/肥胖、2 型糖尿病、代谢功能障碍 3 项之一的代谢功能障碍相关的肝病,是全球慢性肝病的最常见原因。随着病情变化,MAFLD 可逐步向肝纤维化、肝硬化,甚至肝癌进展。近年来,越来越多的证据表明代谢相关脂肪性肝病与肠道菌群失调密切相关,调控肠道菌群可能成为防治代谢相关脂肪性肝病新的靶点。中医认为肝失疏泄,脾失健运是本病的基本病机,研究也表明肝脾功能失调与肠道菌群失衡之间存在相关性。因此,在中医"肝脾相关"理论指导下,以调控肠道微生态为切入点,深入探讨肝脾同治法对代谢相关脂肪性肝病的防治作用,为中西医结合防治代谢相关脂肪性肝病提供新思路。

(一)"肝脾相关"理论的基础和现代研究

1. 中医学理论

(1)肝脾相关理论探讨:"肝脾相关"理论源于《黄帝内经》,是五脏相关理论的重要组成部分。《素问·玉机真脏论》言:"五脏相通,移皆有次。"中医理论认为,肝与脾的功能活动密切相关,在结构上通过某些中心环节相互联系,在生理、病理上相互为用、相互影响。

1)肝与脾解剖相邻,经络相通。《医贯》载:"膈膜之下有肝……其左有脾,与胃同膜",从解剖位置上看,肝居于膈下,与脾胃相临,肝右脾左,同居中焦。《针灸甲乙经·卷三》云:"三阴交,在内踝上三寸,骨下陷者中,足太阴,厥阴,少阴之会""冲门,一名慈宫,上去大横五寸,在府舍下横骨两端,约文中动脉,足太阴厥阴之会",足太阴脾经和足厥阴肝经经脉交会。故肝脾之间解剖位置相邻,经络相互络属,经气相互贯通,加强了肝脾之间的联系。

2)肝与脾生理相依,相互为用。肝脾在生理上相辅相成,相互为用主要表现在以下3 个方面:一是肝主疏泄,脾主运化,二者共同促进饮食物的消化吸收以及水液代谢。《血证论》曰:"木之性主于疏泄,食气入胃,全赖肝木之气以疏泄之,而水谷乃化。"《黄帝内经》所谓:"食气入胃,散精于肝。"肝属木,主疏泄,脾属土,主运化,一方面肝之疏泄作用辅助脾主运化功能之正常运行,从而助脾胃对饮食物的消化、吸收及水液代谢,即"土得木而达";另一方面,脾为后天之本,气血生化之源,脾气健运,化生气血充盈,则肝体得以濡养,更利于肝主疏泄功能的发挥,即所谓"木赖土以培之"。二是肝藏血与脾统血之间相互协调,共同维持人体气血的正常生成与运行。《薛氏医案》言:"心主血,肝藏血,亦能统摄于脾。"肝主藏血,调节血量;脾主生血,统摄血液。脾气健旺,则统摄有权,血液得以正常运行;脾土健运则血液化生有源,气血充足,肝血得藏,肝之疏泄正常,气机畅达,气血运行无阻。三是肝主升发,脾主升清,两者共同参与人体气机的运行输布。

《黄帝内经》云:"正月二月,天气始方,地气始发,人气在肝。"肝应于春木,主升发,可调畅气机,为全身气机调畅之源。脾主升清,胃主降浊,为气机升降之枢纽。《医宗金鉴》云:"而肝木之所以郁,其说有二,一为土虚不能升木也",故脾气健运,肝气条达才使气机无以郁结,肝脾二者共同参与气机的升降出入,缺一不可。

3)肝与脾病理相传,相互影响。肝脾在病理上则相互传变,相互影响。《素问·五运行大论篇》云:"气有余,则制己所胜而侮所不胜;其不及,则己所不胜侮而乘之,己所胜轻而侮之。"从五行生克关系而言,若肝有余,则制其所胜之脾土,肝气乘脾,影响脾之功能,即"木旺乘土";若肝气不足,疏泄不及,则亦影响脾胃升降,致运化失常,即"木不疏土";若脾气郁滞,中焦气机阻滞,则肝气亦不能条达,即"土壅木塞";若素体脾虚,则易被肝木乘之,"土虚木乘",日久气血生化乏源,肝失濡养,则土不荣木,致肝脾两虚。故两脏在病理状态下相互影响,最终导致肝脾同病。

(2)肝脾相关与肝脾同治:基于肝脾的生理病理相关性,古代医家认为,肝脾相关,在治疗上体现为"肝病实脾,脾病调肝"的肝脾同治原则。"肝脾同治"首见于《难经》:"所谓治未病者,见肝之病,则知肝当传之于脾,故先实其脾气,无令得受肝之邪,故曰治未病焉。"《黄帝内经》亦曰:"厥阴不治,求之阳明。"《金匮要略》提出:"夫治未病者,见肝之病,知肝传脾,当先实脾,四季脾旺不受邪,即勿补之。中工不晓相传,见肝之病,不解实脾,唯治肝也。"由此可见古代医家尤为重视肝脾同调。近代医家进一步完善肝脾相关理论,如张锡纯《医学衷中参西录》言:"欲治肝者,原当升脾降胃,培养中宫,俾中宫气化敦厚,以听肝木自理。"清代叶天士在临证中亦重视肝与脾的关系,认为"补脾必以疏肝,疏肝即以补脾也"。现代众多医家治疗肝病也从肝脾论治,如周小舟教授提出肝脾同调治疗 MAFLD 的基本思路,认为肝脾同调治疗 MAFLD,不仅可缓解患者临床症状,且能够调畅患者的气津运行,通过调畅气机、健运中土,从而达到化浊降脂的作用。全小林院士认为"土壅木郁,肝脾失和"为 MAFLD 的核心病机,在处方用药上,强调以调和肝脾为治本。因此,在"肝脾相关"理论指导下的肝脾同治思想在临床的辨证施治中有着重要意义。

2. 西医学证据

(1)肝脾相关与肠-肝轴:西医学认为"肝脾相关"理论与"肠-肝轴"学说密切相关,"肠-肝轴"学说是中医"肝脾相关"理论的丰富与补充。研究表明西医学中肝功能包括分泌胆汁、代谢、解毒、造血储血及调节循环血量、调节免疫等,其与中医所说肝功能具有相似之处,肝分泌胆汁帮助消化,通过代谢功能将摄入的营养物质转化为自身营养的过程,可归于"肝主疏泄";肝储血及调节循环血量的功能,可归于"肝藏血"。西医"肠-肝轴"中的"肠"主要包括小肠和大肠,其主要作用是消化、吸收、传导食物,这与中医"脾主运化"作用相通,因此中医"肝脾相关"理论中的"脾",实际上包括了人体消化、吸收的其他脏腑如胃、小肠和大肠。西医学"肠-肝轴"学说认为,肠道和肝在结构和功能上存在密切联系。肠黏膜屏障是肠道与肝之间联系的枢纽,一方面可以允许营养物质等进入血液循环,另一方面还可以防止细菌、毒素等有害物质进入。如果肠黏膜出现损伤,肠道屏障功能受损,就会导致细菌和内毒素通过"肠-肝轴"进入门静脉系统和体循环,进而激活库普弗(Kupffer)细胞,引发系统性炎症反应,形成肠源性内毒素血症,直接损伤肝,甚至诱发多器官功能障碍。另外肠道免疫细胞在肝病的发生、发展中也扮演着重要角色,肠道功能紊乱会影响肝病的发生或发展,"肠-肝轴"在脂肪性肝病中的作用不可忽视。反之,肝功能受损也会引起肠道各方面的功能障碍,如肝癌会导致肠道菌群失调,炎症增加,肠道屏障受损和免疫系统紊乱等病理改变。因此,"肝脾相关"亦可表现为西医学中肝与肠道在生理病理上的相关,"肠-肝轴"学说正是从这一角度补充和丰富了中医"肝脾相关"理论。

(2)肝脾同治与调控肠道菌群:西医学"肠-肝轴"学说强调在慢性肝病的治疗中,除了重视肝病本身外,调节肠道菌群,改善肠道功能,保护肠道屏障也尤为重要,这与中医的肝脾同治原则相通。有研究表明肠道菌群的改变导致的细菌产物如脂多糖,能够与脂多糖结合蛋白结合进入门静脉,从而激活 Kupffer 细胞,释放 TNF-α、白细胞介素-6(IL-6)、活性氧、TGF-β$_1$,激活肝星状细胞,最终促进 MAFLD 甚至肝纤维化的发展。另外临床中肝硬化晚期患者常会出现胃肠道的一些病理改变,这些都是"肝脾相关"的体现。因此许多专家认为从调节肠道菌群方面靶向论治 MAFLD 可能成为一种主要治疗手段。这些研究不但为"肝脾相关"理论提供了现代科学依据,同时也为基于肝脾同治从调控肠道菌群角度治疗代谢相关脂肪性肝病的研究提供了一定的思路与方向。

3. 肝脾功能失调是 MAFLD 发生、发展的关键因素 中医各家认为代谢相关脂肪性肝病的病因多与饮食所伤、情志失调、久病体虚等密切相关。这些因素损伤肝脾,致肝失疏泄,肝气郁结,气机升降失调,中焦气机阻滞,影响脾之健运,脾胃纳运失和,肝脾之间互相影响,致津液运行不循正途,湿邪、痰浊内生。《医林绳墨》载:"胁痛之证,当左右分而治之,左胁痛者气与火也,右胁痛者痰与食也。"湿邪日久,易郁而化热,致中焦湿热蕴结。《石室秘录·肥治法》言:"肥人多痰,乃气虚也。"脾失健运,脾气亏虚,水谷精微不化,津血运行失常,进而痰浊、瘀血内生。另外若气机郁滞,聚而化湿生痰,久则痰瘀内停,发为本病。正如《黄帝内经素问集注》言:"中焦之气,蒸津液化,其精微……溢于外则皮肉膏肥,余于内则膏肓丰满。"痰瘀日久,可致癥瘕积聚,加之肝失濡润,易致肝体硬化,故本病日久或将向肝硬化或肝癌转变。因此其病位虽在肝,但是其形成离不开脾,肝脾功能失调,从而形成痰湿、湿热、痰浊、痰瘀等病理产物是 MAFLD 的主要病理因素,在此基础上会继而影响他脏功能,加速 MAFLD 的发展进程。

中医认为,肝主疏泄与脾主运化功能在维持肠道微生态平衡中发挥重要作用。有研究认为在神经、消化、内分泌和代谢系统中,肝失疏泄、脾失健运与肠道菌群之间还存在着一些相同的分子生物学上的变化。现代学者也认为肠道菌群失调与脾为"后天之本""气血生化之源"等功能失常在本质上具有一定的相似性。因此可以说肠道菌群失衡是肝失疏泄、脾失健运的微观表现。

(二)肠道菌群失衡与 MAFLD

肠道菌群为人体消化道内的微生物,具有数量多、复杂性、动态性、多样化的特点,人体肠道微生物主要包括细菌、病毒和真菌等,其中肠道细菌是目前肠道微生态的主要研究对象。成年人肠道内细菌主要为厚壁菌门、拟杆菌门、放线菌门、变形菌门等。肠道菌群是肠道和肝之间的重要物质,其通过"肠-肝轴"在肝病的发生、发展中起着重要作用。正常情况下,只有少量细菌和内毒素可以通过门静脉进入肝,在肝内大部分被巨噬细胞清除。肠道菌群失衡则会导致肠道屏障的破坏和细菌的增加,当细菌代谢物超过肝的清除能力时,它可以激活炎症反应并加速肝病的进展。随着对肠-肝轴理论的深入认识,越来越多的研究证明肠道菌群失调与 MAFLD 的发生发展密切相关。一方面,MAFLD 的发生会影响肠道菌群的结构,MAFLD 作为一种持续进展性的疾病,随着疾病的严重程度增加,肠道菌群结构伴随疾病进程发生动态演变;同时,肠道菌群失衡亦能加速 MAFLD 的发展进程,二者互为因果。实验研究发现 MAFLD 模型小鼠的肠道菌群中厚壁菌门丰度增加,放线菌门丰度降低;在菌群丰度水平上,MAFLD 小鼠肠道菌群主要由 Lachnospiraceae 组成。大量临床研究也证实了 MAFLD 患者中存在肠道菌群的失衡现象,与正常患者相比,MAFLD 患者肠道中拟杆菌门、厚壁菌门的丰度发生了显著改变,肠道菌群的多样性降低。另外 Lee 等研究发现非肥胖 MAFLD 患者肝纤维化严重程度与肠杆菌科和绒毛杆菌科的丰度呈正相关,与瘤胃球菌科的丰度呈负相关。另外,有研究表明小肠内细菌的过度繁殖及肠道菌群的异常会导致肠上皮和肠血管屏障受损,肠黏膜通透性增加,使内毒素入血造成肝细胞损伤,进而加重脂肪肝的进展。由此可见,肠道菌群的失衡在 MAFLD 的发生、发展中起着重要作用。

(三)中医药基于肝脾同治法调控肠道菌群防治 MAFLD

近年来,中医药对肠道菌群的调控作用受到广泛关注。基于中医"肝脾相关"理论与西医"肠-肝轴"学说,以及肝失疏泄、脾失健运的基本病机,认为中医肝脾同治法可能与调控肠道菌群治疗代谢相关脂肪性肝病密切相关。MAFLD 常伴有肠道菌群失调,且肠道菌群失调会加重 MAFLD 的进展,调节肠道菌群也是治疗本病的有效手段。中医药从"肝脾"角度论治,在一定程度上调节肠道菌群,改善脂肪肝相关症状与指标,以达到治疗疾病的目的。因此,从调控肠道菌群出发治疗 MAFLD 是中医肝脾同治理论的深刻体现。近年来中医药关于肝脾同治类经典方和经验方调控肠道菌群来治疗 MAFLD 的研究也取得了一定进展。

1.肝脾同治经典方

(1)四逆散:四逆散为疏肝理脾、肝脾同治之经典方、基础方,功擅疏肝解郁、行气理脾,为肝脾不调病证之主方。该方中柴胡疏肝解郁为君,枳实行气理脾为臣,柴胡入肝胆经,枳实入脾胃经,二者一升一降肝脾同调、畅达气机;白芍柔肝缓急、敛阴养血,可调肝气、养肝血,配伍枳实有理气和血之效,能调畅气血,是为佐药;炙甘草调和诸药;诸药合用,共使气血调畅,肝脾同调。Zhu 等采用四逆散冻干粉(freeze-dried Si-Ni-San powder,SNS)治疗高脂肪饮食诱导的 MAFLD 小鼠,观察到 SNS 组可以改善小鼠的体重、肝脏指数、内脏脂肪指数,以及血清谷丙转氨酶(ALT)、甘油三酯、肝 TNF-α 等水平,并使用16Sr-DNA测序技术分析肠道微生物群,显示SNS组与对照组细菌组成和功能有所不同,特别是颤螺菌属(Oscillospira),该菌属是SNS组样本的细菌生物标志物,因此认为四逆散冻干粉可以改善小鼠高脂肪饮食诱导的MAFLD,其抗炎作用机制可能与改变肠道菌群有关。

(2)柴胡疏肝散:柴胡疏肝散是古代名方,出自《景岳全书》,一直以来被用于治疗"胁痛""胆胀"等多种肝胆疾病。本方在四逆散基础上加减,主要由柴胡、白芍、川芎、陈皮、香附、枳壳、甘草组成,柴胡为君药,可疏肝解郁,恢复其疏泄功能,配合川芎、白芍、香附增强行气开郁、敛阴柔肝之效,甘草、枳壳、陈皮能理气健脾和中,可共同发挥疏肝解郁、理气健脾之功。动物实验表明柴胡疏肝散能够调节MAFLD大鼠肠道微生态,降低大鼠肠道肠杆菌、葡萄球菌科和韦氏菌属,提高厌氧菌属的丰度。临床研究也表明,柴胡疏肝散可以改善MAFLD患者血脂代谢及肝功能水平,提高患者双歧杆菌、乳杆菌丰度,降低肠球菌及肠杆菌属的丰度,调节肠道菌群,抑制炎症因子水平。

(3)当归芍药散:当归芍药散出自张仲景的《金匮要略》,方中当归、芍药养血柔肝、缓急止痛,川芎活血行气,三者相配,共奏养血活血、调肝化瘀之功,重在调肝;白术、茯苓健脾益气、燥湿利水,泽泻淡渗利水,三药相伍,即可燥湿化痰,又能益气健脾以防水湿痰浊进一步生成;全方肝脾同调,痰瘀并除。Yin等采用当归芍药散干预果糖诱导的代谢综合征大鼠,研究表明当归芍药散可以更好地调控大鼠肠道菌群和改善肝基因表达和代谢产物,此外,肠道微生物差异分析表明,与对照组相比,治疗组肠道菌群差异更大,其中厚壁菌门等丰度降低,Akkermansia丰度增加,治疗组对肠道菌群结构的调节作用更加多样化和有益。于泽鹤等研究结果表明,与模型组相比,当归芍药散各剂量组大鼠拟杆菌门相对丰度均明显升高,厚壁菌门相对丰度和厚壁菌门/拟杆菌门的数值均显著降低,因此当归芍药散可能通过改善肠道菌群紊乱进行脂质代谢的调节,进而发挥降脂护肝的作用。

(4)逍遥散:逍遥散出自《太平惠民和剂局方》,由柴胡、当归、茯苓、芍药、白术、甘草、生姜、薄荷组成。方中柴胡疏肝解郁、条达肝气;白芍养血敛阴、当归养血和血;茯苓、炒白术健脾祛湿,炙甘草益气补中;薄荷透达肝经之郁热,生姜温胃和中;诸药合用,共奏疏肝解郁、健脾养血之功。周志强在研究逍遥散对MAFLD肝郁脾虚证模型大鼠的治疗作用时发现,与对照组相比,逍遥散组大鼠肠道菌群中梭菌纲、Faecalibaculum属丰度较高,Muribaculaceae科丰度较低;逍遥散能增加有益菌丰度水平,减少致病菌丰度水平,且与对照组在物种多样性及丰度水平有显著差异,提示逍遥散可能通过调节MAFLD大鼠模型肠道菌群发挥治疗作用。

2.肝脾同治经验方 基于本病的基本病机,众多临床医家利用肝脾同治、疏肝健脾法治疗代谢相关脂肪性肝病作用显著。Hui等观察健脾疏肝方(由柴胡、白芍、北沙参、白术、茯苓、陈皮、甘草、垂盆草、山楂、丹参组成)调节肠道菌群治疗MAFLD的临床研究,发现健脾疏肝方可以通过调节肠道菌群尤其是Coprococcus、Lachnospiraceae-NK4A136群和Ruminococcus属来改善MAFLD患者的肝功能和糖脂代谢,并在一定程度上降低肝脏脂肪含量。徐立等观察加味茵陈五苓散(由茵陈、茯苓、泽泻、猪苓、桂枝、白术、薏苡仁、决明子、北柴胡、白芍、焦山楂、荷叶、郁金、枳实组成)治疗 MAFLD 患者的疗效,加味茵陈五苓散由茵陈五苓散化裁而来,全方共奏疏肝健脾、燥湿化痰、理气活血之功,肝脾同治,痰湿同调,调和气血。结果表明治疗后观察组患者的 ALT、AST 水平均低于对照组,患者腹部 CT、腹部 B 超疗效优于对照组;观察组患者肠杆菌、葡萄球菌数量均少于对照组,拟杆菌、双歧杆菌和乳酸杆菌均多于对照组,因此认为加味茵陈五苓散能改善 MAFLD 患者的肝功能,调节脂代谢,改善肠道菌群紊乱状态,恢复肠道微生态平衡,减轻肝脏脂肪变性程度。寇少杰等探究运脾化浊颗粒(由黄连、黄芩、郁金、半夏、干姜、党参、薤白、丹参、白芍、山楂、决明子、薏苡仁、川芎、炙甘草组成)治疗 MAFLD 的临床效果及对患者肠道菌群的影响,其中运脾化浊颗粒具有调肝气、补脾气、清胃热、化痰瘀之功,肝脾同调,痰热瘀共治。本研究对照组给予盐酸二甲双胍,观察组给予运脾化浊颗粒联合盐酸二甲双胍口服,结果显示治疗后两组的大肠埃希菌、粪肠球菌计数均低于治疗前,双歧杆菌、乳酸杆菌计数均高于治疗前,且观察组优于对照组,由此可知运脾化浊颗粒可以调节患者肠道菌群,治疗 MAFLD 的临床效果显著。

(四)结语

基于上述讨论,将"肝脾相关"理论与"肠-肝轴"现代研究的结合可能是治疗 MAFLD 的重要研究方向之一。中医学与西医学虽然是不同的医学体系,但是两者都诠释了胃肠道对于肝病的重要性,肠道菌群与 MAFLD 密切相关。"肠-肝轴"主要通过调节肠道菌群,将胃肠道功能与 MAFLD 紧密相连。西医所说肠道菌群失调是肝脾功能失调的微观表现,因此认为肝脾同治法可能是通过调控肠道菌群来治疗 MAFLD,从而为中医药治疗本病提供参考和依据。研究肝脾同治法调节肠道菌群防治 MAFLD 的潜在可能,将成为治疗的新靶点,为临床从肝脾同治角度防治 MAFLD 提供科学依据。然而对于肝脾同治法调控肠道菌群进而治疗 MAFLD 的实验研究和临床观察都缺少大量和深入的研究,因此还需更深入地探讨肠道菌群在肝脾同治法中发挥的作用和地位,为靶向治疗本病提供更有力的循证医学研究支持。

（党中勤 曹 鑫）

十二、健脾疏肝与解毒消癥法治疗原发性肝癌的理论探析

根据全球 2018 年癌症数据显示,在所有癌症疾病中,原发性肝癌(PLC)的发病率位于第 6 位,死亡率位于第 4 位。我国 2015 年最新的癌症数据显示,原发性肝癌发病率居恶性肿瘤第 4 位,死亡率居第 2 位。我国原发性肝癌的社会负担仍然较重,防治难度较大。在原发性肝癌的治疗方面,早期原发性肝癌患者可以通过肝切除术及肝移植术获得根治性治疗,不具备外科手术条件的中、晚期患者可采用局部消融治疗、介入治疗、放射治疗及全身治疗。中医治疗属于全身治疗的一种,可以改善患者临床症状,提高患者免疫力,减轻放疗、化疗等带来的副作用,提高患者生活质量及远期生存率。在原发性肝癌

治疗过程中采取适当的中医治疗,可以起到辅助治疗、减毒增效的作用。中医治疗的重点在于对原发性肝癌病因病机及辨证论治的把握。

（一）PLC 的病因病机

中医没有原发性肝癌病名的记载。原发性肝癌应属于中医"癌病"范畴,临床常见症状包括患部肿块渐增大、表面高低不平、质地坚硬,疼痛时作,发热,伴乏力、食欲缺乏及消瘦等,病情呈进行性加重。其症状也与中医"积聚"类似。《圣济总录》云:"积气在腹中,久不差,牢固推之不移者,按之其状如杯盘牢结,久不已,令人身瘦而腹大,至死不消,"其对腹部癌病的描述可以类比现代晚期原发性肝癌的症状。党中勤教授认为原发性肝癌的发生、发展有以下特点。

1. **外感邪毒** 除却外感六淫可由表入里,滞留脏腑,进而损伤正气外,还有诸如病毒、黄曲霉素、放射性物质等皆可对人体造成损害。乙型肝炎病毒感染是我国 PLC 的主要危险因素之一,是损伤人体的"疫毒"。若"疫毒"内侵,正气无力抗邪,则客邪久留,脏腑气血阴阳失调,可致气滞、血瘀、痰浊及癌毒等病理变化,日久可相互郁结于肝而形成包块。

2. **饮食失衡** 《卫生宝鉴》云:"凡人脾胃虚弱或饮食过常或生冷过度,不能克化,致成积聚结块。"若饮食不节或饮食不洁,均可导致脾气受损,脾不运化,则痰浊内生、痰凝气滞,进而气滞血瘀、痰结癌毒聚于肝。此外需要强调的是,饮酒过量亦是 PLC 的高危因素之一,过量饮酒伤及脾胃,脾失健运,引起正气亏虚,气虚血瘀,或内生湿邪,湿邪困脾,均可导致痰饮、瘀血等互结于肝。正如《医宗必读》曰:"脾土虚弱,清者难升,浊者难降,留中滞膈,瘀而成痰。"

3. **正气内虚** 《灵枢》云:"壮人无疾,虚则有之。"正气在防治肝癌发生的过程中起主导作用。先天禀赋不足,生活失于调摄、劳累过度,素有旧疾、久病耗伤或年老体衰,均可损及人体正气,正气内虚则无力抗击外邪,阴阳失衡,脏腑功能失常,则气血津液失调,邪气壅塞而成肝内结块。正如《医宗必读》所说:"积之成者,正气不足,而后邪气居之。"又如《诸病源候论》所讲:"诸脏受邪,初未能成积聚,留滞不去,乃成积聚。"

综上,原发性肝癌的发生涉及诸多因素,但论其要旨,不外乎上述几个方面。原发性肝癌是在正虚的基础上,邪气乘虚而入,致气血津液代谢失常,气郁、血瘀、痰凝、湿气等病理产物相互纠结,以致机体阴阳失调,脏腑功能失常,日久积滞而成肝内有形之肿块。其病位主在肝,也可涉及他脏。病性属虚实夹杂,本虚标实。此外,该病是一个全身性疾病,全身属虚,局部属实。特点是全身表现为正气亏虚,阴阳失衡,脏腑失调之虚象;局部则表现为气滞、痰凝、血瘀等有形邪实。

（二）PLC 的治疗法则

依据 PLC 的基本病因病机,其总体治疗原则应为扶正祛邪,攻补兼施。党中勤教授认为其具体治疗法则当以调理肝脾二脏为主导,重视化瘀消癥,同时不忘清消疫毒、癌毒。围绕原发性肝癌的发病特点,结合中医整体观念及辨证论治的治疗思维,其治疗法则当着重关注以下几个方面。

1. **健脾益气** 气是构成人体的最基本物质,也是维持人体生命活动的基本源泉。气的生理功能包括推动作用、温煦作用、防御作用、固摄作用等。正气是与邪气相对应的概念,人体正常的生理功能全赖正气的充盈,若正气亏虚,抵御外邪之力减弱,则邪气可趁机侵入机体。健脾益气治疗 PLC 的病机主要体现在以下 4 个方面。首先,人体正气之充盈有赖于脾胃的正常运化,《灵枢》说:"谷不入半日则气衰,一日则气少矣",若脾胃的功能异常,则导致气的失常,即气虚,故健脾以充正气,此为一。其次,饮食内伤,易损及脾胃,脾失健运,日久则气虚无力推动血行,瘀血与邪气郁结可成有形之结块,故健脾以行气血,此为二。再次,补脾气是治未病的需要。《金匮要略》曰:"见肝之病,知肝传脾,当先实脾",肝病日久,必然影响脾的正常生理功能,故健脾以既病防变,此为三。最后,PLC 患者往往伴随放射治疗(简称放疗)、化学治疗(简称化疗)等治疗过程,易影响脾胃运化,补益脾气有利于患者胃气的恢复,故健脾以故护脾胃,此为四。

健脾益气应重用黄芪。黄芪甘,微温,归脾、肺经,功效是补气健脾、升阳举陷、益卫固表,长于治疗脾气虚证、卫气不固之气虚自汗等。《本草汇言》曰:"补肺健脾,实卫敛汗,驱风运毒之药也。"临床治疗癥瘕可将黄芪与丹参配伍,以益气活血、化瘀通络。现代药理研究表明,黄芪主要作用为:增强免疫功能,改善血流动力学、扩张冠状动脉、改善微循环、降低血压及调节血糖等。实验研究表明,黄芪的有效成分黄芪甲苷可以通过调节氧化应激和 NF-κB 信号通路抑制肝癌细胞 HePG2 的增殖,并促进其凋亡,进一步说明了黄芪的抗肿瘤作用及机制。另有研究发现,黄芪多糖可能通过调控 PI3K/AKT 信号通路,从而发挥抗肿瘤作用。

2. **疏肝解郁** PLC 的主要病变部位是肝,病邪居于肝内,日久必然影响肝的正常生理功能。首先体现在肝失疏泄,肝的疏泄异常,一方面会导致气机运行不畅,出现气机郁结的病理变化,进一步血行障碍,形成血瘀,或为癥瘕、结块;也可导致津液输布障碍,产生痰、水液等病理产物,加剧 PLC 的病情。另一方面,肝失疏泄还会影响脾胃正常的升清降浊,不利于水谷的消化吸收。此外,肝失疏泄也会影响患者的情志,PLC 患者往往肝气郁结,性格急躁易怒,这同样不利于疾病的恢复。故治疗 PLC 应疏肝解郁。

疏肝解郁应首选柴胡。柴胡苦、辛,微寒,归肝、胆经,功效是解表退热、疏肝解郁、升举阳气。柴胡辛行苦泄,性善条达肝气,长于治疗肝郁气滞证。《神农本草经》曰:"主心腹肠胃结气,饮食积聚,寒热邪气,推陈致新。"柴胡常与白芍同用,以条达肝气,补养肝血,使气血得畅。现代药理研究表明,柴胡的有效成分可以缓解肝损伤,减少肝细胞的损伤及坏死,改善肝功能。柴胡皂苷 D 可抑制肝癌细胞 HePG$_2$ 的增殖及裸鼠肝癌的形成。此外,还有研究发现柴胡皂苷 D 可以通过负调控 mTORC 信号传导通路诱导人肝癌细胞增强自噬,从而起到抗肿瘤作用。

3. **养阴柔肝** 肝体阴而用阳,阴阳互根互用,若肝阳过亢,肝阴无力制阳,则严重影响肝的疏泄及藏血之功能,故肝阴充足是肝发挥正常生理功能的先决条件。从原发性肝癌的致病角度及其治疗层面上看,一方面,肝之癌毒可化生热毒耗伤肝阴;另一方面,外科治疗及放化疗等也会伤及人体阴液,引起肝阴失养,影响肝的生理功能,加重病情。故治疗 PLC 宜养阴柔肝。

养阴柔肝宜选白芍。白芍苦、酸、微寒,归肝、脾经。其功效为养血敛阴,柔肝止痛,平抑肝阳,主治肝阴不足、血虚肝旺、肝气不疏所致胁肋疼痛,长于治疗肝血亏虚证。白芍酸敛肝阴,养血柔肝而止痛,常配柴胡、当归,可治疗血虚肝郁。现代药理学研究表明,白芍的药理作用包括抗炎、镇痛及保肝等作用。

此外,网络药理学研究还发现,白芍—柴胡药对可通过对 RAS 信号通路、PI3K/AKT 信号通路调控肝癌细胞过程及其代谢来发挥治疗作用。

4.化瘀消癥 肝内癥积是 PLC 患者的局部病症体现。PLC 患者正气本虚,气为血之帅,气虚或气滞无力推动血行,血行不畅,阻滞于肝,形成瘀血,一方面,形成的瘀血失去正常血液的濡养作用,且反过来影响全身及局部的血液运行,产生疼痛、出血或者经脉阻塞不通,使肝内形成癥积;另一方面,瘀血可与痰浊、湿邪等互相郁结,形成癥积,肝失疏泄也会引起瘀血,加重 PLC 患者的病情。"瘀血不去,新血不生"是久病必瘀的必然结果,故化瘀消癥是必须兼顾的治疗环节。

活血祛瘀药当首推丹参。丹参苦,微寒,归心、心包、肝经。丹参的功效是活血调经,祛瘀止痛,凉血消痈,除烦安神,其祛瘀生新而不伤正,《本草纲目》谓其能"破宿血,补新血"。丹参长于治疗癥瘕积聚,《本草便读》言:"丹参,功同四物,能祛瘀以生新,善疗风而散结,为调理血分之首药。"现代药理研究表明,丹参可改善微循环,修复肝细胞,有抗菌消炎作用及抗肿瘤作用。丹参的有效成分丹参酮ⅡA 可抑制人肝癌 HePG$_2$ 细胞的增殖与迁移,并诱发细胞凋亡。还有研究表明,丹参酮ⅡA 可以通过下调自噬,抑制肝内胆管癌细胞在缺氧条件下异常增高的侵袭力。

退热消癥应选鳖甲。鳖甲甘、咸、寒。归肝、肾经。其功效为滋阴潜阳,退热除蒸,软坚散结。鳖甲长于治疗肝肾阴虚证及癥瘕积聚,尤其适用于具有阴虚内热证型的 PLC 患者。《神农本草经》曰:"主心腹癥瘕坚积,寒热,去痞息肉。"现代药理研究表明,鳖甲可以调节免疫,抗纤维化,抗肿瘤及增强骨密度。丹参和鳖甲配伍,可共奏活血散结、祛瘀消癥之效。

5.清消疫毒(癌毒) 疫毒是一类具有强烈传染性的病邪。《素问》云:"五疫之至,皆相染易,无问大小,病状相似。"《诸病源候论》说:"人感乖戾之气而生病,则病气转相染易,乃至灭门。"疫毒不仅有传染性,还会对人类造成严重灾害。在 PLC 的发生、发展中,HBV 及 HCV 感染是高危风险因素,均属于疫毒之列。疫毒作为疾病变化中的邪气,不但损耗人体正气,而且与痰瘀之邪胶结日久而成癌毒之邪,对肝内癥积及 PLC 起促进作用,故应按照扶正祛邪之指导原则,积极采取清消疫毒(癌毒)之法,以帮助机体祛邪外出。

清消疫毒可用重楼(蚤休)。重楼苦、微寒,有小毒,归肝经。其功效为清热解毒,消肿止痛,凉肝定惊,善治痈肿疔疮,毒蛇咬伤,惊风抽搐,跌打损伤。《本草汇言》:"蚤休,凉血去风,解痈毒之药也。"现代药理研究表明,重楼可以抗肿瘤、止血、镇痛、镇静、调节免疫功能、抗心肌缺血、抗菌消炎等。重楼的抗肿瘤机制研究较为全面,主要为以下几个方面:诱导肿瘤细胞凋亡,抑制肿瘤细胞转移,抑制肿瘤细胞增殖,抑制耐药细胞株,调节机体免疫功能。重楼皂苷Ⅰ可以阻断人肝癌细胞。

(三)结语

原发性肝癌是一种常见病、多发病、难治病,是全身性疾病的局部表现,不能单靠某种治疗手段取得彻底治愈的效果。中医药治疗对于术后患者的善后治疗、体力恢复、减少手术并发症、预防肿瘤复发转移等方面均有不错的疗效。临证施治,当四诊合参、辨证论治,以扶正祛邪、攻补兼施为纲,立足于调和肝脾二脏,将健脾益气、疏肝解郁、养阴柔肝、化瘀消癥及清消疫毒(癌毒)等治疗法则有机结合,灵活运用,以获得最佳治疗效果。

（党中勤　李梦阁）

第二章 经验集锦

第一节 专病治疗经验

一、党中勤教授运用药对治疗胃食管反流病的临床经验

党中勤教授是第六批全国老中医药专家学术经验继承工作指导老师,河南省首届名中医,博士研究生导师。党中勤教授熟读中医经典,精研西医学,中西结合,取长补短,在辨证论治的基础上,妙用药对治疗胃食管反流病,用药灵活,疗效显著。

胃食管反流病是临床常见病、多发病、难治病,发病率亦呈逐年上升趋势,严重影响患者身心健康和生活质量。胃食管反流病临床表现多样,常见反酸和烧心,可伴有嗳气、恶心、呕吐、胸痛、上腹痛等,亦可伴有食管外症状如咽部异物感、吞咽困难、慢性咳嗽等。西医治疗以抑制胃酸分泌、保护胃黏膜、促进胃肠动力为主,但其治疗过程中不良反应明显,病情易反复。有研究显示,停药后 2/3 的患者复发,B 级以上食管炎 6 个月后复发率为 100% 。中医药作为一种综合治疗手段,治疗本病具有一定优势。中医文献并无胃食管反流病病名,根据其发病特点,将其归属于中医"食管瘅""嘈杂""吐酸"等范畴。党中勤教授认为本病病位在胃和食管,与肝、胆、脾、肺密切相关,其病机关键在于肝胃不和,郁而化热。脾气宜升而不升,胃气宜降而不降,肝不随脾升,胆不随胃降,以致胃气上逆,上犯食管而成此病。党中勤教授在辨证论治的基础上,擅用药对,每获良效。

(一)常用药对

1.海螵蛸—浙贝母 《素问玄机原病式》记载:"酸者,肝之味,由火盛制金,不能平木,则肝木自甚,故为酸也。"金元名医朱丹溪曰:"吞酸者,湿热布积于肝而出于肺胃之间。"反酸、烧心多为胃食管反流病的典型症状。海螵蛸,味涩、咸,性微温,入脾、肾经,具有制酸止痛、收敛止血、收湿敛疮之效;浙贝母,味苦,性寒,归肺、心经,功效为清热散结、

软坚化痰。二者合用,一温一寒,一散一收,相须为用,收敛酸水,降泄胃气。由海螵蛸和浙贝母组成之乌贝散,曾被《实用中药学》收载。现代药理学研究海螵蛸能中和胃酸,降低胃蛋白酶活性,具有抗消化性溃疡,抗肿瘤作用。浙贝母亦有抗消化性溃疡、抗菌等作用。党中勤教授常将海螵蛸、浙贝母用于肝胃郁热型胃食管反流病,症见反酸、烧心,胸骨后灼痛,嘈杂易饥,舌质红、苔黄腻,脉弦滑者。临床常用剂量:海螵蛸 30 g、浙贝母 25 g。

2. **黄连—吴茱萸** 《素问·至真要大论》云:"诸呕吐酸,暴注下迫,皆属于热。"《临证指南医案》曰:"因郁则气滞,气滞久则必化热。"若平素情志不畅,肝木失疏,逆犯胃土,肝胃气滞,郁而化热,则见嘈杂吞酸,呕吐口苦,胁肋灼热胀痛,烦躁易怒,溲赤便秘等肝火犯胃之象。党中勤教授擅用黄连、吴茱萸组成之左金丸,清泻肝火、降逆止呕。黄连,味苦,性寒,归心、脾、胃、肝、胆、大肠经,可清心火以泻肺金,肺金不燥,可制肝火。朱丹溪强调"凡火盛者,不可骤用凉药,必兼温散",吴茱萸,味辛、苦,性热,归肝、脾、胃、肾经,既能降逆止呕,又可制约黄连之苦寒。二者相伍,寒热并投,苦寒为主,泻火不凉遏,温降不助邪;辛开苦降,肝胃同治,临床可随证加味。据现代药理研究,左金丸具有抑制胃酸分泌和抑制胃及十二指肠内容物反流的作用。药味虽少,但配伍精专,治疗胃食管反流病有较好疗效。党中勤教授常用黄连与吴茱萸比例为 2∶1,黄连 6 g,吴茱萸 3 g。

3. **香橼—甘松** 肝与脾左右相邻,经脉相通,克而互用,共居中焦。土得木而达,木疏则土健。党中勤教授认为,吐酸虽出于胃,但其本在肝,因肝在味为酸,故吐酸从肝治疗。香橼性温,其气清香,其味辛而不燥,苦而不降,酸而不收,功善疏肝解郁、理气和中、燥湿化痰,为疏肝醒脾之要药。《医林纂要》言其:"治胃脘痛,宽中顺气,开郁。"现代药理研究证实,其挥发油成分对胃肠道有温和刺激作用,能促进肠胃蠕动和消化液分泌,排出肠内积气。甘松,温而不热,甘而不滞,香而不燥,微辛能通,功善行气止痛、开郁醒脾,为开郁醒脾之要药。正如《本草纲目》云:"甘松芳香,甚开脾郁,少加入脾胃药中,甚醒脾气。"现代药理学研究亦证实,甘松的挥发油成分可增强胃肠动力,保护胃黏膜,促进消化,常用其治疗胃食管反流病、功能性消化不良、肠易激综合征等胃肠道疾病。香橼芳香辛散,苦温通降,偏于疏肝解郁;甘松芳香开胃,辛行温散,偏于开郁醒脾。二者苦辛相济,相须为用,气味醇厚,香而不烈,疏肝而不伤气,性柔而不伤中,健脾为胃行其津且不碍阴,为治疗胃食管反流病肝胃气滞证之良药。临床常用剂量:甘松 10 g、香橼 10 g。

4. **徐长卿—鸡矢藤** 徐长卿,味辛,性温,归肝、胃经,功善祛风除湿、止痛、止痒。除用于风湿痹痛外,常用于治疗胃脘痛、牙痛等各种痛证,为止痛良药。《中国药植志》谓之:"治一切痧症和腹痛,胃气痛,食积,霍乱。"现代药理研究亦证实,徐长卿所含丹皮酚、氨基酸、黄酮苷等,具有镇痛、镇静、消炎等药理功效。针对脾胃病,党中勤教授常用风药,认为风药之药性尤合脾胃病之病机,其气味芳香,能醒脾、开胃。正如李东垣曰:"大抵脾胃虚弱,阳气不能生长,是春夏之令不行,五脏之气不生……若用辛甘之药滋胃,当升当浮,使生长之气旺。"针对胃食管反流病胃痛明显者,党中勤教授常徐长卿、鸡矢藤相配伍。鸡矢藤,味甘、苦,性微寒,归脾、胃、肝、肺经,长于消食健胃、化痰止咳、清热解毒、止痛,为治疗各种痛证之佳品。正如《全国中草药汇编》所载可用于"风湿筋骨痛,外伤性疼痛,肝胆、胃肠绞痛"。研究发现,鸡矢藤具有抗炎镇痛、调节胃肠道平滑肌功能等药理学活性,临床多用于治疗各种疼痛、消化系统疾病。徐长卿,味辛,性温,醒脾开胃、行气止痛;鸡矢藤,味甘、苦,性微寒,消食化积、健运脾胃、止痛。两药合用,徐长卿之温可防鸡矢藤之苦寒败胃,鸡矢藤之寒可缓徐长卿之温燥伤阴,二药相伍,一温一寒,一走一守,广泛用于胃食管反流病伴胃痛、胸痛明显者,效果显著。临床常用剂量:徐长卿20 g、鸡矢藤30 g。

5. 旋覆花—代赭石 脾、胃互为表里,共居中焦,为气机升降之枢纽,气机升降出入失常是脏腑病变之基础。诚如《四圣心源》云:"脾为己土,以太阴而主升,胃为戊土,以阳明而主降,升降之权,则在阴阳之交,是谓中气。"若升降失调,中州失治,则反酸、烧心、恶心、呕吐等症状层见叠出,久而难愈。旋覆花,味苦、辛、咸,性微温,其性主降,下气消痰,降逆止呕;代赭石,味苦,性寒,质重降逆,善降上逆之胃气而止呕、止嗳。旋覆花以宣为主,代赭石以降为要,二药相伍,一宣一降,疏利气机,恢复中州升降之序,斡旋仓廪,分化清浊,燮理阴阳,其症自除,临证每获良效。现代药理学研究,旋覆花、代赭石能够改善食管下括约肌的舒缩功能,缓解胃食管反流。临床常用剂量:旋覆花12 g、代赭石15 g。

6. 木蝴蝶—蝉蜕 胃食管反流病患者多伴有咽部不适。研究表明,咽喉炎已经成为胃食管反流病最常见的食管外表现。咽为胃之关,喉为肺之门户,肝胃不和,胃气上逆,胃液灼伤咽喉,则致咽痒、咽痛、咽喉不利等咽部不适。现代研究亦证实,胃酸是导致咽喉黏膜发生炎症的重要因素。党中勤教授在临证中,每逢胃食管反流病患者合并咽喉不适,擅用木蝴蝶、蝉蜕配伍治疗。木蝴蝶,味甘、苦,性凉,清肺利咽、疏肝和胃,《中药大辞典》记载其"清肺热,利咽喉,治急慢性支气管炎、咽喉肿痛、扁桃体炎"。蝉蜕,味甘,性寒,质轻上浮,宣散透发,长于疏散风热、利咽开音,并可疏散肝经风热。二者相伍,既可清肝疏肝以治其本,又可利咽开音以治其标,对胃食管反流病伴咽部不适者用之最宜。临床常用剂量:蝉蜕9 g、木蝴蝶12 g。

7. 刺五加—贯叶金丝桃 现代社会生活节奏加快,精神压力增大,精神因素在疾病的发生发展中起着越来越重要的作用,大量研究证实难治性胃食管反流病患者常合并焦虑、抑郁状态。刺五加,味辛、微苦,性温,归心、脾、肾经,功效为益气健脾、补肾安神;贯叶金丝桃,味辛,性寒,归肝经,功效为疏肝解郁、清热利湿、消肿通乳。二者协同配伍,疏肝解郁、健脾安神,对难治性胃食管反流病伴焦虑、抑郁状态患者疗效显著。药理学研究证实,刺五加具有镇静、抗疲劳、促进细胞免疫和体液免疫等作用,其所含的刺五加皂苷可有效保护神经元。贯叶金丝桃中含有贯叶金丝桃素,贯叶金丝桃素包括多巴胺(DA)、五羟色胺(5-HT)等多种神经递质,可通过竞争转运蛋白结合点对神经递质的重吸收起到选择性的抑制作用,从而达到抗抑郁效果。临床常用剂量:刺五加24 g、贯叶金丝桃6 g。

8. 菝葜—山慈菇 菝葜,味甘、微苦、涩,性平,归肝、肾经,功效为祛风利湿、解毒消痈。现代药理研究表明,菝葜提取物对食管癌细胞株有明显的细胞毒效应,具有疏通狭窄食管、增进食欲、减少呕吐、增强免疫力等作用,现广泛应用于食管癌、胃癌、直肠癌等多种癌性疾病。山慈菇,味甘、微辛,性凉,归肝、脾经,功效为清热解毒、消痈散结。现代药理研究表明,其所含秋水仙碱等成分,能够有效抑制或杀死多种癌细胞,亦广泛用于多种癌性疾病。胃食管反流病中的巴雷特食管是指食管下段的鳞状上皮被柱状上皮取代,伴或不伴肠化生,其中伴有肠化生者属于食管癌的癌前病变。改善与治疗胃食管反流病伴肠化生的症状、体征,能够有效阻断和逆转食管的癌前病变,具有重要意义。党中勤教授常将宏观和微观相对照,结合现代药理学研究,对于肠化生性病变,拔葜和山慈菇配伍,协同增效,清热解毒、抗癌防变。临床常用剂量:拔葜 25 g、山慈菇 6 g。

(二)小结

药对一词首见于《雷公药对》,为两味中药配对应用,又称对药,其理论基础源于《神农本草经》中的“七情和合”学说,其应用在东汉张仲景《伤寒杂病论》中得到充分体现。由此可见,中药药对是在长期临床实践中不断探索和总结的宝贵经验,需要不断地继承和发扬。党中勤教授熟读经典,娴熟各家,临床擅用药对,既有古代医家经验之借鉴,又有自身临证之心得,根据多年临床经验,在中医辨证论治的基础上,推崇辨证用药、辨病用药、对症用药及专科用药相结合,注重主证与兼证、整体与局部的关系,结合现代药理学研究成果,总结出了有效治疗胃食管反流病及其他消化系统疾病的常用药对,临证灵活化裁,见解独到,每获良效。

(耿晓超)

二、党中勤教授治疗胃食管反流病经验浅析

胃食管反流病(GERD)是临床常见病,指的是胃十二指肠内容物反流到食管引起一系列症状反应,与饮酒、吸烟、高脂饮食、长期抑郁等多种因素有关。常见烧心、反流等典型症状,亦可见胸痛、上腹痛、嗳气、咽喉不利等其他症状。根据目前流行病学研究发现GERD 的发病率逐年增加,全球发病率高达 20%,我国 GERD 的发病率为 1.9%～7.0%。目前仍无明确的方法可以完全治愈 GERD,西医治疗 GERD 主要采用抑制胃酸的方法,通常首选的是质子泵抑制剂(PPI)。但国外的相关研究表明,PPI 治疗 GERD 的临床疗效并不显著,对非糜烂性食管炎患者,PPI 缓解症状的有效率为 36.7%,长期用 PPI 治疗,患者的耐药性不断增加,对于难治性胃食管反流病症状改善不明显,还会增加骨质疏松、心血管疾病等不良反应发生的风险。且调查发现,PPI 等西药停药半年后的症状复发率高达90%。中医对于 GERD 没有明确的病名,可归属于“吐酸”“食管瘅”等范畴。中医治疗GERD 辨证论治,针对性、整体性更强,可有效缓解症状,促进损伤黏膜修复,改善患者精神状态,降低复发率。

党中勤教授总结出 GERD 的主要病因有脾胃虚弱、情志不畅、饮食不节等,基本病机是胃气上逆、升降失司,常见的有脾胃气虚、纳运失常,肝胃不和、肝郁气滞,久病兼夹痰湿、郁热、血瘀等。治法治则以和胃降逆、调畅气机为主,还可补虚益气、运脾和胃,疏肝

和胃、理气开郁,兼顾祛湿化痰,疏肝泄热,活血化瘀。有幸随党中勤教授坐诊,深有体会,现将其基于和胃降逆法治疗 GERD 经验总结如下,以飨同道。

(一)病因病机

1. 胃气上逆,升降失司 胃主降,脾主升,脾胃升降失司,则胃气上逆。脾宜升则健,胃宜降则和。党中勤教授认为食物通过食管进入胃腑,需要经过胃的受纳腐熟后推送到小肠,出入有序,保持胃腑通畅才能气血生化有源。食物的推动又依赖于胃气的下降。若胃气不降则无以传化,胃气上逆,则出现反酸、嗳气、恶心等症状。脾胃通过经脉络属构成表里关系。脾胃同居中焦,形成人体中气,是人体气机升降的枢纽。如彭子益《圆运动的古中医学》载:"人身中气为轴,四维如轮,轴运轮行,轮运轴灵。"其中"轴运轮行"体现了中气升降相宜的重要性。又如《素问·六微旨大论》曰:"非出入,则无以生长壮老已;非升降,则无以生长化收藏。"脾胃升降失司则无以转化精微物质。脾主升清,胃主降浊,清气不升,浊气不降则出现痞满、腹痛、食欲减退等症状。

2. 脾胃气虚,纳运失常 中气不足,纳运失常,浊气上逆则吞酸。党中勤教授常讲胃纳脾运保持相对平衡,才能化生精微物质,输布全身,维持人体正常新陈代谢。正如《景岳全书·饮食门》云:"胃司受纳,脾司运化,一纳一运,化生精气。"若胃气亏虚,胃气不降,则纳减不能食,气逆于上。脾胃气虚则脾失健运,水谷不化,食物堆积形成酸腐之物,易出现吞酸、腹胀、乏力等症状。

3. 肝胃不和,肝郁气滞 肝失疏泄,胃失和降,肝气犯胃则发病。党中勤教授认为肝主疏泄,胃受纳,若肝气条达,则脾胃功能协调。反之,肝气乘胃,或肝木克土,导致脾胃虚弱,胃气上逆,则有反酸。正如《中医临证备要·吞酸》云:"胃中泛酸,嘈杂有烧灼感,多因于肝气犯胃。"且肝胆相照,肝失疏泄,胆汁排泄不畅,随胃气上逆,则口苦。同时现代研究基于"脑-肠轴"发现神经症症状与 GERD 有一定的关联性。精神心理因素会诱发 GERD,同时 GERD 迁延日久也会引起或加重患者的心理疾病,严重影响患者的生活质量。现代研究发现我国 GERD 患者多伴有抑郁、焦虑等情志不舒的表现,周金池通过焦虑抑郁症患病率的 Meta 分析发现 NERD 患者抑郁症患病率为 45% [95% CI(23%, 67%)],且有逐年增加的趋势。

4. 兼夹痰湿、郁热、血瘀 久病生变,党中勤教授通过总结临床经验发现难治性 GERD 的病理因素与痰湿、郁热、血瘀等密切相关,邪气瘀滞中焦,导致病情难愈。素来脾胃虚弱,中气不足,或忧思恼怒,肝气郁结,横逆犯胃,久病耗伤正气,导致或加重脾胃虚弱,无力运化水液,则形成痰湿,痰浊阻于气道则咽喉有异物感。湿郁则成热,感受热邪或痰湿日久郁而化热则反酸。如《素问·至真要大论》言:"诸呕吐酸,暴注下迫,皆属于热。"又言:"少阳之胜,热客于胃,烦心心痛,目赤欲呕,呕酸善饥。"由此可见,反酸与热邪有关。"经主气,络主血。初病在经,久病入络",日久痰湿、郁热等导致气血生化、运行不畅,因虚致瘀或气滞血瘀。不通则痛,胃脘部气机不利,痰热瘀等邪气犯逆于上,会出现胸骨后疼痛等症状。

（二）治法治则

1.和胃降逆,调畅气机 党中勤教授治疗 GERD 强调重在调节中焦脾胃之气,使其升降相宜,流动有序,促进脾胃运化受纳。以脾升促进胃降,胃降带动脾升,重在促进脾升。临床中常用陈皮、半夏、枳实、厚朴促进脾升胃降,斡旋中焦气机。党中勤教授认为肝脾主升,肺胃主降,肝升带动脾升,肺降带动胃降。左金丸中吴茱萸辛热以助肝升,黄连苦寒促进肺降。调和脾胃,降逆胃气。不可一味使用降逆之品,应调节中焦,平衡其升降、寒热、润燥,恢复中焦气机。

2.补虚益气,运脾和胃 党中勤教授认为脾胃宜健运,不宜壅补。脾胃虚弱不能纳运水谷,宜补益中气,促进胃气降浊,脾气升清。且不可过用补益之品,以免虚不受补。胃纳反常宜开胃醒脾,用保和丸、参苓白术散、香砂六君汤等加减增加胃腑受纳功能。常用茯苓、白术、炒麦芽、焦建曲、陈皮、砂仁、白及等药。

3.疏肝和胃,理气开郁 木郁土壅,胃失和降,党中勤教授认为肝脾同治是关键。疏利肝气可促进脾升,脾升带动胃降,如此可调节中焦升降之枢。中焦气机之枢运行正常又可以促进肝气条达。《四明心法·吞酸》曰:"凡为吞酸尽属肝木,曲直作酸也。"体现胃酸的生成也与肝的疏泄有关,故党中勤教授在治疗胃酸过多常用疏肝和胃,理气开郁之法,常用香橼、甘松之品。

4.兼顾祛湿化痰,疏肝泄热,活血化瘀 党中勤教授认为病虚邪实,固本为主兼以祛邪。久病兼夹痰湿、郁热、血瘀,在治疗上应辨证施治,一证一方,以补气药健运脾胃,以芳香理气药醒脾祛湿,以理气药疏肝理气,以清热化瘀药祛除郁热。临床多用白术、黄芪、藿香、紫苏梗、佩兰、郁金、香橼、丹参、延胡索等药。

（杜玉双）

三、党中勤教授治疗消化性溃疡的临床经验

消化性溃疡(PU)是指在各种致病因子的作用下,黏膜发生的炎症反应与坏死性病变,病变深达黏膜肌层,常发生于与胃酸分泌有关的消化道黏膜,其中以胃、十二指肠最常见。其典型表现为周期性、节律性上腹痛,可伴有腹胀、反酸、嗳气等症状,起病缓慢,病程迁延,是消化系统常见病、多发病。

（一）强调首先审证求因

消化性溃疡病因复杂,归纳起来有:起居不适,外邪犯胃;饮食不节,食滞伤胃;情志内伤,肝气犯胃;素体脾虚,后天失养等。其病机关键为胃气阻滞、脉络失养,致胃失和降,不通则痛,失荣亦痛。病位在胃,与肝、脾密切相关。胃属六腑之一,以降为顺,以通为用,通和降的不及和太过,都属于病态。胃和脾同居中焦,为仓廪之官,一脏一腑,二者通过经络相互络属,胃主受纳,脾主运化,脾为胃行其津液,共同完成食物的消化、吸收及

其精微的输布,从而营养全身,故称脾胃为后天之本。脾主升,胃主降,二者相反相成。二者在生理上互相联系,在病理上也互相影响。脾胃在五行属土,肝在五行属木,木克土,故肝与脾胃的关系非常密切,生理上,肝主疏泄的功能有助于脾胃对食物的消化和吸收;病理上,肝有病,失其疏泄功能,则影响脾胃对食物的消化和吸收。故胃有病,与肝、脾两脏关系密切。各种病因导致脾胃有病,病初起为实,久病则虚,初起多在气分,久病则及血分;因患者体质或病邪性质原因,病变有寒热之分,寒则伤脾胃之阳,热则伤阴血,迫血妄行而致出血;胃主通降,以降为和,胃有病,失其通降之职,影响气血津液的运行,则导致气滞、血瘀、湿阻,致瘀血、痰饮、湿浊内生,不通则痛,故临床表现上腹疼痛或胃痛,气滞则胀痛,血瘀则刺痛,瘀血久则出血,瘀血不散,积而成块,痰饮湿浊内阻则恶心呕吐;胃不降,脾不升,中焦斡旋功能失职,临床上则出现腹胀或痞满;胃气不降反而上逆,临床上则发为嗳气、呃逆;胃不受纳,则厌食;胃不腐熟,沤而为酸,随着胃气的上逆则发为反酸、吐酸、吞酸、烧心、嘈杂等临床症状。

(二)以辨证施治为主,辨病与辨证相结合

辨病与辨证相结合包括西医辨病和中医辨证两个方面。首先,通过运用视、触、叩、听等西医学基本诊断方法和电子胃镜、钡餐透视、病理检查等西医学的诊断手段相结合,以确诊患者所患疾病为消化性溃疡(胃溃疡、十二指肠球部溃疡、复合性溃疡),并分析病因,为下一步治疗奠定基础。其次,运用中医学的望、闻、问、切等诊断方法,辨清患者所患疾病属中医学的何病、何证。如根据患者的证、舌、脉表现,将其辨为肝胃不和证、肝胃郁热证、脾胃湿热证、脾胃虚弱(寒)证、胃阴不足证、胃络瘀阻证等证型,以辨证论治。在临证中,对于病程较长,短时间内体重减轻明显,伴有贫血、黑便、呕吐、腹部包块、食欲减退、吞咽困难等症状者,应考虑到消化性溃疡、胃癌等严重病变,应进行全面检查,借助现代诊疗设备,准确诊断病情,再根据中医学的辨证论治原则进行治疗。达到辨病与辨证相结合,突出中医特色,既可提高疗效,也可防止误诊、误治。

(三)临证治疗经验

党中勤教授认为各种病因导致的气滞、血瘀、湿阻为本病最基本、最常见的病理变化,这些病理变化导致本病在临床上出现"上腹痛或不适、腹胀、厌食、嗳气、反酸、烧心"等临床症状。治疗以健脾理气、和胃止痛、清热化瘀为主要原则。对巨大溃疡或有上消化道出血等并发症者,宜采用中西医结合方法进行综合治疗。据此创立和胃止痛方:姜半夏12 g,陈皮15 g,枳实12 g,厚朴10 g,木香10 g,延胡索15 g,黄连6 g,炙甘草6 g。加减:若胃痛日久不愈,痛有定处,痛如针刺,拒按,舌质紫暗或暗红,或有瘀斑,脉沉涩者,辨证属胃络瘀阻者,可加炒蒲黄、五灵脂、丹参、檀香等活血化瘀、理气止痛之品;若脘腹冷痛,得温则减,喜热饮,四肢不温,舌质淡,苔白,脉弦或紧,辨证属胃寒者,加高良姜、干姜、炮姜、生姜、肉桂等,甚者用附子以温胃寒;若脘腹灼痛,反酸,烧心,口渴,口干,舌质红,苔黄,脉数,辨证属胃热者,加黄芩、栀子、石膏等以清胃热,加煅蛤壳、煅瓦楞子等

以止酸;若脘腹隐痛,空腹痛甚,得食则缓,喜温喜按,神疲倦怠,舌淡,苔白,脉弱,辨证属脾胃气虚者,加黄芪、党参、仙鹤草、苍术、白术、茯苓等益气健脾;若脘腹隐痛,口干咽燥,舌红少津,或光剥无苔,脉细,辨证属胃阴虚者,加沙参、麦冬、玉竹、生地黄、石斛等养阴益胃;若脘腹胀痛,攻撑引胁背,遇情志不舒或恼怒则发作或加重,嗳气、矢气则痛缓,舌淡或红,苔白或黄,脉弦,辨证属肝气犯胃者,加柴胡、香附、郁金等以疏肝行气止痛。

和胃止痛方中半夏,其味辛、性温,归脾、胃、肺经,可行水湿,降逆气,辛以散结,胃和则痞满呕吐自止。《名医别录》云半夏“消心腹胸膈痰热满结,咳嗽上气,心下急痛坚痞”,故半夏可燥湿化痰、降逆止呕、消痞和胃。现代药理研究证实,半夏能明显抑制胃液分泌和胃液酸变,从而抑制溃疡的发生。陈皮,味辛、苦,性温,归肺、脾经,可清痰化涎,利胸膈间气。李时珍云:“同升药则升,同降药则降,脾乃原气之母,肺乃摄气之签,故橘皮为二经气分之药,但随所配而补泻升降也”,指陈皮可行理气健脾、燥湿化痰之效。陈皮、半夏两者共为君药,共奏健脾化痰、和胃消痞之效。黄连,味苦、性寒,归胃、心、脾、肝、胆、大肠经,可除脾胃湿热,治郁热在中,可治疗湿热痞满、呕吐吞酸,为臣药。现代药理研究表明黄连具有抗菌、消炎等作用,王革丽等应用标准三联疗法加黄连根除幽门螺杆菌相对于标准三联疗法可提高幽门螺杆菌根除率,且疗效显著。枳实、厚朴、木香、延胡索为佐药,枳实,味苦、酸,性温,归脾、胃、大肠经,其辛散苦泻,为血分中之气药,可破气消积、化痰散结。《药品化义》云:“枳实专泄胃实,开导坚结,故主中脘以治血分,疗肚腹间实满。”现代药理研究证实,枳实对胃肠道有双向调节作用,对胸腹痞满、胃肠无力性消化不良可以兴奋平滑肌,并具有抗溃疡作用。厚朴,味苦,性温,辛温苦燥,为消胀除满之要药,可健胃消食、下气宽中、燥湿消痰,与其他中药合用,不论寒热虚实,用之皆效。现代药理研究证实,厚朴具有抗溃疡作用。枳实与厚朴皆能疗胀满、消痰、下气,厚朴偏于外、枳实偏于内,厚朴兼能治虚,枳实惟能治实;厚朴始终在气分,枳实却兼以入血分。枳实与厚朴一竖一横共同起到消胀除满之作用。木香,味苦,性温,归脾、大肠、三焦经,香能通气,和合五脏,为调诸气要药,脾胃喜芳香,木香可理气醒脾,行滞和胃,健脾消食。现代药理研究证实,木香可调节胃肠运动,抗溃疡,对胃黏膜有直接保护作用,对幽门螺杆菌有很强的抗菌作用。延胡索,味辛、苦,性温,归肝、脾、心经,有活血散瘀,利气止痛之功。《本草纲目》云:“延胡索能行血中气滞,气中血滞,故专治一身上下诸痛。”现代药理研究证实,延胡索可抑制胃液及胃酸分泌,具有抗溃疡作用。炙甘草调和药性,为使药。本方诸药相辅相成,升降协调,共奏“辛开苦降,调中和脾”之效。

(四)重视预防与调摄

党中勤教授治疗本病,不仅重视药物治疗,而且也重视日常生活的调养,其常对患者说胃得养,一日三餐,规律饮食,寒、热、酸、苦、咸、辛辣、甘,不可过偏,不可过量,饮食不可过饥,也不可过饱,以适度为准则,饮食应讲究卫生,不食用酸腐、变质食物、剩饭剩菜、烧烤及不洁食物,尽量不与他人共用餐具,包括家人,防止病从口入。当然,有消化性溃疡的患者在疾病治愈前应避免食用酸、辣、甜刺激性的饮食,以免加重病情及延误治疗。养胃还应根据四时、天气的变化而变化,适寒温,慎起居,调饮食,春夏养阳,秋冬养阴,虚邪贼风,避之有时,加强自身心理素质修养,树立积极、向上、正确的人生观,调畅情志,戒烟酒,避免劳累、熬夜,注意休息等。有病戒之,无病防之。

(五)结语

党中勤教授注重审因论治,总结各种消化性溃疡共性,在治疗消化性溃疡疾病方面继承古法,开拓创新,有自己独到见解。所拟和胃止痛方,根据病情以辨证论治为主,辨证与辨病相结合,并随症加减用药。做到"因人立法,以法用方,以方加减",兼顾整体,疗效颇佳,为临床治疗消化性溃疡提供了新的思路和方法,值得借鉴。

(耿晓超)

四、党中勤教授治疗慢性萎缩性胃炎癌前病变的临床经验

慢性萎缩性胃炎(CAG)是指胃黏膜上皮遭受反复损害后导致固有腺体减少,伴或不伴纤维替代、肠上皮化生和/或假幽门腺化生的一种慢性胃部疾病。它是消化系统的常见病及疑难病,尤其是在CAG基础上伴肠上皮化生和异型增生一直是胃癌防治的重点和难点,也是公认的胃癌前病变(PLGC)。按照发生肠型胃癌(占胃癌80%以上)的Correa模式,胃黏膜会经历"正常胃黏膜→慢性炎症→萎缩性胃炎→肠上皮化生→异型增生(上皮内瘤变)→胃癌"的演变过程。报道显示CAG患者的胃癌年发病率为0.10%~0.25%,合并肠上皮化生者为0.25%,伴有异型增生者为1.36%。因此,积极重视PLGC的早期诊断和治疗对胃癌的二级预防具有重要意义。目前西医治疗以根除幽门螺杆菌、抑酸、保护胃黏膜、促进胃肠动力等对症治疗为主,尽管可在一定程度上缓解症状,但针对阻断或逆转癌前病变的发展尚无确切药物。中医药治疗本病具有独特优势,通过辨证论治可控制其进展并一定程度逆转PLGC的胃黏膜病理改变。

(一)中医学病因病机

慢性萎缩性胃炎癌前病变在中医学中无明确的病名记载,中医学根据其临床表现,将其归于"胃痞""痞满""胃脘痛""嘈杂"等范畴。党中勤教授认为本病病位在胃,与肝、脾密切相关,病因不外乎脾胃素虚、饮食不节伤胃、情志失调犯胃、药物损伤、外邪侵袭等。本病病程较长,久病必虚,久病多瘀,病机总属本虚标实、虚实夹杂。因此,脾胃虚弱是发病之本,气滞、湿阻、血瘀为标。

1. 脾胃虚弱是本病的发病基础 《诸病源候论·脾胃病诸候》曰:"脾胃二气,相为表里。胃受谷而脾磨之,二气平调,则谷化而能食。"脾胃同居中州,燥湿相济,阴阳相合,共司受纳、腐熟、运化水谷之职能。脾胃中气健旺,则水谷精微善消能运,周身得以充养。《金匮要略》有云"四季脾旺而不受邪",《素问》曰"正气存内,邪不可干;邪之所凑,其气

必虚",《脾胃论·脾胃虚实传变论》所谓"元气之充足,皆由脾胃之气无所伤,而后能滋养元气。若胃气之本弱,饮食自倍,则脾胃之气既伤,而元气亦不能充,而诸病之所由生也"。因此,若脾胃素虚,或由饮食伤胃,或由肝气犯胃,或因外邪侵袭,致脾失健运,胃失受纳,脾胃运纳功能受损,脾胃虚弱,生化无权,气血俱虚,胃络失养,胃腺失荣,渐成胃黏膜腺体萎缩之疾。

2. 气滞、湿阻、血瘀为主要病理因素　一方面,若脾胃虚弱,脾失健运,胃失和降,气机升降失调,中焦气机阻滞,日久导致水饮内停,湿热内生,血脉不畅,从而出现各种病理产物。另一方面,若气滞、湿热、血瘀等病理产物壅滞于胃,加之正虚无力祛邪,日久可致气血运行不畅,湿浊瘀结于胃络,胃膜受损,日久则出现胃黏膜腺体减少、萎缩,甚至发生肠上皮化生、异型增生及癌变等病理改变。正邪此消彼长,虚实夹杂,迁延不愈,尤以病理产物壅滞难消,"因邪致虚、因虚生邪"循环往复,导致 CAG 向 PLGC 甚至胃癌不断进展。

(二)守方加减,病—证—症理论与微观辨证结合确定治法方药

党中勤教授根据多年临床经验,结合本病病因病机及临床表现,认为治疗本病当以健脾益气为主,配合理气宽中、燥湿化痰、活血行气等治疗方法,自拟和胃止痛方、理中和胃方、消痞和胃方 3 个经验方,在此基础上,辨证与辨症结合,辅以微观指标辨证,加减治疗。

1. 经验方

(1)和胃止痛方。组成:柴胡 12 g,炒枳壳 15 g,白芍 15 g,陈皮 15 g,木香 10 g,醋延胡索 15 g,徐长卿 20 g,鸡矢藤 30 g,白及 10 g,炙甘草 6 g。此方以四逆散为基础方加减,方中柴胡疏肝解郁,炒枳壳理气宽中、行气消胀,二者配伍,加强舒畅气机之功;白芍入肝、脾经,敛阴养血柔肝,与柴胡合用以补血养肝、调达肝气,与甘草相配,柔肝缓急止痛;陈皮理气健脾、燥湿化痰;木香、醋延胡索行气止痛;徐长卿,辛、温、醒脾开胃、行气止痛;鸡矢藤,苦、微寒,消食化积、健运脾胃、止痛;白及收敛止血、消肿生肌;炙甘草补脾和胃、调和诸药。其中徐长卿与鸡矢藤为党中勤教授常用药对,二者合用,徐长卿之温可防鸡矢藤之苦寒败胃,鸡矢藤之寒可缓徐长卿之温燥伤阴。此方共奏理气化瘀、和胃止痛之功,主要用于肝胃气滞、气滞血瘀证以胃脘部疼痛为主要表现者。

(2)理中和胃方。组成:海螵蛸 20 g,浙贝母 20 g,煅瓦楞子 30 g,煅蛤壳 30 g,青皮 10 g,半夏 10 g,珍珠母 30 g,白及 10 g,黄连 6 g,吴茱萸 3 g。方中海螵蛸、煅瓦楞子、煅蛤壳制酸止痛;浙贝母清热散结、软坚化痰,配伍海螵蛸,一温一寒、一散一收,相须为用,收敛酸水、降泄胃气;青皮疏肝破气、消积导滞;半夏燥湿化痰、降逆止呕、消痞散结;珍珠母咸寒,入肝经,具有清肝泻火之效,伍以少量白及,一清一敛,共奏清泻伏火郁热、收敛止血生肌之效;黄连清心火以泻肺金,肺金不燥,可制肝火,朱丹溪强调"凡火盛者,不可骤用凉药,必兼温散",伍以吴茱萸既能降逆止呕,又可制约黄连之苦寒。党中勤教授擅用黄连、吴茱萸组成之左金丸,清泻肝火、降逆止呕。全方共奏疏肝泄热、制酸和胃之功,常用于肝胃不和、肝胃郁热证以胃脘部嘈杂不适、烧心、吐酸为主要表现者。

（3）消痞和胃方。组成：陈皮 12 g，半夏 10 g，枳实 12 g，厚朴 10 g，大腹皮 20 g，白术 30 g，香橼 10 g，莪术 10 g，木香 10 g，砂仁 6 g。方中陈皮、半夏理气和胃、消痞散结；枳实破气除痞、利膈宽中；厚朴、大腹皮行气宽中除满；白术健脾祛湿、助脾胃运化；香橼疏肝解郁、理气和中、燥湿化痰，为疏肝醒脾之要药；莪术行气破血、消积止痛；木香、砂仁健脾开胃、理气止痛。诸药合用，共奏理气化瘀、消痞和胃之功，在临床中常用于治疗肝郁脾虚、气滞血瘀证以胃脘部痞满为主要症状者。

2. **随证加减**　临床上若辨证属肝胃气滞证者，加郁金、香附；肝胃郁热证者加黄芩、栀子；脾胃湿热证者加苍术、姜竹茹；脾胃虚寒证者加党参、干姜；胃阴不足证者加玉竹、麦冬；胃络瘀阻证者加丹参、降香。

3. **随症加减**　在辨证与辨病治疗的基础上，还需针对患者的主要症状进行灵活加减用药，如腹胀甚者，加炒莱菔子、沉香；疼痛甚者，加生蒲黄、醋五灵脂；伴恶心、呕吐者，加紫苏梗、砂仁；伴口苦者，加茵陈、栀子；伴腹泻者，加炒白术、茯苓；伴便秘者，加火麻仁、郁李仁；食欲缺乏者，加炒内金、焦谷芽。

4. **随微观指标辨证加减**　近年来中医学者在中医基础理论的指导下，将胃镜下黏膜表现作为中医望诊的延伸，结合经典的四诊辨证，在宏观辨证治疗的基础上，辅以内镜微观辨证加减用药，尤其是对于临床无症状或长期治疗而疗效不佳者，胃镜下微观辨证有一定的临床价值，可以明显改善萎缩性胃炎的症状和减轻黏膜组织学改变，延缓甚至逆转疾病进展，降低癌变风险。党中勤教授在临证时也常常结合内镜下胃黏膜病变表现和病理结果指导临床用药。如镜下见胃黏膜萎缩者，加黄芪、丹参；见黏膜糜烂者，加白及、三七粉等保护胃黏膜；若见肠上皮化生者，加莪术、薏苡仁；见异型增生（上皮内瘤变）者，加白花蛇舌草、菝葜、预知子、蜂房等；HP 阳性者，加连翘、蒲公英；胃动力障碍或胆汁反流者，加乌药、沉香。

（三）结语

慢性萎缩性胃炎癌前病变是演变成胃癌的关键环节，需及时预防其向胃癌进一步发展，中医药在治疗本病上有独特优势，党中勤教授在临证时以辨证施治为主，拟定专病专方，病—证—症理论结合，并辅助微观辨证治疗，必要时中西药可联合用药，疗效可靠，为治疗慢性萎缩性胃炎癌前病变提供了新的思路与方法。

（曹　鑫）

五、党中勤教授基于"形神一体观"治疗肠易激综合征的临床经验

肠易激综合征（IBS）是一种常见的慢性肠功能紊乱性疾病，以腹部不适及排便习惯改变为主要症状，通过临床常规检查，一般无器质性改变。流行病学调查显示，欧美地区 IBS 病的发病率为 11.8% ~ 14.0%，我国发病率为 1.4% ~ 11.5%。临床诊断常使用罗马Ⅳ标准，依据症状，其将肠易激综合征划分为 4 种亚型：便秘型（IBS-C）、腹泻型（IBS-D）、

混合型(IBS-M)和不定型(IBS-U)。在我国,以腹泻型最为多见,其次为便秘型。

IBS的发病机制与宿主因素和环境因素有关,然而,确切的机制仍不清楚,其发病机制可能与"脑-肠轴"活动异常、对躯体和内脏刺激的超敏反应、胃肠动力异常以及精神心理异常等有关。一部分IBS患者不但存在肠道症状,还具有精神、情志症状,有研究表明,50%~70%的就诊IBS患者同时合并焦虑、抑郁、失眠和躯体化障碍等情况。临床医生和患者使用了多种缓解症状和提高生活质量的方法,但IBS的症状往往反复出现,在其治疗中,已经报道了许多中医药显著的临床治疗效果。

(一)基于"形神一体观"认识IBS

随着生物-心理-社会医学模式的提出,精神心理因素在疾病诊疗中的作用日益凸显,由此衍生出西医学的一个重要分支——心身医学,中医学的"形神一体观"在现代心身医学的发展下得到新的关注。中医学很早就认识到情志因素在疾病病因病机中的重要作用,在《黄帝内经》中已形成较为系统完整的"形神一体"论,如"形具而神生""形乃神之宅,神乃形之主""形与神俱,尽其天年""无神则形不可活,无形则神无以生"等,用"形"与"神"一体的思想,把人的精神活动和生理活动统一起来。形体是指构成人体的脏腑、经络、组织、精气、血等生命物质,神是机体生命活动和思想意识的体现。中医学将神作为人体精神、意识、知觉、运动等一切生命活动的最高主宰,认为脏腑的功能活动必受神的控制、支配与调节,人的心理活动制约着人的生理活动。

中医学无"肠易激综合征"这一病名,根据其临床表现,将其归属于"泄泻""便秘""腹痛""肠郁"等理论范畴。中医认为该病病位在肠,涉及肝、脾、肾三脏,与心、脑、肺有关,外邪、饮食、情志、劳逸、禀赋异常等病因均可导致脏腑功能失调。以"形神一体观"看待肠易激综合征,其中患者的躯体症状(形)主要有腹痛、腹胀、腹泻或便秘、排便习惯改变和黏液便等肠道症状,精神症状(神)主要有焦虑、抑郁、恐慌等。

(二)IBS的诊治

1. 治疗原则 基于"形神一体观",党中勤教授治疗本病从形神同病方向切入,形神同调,治形以养神,调神以全形。肝主疏泄,调畅情志活动,肝的疏泄功能正常,人体就能较好地协调自身的精神活动。脾主升,胃主降,依赖肝气的疏泄维持全身气机疏通,促进全身精微物质的运行与输布。脾属土,肝属木,精神、情志异常导致肝失疏泄,条达不畅,气机郁滞,肝郁横逆犯脾;或脾胃素虚,土虚木乘,致使升降失常,肠腑传导失司,致排便异常,所以在IBS的治疗时注重调和肝脾。

但临床上发现有些患者虽然有精神、情志异常等症状,但经疏肝解郁效果不佳,此时应注意到心在情志病中也发挥着重要作用,充分认识心与胃肠特别是心神与胃肠功能之间的相互关系。《黄帝内经》曰:"心者,君主之官,神明出焉",将心作为身体的统帅,人的精神变化、思维意识都由此产生。张介宾《类经·疾病类·情志九气》中云:"情志之伤,虽五脏各有所属,然求其所由,则无不从心而发。"由此可见七情所伤,首伤心神。明代著名养生家汪绮石《中外卫生要旨》中指出："心不病则神不病,神不病则人自宁。"心与胃在生理病理上的相互联系、相互影响,故从心论治,心胃同调,用调心安神和胃之法可以起到了良好的效果。中医学的"形神一体观"与现代心身医学模式相契合,整体观念、心身同治贯穿于消化系统心身疾病治疗全过程,针对 IBS 提出肝脾不和、心胃相关等理论,实施"形神""心身"同治。

2. 自拟方

(1)疏肝健脾止泻方。组成:陈皮 12 g,防风 10 g,炒白术 18 g,炒白芍 18 g,茯苓 25 g,徐长卿 18 g,仙鹤草 25 g,炙甘草 6 g。本方以痛泻要方为基础方,《丹溪心法》载痛泻要方具有疏肝健脾、渗湿止泻之功效,现代作用机制研究显示,其既能通过调节中枢神经递质分泌以调神解郁,也能调节外周肠道脑肠肽的含量及肠道运动功能以缓痛止泻。茯苓,味甘、淡,性平,可利水渗湿、健脾、宁心,用于便溏泄泻,健脾渗湿。现代药理研究表明,茯苓可能通过利尿、抑制空肠和盲肠平滑肌收缩等途径止泻。徐长卿,味辛,性温,归肝、胃经,功善祛风化湿,止痛止痒。现代药理研究表明徐长卿具有抗感染、镇痛等作用。仙鹤草,味苦、涩,性平,归心、肝经,功善收敛止血、止痢、截疟、补虚。仙鹤草既有止泻的作用,而又非专一固摄,具有明显的升清降浊作用,可使胃肠功能尽快恢复。炙甘草为使药,诸药合用,共奏疏肝健脾止泻之效。

(2)疏肝理气通便方。组成:柴胡 12 g,枳实 12 g,生白术 30 g,生白芍 25 g,厚朴 10 g,火麻仁 25 g,桃仁 10 g,炙甘草 6 g。本方结合刘渡舟教授的经验,用四逆散作为基础方,方中柴胡入肝、胆经,疏肝解郁;枳实行气散结、宽中下气;生白芍柔肝养肝、养血敛阴;炙甘草调和诸药、和胃安中;四药相配,升降并施,散收并用,调和肝脾。生白术健脾益气、燥湿利水、润肠通便,用于治疗便秘时,一般 30 g 以上为宜。厚朴,味苦、辛,性温,归脾、胃、肺、大肠经,有下气消积之效。火麻仁有润肠通便之效,桃仁可起到润肠通便、活血化瘀的作用,两药有滋养生津之效,起到"增水行舟"的作用。全方共奏疏肝理气通便之功。

(三)小结

IBS 是临床的常见病、多发病,症状缠绵难愈,给患者造成极大的痛苦,党中勤教授在临床治疗上,辨病与辨证相结合,针对主症、次症、兼症随症施治,辅以检查指标指导用药以标靶同治,重视"话疗",给予心理疏导、认知疗法,衷中参西,在本病的治疗上常获良效。

(刘晓慧)

六、党中勤教授治疗功能性便秘的临床经验

便秘是指粪便在肠内滞留过久,秘结不通,排便周期延长,或周期不长,但粪质干结,排出艰难,或粪质不硬,虽有便意,但便而不畅的病症,即西医学的功能性便秘。便秘可以单独作为主要症状出现,也可并发其他疾病之中,是一种常见的消化系统功能性肠

病。目前我国功能性便秘的发病率为 3% ~ 17%，并呈逐渐上升趋势。随年龄的增长其发病率增加，《中国慢性便秘诊治指南》指出，60 岁以上人群慢性便秘发病率可高达 22%。但近年来，功能性便秘发病呈年轻化趋势。本病病程较长，甚至难以治愈，严重影响患者生存质量，甚至还可引起肠道神经功能紊乱，诱发结直肠癌变等，因此有效治疗十分必要。党中勤教授自创通幽汤，更是独具匠心，治疗功能性便秘屡获良效。现将党中勤教授临床应用通幽汤治疗功能性便秘的经验总结如下。

（一）基本病机

党中勤教授认为便秘的基本病机为气滞肠燥、日久脾肾亏虚、大肠失润、津亏热结、传导失司，寒凝、气滞、热结、气血阴阳亏虚均可引起肠道传导失司以致便秘，其基本病位在大肠，同时与肝、脾、肾三脏密切相关。便秘最早可见于《黄帝内经》记载"后不利"；《伤寒杂病论》则提出便秘当从阴阳论治，称其为"阳结""阴结""不更衣""不大便""燥屎"等；《丹溪心法》称其为"大便燥结"；隋代巢元方在《诸病源候论》中称其为"大便难""大便秘结""秘涩"等。历代医学家对便秘的病因病机论述颇丰。《伤寒杂病论》有脾约之论，认为便秘由肠液枯燥、脾虚津耗所致。《黄帝内经》云："饮食自倍，脾胃乃伤。"《诸病源候论·大便难候》曰："大便不通者，因三焦五脏不和冷热之气不调，热气偏入肠胃，津液竭燥，故令糟粕痞结，壅塞不通也。"明确指出津液不足、糟粕内结、水不能行舟是便秘发生的机制。《症因脉治·大便秘结论》云："诸气怫郁，则气壅于大肠，而大便乃结。"肺主气、主肃降，与大肠相表里，肺在上焦，大肠在下焦，上焦闭则下焦塞。李东垣《兰室秘藏》指出："若饥饱失节，劳逸过度，损伤胃气，食辛热味厚之物，而助火邪，浮于血中，耗散真阴，津液亏少，故大便结燥。"认为饮食以及脾胃与便秘关系密切。《医学正传》云："肾实则津液足而大便滋润，肾虚则津液竭而大便燥结。"认为肾之亏虚导致肠失濡润，进而出现便秘。又如《景岳全书》中论述："秘结之由，除阳明热结之外，则悉由乎肾。盖肾主二阴而司开阖，故大小便不禁者，其责在肾，然则不通者，非独肾乎。"强调便秘与肾脏关系密切。《景岳全书·秘结》云："秘结者，凡属老人、虚人、阴脏人及产后、病后、多汗后，或小水过多，或亡血失血、大吐大泻之后，多有病为燥结者。盖此非气血之亏，即津液之耗。"认为便秘可由气血阴阳亏虚所致。故便秘病多由情志失调、外邪犯胃、饮食不节、禀赋不足或年老体虚、产后、病后所致。其病位虽在大肠，但与肺、脾、胃、肝、肾及气、血、津液功能的失调有关。上焦肺主一身之气，气虚则无力推动大肠传导；中焦脾土主运化和升清降浊，脾气虚弱则运化无力糟粕滞留；下焦阴虚，灼烁津液，肠失濡润而致便涩难下。

（二）基本治则

功能性便秘患者大多是本虚标实，脏腑气血阴阳不足，津液难以濡润大肠，肠道干涩，大便燥结。若仅用攻下清泄通腑的方法，则会损其阴液，伤其正气，加重便秘的发生；若仅用补益气血之法，则气机壅塞中焦，伤津耗液，加重便秘。所以党中勤教授针对功能性便秘气滞肠燥、脾肾亏虚、大肠失润、津亏热结、传导失司的基本特点,立足全身气机运化,根据六腑以通为用、以降为顺的特性,从津、液、气、血全方位着手,兼顾疏肝滋肾,创立通幽汤以健脾理气导滞,滋肾润肠通便。

(三)通幽汤方解及临床应用

1. 通幽汤方解　通幽汤的方药组成:生白术 45 g,莱菔子 20 g,女贞 30 g,生白芍 30 g,甘草 10 g,火麻仁 30 g,决明子 20 g,玄参 30 g,莪术 15 g,桃仁 10 g。方中重用生白术以健运脾胃、燥湿化痰、生化津液,使大便通畅;莱菔子以消食除胀、顺气开郁、宽中化痰,故白术、莱菔子共为君药。女贞子能滋补肝肾、益气养阴、润肠通道,生白芍能滋养肝阴、柔顺肝体、平抑肝木,甘草能补脾益气,升降得宜,三药合用,共为臣药,酸甘化阴,辛甘化阳,通便而不伤阴,使脾土得养,肝肾得充,肝得疏泄,肾能开阖,脾复健运。火麻仁、决明子、玄参均有润肠通便的作用,共为佐药。莪术、桃仁能行气润肠通便,活血化瘀通便,二者合用,共为使药,使血行则气畅,气行则便通。上述诸药合用,君臣佐使配伍得当,共奏健脾理气导滞、滋肾润肠通便之效。

2. 通幽汤的临床应用　鉴于功能性便秘患者往往病情较为复杂,缠绵难愈,党中勤教授指出在便秘患者治疗过程中需辨证论治。辨病与辨证相结合,四诊合参,方能奏效。

(1)实证:若患者伴有肠鸣矢气,嗳气频作,胸胁满闷,多为气机不畅、气滞,可加沉香、槟榔、大腹皮等以行气通腑。若患者伴有两胁肋胀痛、口干口苦、情绪焦虑、烦躁抑郁等肝气郁结等症状,可加贯叶金丝桃、合欢皮、郁金、柴胡等以疏肝解郁、行气通络。若患者伴有面红心烦,身热,小便短赤,考虑夹杂有热,加大黄、枳实、厚朴以通腑泄热。若患者伴有腹痛拘急,手足不温,呃逆呕吐,考虑阴寒凝滞胃肠,可加用附子、干姜以温胃散寒。

(2)虚证:如患者伴有少气懒言、全身疲倦乏力、动则气短、易出汗、头晕心悸等气虚明显症状时,可加党参、黄芪、黄精等健脾补气。若伴有食欲缺乏者,考虑脾失健运、胃失和降,可加焦麦芽、焦山楂、焦神曲、炒鸡内金、焦谷芽等以消食除胀。若患者伴有面色萎黄、眩晕、心悸、失眠、脉虚细等血虚症状,可加当归、丹参等以养血补血、活血行血。若伴有头晕耳鸣、心烦少眠、潮热盗汗、腰膝酸软等阴虚症状,可加麦冬、生地黄、石斛、玉竹等以滋阴通便。若患者伴有肾虚腰酸、夜尿频繁等肾虚症状时,可加肉桂、肉苁蓉等以补肾涩精,润肠通便。

(四)防治

功能性便秘是一种持续性排便次数减少,排便间隔时间延长,排便困难或排便不尽的功能性疾病。其与个人生活习惯、饮食密切相关,一般都有运动量少,消化功能减退,胃肠蠕动减慢,身体素质较差等特点。更有患者长期服用西药,导致胃肠功能紊乱,停药后便秘加重,甚者失去自我排便功能。良好的生活习惯,规律的排便有助于便秘的预防与治疗。党中勤教授建议晨起(5:00—7:00,大肠经当令)定时排便。正常人体每天需摄入充足的水分,每天需2~3 L,有报道称早晨饮用冷水较温开水能更好地刺激胃结肠反射而达到缓解便秘的作用,但需注意应根据个人情况和季节适当调节水的温度。科学有氧运动,如八段锦、五禽戏、太极拳、慢跑等能够促进胃肠蠕动,提高排便辅助肌的收缩功能,增强腹部肌肉力量,加强生理排便功能。这样既可以治疗便秘又可以预防便秘发生。合理的饮食也可起到治疗功能性便秘的作用,膳食纤维具有亲水性,能使食物残渣膨胀并形成润滑凝胶,达到增加粪便容积、刺激肠蠕动的作用。Sturtzel 等研究表明,饮食中增加麦片纤维素可减少泻剂的使用,改善健康状况。阴文娅等报道,含膳食纤维量最多是干豆类食物,其次是粗粮类和鲜豆类,因此可增加不溶性膳食纤维含量高的豆类及粗粮类食物的摄入,多食富含膳食纤维的果蔬,有利于疏通脏腑气机,帮助患者缓解便秘的临床症状及避免便秘发生。

(五)结语

《素问·经脉别论》曰:"饮入于胃,游溢精气,上输于脾,脾气散精,上归于肺,通调水道,下输膀胱。水精四布,五经并行,合于四时五脏阴阳,揆度以为常也。"只要人体气、血、津液得以顺畅运行,功能性便秘的问题也就迎刃而解。随着现代社会饮食结构改变、生活节奏加快以及精神、心理因素的影响,功能性便秘的发病率逐年增高,且有年轻化趋势。其不仅能诱发或加重心脑血管疾病,亦在肝性脑病、胃肠疾病、早老性痴呆等疾病的进展中发挥重要作用。功能性便秘虽属小病,但临床常反复发作,严重影响患者生活质量。随着医学的发展,功能性便秘的治疗呈现出多样性。有研究报道,功能性便秘患者结肠黏膜的菌群有一定程度的紊乱,其结肠黏膜菌群多样性减少为主要特点。而粪菌移植是近几年发现的通过有效重建结肠黏膜菌群而达到治疗便秘的有效方法。腹式呼吸也不失为一种治疗便秘的良好方法,并且有研究表明腹式呼吸可兴奋迷走神经,增强肠道蠕动从而促进排便。所以协调增强膈肌、腹肌收缩可以增加排便反射。另外,还有结肠水疗法,又称大肠水疗,是由结肠水疗仪将灭菌过的温水经肛门向肠内注入,以达到清洁结肠、帮助粪便排出的目的。研究表明,大量的温水可刺激结肠周围的收缩反应,并推动肛门周围肌群的运动,从而有助于排便生理反射的激活。此外,其还可以软化稀释保留在结肠内的宿便,并清除肠道内的有害物质,恢复并促使大肠黏液的分泌,有助于顺利排便。而针刺治疗、穴位埋线、耳针、耳穴压豆、中药灌肠以及中药外敷局部等治疗方法也在临床应用中得到广泛认可。

总之,功能性便秘可以联合多种治疗方式,尤以口服中药最为突出。在长期临床使用中,不仅不会产生耐药性和依赖性,还可取得良好效果,越来越多的患者选择中医疗法。党中勤教授注重审因论治,总结各种便秘共性,所创通幽汤,根据病情辨证论治,加减得宜。健脾理气导滞,滋肾润肠通便,补虚而不壅塞,通便而不伤正,补虚泻实,兼顾整体,疗效颇佳。

（梁慕华）

七、党中勤教授治疗功能性腹泻的临床经验

功能性腹泻以慢性反复发作的腹痛、腹部不适且伴有排便习惯改变为特征,病程常超过3个月,根据其临床表现,可属于中医学"泄泻""飧泄""久泻"范畴。西医治疗虽能在短期内缓解临床症状,但因患者的饮食生活习惯、工作心理压力不能得到良好的纠正,故本病易于反复。

(一)辨证论治

1. 斡旋中枢理气机 党中勤教授认为本病病机复杂,临床上其病因多责之脾气受损,湿邪困厄脾土,致使肠道运化失司。正如《素问·脏气法时论》言:"脾病者,虚则腹满肠鸣,飧泄食不化。"《素问·阴阳应象大论》云:"清气在下,则生飧泄;浊气在上则生䐜胀……湿胜则濡泄。"指出脾气虚弱,纳运乏力,致使湿浊内生滞留,肠腑传导失司,通降不利,则水反为湿,谷反为滞,饮食难化,清浊不分。上有清气不得滋养而见头晕目眩、神情衰惫;中有湿浊停留而见腹胀满闷;下有水谷下注而见便溏不止。《景岳全书·泄泻》有云:"泄泻之本,无不由脾胃。"倘脾失健运,气机不升,运化水谷精微乏力,清浊相混而下,水走肠间遂成泄泻。故本病以脾为主脏,湿滞为主因。诚如《景岳全书·泄泻》云:"泄泻之本,无不由于脾胃。"故临床中调理中焦脾胃之气机,对治疗久泻临床意义深刻。临证时多伴见食欲缺乏、乏力,腹胀满,舌体胖大,舌质淡红,苔腻,脉濡细。治疗当以健运脾胃,使中焦气机得调,后天之本稳固,运化有力,气血生化复常,以达健脾益气、化湿止泻之功。党中勤教授临证常用人参、茯苓、甘草以补脾益气;怀山药、隔山消、炒白扁豆以理气健脾化湿,诸药合用,斡旋中枢,气机得调,久泻可止。

2. 疏肝和脾达木气 《素问·举痛论》云:"怒则气逆,甚则呕血及飧泄。"气逆则肝气不行其升发之职,肝气郁闭不能条达,势必下行,行疏泄之能则欲郁,在下表现为泄泻,时发时止。《三因极一病证方论·泄泻叙论》云:"喜则散,怒则激……以致溏泻。"水谷贮于大肠,津液渗于膀胱,而疏泄之权,则在肝。肝木生于土而长于水,此乃水能涵木,倘水气寒则肝木生气不旺,肝失濡养则疏泄失职,肝郁气机不能畅达,故水湿不能下输膀胱,而潴留于肠腑终致为泄泻,日久而发为久泻。党中勤教授指出肝木之气生发须赖脾土的滋养,而脾土的运化则须依肝木的疏泄;土得木疏则无湿邪遏阻之弊,木得土滋则无郁邪之扰。患者多情志失常,郁郁寡欢,则肝木失疏,气机不畅,横逆犯脾,脾土受伤,则湿邪困遏,终致痛泻,久则而成久泻。此类患者临床症状常因情绪的变化而变化,郁则重,舒则缓,脉象沉弦。党中勤教授临证时以疏肝气,使木气条达为原则,常用柴胡、升麻等疏肝气,解闭郁,使得肝木自荣,生意乃发,土无壅滞,肝脾调和,不期止泻,而泻自止。

3. 开宣金气通水道 肺体属金,主一身气机,主宣发肃降、通调水道。金气宣发,则水谷精微得以布散周身,其气肃降,则五脏得以滋养安和,二者相辅相成,调节人体津液代谢,故湿无所停,痰不能聚。久泻之本在湿邪为患,其宣降失司,水液不循常道,下不能归膀胱,上不能至肺腑,小便不利,大便不实。肺与大肠相表里,肺气肃降可影响大肠蠕

动,进而影响大肠传导糟粕。肺在天应秋气,当值秋季,天气多燥,逆秋之气易伤肺金,则冬发飧泄,此乃肺移热于大肠也。故此,肺的宣降功能失职,则水液代谢失常,泄泻乃成。正如清代张景岳云:"泄泻之病,多见小水不利,水谷分则泻自止,故曰,治泻不利小水,非其治也。"党中勤教授认为临证时不可一味收敛固摄,健脾止泻。凡形体强壮、嗜酒过度、实热邪闭亦不可以"温药和之"一概而论。临证时详析病机,因时制宜,以复肺金的宣降功能,分利水邪之法,使得水湿之邪上源得清,下源得通,泄泻可愈。临床患者多伴见小便不利、口干、口苦、舌苔干黄、脉浮细涩。临证时加桔梗、紫苏叶开提肺气,使肺气得宣,气机得以畅达,则上源得疏,郁热得解,表解里和,而泄得止。党中勤教授采用"分水"法,使水液下输膀胱,清浊各行其道,则水泻自止。可用车前子、玉米须等稍利水湿,取"利小便以实大便"之精髓。为防利下过度伤阴,阴伤则燥,燥则绽裂,终致窍开而不合,下利无度。临证时加用稍许麦冬、天冬、生地黄等滋阴之品,使水利阴不伤,再伍以健脾化湿之药,共收止泻之效。

4. 温补肾气升清阳　肾乃先天之本,蕴含真阴真阳;脾居后天之本,气血生化之源。肾阳温煦资助脾土运化水谷精微,亦靠脾运化之水谷精微滋养、化生肾精,此乃先天资后天,后天养先天。二者生理上互相资助,互相促进;病理上,二者常互相影响,互为因果。《素问·至真要大论》云:"诸病水液,澄澈清冷,皆属于寒。"指出人受阴寒之邪侵袭日久,伤及肾阳,而现大便稀溏,甚如水样。故久泻者多伤及肾阳,命门火衰,火不暖土所致大便清稀,兼现水谷不化、腹痛喜温、腰膝酸软、肢冷不温等症状,诚如《景岳全书·泄泻》云:"盖肾为胃关,开窍于二阴,所以二便之开闭,皆肾脏之所主。"肾司二阴,肾阳虚衰,则失其蒸腾气化之功,清气郁陷于下,不得升发向上,清浊不分夹杂而走下,而现久泻滑脱,或现五更肾泻。党中勤教授指出肾气虚,日久则肾阳虚,寒湿内生,脾气不能升清,湿邪下行,泄泻乃成,治疗上宜复肾气封藏之本,补肾益气,温阳止泻。临床患者多伴有恶寒、肌肤失温、苔白滑、脉沉细,临证以温补肾阳为主,常以盐补骨脂、巴戟天、煨肉豆蔻之类,以温肾止泻。倘肾阳虚损日久,肾气衰惫,清阳郁陷甚者,常配伍升达之力显著之药,如葛根、生黄芪之品,以取同气相求之理,使肾气得补,肾阳得温,清阳之气复其常道,久泻自愈。

(二)临床用药

1. 基本方　党参 15 g,炒白术 18 g,茯苓 30 g,生麦芽 18 g,乌梅 18 g,赤石脂 18 g,干姜 10 g,补骨脂 12 g,紫苏叶 6 g,黄连 3 g,甘草 6 g。方中党参甘、温,益气健脾养胃为君药。现代药理研究显示,党参能调整胃肠运动功能,亦能促进小肠吸收功能,缓解消化道平滑肌痉挛。炒白术甘、温能健脾,苦、温能燥湿,《本草从新》又云白术"甘补脾,温和中,苦燥湿……燥湿则能利小便,生津液,止泄泻",故可加强益气助运之力,是为臣药。茯苓甘、淡,健脾渗湿,金元时期名医张元素曰"茯苓……其用有五:利小便也,开腠理也,生津液也,除虚热也,止泻也"。实验研究证明,茯苓能有效提高双歧杆菌的水平,具有良好的肠道菌群调节作用。生麦芽消食和中,清代名医陈修园认为麦芽"达木气以制化脾土",生用能升发肝气,张锡纯指出麦芽"虽为脾胃之药,而实善舒肝气",故茯苓、麦芽二者共为佐药。黄连味苦,性寒,是历代医家治疗滞下、痢疾、泄泻等病症的首选药,如《神农本草经》记载黄连可治"肠澼、腹痛下利"。本方少佐黄连,一可挫党参、干姜等之热性,二可清热燥湿、疏利气机以清肠道湿热。乌梅、赤石脂涩肠止泻;补骨脂壮肾阳、温脾阳、止泻;紫苏叶散风寒,行气宽中,开提肺气,使肺气得宣,气机得以畅达,则上源得疏,郁热得解,表解里和,而泄得止。干姜温中散寒,与党参、白术、甘草共用,有理中丸之意,共为使药。

2.辨证加减　脾肾阳虚、肝木下陷日久者,加生黄芪18 g、桂枝8 g、升麻5 g;气机郁滞明显者,加广木香15 g、桔梗15 g;中焦脾胃失运、湿热蕴蒸者,去干姜,加炙远志12 g、石菖蒲10 g;阴液亏损、肾燥不和者,去炮干姜、补骨脂,加山萸肉20 g、熟地黄18 g、诃子肉18 g。

(三)结语

久泻是一个常见而棘手的临床问题。党中勤教授总结多年临床经验,结合西医学研究成果,提出在辨证论治原则基础上运用"斡旋中枢理气机、疏肝和脾达木气、开宣金气通水道、温补肾气升清阳"之法治疗久泻的思路。党中勤教授指出六腑以通为用,感邪日久而久泻者,气机不畅,血行壅滞,清浊不分而下利不止。临证时多见泄泻缠绵难愈,兼夹腻冻或秽血,泻后不尽,腹痛泻后不减。临证时一味止泻,反而收效甚微,依中医"通因通用"思想,党中勤教授临证时亦多用焦山楂、炒莱菔子等消食化瘀、和胃导滞之品,合奏通络理气、和中化瘀之功。倘邪积化热,辨证基础上常配伍黄连以清其积热,热邪去则正可安,以达止泻目的。在治疗久泻时,避免过早收涩而"闭门留寇",致使病情加重,自当先攻外邪,待邪去后再行收涩,便可收到满意的临床效果。因此,针对久泻的治疗,既要纵观全局,全面分析,辨证论治,又要掌握本病的特点,切中病机要害,方能收桴鼓之效。

(余金钟)

八、党中勤教授治疗溃疡性结肠炎的临床经验

溃疡性结肠炎(UC)是原因不明的大肠黏膜慢性炎症和溃疡性病变,具体病因尚不十分清楚,目前治疗相对缺乏特异性,从而导致病程长,病情反复发作,严重危害了人们的身体健康。而临床上对本病大多采用西药治疗的方法,西药主要为氨基水杨酸制剂、糖皮质激素、免疫抑制剂,但临床治疗效果并不理想,另外由于药物的不良反应大,患者难以长期坚持服药,更容易导致疾病复发。UC最常发生于青壮年时期,临床以腹泻、黏液脓血便、腹痛、里急后重为主要症状。中医属"泄泻""久痢""肠澼""痢疾"等范畴。

党中勤教授对溃疡性结肠炎的治疗辨证准确,临床实践中以脏腑辨证为主,临证时坚持升清阳、通水道、理气机、收肠道等全方面、多角度分析,运用于本病的临床治疗,用药精准简约,疗效甚佳。

(一)病因病机

1.西医学病因　对于 UC 的病因,西医学尚不十分清楚,目前多认为和遗传因素、免疫调节、感染及环境等因素有关。遗传研究方面发现本病的发病有明显的种族差异和家族聚集性。免疫学方面认为多种因素参与了 UC 的发病,这些因素可能触发一个连续的慢性免疫过程,中性粒细胞、巨噬细胞、肥大细胞、T 淋巴细胞、B 淋巴细胞、自然杀伤(NK)细胞等参与了此过程,这些效应细胞释放的抗体、细胞因子和炎症介质引起肠黏膜组织破坏和炎性病变。感染也是病因研究中备受关注的问题,感染可能作为 UC 发病的始动因子,引起免疫反应,或者作为抗原扳机引起肠道黏膜炎症反应。环境致病因素认为本病的发病系外因降低易感者对肠道菌群免疫反应能力,同时也降低了肠道对正常菌群的耐受性。

2.中医学病因病机　对于 UC 的病因,西医学尚不明确,中医亦然。就其临床表现而言,本病属中医"泄泻""久痢""肠澼""痢疾"等范畴,文献中可见到对溃疡性结肠炎的诸多论述。《素问·脏气法时论》:"脾病者……虚则腹满肠鸣,飧泄,食不化。"《杂病源流犀烛·泄泻源流》曰:"湿盛则飧泄,乃独由于温耳。不知风寒热虚,虽皆能为病,苟脾强无湿,四者均不得而干之,何自成泄? 是泄虽有风寒热虚之不同,未有不源于湿者也",外感中暑湿是最主要病因。《景岳全书·泄泻》曰:"若饮食失节,起居不慎,以至脾胃受伤,则水反为湿,谷反为滞,精华之气不能输化,乃至合污下降而泻痢作矣。"中医学认为过食肥甘厚味及辛辣刺激之品是主要的饮食不节因素。如《素问·调经论》曰:"志有余则腹胀飧泄。"《素问·举痛论》亦曰:"怒则气逆,甚则呕血及飧泄。"《脾胃论·脾胃胜衰论》曰:"形体劳役则脾病,脾病则怠惰嗜卧,四肢不收,大便泄泻,脾既病,则胃不能独行津液,故也从而病焉。"

综上可知,UC 主要病因无外与禀赋异常,感受外邪,饮食不节,情志失调,劳倦内伤等有关,主要病变部位在脾、胃、大肠、小肠,脾主运化,胃主受纳水谷,小肠则主分清泌浊,吸收精微物质,大肠主传导糟粕,脾胃虚弱导致水谷精微运化失常,日久水反为湿,谷反为滞,湿滞停聚,清浊不分,相杂而下,而成泄泻。《医宗金鉴》所云:"泻成于湿,湿皆成于脾虚。"《景岳全书·泄泻》云:"泄泻之本,无不由于脾胃。"湿浊困遏脾阳,脾失健运,湿滞愈发严重,湿浊与脾虚互为因果,于是久泻乃成。

(二)治则和方药

1.治则　党中勤教授认为肺主一身气机,为水之上源,主宣发肃降、通调水道,又与大肠相表里,治疗中若一味收敛固摄,健脾止泻,则往往效果甚微。若加桔梗、苏叶开提肺气,使肺气得宣,气机畅达,郁热可解,使表解里和,疏上源以防下流而泄止,故久泻之人勿忘开宣肺气。UC 多为脾气受损,湿邪困土,肠道失司,治疗中可给予斡旋中焦之药,使中焦气机得调,后天之本稳固,运化有力,气血生化复常,免受久泻之痛苦。情志失调,劳倦内伤亦可导致本病,故治疗本病可采用温肾达木升清阳之法,使得下焦寒水得温,肝木自荣,生机乃发,肝木自升,清阳之气复其常道,泄泻自止。中医学认为六腑以通为用,UC 患者因感邪日久,阻塞气机,血行不畅,致使血阻肠络,清浊不分而作。如果一味止泻反而收效甚微,根据中医学"通因通用"理论,可采用通涩兼施收肠道之法。在临证时常常综合运用"温肾达木升清阳、开宣金气通水道、斡旋中枢理气机、通涩兼施收肠道"之法,全面分析,综合思考,方能收桴鼓之效。

2.**基本方药** 方药组成如下:陈皮、炒白术、炒白芍、炒薏苡仁、炒山药、炒白扁豆、芡实、防风、炙甘草。陈皮理气调中,冲和调达,不伤正气,辛温香窜,散节开壅,调畅气机,归于调和,犹归脾之木香;炒白术苦温,长于长夏,力固中气,善能御湿,汁肥浆厚,善生津液,于此方中,燥湿生津,二者共为君药。《黄帝内经》有言:"君二臣四,制之大也,此方为是。"臣药有四:炒白芍酸寒,柔肝缓急止痛,与炒白术配伍,为臣药。炒薏苡仁、炒白扁豆,臣中文官。炒薏苡仁甘、淡而寒,甘则入脾,淡则渗利,寒则清热,中能理脾,常草凡木,焉有此功。炒白扁豆甘温,气味芬芳,香则醒脾,甘则益脾,温能燥湿,白而微黄,白则入肺,布清肃之令,黄则入中,强敦阜之气,豆中良善之品。炒山药甘平,其色纯白,甘则养脾,白则润肺,汁液稠厚,绝似人精,可以强肾,甘药益中,不能无弊,壅塞中气,令人益胀。芡实益肾固精,补脾止泻,除湿止带之功效。防风辛干微温,为风药,辛能散肝郁,香能舒脾气,且风可胜湿以助止泻之功,又为脾经引经之药,兼为佐使之用。炙甘草调和诸药,与炒白芍配伍有缓急止痛作用,为佐使药。诸药合用,诸药临证加减运用,肝气得舒,脾气得补,湿气得化。

3.**随症加减** 腹痛胃寒者加炮姜,其性温,善暖脾胃,温中止血止泻。腹痛甚者,加徐长卿止痛。小腹胀满者加枳壳以行气开胸、宽中除胀;乌药性温,以行气止痛。肛门坠胀者加黄芪,其味甘、性温,健脾补中;柴胡性苦、微寒,归肝、胆经,疏肝解郁。滑脱不尽者加乌梅,其性酸、涩,共投赤石脂、禹余粮,以涩肠止泻。便血者加白茅根,其味甘、性寒,以凉血止血;仙鹤草以止痢补虚。脓血者加败酱草清热解毒、消痈排脓、祛瘀止痛,三七粉以化瘀止痛、活血定痛。

(三)结语

对 UC 的治疗,临床上应该在中医理论的基础上,结合辨病思维与辨证思维,运用辨病思维来确立疾病的诊断,从而对疾病的病因、病变规律及预后转归有总体的认识;再依据辨证思维,将搜集的有关疾病的所有资料,包括症状、体征,利用中医学理论进行分析、综合,辨清疾病目前处于病变的哪个阶段或哪种类型,从而确立其当时为某种性质的证候。辨病与辨证相结合,从而达到治疗疾病的目的。

(张亚玲)

九、党中勤教授治疗非酒精性脂肪性肝病的临床经验

脂肪性肝病是以肝细胞脂肪过度贮积和脂肪变性为特征的临床病理综合征。临床

根据有无长期过量饮酒分为非酒精性脂肪性肝病和酒精性脂肪性肝病。非酒精性脂肪性肝病是指除外酒精和其他明确的损肝因素所致的,以弥漫性肝细胞大泡性脂肪变性为主要特征的临床病理综合征,包括单纯性脂肪性肝病及由其演变的脂肪性肝炎、脂肪性肝纤维化和肝硬化。本病的病因较多,发病机制尚未完全明确,肥胖、2 型糖尿病、高脂血症等单独或共同成为非酒精性脂肪性肝病的易感因素。

(一)基础方药及学术思想

党中勤教授常以自拟肝脂康方为基础加减治疗非酒精性脂肪性肝病。加减肝脂康方药物组成:广金钱草 30 g,荷叶 25 g,泽泻 18 g,片姜黄 10 g,决明子 25 g,莪术 15 g。金钱草,味甘、咸,性微寒,归肝、胆、肾、膀胱经,功效为利湿退黄,利尿通淋,解毒消肿。荷叶,味苦,性平,归肝、脾、胃经,功效为清暑化湿,升发清阳,凉血止血。泽泻,味甘、淡,性寒,归肾、膀胱经,功效为利水渗湿,泄热,化浊降脂。姜黄,味辛、苦,性温,归肝、脾经,功效为活血行气,通经止痛。决明子,味甘、苦、咸,性微寒,归肝、大肠经,功效为清肝明目,润肠通便。莪术,味辛、苦,性温,归肝、脾经,功效为破血行气,消积止痛。

从肝脂康方组成药物的归经与功效看,党中勤教授治疗非酒精性脂肪性肝病从调理肝、胆、脾、胃、大肠、肾、膀胱等脏器入手,治疗方法以祛湿、活血为主。非酒精性脂肪性肝病是西医病名,根据本病的临床表现,如右胁胀满、隐痛不适、乏力、肝大等,可将其归于中医"肥气""积聚""胁痛""湿阻""痰证"等病证,常与肥胖、消渴等并见。党中勤教授认为本病主要由于患者嗜食肥甘厚味,脾运不及,或肝病日久,致脾失健运,水湿不化,凝聚为痰,痰浊停聚中焦,壅塞气机,土壅木郁,肝胆失疏,气机不畅,血行瘀滞,痰瘀膏浊沉积于肝而成。病位在肝,与脾、肾、胆关系密切。治疗时除疏肝健脾、化痰祛瘀外,还应利胆降浊。因肝胆互为表里,胆为六腑之一,肝肾同源,肾通过膀胱与六腑相通,因此利胆降浊(泄肾浊)可去肝之脂肪沉积。故党中勤教授治疗本病常以疏肝利胆、健脾化湿、和胃通腑、温肾降浊、行气活血为治疗大法,使湿浊痰瘀从胆腑、胃腑、大肠腑、膀胱腑等排出,所谓"脏实者可泻其腑,腑虚者可补其脏"。

总之,本病之源在脾,脾不运化,水湿膏浊痰饮内生;本病之标在肝,水湿、膏浊、痰饮停于肝内,影响气血运行,终至气滞、血瘀与水湿膏浊痰饮互结,成土壅木郁之局。肝木郁而不疏,故右胁疼痛或不适。水湿、膏浊、痰饮壅于肝,致右胁胀满,肝大。水湿、膏浊、痰饮壅而生热或随患者阳性体质化热则成湿热,热则耗气伤津,兼湿浊内阻,津不上承则口渴,甚则成消渴。水湿、膏浊、痰饮壅于肝,肝失疏泄,影响气血的运行,则气滞、血瘀。气滞血瘀又影响水湿、膏浊、痰饮的消散,形成恶性循环。上述病理产物壅于肺,则咳为喘、胸闷、气短;壅于心,则心慌、心痛、胸闷、气短、乏力、头晕;壅于肾,则小便不利;壅于四肢,则四肢沉重乏力;壅于九窍,则耳为之闷、目为之昏、头为之晕、鼻为之塞、小便为之不利、大便为之不畅。终致各脏器功能衰竭。治疗则正本清源,健脾利湿化痰,疏肝行气活血,利胆泻肾通腑,使湿浊痰饮瘀血从六腑排出。

党中勤教授认为治疗是一方面,生活方式或习惯的改变也不容忽视。良好的生活习惯和健康的饮食方式对本病有着重要的意义。饮食规律,清淡饮食,勿过饥过饱、暴饮暴食,不吃零食、油炸、烧烤及膨化食品,适当运动,主张散步、太极拳、慢跑等有氧运动。

(二)临床辨证应用

党中勤教授治疗非酒精性脂肪性肝病时,将西医辨病和中医辨证相结合,以肝脂康方为基础方加味。若右胁胀痛,情志抑郁或急躁易怒,舌苔薄白或黄,脉弦,以肝郁气滞为主者,加柴胡、香附、枳壳、白芍等疏肝理气。若右胁疼痛不适,口苦,舌红,苔黄腻,脉弦滑数,以肝胆湿热为主者,加龙胆草、栀子、虎杖、玉米须等清热利湿、疏肝利胆;若口干、口渴或消渴者,加葛根、生地黄、玄参等清热生津止渴。若右胁刺痛,入夜尤甚,舌质紫暗或舌面有瘀斑,脉沉涩,以瘀血为主者,加当归、郁金、鬼箭羽等活血化瘀;彩超提示肝硬化者,加牡蛎、鳖甲、鳖甲煎等软坚散结;心慌、胸痛、胸闷者加丹参、红景天、降香等活血化瘀通脉。若身体沉重,肢体困倦,喜卧懒动,舌质淡胖或大,苔白腻或白滑,脉滑或濡或沉,以湿浊内蕴为主者,加茯苓、白术、苍术等利湿化痰健脾;若头痛、眩晕者,加葛根、天麻、川芎等降浊潜阳。乏力者,加红景天、刺五加、仙鹤草等益气;食欲缺乏者,加鸡内金、焦三仙、炒莱菔子等健脾消食;小便不利、四肢不温者,加桂枝、淫羊藿、附子等温肾阳、化气、利小便;便秘或大便不畅者,加火麻仁、桃仁、酒大黄等润肠通便。

(姚自凤)

十、党中勤教授治疗胆汁淤积性肝病的临床经验

胆汁淤积是指免疫、遗传、环境等因素造成胆汁形成、分泌和排泄障碍,致胆汁流不能正常流入十二指肠而进入血液的病理状态。以胆汁淤积为主要表现的肝脏疾病称为胆汁淤积性肝病。此病早期可无明显症状,仅有乏力、食欲缺乏、恶心、上腹不适等非特异症状。与胆汁淤积相关的临床表现除黄疸之外,还包括皮肤瘙痒、疲劳、脂肪泻、黄色瘤和肝性骨营养不良等。近年来,胆汁淤积在慢性肝病患者中的发生率随年龄增长而有所升高。西医学以去除病因和对症治疗为主,如采取手术解除梗阻、运用西药改善胆汁淤积状态及支持治疗。中医药治疗此病亦能取得良好效果,可有效减轻患者不适症状,提高患者生活质量,且不良反应较小。

(一)病因病机

依据胆汁淤积性肝病的临床表现,在中医学上可将其归属为"肝著""黄疸""积聚"范畴。其中"黄疸"与此病最为接近,历代已有诸多文献对此进行描述。在《黄帝内经》中首先提出"黄疸"病名。《素问·平人气象论》:"溺黄赤,安卧者,黄疸……目黄者,曰黄疸。"《灵枢·论疾诊尺》篇,对黄疸的临床特征进行了描述:"身痛色微黄,齿垢黄,爪甲上黄,黄疸也。"《伤寒论》中,将黄疸的病因病机归结为湿热郁积、寒湿内结、瘀血阻滞、外感疫毒4个方面,且强调湿热郁积与寒湿内结是黄疸发生、发展最重要的条件。《金匮

要略》中提出"黄家所得,从湿得之",认为黄疸与脾胃的关系最为密切,在治疗上可采取"但利其小便""当以汗解之""当下之""于寒湿中求之"等方法,在后世广为运用。

党中勤教授认为,黄疸病位在脾胃、肝胆,以湿邪为患。其病因包括外感湿热疫毒之邪、酒食不节、饮食劳倦、药毒损伤、病后续发、禀赋异常等,基本病机为脾虚血亏,湿滞残留;血不荣肝,胆腑失常,胆汁外溢。根据黄疸不同临床表现,有阳黄、阴黄、急黄、虚黄之分,且阴黄又有寒湿内阻与瘀血阻滞的不同证候,应加以区分。党中勤教授亦指出,脾胃阳气盛则黄疸预后良,脾胃阳气衰则黄疸预后差,故在临床上,对以黄疸为主要表现的胆汁淤积性肝病患者,需顾护其脾胃阳气。

(二)中医学治疗

1. **治则治法** 党中勤教授认识到,黄疸的形成多离不开湿、热、寒、毒、气、瘀,其中湿邪是黄疸发生最为主要的病理因素,故其采用"化湿邪、利小便"之法以达到湿去黄除,并将"祛邪扶正"贯穿于黄疸的整个治疗过程中。党中勤教授根据黄疸的不同分型,常辨证进行治疗。如阳黄者,由湿热所致,其黄色鲜明如橘,故以清热利湿为治则;急黄者,多感染疫毒而发,病急而黄色如金,以解毒、凉血、退黄为治疗大法,病重者常需配合攻下、开窍以祛除毒邪;虚黄者,常由脾血虚而不能荣色所致,黄色淡而伴虚象,脾虚则肝旺,故以健脾、养血、柔肝为法;阴黄患者,其黄色多晦暗无泽,或以寒湿所致,或以瘀血而成。寒湿者多有神疲畏寒表现,治疗上采取温化寒湿之法。瘀血者舌脉皆有瘀象,治法以祛瘀退黄为主。

2. **经验方药** 基于以上辨证治疗思路,党中勤教授针对临床较为常见的湿热瘀毒型黄疸,自拟茵虎退黄方以清热利湿、解毒化瘀。其方药组成为:茵陈 45 g,虎杖 25 g,赤芍 60 g,大黄 12 g,栀子 12 g,车前子 30 g$^{(后下)}$,茯苓 30 g,猪苓 25 g,三七粉 3 g$^{(分次冲服)}$,玉米须 30 g。此方是在治疗阳黄的代表方"茵陈蒿汤"的基础上,加入虎杖以发挥其解毒清热、利湿退黄之效;配合茯苓、玉米须以利水渗湿;猪苓、车前子增强本方清热之力,并进一步化湿邪,利小便;大剂量赤芍清热凉血,散瘀止痛,入肝经,再配伍小量三七粉起化瘀之效。诸药合用,达到湿热清,瘀毒散,黄疸消。党中勤教授认为黄疸病情严重,应当及时控制病情,不可使其进一步发展。对于不同的证候表现,临床上需四诊合参,加减用药。热重于湿者加金银花、黄芩;急黄者可加水牛角;湿热并重者加用滑石、生薏苡仁;湿重于热者加白蔻仁、砂仁;阴黄者加制附子、桂枝。

3. **灌肠疗法** 党中勤教授认为,治疗黄疸最重要之处在于给湿热以出路。除运用汤药治疗黄疸以外,党中勤教授也尤为重视中药灌肠疗法。利用中药灌肠治疗能更直接、更迅速地将体内湿热之邪排出,减轻患者痛苦。党中勤教授以茵陈 60 g、生大黄 10 g、枳实 15 g、厚朴 15 g、赤芍 30 g、虎杖 25 g 组成退黄灌肠液,每日 1 剂,早晚 2 次,每次200 mL,高位保留灌肠,对于以热毒炽盛为主的黄疸常收效甚佳。

4. **局部穴位贴敷** 胆汁淤积性肝病患者到后期可有肝脾大的表现,对于此类患者,党中勤教授将三棱、莪术、血竭、红花研粉,用蜂蜜将其调成膏状,敷于患者的日月、期门、神阙穴处,使药物能够由体表充分吸收。且期门、日月为肝、胆经之募穴,将药物贴敷于此能直达病所,以起到活血化瘀、软坚消积的效果。

(路一诺)

十一、党中勤教授治疗黄疸型肝炎的临床经验

黄疸型肝炎是由肝炎病毒感染、药物性肝损伤、酒精性肝损伤、化学毒物损伤、自身免疫损伤、血脂代谢异常等原因引起,以皮肤黏膜、巩膜黄染及血清胆红素大于17.1 μmol/L为特点的病变。该病可出现乏力、厌油腻、食欲减退、肝脾大等症状及体征,若迁延失治可引起胆汁性肝硬化甚至诱发肝衰竭、肝性脑病等。因此加速黄疸消退是改善预后及治疗的关键。该病在中医学中多属于"黄疸"中阳黄的范畴,中医药在消退黄疸方面具有明显优势。

(一)病因病机

该病归属于中医"黄疸"范畴,黄疸的病因有外感与内伤两方面,病理因素以湿邪为主,病位主要在肝胆脾胃。党中勤教授认为该病病机可归为湿热交蒸,瘀毒互结,治疗上以清热利湿、凉血活血为法,强调活血重要性。若阳黄失治误治,日久伤及脾阳,湿从寒化,可发为阴黄;若湿热蕴积成毒,疫毒充斥三焦,深达营血,内陷心肝,发为急黄,可见痉厥、神昏、出血等。疾病缠绵难愈,致气血瘀滞,伤及肝脾,亦可发为癥积、臌胀之病。

(二)辨证施治

1. 辨阴阳,辨证与辨病相结合　党中勤教授认为该病早期多属于阳黄范畴,病机为湿热交蒸,瘀毒互结,治疗上以清利湿热,活血化瘀为法。临证时须辨湿与热之偏盛,若湿重于热,多选茵陈五苓散合甘露消毒丹加减,常用药物为茵陈、茯苓、猪苓、白术、薏苡仁、藿香、白蔻仁、车前子、玉米须等;若热重于湿证,多选茵陈蒿汤加减,常用药为茵陈、栀子、大黄、黄柏、蒲公英、垂盆草、积雪草等;若该病失治,病程迁延日久,损伤脾阳,出现黄色晦暗如烟熏,则辨为阴黄,治疗上取茵陈五苓散加附子、白术、干姜等;若湿热蕴结成毒,内陷心肝,出现神昏谵语、痉厥、出血者,应考虑急黄,给予经验方茵虎退黄方加减,药用茵陈、虎杖、赤芍、茯苓、猪苓、白术、车前子、郁金、水牛角、生地黄、玉米须等;神昏者加用安宫牛黄丸以醒神开窍。同时还应结合西医学的诊断,若由病毒性肝炎引起者,可以加入能够抗肝炎病毒的中药如叶下珠、石见穿、白花蛇舌草等;由糖脂代谢异常引起者,可以加入鬼箭羽、玉米须、荷叶等;由自身免疫性肝炎引起者,可加入生薏苡仁、桃仁、女贞子等抑制体液免疫;由酒精性肝炎引起者,可加入枳椇子、葛花、鸡骨草等,都有很好的消酒积、疏肝郁、化瘀利湿作用。

2. 强调肝脾同调　湿邪内阻为黄疸病机关键,脾与湿关系密切。《素问·至真要大论》曰"诸湿肿满,皆属于脾",且脾胃为气机升降枢纽,而肝主疏泄,调畅气机,两者病理

上相互影响。因此,党中勤教授认为黄疸的治疗应清肝利胆,兼调脾胃,方可收效显著。

3.突出活血化瘀 西医学研究表明,黄疸型肝炎之所以缠绵难愈,与肝脏炎症所致的肝内微循环障碍,胆汁淤积及胆红素代谢障碍,血栓素 B2 含量增加等密切相关;现代药理研究表明,活血化瘀药具有改善微循环,抑制血小板聚集,促进肝细胞再生,增加肝内胆管细胞膜通透性,消除肝内胆汁淤积,抑制病毒等作用。党中勤教授根据"脾色必黄,瘀热以行"等理论,认为黄疸是由于湿热蕴结血分而导致。肝藏血,为血脏,与胆相表里,五行属木,主疏泄,性喜条达而恶抑郁,肝病易引起机体气血运行失常,留而为瘀。因此,党中勤教授主张"治黄应治血,血行黄自退,治血应贯穿始终",并认为活血化瘀药治疗该病具有较多优点,譬如可以加快黄疸消退,减轻肝区疼痛,缩短病程,改善肝功能,软缩肿大的肝、脾,减轻后遗症等。

(三)临证用药

1.重视利胆泻下药运用 党中勤教授认为,从西医学角度来说,该病发生与肝内胆汁淤积密切相关,从中医角度则为湿热、寒湿、瘀血等阻滞胆腑,胆汁不循常道,外溢肌肤所致。因此,治疗时应加疏肝利胆泻下之品,如金钱草、大黄、栀子、郁金等。西医学研究表明,该类药既能直接作用于胆道,亦可使胃肠蠕动加强,奥狄括约肌开放,使得毒素大量排出,减轻对身体损害。党中勤教授认为该病泻下为宜,大便每日控制在 2～3 次,质稍溏,体质壮实者亦可达 3～4 次。

2.静脉滴注给药 该途径能使药物迅速到达病所,使得中医在治疗急危重症方面迈上了一个新台阶。常用药有茵栀黄注射液、苦黄注射液等。临床应用时,根据患者病情灵活选用,如患者出现神志异常或昏迷时,可以静脉滴注清开灵注射液或醒脑静注射液。

3.中药保留灌肠 重症黄疸型肝炎患者多有恶心、呕吐、腹胀等消化道症状,此时中药灌肠疗法显现出独特优势。灌肠中药多选用清热利湿、活血化瘀、通腑利胆类药物。中医认为,胆与大肠均属六腑,以降为顺,以通为用,通大肠能利胆腑;同时肺与大肠相表里,大肠吸收的药物通过肺朝百脉到达肝胆,而发挥退黄功能。现代医学研究表明,灌肠疗法能酸化肠道,清除肠道毒素,减少氨的吸收,且能不经胃酸及消化酶破坏,直接通过直肠上静脉、肠系膜下静脉进入门静脉,直达肝脏及体循环发挥全身作用。

(四)自拟茵虎退黄方

药物组成:茵陈 60 g,虎杖 25 g,赤芍 30 g,茯苓 30 g,猪苓 18 g,炒白术 18 g,醋郁金 15 g,栀子 12 g,玉米须 30 g。方中茵陈清利肝胆湿热退黄,量大力宏为君药;虎杖清热解毒、利湿退黄为臣药;赤芍活血化瘀,郁金凉血活血、利胆退黄、行气解郁,"治湿不利小便,非其治也",故用茯苓、猪苓、炒白术来健脾利湿,导邪从小便而出,栀子清热凉血泻火,亦能导邪从小便而解,共为佐药;玉米须清利湿热,引药入肝胆,为使药。随症加减:胁痛剧烈,瘀血明显者,加延胡索、桃仁、红花等;恶心呕吐者,加姜竹茹、砂仁、陈皮等;脘腹胀满者,加枳实、大腹皮、炒莱菔子;有出血倾向者,加仙鹤草、地榆炭、茜根炭等;大便干结者,加火麻仁、生大黄、芒硝。

(五)结语

黄疸型肝炎多为急症,病情变化迅速,失治易发为肝性脑病、肝衰竭、胆汁性肝硬化、消化道出血等,且西医治疗以保肝、抗炎、退黄等为主,尚缺乏行之有效之药。该病属中医"黄疸"范畴,党中勤教授在多年临床实践中,以茵虎退黄方为主,采用辨证与辨病相合,随症灵活加减用药,并强调多途径给药,疗效可靠,不仅能改善高胆红素血症、提高患者生存质量、改善预后,而且为中医药治疗黄疸型肝炎提供了新的思路和方法。

(潘会珍)

十二、党中勤教授治疗自身免疫性肝病的临床经验

自身免疫性肝病(AIH)是一种由肝细胞的自身免疫反应所介导的肝脏实质炎症,以血清自身抗体阳性、高免疫球蛋白 G(IgG)和(或)γ-球蛋白血症、肝组织学上存在界面性肝炎为特点,如不治疗常可导致肝硬化、肝衰竭。近年来,随着诊断技术的不断提高,AIH的发病率呈逐年上升趋势,AIH 越来越受到人们的重视。该类患者以女性多见,临床多伴见肝外自身免疫综合征。故对于肝炎病毒标志物阴性的青年女性肝炎患者,应考虑到本病的可能性。虽然多数患者对激素及免疫抑制剂反应较好,但长期应用有一定的不良反应,且停药后复发率高。而中医学对本病的治疗,无论是缓解患者临床症状,还是在改善实验室检查、肝功能指标及肝影像学检查方面均有明显优势,对本病的治疗有积极作用。自身免疫性肝炎在中医古代文献中并未有相应的病名记载,但根据本病的临床表现,可归属中医"胁痛""黄疸""积聚""臌胀""血证""痹证""虚劳"等范畴。党中勤教授对此病的治疗辨证准确,遣方用药精准简约,疗效甚佳。

(一)病因病机

随着社会的发展、医学检查技术的日益先进,本病越来越被人们所关注。刘平教授认为,素体禀赋不足,后天失养或长期情志抑郁,复感湿热疫毒,或药物误伤,其病机为湿热内壅,侵袭血脉,血瘀阻滞,血脉流通不畅;热毒耗伤阴精,以致阴虚血亏;而血脉瘀阻又可致阳气不通。刘光伟等认为,AIH 系先天不足,或劳逸过度,脾失健运,聚湿成痰,痰湿内停。病机特点为热毒内壅,耗血伤津,阴血亏虚,侵袭血脉,瘀血停滞,最终形成痰瘀互结,耗伤津液,痹阻于肝脏脉络。池晓玲等认为,AIH 病因复杂,常见多种病因夹杂、相合所致。或因于先天禀赋不足,或素体脾胃虚弱,或饮食不当,或为情志所伤,或感染邪毒,或药毒损伤等,病位主要在肝,与脾、胃、胆、肾相关。党中勤教授则认为,该病系在先天禀赋异常基础上,加之内伤七情,肝郁气滞,病程中既可横克脾土致肝郁脾虚,又可导致血行不畅,脉络瘀阻,肝体受损,肝用无能,遂诱发本病,其基本病机为肝郁脾虚,本

病病变的关键脏腑在肝,所涉及的脏腑主要包括肝、脾、肾。

(二)治则和方药

AIH 是一种慢性疾病,不同医家对 AIH 的病因病机认识各有侧重,故治法也不尽相同,但都体现了中医药的疗效优势。叶天士在《临证指南医案》中提出"女子以肝为先天"之说,肝主疏泄,对情志的条达,气血平和起到重要的调节作用。肝的疏泄功能正常,则情绪易于保持平和,才能避免暴怒、抑郁。脾为后天之本,主运化而为气血生化之源,故古人云"见肝之病,知肝传脾,当先实脾",又有"实脾则肝自愈,此治肝补脾之要妙也"。党中勤教授在本病中采用肝脾同治的原则,认为肝属木,脾属土,五行中木土相克,肝木疏则脾土健,脾土健则肝血充,肝血充则疏泄正常,二脏相互协调,相互制约,在水谷精微的生成输布上发挥着重要作用。

治疗上党中勤教授指出一味地疏肝或健脾很难达到满意的疗效,只有肝脾同治才可达预期效果。在中医治疗中要辨病与辨证相结合,在疾病处于不同的阶段,治疗上也应根据疾病当时的具体表现有所侧重。病程日久导致血行不畅,脉络瘀阻,治疗上要兼顾活血化瘀;又因肝肾同源,久病及肾,治疗中也要兼顾滋补肾阴。

1.**基本方药**　方药组成:醋柴胡、醋郁金、党参、黄芪、茯苓、白芍、甘草。方中醋柴胡条达肝气而疏肝解郁,醋郁金行气解郁,二者合用,疏肝解郁,共为君药。党参、黄芪、茯苓益气健脾,为臣药。白芍酸苦入厥阴之经,养血柔肝,肝体柔则肝气疏,为佐药。甘草调和诸药,为使药。全方共奏疏肝健脾、养血柔肝之效。

2.**随症加减**　临床以上述方药为基础,根据患者症状进行加减。若患者口苦、身目小便黄者,加茵陈、大黄、金钱草以清热利湿退黄;食欲缺乏、厌食者,加炒山楂、炒麦芽、焦建曲、炒谷芽、炒鸡内金以健胃消食;胁痛明显者,加木香、醋延胡索、徐长卿以行气活血止痛。本病虽然病位在肝,但肝肾同源,久病必将及肾,故在遣方用药时加女贞子、墨旱莲、枸杞子等滋补肝肾之品。

(三)讨论

自身免疫性肝病是一种因免疫系统异常所导致的肝病,常合并其他免疫性疾病,如甲状腺功能亢进症、甲状腺功能减退症、干燥综合征、系统性红斑狼疮或溃疡性结肠炎等,西医学对本病的治疗以泼尼松(龙)单用或联合硫唑嘌呤治疗为主,但无论是单用药物还是联合用药,其不良反应都比较大,并且其治疗可能无应答。现代研究显示,中药甘草有类激素样作用,甘草酸制剂也广泛应用于临床,疗效确切。党中勤教授结合中药药理研究,对自身免疫性肝炎的中药用药体会总结如下:具有免疫调节、修复肝细胞、退黄利胆的中药有黄芪、丹参、甘草、大黄、桃仁、赤芍等;提高吞噬细胞功能的有白花蛇舌草、蒲公英等;增强肝细胞功能,促进蛋白代谢,改善肝功能的有黄芪、党参、当归、茯苓、女贞子等;保护肝脏和降酶的有连翘、垂盆草、金钱草、叶下珠等。

综上所述,中医药治疗在自身免疫性肝病方面具有显著的疗效,但临床病例较少,缺少大样本及随机试验研究,对于中医药治疗自身免疫性肝病的研究有待于进一步的探索,并相信有很好的探索空间及前景。

(赵长普)

十三、党中勤教授治疗乙型肝炎肝硬化的临床经验

由乙型肝炎病毒感染引起的肝硬化,称为乙型肝炎肝硬化。我国肝硬化患者中,由乙型肝炎病毒感染引起的比例约占60%。乙型肝炎病毒感染是全球最重大的公共卫生问题之一,全球有约35亿人为乙型肝炎病毒携带者,其中约1/4的患者最终发展为乙型肝炎肝硬化。乙型肝炎肝硬化严重影响患者的免疫功能,降低患者的生活质量,并为社会带来巨大的经济负担。肝硬化代偿期无明显临床症状,失代偿期以门静脉高压和肝功能严重损伤为特征,患者常因并发腹水、消化道出血、脓毒症、肝性脑病、肝肾综合征和癌变等导致多脏器功能衰竭而死亡。根据本病的临床表现,可归属中医学"胁痛""臌胀""积聚""黄疸""血证""神昏"等疾病范畴。

(一)病因病机

1. 肝脏自病 党中勤教授认为,乙型肝炎肝硬化的病因病机为乙型肝炎病毒感染人体,侵袭肝,肝失疏泄,致使气滞、血瘀、湿阻,病久不愈而成肝硬化。病因为乙型肝炎病毒,中医称为疫毒,病位在肝,病理变化为气滞、血瘀、湿阻,三者又相互影响胶结,致疾病缠绵难愈,终至肝硬化。

肝气滞则肝区或右胁肋部胀满疼痛不适。血瘀则肝区刺痛,固定不移;瘀血内结,积聚不消,形成积聚、癥瘕、痞块;瘀血内阻,影响气血的运行,致使血液不循常道而造成出血,肝有病,失其藏血功能,亦导致出血。湿阻则肝区憋闷,四肢沉重乏力,大便黏腻不爽,阴囊潮湿瘙痒;阳盛体质者湿从阳化而成湿热,阳虚阴盛体质者湿从阴化而成寒湿,湿热熏蒸或寒湿内阻,影响肝之疏泄,致胆汁不循常道而溢于肌肤,使皮肤黏膜出现黄染,发为黄疸,皮肤瘙痒;湿聚而成水,血不利则为水,水停腹中则发为臌胀。

2. 病及他脏 中医认为人体是一个统一的有机整体,各脏腑、组织、器官的功能活动不是孤立的,而是整体活动的一个组成部分,它们不仅在生理功能上存在着相互制约、相互依存和相互为用的关系,在病理上也存在着相互影响,休戚相关,一脏有病,可以波及他脏。肝脏有病,影响其他脏腑,则出现其他脏腑的病变。肝病及脾胃,主要是肝失疏泄不能助脾胃运化,气血生化乏源,临床上出现纳差、恶心、呕吐、厌油腻、腹胀、乏力、消瘦、贫血、泄泻、便秘等症状;脾胃不能运化水湿,加重湿阻;脾不运化,气血乏源,则乏力、贫血,气虚无力推动血液的运行,致血瘀,加重血瘀;气虚不能摄血,则出血。肝病及肾,肝肾同源,肝病后期出现肝肾阴虚及肾阳虚,临床上出现女子闭经、男子阳痿、遗精滑泄、腰酸、腰痛、腰膝酸软无力、尿少或尿频、面色黧黑、头晕、耳聋、目眩;肾阴虚不能营养肝阴,致肝阴血亏虚,肝体阴而用阳,肝体不足,自然影响肝用,肝的疏泄功能必然不足,导

致气滞、血瘀、湿阻必然加重;肾阳虚不能化气利水,导致水湿不化、尿少。肝病及心,气滞、血瘀、湿阻加重心脏负荷,影响心之行血功能,致血不循常道而出血,加之肝阴血不足,阴血亏虚,心失所养,临床上出现心悸、心慌、心前区憋闷、疼痛、乏力,脉现结、代、促、涩、细、弱等脉象,血虚心无所主,加之湿蒙心窍,出现神昏;心肝阴血亏虚,阴虚阳亢,出现心烦、失眠、急躁、头痛、头晕、目干、目涩、耳鸣、耳聋等症状。肝病及肺,气滞、血瘀、湿阻,影响肺的宣发和肃降功能,则出现胸闷、气喘、咳嗽等症状;湿聚成痰,痰湿阻肺,则咳嗽、咳痰;晚期肝病及肾,肾虚不能纳气,亦出现胸闷、气喘。肺的宣发和肃降功能失调,卫外功能失职,兼其他脏器功能失调,机体免疫力下降,抵抗和驱除外邪的能力减弱,易招致六淫外邪而感染。

总之,本病为人体感染乙型肝炎病毒,乙型肝炎病毒侵袭肝脏,致肝疏泄功能失调,产生气滞、血瘀、湿阻等病理变化,三者互相影响胶结,缠绵难愈,致肝硬化。肝脏有病,波及或影响其他脏腑的正常生理功能,导致其他脏腑功能失调,其他脏腑功能失调反过来又影响肝脏,加重肝脏病情,终致五脏六腑功能均失调、紊乱,不可收拾,成破败局面,最终导致患者死亡。

(二)治疗

1. 病因治疗 《黄帝内经》所谓"治病必求于本,必伏其所主,而先其所因"。乙型肝炎肝硬化的病因为乙型肝炎病毒,故抗乙型肝炎病毒治疗成为治疗乙型肝炎肝硬化的根本治疗。在抗乙型肝炎病毒治疗中,党中勤教授不仅善用中药,亦善用西药,主张西医为中医所用,取长补短,中西医结合,常用恩替卡韦、替诺福韦、苦参素等抗乙型肝炎病毒治疗。除了西药抗乙型肝炎病毒治疗外,党中勤教授更是总结和制定了中药抗乙型肝炎病毒治疗的经验方,即解毒复肝方和参芪复肝方。

(1)解毒复肝方。组成:白花蛇舌草、蒲公英、麦芽、叶下珠、茯苓、石见穿、垂盆草各30 g,砂仁6 g,车前子20 g,绞股蓝、虎杖各25 g,猪苓、炒白术各18 g,醋郁金15 g。方中白花蛇舌草、蒲公英、叶下珠、石见穿、垂盆草、虎杖、绞股蓝等药物清热解毒,兼利湿、活血;郁金行气解郁、疏肝利胆、活血止痛;车前子清热利尿、渗湿止泻、明目、祛痰;炒白术、茯苓健脾利湿,猪苓利水渗湿,麦芽行气消食、健脾开胃,砂仁辛温、化湿开胃,既防肝病传脾之变,又防清热解毒之药苦寒伤脾害胃。诸药合用,共奏清热解毒、疏肝利胆、行气活血、健脾利湿之功效,应用清热解毒之药物抗病毒治疗疾病之本,又疏肝利胆、行气活血、健脾利湿祛病之标。

(2)参芪复肝方。组成:叶下珠、茯苓、麦芽、白花蛇舌草各30 g,红景天、郁金各15 g,香橼10 g,黄芪45 g,党参、猪苓、白术各18 g,垂盆草、绞股蓝、丹参各25 g。方中叶下珠、垂盆草、绞股蓝、白花蛇舌草等药物清热解毒利湿;红景天、绞股蓝、黄芪、党参、白术益气,红景天尚有活血通脉功效;茯苓健脾利湿;猪苓渗水利湿;麦芽行气消食,健脾开胃;香橼疏肝解郁、理气宽中、燥湿化痰;郁金行气解郁、疏肝利胆、活血止痛;丹参活血祛瘀、通经止痛、清心除烦、凉血消痈。诸药合用,共奏益气、清热解毒、健脾利湿、疏肝利胆、行气活血之功效。本方应用黄芪、党参、红景天、绞股蓝、白术等药物既益气补虚、扶正固本，又助机体祛邪抗毒。

解毒复肝方与参芪复肝方二者的区别在于，后者增加了黄芪、党参、红景天等益气药物，清热解毒、疏肝利胆、行气活血、健脾利湿等药物及治法基本相同。解毒复肝方适用于湿毒偏盛的患者，参芪复肝方适用于气虚明显的患者。

2. 保肝治疗 对于肝功能异常者，病情较轻者，给予口服肝苏片、五酯软胶囊、当飞利肝宁胶囊等保肝药物。病情较重者，建议患者住院综合治疗，一般给予静脉滴注还原型谷胱甘肽针、复方甘草酸苷针或异甘草酸镁针等保肝药物。

3. 抗肝纤维化治疗 临证时党中勤教授除了根据患者病情选用中成药鳖甲煎丸、大黄䗪虫丸、河南省中医院院内制剂参甲荣肝丸等药物口服外，还自创消癥方。消癥方处方：桃仁、莪术各10 g，石见穿、麦芽、仙鹤草、茯苓、牡蛎各30 g，黄芪45 g，炒白术、猪苓各18 g，郁金15 g，醋龟甲20 g，绞股蓝、醋鳖甲各25 g。方中龟甲、鳖甲、牡蛎软坚散结，桃仁、莪术、石见穿、郁金活血化瘀，郁金兼行气解郁、疏肝利胆、活血止痛，黄芪、炒白术、绞股蓝、仙鹤草益气补虚，仙鹤草兼止血，炒白术、茯苓健脾利湿，麦芽行气消食、健脾开胃，猪苓利水渗湿。诸药合用，共奏软坚散结、活血化瘀、疏肝利胆、行气消食、益气止血、健脾利湿功效。全方以软坚散结、活血化瘀为主，兼疏肝利胆、行气、健脾利湿、止血。

4. 并发症治疗

（1）腹水：党中勤教授自创消鼓方治疗肝硬化失代偿期并发腹水，临床效果显著。消鼓方处方：黄芪45 g，茯苓60 g，白术、车前子、大腹皮、冬瓜皮各30 g，葶苈子、猪苓、泽兰各25 g，泽泻15 g，益母草18 g，桂枝、椒目各10 g，玉米须30 g。方中茯苓、白术、猪苓、桂枝、泽泻合而为五苓散，化气行水，利小便；黄芪、白术补气健脾利水；益母草、泽兰活血利水；葶苈子泻肺平喘、行水消肿；大腹皮行气宽中利水；车前子清热利尿；玉米须、冬瓜皮利水消肿；猪苓利水渗湿。共奏利水消肿、行气、活血之功效。

（2）黄疸：党中勤教授自创茵虎退黄方治疗肝硬化并发黄疸，临床疗效亦佳。加减茵虎退黄方处方：桂枝9 g，车前子、麦芽、玉米须、赤芍、茯苓各30 g，茵陈60 g，猪苓、炒白术各18 g，醋郁金15 g，栀子12 g，积雪草、绞股蓝、虎杖25 g。方中茵陈、积雪草、玉米须、郁金、栀子、虎杖清热利湿退黄，郁金兼疏肝利胆、行气解郁、活血止痛，积雪草、虎杖兼活血，赤芍活血化瘀；桂枝、茯苓、猪苓、炒白术仿五苓散之意化气利水，使湿从小便去，《金匮要略》"诸病黄家，但利其小便"，炒白术、茯苓健脾利湿，车前子清热利湿；麦芽行气消食，健脾开胃。全方共奏清热利湿退黄、疏肝利胆、行气活血、健脾利湿之功效。

（3）辨症加减：党中勤教授在临床上治疗乙型肝炎肝硬化时常灵活妙用解毒复肝方、参芪复肝方、消癥方、消鼓方及茵虎退黄方，根据病情主次轻重，或一方独用，或两方、三方合用，或在上述方子的基础上进行辨证加减，随证化裁，出神入化。

1）肝病及脾胃，致脾失运化，临床上出现纳差、恶心、呕吐、厌油腻、腹胀、乏力、消瘦、贫血、泄泻、便秘者，加陈皮、紫苏梗、竹茹等药物以和胃止呕、行气消胀、益气健脾、消食助运；泄泻者，加炒山药、炒薏苡仁、炒白扁豆、炒芡实等药物以止泻；便秘者，加桃仁、郁李仁、火麻仁等药物润肠通便。

2)肝病及肾,致肝肾阴虚或肾阳虚衰,临床上出现女子闭经、男子阳痿、遗精滑泄、腰酸、腰痛、腰膝酸软无力、尿少或尿频、面色黧黑、头晕、耳聋、目眩者,加女贞子、枸杞子、巴戟天等药物滋补肝肾、温肾涩精。

3)肝病及心,致心血瘀阻、心血亏虚、心不主神,临床上出现心悸、心慌、心前区憋闷、疼痛、乏力、神昏、心烦、失眠、急躁、头痛、头晕、目干、目涩、耳鸣、耳聋者,加丹参、远志、石菖蒲、郁金等药物以活血化瘀、养血安神、化浊开窍。

4)肝病及肺,致肺的宣发和肃降功能失常,肺气上逆、卫外不固,出现胸闷、气喘、咳嗽、咳痰、六淫外感者,加紫菀、款冬花、百部、杏仁等药物以降气平喘、化痰止咳。肝不藏血、脾不统血、心脉瘀阻、心不主血致血不循常道而溢出脉外,出现衄血、吐血、尿血、便血者,加仙鹤草、三七、茜草、旱莲草等药物以止血。皮肤瘙痒者,加地肤子、桑白皮、凌霄花、徐长卿等药物祛风止痒。

总之,党中勤教授治疗乙型肝炎肝硬化,中西医结合,抗乙型肝炎病毒以治其本,针对其肝郁气滞、血瘀、湿阻之病机演变,予以疏肝利胆、行气解郁、活血化瘀、软坚散结、健脾利湿以恰病机,抗病毒、疏肝、利胆、行气、活血、利湿贯穿整个治疗乙型肝炎肝硬化的始终,成为治疗乙型肝炎肝硬化的一条基线或主线或者说是宗旨。纵然乙型肝炎肝硬化病情错综复杂,但万变不离其宗,只要抓住疾病的本质及其发展变化规律,一切问题都可迎刃而解。党中勤教授以此治疗乙型肝炎肝硬化逆转的患者不胜枚举。当然,如果疾病已发展到终末期,控制病情实属不易,所以早诊断,早治疗,定期复查,对于患者的疾病治疗和预后起着至关重要的作用。

(姚自凤)

十四、党中勤教授从脾论治肝硬化腹水的临床经验

肝硬化腹水是肝病终末期的主要临床表现,是肝硬化失代偿期最常见的并发症之一。代偿期肝硬化患者 10 年内发生腹水的概率约为 50%,腹水患者 1 年存活率为 15%,44% 的患者在 5 年内死亡。肝硬化腹水按其临床症状和体征归属于中医学"臌胀"范畴,《灵枢·水胀》云:"腹胀,身皆大,大与肤胀等也,色苍黄,腹筋起",是中医学"风、痨、臌、膈"四大难证之一,说明本病为临床重证,病情缠绵难愈,治疗较为困难,预后不佳。

(一)从脾论治的理论基础

1. 中医对肝、脾二脏解剖学的认识 中医学中关于肝的解剖和形态的记载,最早见于 2000 年前的《黄帝内经》和《难经》。《黄帝内经》曰:"阙……在下者肝也。"《难经·四十一难》曰:"肝独有二叶。"《难经·四十二难》又说:"肝重四斤四两,左三叶,右四叶,凡七叶,主藏魂……胆在肝之短叶间。"滑伯仁在《十四经发挥》中指出:"肝为之截,其治在

左,其藏在右胁右肾之前,并胃若脊之第九椎。"这是对"肝生于左"的最好解释,明确指出肝脏位于右胁下,并且与右肾相邻,可见,中医学在很早以前对肝的解剖位置已有初步认识。

中医学的藏象学说中的心、肝、肺、肾,与西医学解剖学中的同名器官相比,其在功能上和论述上都是相符的,唯独藏象学说中的脾与西医学的脾不尽相同,中医藏象学说认为,脾是整体的功能概念,主运化,主升清,在食物的消化和吸收中有举足轻重的作用,从部位来说,腹部的几乎所有器官,包括胃、小肠、大肠等都有部分涵盖在中医的"脾"中。而西医所说的脾脏位于左上腹,在胃的背面,质地软而脆,只是一个免疫器官,而现代解剖学上的脾,主消化吸收的器官乃是胃肠。从古典文献看,脾的解剖又是确实存在的,脾不仅有其具体的位置,还有重量、大小、色泽等记载,描述均与现代解剖学的结论相接近。

2. 中医肝脾二脏的生理病理关系 中医学上,肝脾的生理病理是相互依存、一荣俱荣。生理功能上,肝主疏泄、主藏血,脾主运化、主升清、主统血。所以肝脾的生理关系主要表现在肝主疏泄和脾主运化升清、肝主藏血和脾主统血方面。

(1)肝脾的生理关系

1)肝主疏泄和脾主运化升清,共同促进饮食的消化和精微物质的输送:肝为刚脏,体阴而用阳,木之特性即善条达,恶抑郁,主疏泄。《素问·宝命全形论》曰:"木得土而达。""达"是疏通的意思,肝木疏通脾土,即调肝以助消化,促进脾胃的脾升胃降功能,是脾胃运化水谷精微的重要条件,且肝主疏泄能促进胆汁排泄,胆汁进入肠道促进食物的消化和精微物质的吸收。脾胃是后天之本,是气血生化之源,《素问·经脉别论》曰:"饮入于胃,游溢精气,上输于脾,脾气散精,上归于肺,通调水道,下输膀胱,水精四布,五经并行。"食物进入胃以后,由胃进行磨化腐熟,初步消化食物,将其变成食糜,然后由脾进行消化、吸收,化生为精微物质。所以脾主运化、主升清的功能正常,才能将饮食所化之精微物质输送到全身各个脏腑,包括肝。

2)肝藏血和脾统血,共同维护血液的正常运行:肝藏血,脾统血,两者共同维护血液在人体内的正常运行和循环。清沈明宗在《金匮要略编注·下血》中说:"五脏六腑之血,全赖脾气统摄。"脾是后天之本,气血生化之源,主运化、主统血,统摄全身血液正常运行而不溢出脉外。《素问·经脉别论》曰:"食气入胃,散精于肝。"西医学证明,脾胃运化输送的精微物质,经肠胃外血络,汇入肝门静脉,其中一部分精微物质转化成肝糖原储存于肝内,与中医学脾胃"散精于肝"认识一致,所以脾的运化和统血功能正常,肝藏血才能充足,肝主疏泄的功能才能正常发挥。同样,肝藏血充足,肝血才能滋养肝气,从而促进肝脏疏泄,进而使全身的气血、津液运行通畅无阻。肝脾二脏相互作用,共同维护血液的正常运行。

(2)肝脾的病理

肝脾病理上相互影响,一损俱损。对于肝脾病理上的相互影响,《黄帝内经》是以五行学说的乘侮规律说明脏腑的病理传变。《素问·五行运大论》曰:"气有余,则制己所胜而侮所不胜。其不足,则己所不胜侮而乘之,己所胜轻而侮",既指出了五行相乘与相侮产生的原因,又说明了相乘与相侮之间的关系,其中,相乘是按五行相克次序的克制太过,相侮则是与相克次序相反方向的克制异常。五行学说中,肝属木,脾属土,肝木太旺克制脾土太过,即肝木乘脾土(肝病及脾);脾土太虚肝木乘之,即土虚木乘(脾病及肝)。

1)肝木乘脾土——肝病及脾:肝主疏泄,肝的疏泄功能正常则能促进脾胃的运化功能和升降功能,如果肝木太旺,则会相乘脾土,引起脾胃功能失常,导致脾胃发生疾病,产生胀满、疼痛及泄泻等症状。《素问·气交变大论》曰:"岁木太过,风气流行,脾土受邪,民病飧泄,食减,体重,烦冤,肠鸣腹支满,上应岁星。甚则忽忽善怒,眩冒巅疾。化气不政,生气独治,云物飞动,草木不宁,甚而摇落,反胁痛而吐甚,冲阳绝者,死不治。"描述了肝木太过,肝木相乘脾土,脾土被肝木相乘,则出现了飧泄、食减、腹满肠鸣等脾病。金元四大家之一的李杲,一生重视脾胃在人体中的重要作用,他在《脾胃论·脾胃盛衰论》说:"肝木旺,则挟火势,无所畏惧而妄行也,故脾胃先受之。"《类证治裁》云:"诸病多来自肝,以其犯中宫之土,刚性难驯。"所以临床上肝的疏泄异常影响到脾的运化升清,则会出现食少、呃逆、腹胀、腹痛、便溏、尿少等症状,这种肝病及脾的情况在肝硬化腹水中很常见。

2)土虚木乘——脾病及肝:脾胃是后天之本,气血生化之源,脾升胃降功能对人体气机的升降起着非常重要的作用,也对肝主疏泄功能起着重要的作用。如果脾土太虚,则脾升胃降功能失常,会影响肝的疏泄功能,肝失疏泄导致肝郁。《素问·气交变大论》曰:"岁土不及,风乃大行,化气不令,草木茂荣,飘扬而甚,秀而不实,上应岁星。民病飧泄,霍乱,体重,腹痛,筋骨摇复,肌肉瞤酸,善怒,藏气举事,蛰虫早伏,咸病寒中,应岁星镇星,其谷黅。复则收政严峻,名木苍凋,胸胁暴痛,下引少腹,善太息,虫食甘黄,气客于脾,黅谷乃减,民食少,失味……"

(二)从脾论治的认识和运用

1.肝木克脾土,实脾土为首 党中勤教授认为,肝病的治疗,必须谨记治未病的观念,注重未病先防和既病防变,注重脾胃的调理和养护,故肝病包括肝硬化腹水的治疗,实脾是治疗的重要治则。这一重要治则并非党中勤教授原创,而是来源于中医古籍,首见于《难经》《金匮要略》。《难经·第七十七难》曰:"经言上工治未病,中工治已病者,何谓也?然:'所谓治未病者,见肝之病,则知肝当传之与脾,故先实其脾气,无令得受肝之邪,故曰治未病焉。'中工治已病者,见肝之病,不晓相传,但一心治肝,故曰治已病也。"《金匮要略·脏腑经络先后病脉证》曰:"见肝之病,知肝传脾,当先实脾。"又云:"实脾则肝自愈,此治肝补脾之要妙也。"《丹溪心法·鼓胀》认为,本病病机是脾土受伤,不能运化,清浊相混,隧道壅塞,湿热相生而成。所以在肝硬化腹水的治疗中,党中勤教授非常注重实脾,而且着力于补益脾气,使脾运化水湿功能恢复正常,气机调畅,水湿得化。健脾中药的使用可使腹水快速消退,患者症状好转,阻止病情进一步发展,甚至达到临床治愈的目的。

2.从脾论治肝硬化腹水 党中勤教授认为,肝硬化腹水的形成,主要是由于肝病日久,肝病传脾或者脾虚肝乘,导致脾虚运化失职,水湿内停,疏泄不利,体内水邪泛滥,出现腹部胀满,甚至四肢及面部水肿等。正如《素问·至真要大论》说:"诸湿肿满,皆属于脾",指出湿、肿、满等都是由脾虚导致。该病为本虚标实之证,本为脾虚,标为水邪。所以党中勤教授在治疗中,始终注重培补中宫脾土,中宫得健,自能运化水湿,输布精气,使"水津四布,五经并行"。党中勤教授临床喜欢用黄芪健脾益气为君药,白术、茯苓健脾利水为臣药,以补脾之后天之本,脾胃健运,诸症可除。

在培补中宫脾土的同时,党中勤教授也非常消除注重水肿,临床治疗中加入四苓散以健脾渗湿、利水消肿,来治水湿内停、小便不利、水肿泄泻,并告诫学生切不可妄用攻下逐水药,有害无益。肝硬化腹水一般病程较长,迁延不愈,往往引起人体脏腑经络气血瘀滞,也就是"久病血瘀"。《临证指南医案》说:"大凡经主气,络主血,久病血瘀"。所以党中勤教授临床治疗肝硬化腹水时,常常加活血利水药物,以促进利水消肿效果,如加泽兰、益母草等活血利水药。

(三)党中勤教授从脾论治腹水用药经验方

党中勤教授在多年的临床中,总结出了临证用药经验方——黄芪泽苓汤,在临床应用中疗效肯定。方药组成:黄芪30 g,白术20 g,茯苓30 g,猪苓20 g,泽泻20 g,泽兰20 g,丹参20 g,益母草20 g,大腹皮30 g,车前子30 g,玉米须30 g。方中黄芪为君药,健脾益气;白术、茯苓共为臣药,健脾利水;猪苓、泽泻、丹参、大腹皮、车前子、泽兰、益母草共为佐药,以行气、活血、利水;玉米须淡渗利水,为佐使药。全方共奏健脾益气、保肝行气、活血利水之功。

现代药理研究表明,黄芪中的黄芪皂苷和黄芪多糖有显著的抗肝损害作用;白术具有良好的保肝、利尿作用;茯苓主要含茯苓多糖、茯苓酸、蛋白质、脂肪、卵磷脂、胆碱、组胺酸、麦角甾醇等。侯安继等研究发现,茯苓多糖成分可以有效消除急性与慢性炎症。徐旭等研究证明,茯苓多糖和三类化合物能够明显提高免疫力。猪苓主要含麦角甾醇、粗蛋白、可溶性糖分、多糖等,有较强利尿作用,还有一定的抗肿瘤、防治肝炎的作用;泽泻具有利尿、降血脂、抗脂肪肝、抗肥胖、抗炎等作用;泽兰有强心,利尿等作用;丹参煎液对多种细菌及结核分枝杆菌有抑制作用,还有增强免疫、降低血糖及抗肿瘤作用;益母草具有抗动脉粥样硬化、抗血小板聚集、抗血栓、抗心肌缺血、降血压、改善微循环、解痉、抗炎、利尿、抗菌等作用;大腹皮含槟榔碱及槟榔次碱等成分,有兴奋胃肠道、促进纤维蛋白溶解等作用;车前子有显著利尿作用,还对各种杆菌和葡萄球菌有抑制作用;玉米须有较强利尿作用,还能抑制蛋白质排泄,并且有增加血中凝血酶原和加速血液凝固作用。既往临床研究表明,黄芪泽苓汤具有保肝利尿、提高血浆白蛋白、降低门静脉压的作用,能够明显提高肝硬化腹水的临床疗效。

(四)结语

总之,党中勤教授认为,肝硬化腹水是由于肝病日久,肝病传脾或者脾虚肝乘导致的脾虚运化失职,水湿内停疏泄不利,体内水邪泛滥形成的,是本虚标实之证,本虚为脾,标实为水。党中勤教授继承前人的理论,结合自己的临床经验,从脾论治,以健脾益气、活血利水为大法,创制了黄芪泽苓汤,在临床应用中取得了非常满意的疗效,能够明显消除腹水、提高人血清白蛋白,具有可重复性,为临床肝硬化腹水的治疗提供了可靠有效的中医疗法。

(魏天贵)

十五、党中勤教授运用肝积康方治疗原发性肝癌的临床经验

原发性肝癌是目前我国第 4 位常见恶性肿瘤及第 2 位肿瘤致死病因类疾病,严重威胁我国人民的生命和健康。肝癌起病隐匿且发病迅速,临床症状为右胁部肿块呈进行性增大,表面高低不平,质地坚硬而拒按,疼痛时作,纳呆乏力,病情进展可见形体消瘦、黄疸、腹水等。临床上针对肝癌的治疗是多学科参与、多种治疗方法共存,除肝切除术、肝移植术、消融治疗、肝动脉化疗栓塞术、放射治疗等多种手段外,中医药在原发性肝癌的治疗上一直有独特的优势,在很大程度上能延缓病情的发展,减轻患者的临床症状、提高生活质量。

(一)病因病机

原发性肝癌属中医学"肝积""肝壅""肥气""痞气""积气""癥瘕""积聚""臌胀""胁痛""黄疸"等范畴。在临床实践中,不同医家对肝癌的病因病机有着自己不同的认识。临床上大多认为肝癌是体内虚、毒、瘀的集中体现,以正虚为本,邪实为标。正如《诸病源候论》中所述:"积聚者,由阴阳不和,脏腑虚弱,受于风邪,搏于脏腑之气所为也。"先天脏腑气血亏虚,或久病正虚,或饮食失调,损伤脾胃,或情志久郁,或六淫邪毒乘虚入侵,客邪久留,脏腑气血阴阳失调,产生气滞、痰湿、血瘀、热毒等病邪,终致血行瘀滞,结而成块导致本病。同时毒、瘀等病理产物又形成致病因素,相互作用,互为因果,导致人体正气进一步虚弱,加重病势。有学者认为脾胃运化功能失常是原发性肝癌重要的病理环节。《金匮要略》中也述:"见肝之病,知肝传脾,故先实脾。"党中勤教授认为,肝癌的病因分为内因和外因,内因主要是思虑劳倦过度而伤脾,或年老脾气亏虚,脾脏失于健运,或情志抑郁,使肝气失于疏泄,不能调达;外因主是湿热、疫毒之邪侵犯肝胆,湿热、疫毒、痰浊、瘀血等病理产物蓄积于肝胆久而化生癌毒,进一步伤肝;PLC 基本病机为本虚标实、正虚邪实,本虚为正气不足,邪实则为痰湿瘀毒胶结于肝。

(二)遣方用药特色

党中勤教授根据 PLC 基本病因病机,在临床上以扶正祛邪为治则,以健脾益肾、化瘀消癥、解毒散结为治法,自拟肝积康方治疗 PLC。肝积康方由黄芪、猪苓、茯苓、炒白术、白花蛇舌草、预知子、蜂房、莪术、淫羊藿、菝葜、藤梨根、薏苡仁等药组成。黄芪、炒白术

健脾气以促运化,为君药;薏苡仁、猪苓、茯苓利湿健脾,合用既健脾益气又祛湿防止困脾,淫羊藿补肾壮阳,祛风除湿,既可温补肾元以扶正气,又可温化湿邪,以防痰邪聚积形成有形之邪加重病情,以上四药健脾益肾、补益正气,为臣药;白花蛇舌草、藤梨根、蜂房能够攻解癌毒之势,使癌毒得以清除,预知子、莪术、菝葜,活血消癥、行气止痛,使有形之癥瘕得以消散,直达病所,防治病理产物进一步聚积,六者共为佐药;薏苡仁药食同源,健脾渗湿,兼有使药之意。全方共奏健脾益肾、化瘀消癥、解毒散结之功。临证时常根据病情的变化进行加减,伴有肝硬化门静脉高压者可加醋鳖甲、龟甲、桃仁;腹水明显者,可加茯苓、泽泻、车前子;纳呆乏力甚者,可加党参、炒谷芽、焦神曲;胁腹胀满不适者可加醋延胡索、大腹皮、沉香。党中勤教授在临床上治疗原发性肝癌以肝积康方为基础方灵活化裁,对于防止肿瘤复发、延长患者总生存期及无进展生存期常能取得较好的治疗效果。

(李梦阁)

十六、党中勤教授治疗肝性血卟啉病的临床经验

血卟啉病临床上分为红细胞生成性血卟啉病和肝性血卟啉病,其中肝性血卟啉病是由于肝内卟啉代谢紊乱所致,肝内产生过量及不正常卟啉(主要为卟啉前体),常有肝功能损害,以腹痛、皮损、神经障碍三大症状为主。根据不同临床表现可分为急性间歇型、迟发性皮肤型、混合型、遗传性卟啉型,其中以急性间歇型肝性血卟啉病最为常见。

(一)病例资料

吕某,女,46岁,患者于2014年7月16日出现身、目黄染,于当地医院就诊,查肝功TBil 164.91 μmol/L,ALT 185 U/L,AST 324 U/L;CT示肝脾大,门静脉高压。经治疗病情无好转。后就诊于北京某医院,肝穿刺结果示:条索状肝组织,肝小叶结构尚清,肝细胞广泛细胞肿胀变性,显著淤胆及部分脂肪变性,可见点灶状坏死,肝窦扩张,汇管区纤维组织增生及散在淋巴细胞浸润。免疫组化示:CD20(散在+),CD3(散在+),CD68(散在+)。彩超示:肝大,门静脉内径增宽,脾大,盆腔积液,腹水,肝门低回声。诊断:血卟啉病,肝硬化活动性失代偿期,门静脉高压。给予西药护肝、退黄及糖皮质激素治疗,黄疸进一步加深,腹水加重。2014年9月29日入住我院治疗,症见:身、目重度黄染,腹大胀满,食欲缺乏,恶心,口干而苦,极度乏力,小便量少、色如浓茶,大便色黑,舌质紫暗,苔黄腻,脉弦滑。复查肝功能:TBil 485.0 μmol/L,DBil 302 μmol/L,ALT 161 U/L,AST 300 U/L,ALB 29.4 g/L,ALP 223 U/L,γ-谷氨酰转移酶(GGT)365 U/L,TBA 101.8 μmol/L,ADA 19.0 U/L。肝炎病毒血清学标记物:均阴性。凝血四项:PT 14.6 s,PTA 72.2%,TT 23.4 s。血常规:WBC $2.84×10^9$/L,RBC $2.72×10^{12}$/L,Hb 68.2 g/L,PLT $21.40×10^9$/L。粪便潜血:阳性。彩超:提示肝硬化、脾大、大量腹水。

（二）诊治经过

1. 辨证论治　本血卟啉病患者主要表现为身、目、小便黄染,伴有腹痛,党中勤教授根据患者的症、舌、脉表现,结合辅助检查,认为中医诊断为黄疸(肝脾血瘀,湿毒内蕴)、积聚、臌胀,西医诊断为肝性血卟啉病、肝硬化活动性失代偿期、腹水、门静脉高压、脾大、脾功能亢进、上消化道出血。党中勤教授认为本病的总病机在于湿阻中焦、气机升降运化功能失常,而致经脉不通、血液凝滞、胆汁外溢,认为湿阻血瘀为本病最根本的病因。各医家对此均有论述,正如《金匮要略》所言“黄家所得,从湿得之”“脾色必黄,瘀热以行”。古人认为此病始得于湿,湿从火化,使气不得行、血不得化,瘀热互结,致周身黄染及腹痛等症状。党中勤教授认为患者的病因与湿、瘀等因素致腠闭窍阻最为密切。进而验证《伤寒论》所云“此为瘀热在里,身必发黄”之述。因此,党中勤教授考虑本病治疗以祛邪为第一要务。如《灵枢·百病始生》所言:“湿气不行,凝血蓄里而不散”,祛湿以通利小便为重要治法,佐以活血化瘀。小便通利,不仅能排泄湿邪,也使血瘀之邪驱之有路,后世温病学家有“渗湿于热下,不与热相搏,势必孤矣”之说。湿热之邪致病缠绵不愈,且病情复杂多变,如若先驱之湿邪,败其一方,热邪无依附之势,必使此邪削弱。综上所述,党中勤教授根据多年临证经验结合本病的特性,治疗以利湿退黄、活血祛瘀为主、佐以健脾理气的原则,中药以茵虎汤为主加减:茵陈 30 g,虎杖 25 g,茯苓 25 g,猪苓 15 g,车前子 30 g$^{(包煎)}$,制附片 6 g,生薏苡仁 30 g,白茅根 30 g,红景天 15 g,鸡内金 15 g,炒莱菔子 18 g,焦三仙各 15 g。采用机器煎药,每次 150 mL,每日 2 次;同时配合中药退黄灌肠液保留灌肠及西医护肝、止血等措施,患者病情逐渐稳定;2014 年 12 月 8 日复查肝功能回示:TBil 152.7 μmol/L,DBil 88.9 μmol/L,ALT 37 U/L,AST 111 U/L,病情好转出院。后继续给予健脾化湿、软坚散结中药维持治疗。2015 年 4 月 15 日复查肝功能:TBil 49.5 μmol/L,DBil 26.7 μmol/L,ALT 34 U/L,AST 59 U/L,ALB 33.6 g/L,ALP 163 U/L,GGT 232 U/L。凝血四项:PT 11.80 s,PTA 96.50,INR 1.05,APTT 34.70 s。彩超检查:提示肝硬化、脾大、未见腹水。

2. 中医特色治疗　中药灌肠治疗是中医的特色之处,也是中医的见效之长。本病例选用中药保留灌肠,内外结合,双管齐下。中药灌肠后,可起到通下浊瘀、排除毒素、减少胆红素肠肝循环吸收的作用。中药保留灌肠的药物组成:大黄、栀子、茵陈、赤芍等。方法:水煎,取药液 200 mL 保留灌肠,每日 1～2 次。此方法是中医治疗黄疸及重型肝炎的重要方法之一,通过中药灌肠的“内引流作用”促使体内毒素由肠道排出体外,药物可经肠黏膜吸收,不经胃酸及消化酶破坏,直达肝而发挥治疗作用;此外灌肠中药的高渗状可发挥“透析样作用”,排除毒素、减少腹水,临床疗效显著。

（三）讨论

肝性血卟啉病临床较少见,在发作间歇期,尿卟胆原(PBG)试验仍呈持续阳性,并可出现蛋白尿,肝功能常受损,表现为白蛋白降低、转氨酶升高及黄疸,极易误诊为肝炎肝硬化,因此,临床应明确诊断及鉴别诊断。根据本病的临床表现,可归属中医"黄疸""肝著""积聚""腹痛"等范畴。中医认为本病是由于湿浊内蕴中焦,阻遏气机,肝失疏泄,致胆汁外溢,既可郁而化热,水热蕴结,久则气血凝滞而致腹痛,腠闭窍阻,而致瘀结水湿更甚。党中勤教授根据其以湿阻为主、血瘀为辅,邪实为主、兼有正虚的病因,遵从《金匮略浅注补正》云:"瘀热以行,一个瘀字,便见黄皆发于血分",清热利湿、活血化瘀是治疗本病的关键,使湿得以化、黄得以退、瘀得以行、痛得以止,共奏症状渐缓,疾病渐愈的效果。结合关幼波老师提出"治黄必治血,血行黄易却"的独特见解,党中勤教授认为治则以利湿退黄、活血祛瘀为主、佐以健脾理气为法。方药根据君臣佐使的配伍规律及组方原则,以"急则治其标"为则。本方以茵陈为君药,其性辛、苦微寒,归肝胆脾胃经,有清热利湿、退黄之功;虎杖为臣药,有清热解毒,利湿退黄的作用,二者共达利湿退黄之效。茯苓、猪苓两药相须为用有利尿的作用,车前子利湿通淋,大腹皮行气宽中,使气行湿自退、黄易却,白茅根凉血利尿;生薏苡仁、生白术、石菖蒲有醒脾健脾祛湿之意,中焦脾胃得以健运,水湿输布,有助利湿退黄,同时用郁金、绞股蓝、红景天以益气、活血祛瘀,利湿通络,使瘀趋之有路;以上共为佐药。使药用桂枝、附子以温阳气而健脾运,脾健以运化水湿,使湿祛血行;鸡内金、炒莱菔子、焦三仙有助运健脾之功效。纵观全方,党中勤教授虽以祛邪为要,又不失健运中焦脾胃为大法,补以脾阳,行之脾气,使脾得以阳、气之助运,阳气以行,气机条达,湿、瘀驱之有路,使症状随之消除。但其致病因素和复杂病理变化,决定了其治疗不可能一驱了之。临床治疗要辨病与辨证相结合,内治外治结合等中医多途径给药,以指导治疗,屡试屡效。

（谢　莉）

十七、党中勤教授治疗急性胆囊炎经验

急性胆囊炎是指由于胆囊管梗阻、化学性刺激和(或)细菌感染等引起的胆囊急性炎症性病变,临床可见右上腹疼痛、发热、恶心、呕吐,可兼见黄疸、墨菲征阳性等症状和体征。根据本病的临床表现,可归属中医学"胁痛""胆胀"等疾病范畴。

(一)病因病机

随着社会的发展、饮食结构的变化及医学检查技术的日益先进,急性胆囊炎越来越被人们所关注。根据其临床表现,本病可归属中医学"胆胀"范畴。中医学历代文献中的相关描述可以开阔读者对本病病因病机的认识。该病名始见于《灵枢·胀论》,该书有"胆胀者,胁下胀痛口中苦,善太息"的记载。《灵枢·经脉》曰:"胆足少阳之脉,是动则病口苦,善太息,心胁痛,不能转侧。"指出胆腑有病,口苦、太息,胸胁胀痛。《伤寒论》中虽无胆胀之名,但其所论述的一些症状,如《辨太阳病脉证并治》中的"呕不止,心下急,郁郁微烦者",《辨少阳病脉证并治》中的"本太阳病,不解,转入少阳者,胁下硬满,干呕不能食,往来寒热"等均与本病类似。《医醇剩义·胀》曰:"胆气血皆少,为清净之府,寒气

干之,故胁痛口苦;气郁不舒,故善太息也。当轻扬和之,后辛汤主之。"以上文献简要说明了本病的症候群。症见上中腹或右上腹剧烈绞痛、发热、恶心、口苦、黄疸以及胃肠道症状。党中勤教授认为胆胀,胆是言体,胀是言病,胆囊胀大之义,病位虽然在胆,但是与肝脾胃功能的失调亦密切相关。胆腑内藏精汁,若胆道通降功能正常,在肝胆疏泄作用下,胆液经胆道排入肠中,助脾胃腐熟消化水谷。若因饮食偏嗜,忧思暴怒,外感湿热,胆石等原因导致胆腑气机郁滞,或郁而化火,胆液失于通降即可发生胆胀。其基本病因病机为肝胆气机紊乱和整体功能失调是发病的内因,而饮食失节、情志刺激等因素是本病的外因。本病发病后,病机发展变化多端,常是气郁、湿热和实结3个病理环节互相兼夹,互相转化,并多反复发作,迁延缠绵。

(二)治疗原则

1. 以疏肝利胆、和降通腑为关键 胆胀是胆腑气郁,胆气不舒,胆失通降。胆居六腑之首,六腑以通为用,以降为顺。胆汁来源于肝,由肝之余气所化生,胆汁生成后进入胆腑,由胆腑浓缩并储藏,在肝气疏泄作用下注入肠中,以促进饮食水谷的消化和吸收。若肝胆职能失司,肝胆气机郁滞,胆汁分泌与排泄受阻,影响脾胃的受纳腐熟和运化,而出现厌食、腹胀、腹泻等症状。若湿热蕴结肝胆,以致肝失疏泄,胆汁外溢,浸渍肌肤,则发为黄疸。若长期肝气郁结,进而化湿蕴热,湿热交阻,致使胆液煎熬凝结成石。肝胆疏泄职能失司是本病的基本病机,相对于肝气升发,胆气以下降为顺。故对本病的治疗上,党中勤教授认为疏肝利胆、和降通腑是关键,药用柴胡、青皮、枳壳、郁金、木香、香附、香橼等。柴胡疏肝解郁,升发厥阴肝木之气,使肝气得舒,用此最宜;青皮疏肝破气,消食化滞;枳壳破气消积,且作用缓和,长于行气开胸,宽中除胀;郁金行气解郁,且又利胆退黄;木香气香醒脾,味辛能行,味苦主泄,走三焦和胆经,故既能疏肝利胆又能行气健脾;香附入肝经气分,芳香能行,善散肝气之郁结,味苦疏泄以平肝气之横逆,是疏肝解郁,行气止痛之要药;《本草从新》云:"香橼,平肝舒郁,理肺气,通经利水"。诸药临证加减运用,肝胆得疏利,腑气得和降。

2. 佐以理脾和胃 胆以疏通为顺,然肝胆相为表里,因此胆病,往往肝即相随,而且时有脾胃受抑之候,也就是"见肝之病,知肝传脾",所以然者,肝为阴木,胆为阳木,脾胃属土,木能克土也。木旺乘土则影响脾胃的运化功能而出现胸胁苦满、脘腹胀满、烧心、泛酸、纳呆嗳气、泄泻等临床症状,故治胆多以疏肝为达,理脾为和也,加入理脾和胃之品,使中州得安。常用药物有陈皮、木香、炒鸡内金、焦建曲、炒山楂、炒莱菔子、焦麦芽、炒山药、炒薏苡仁、炒白扁豆等。

(三)随证灵活加减

党中勤教授多年临床观察发现,虽然急性胆囊炎的基本病机是肝胆疏泄职能失司,但临床所见常是气郁、湿热和实结3个病理环节互相兼夹和转化,故当随证加减,不可拘泥。若气郁为主,则重用柴胡、青皮、郁金、枳壳、香附、木香、延胡索等疏肝解郁理气止痛之品;若气郁日久,化湿生热,蕴结肝胆,临床表现以湿热为主,临证中加入黄芩、茵陈、金钱草、陈皮、姜半夏等清热利湿之药;若长期气郁,进而化湿蕴热,湿热交阻,致使胆液煎熬凝结成石,表现以石结为主者,党中勤教授在遣方用药中加入溶石、排石的中药,溶石与排石并驾齐驱,溶石可使结石溶解分裂成较小的结石,以利于结石的排出。党中勤教授发现有溶石排石作用的药物有金钱草、海金沙、鸡内金、虎杖、半边莲、莪术、石韦、玉米须等。

(四)畅情志,调饮食

急性胆囊炎往往与个人情绪、饮食习惯密切相关,往往反复发作,在一定程度上给患者精神心理造成压力,患者郁郁寡欢,肝气不舒,不利于疾病痊愈。党中勤教授非常重视对患者进行健康教育,让患者正确认识自身疾病;对患者进行心理上的疏导,使其既重视本病的治疗,又树立战胜疾病的信心。嘱患者调整饮食生活习惯,以清淡易消化食物为佳;忌高脂油腻、辛辣刺激饮食,三餐规律,特别重视要进食早餐;避免熬夜,按时休息,养成良好的饮食、休息习惯;适当锻炼身体,增强体质,提高机体免疫力,是谓"正气存内,邪不可干"。

(袁帅强)

十八、党中勤教授采用中药内服联合外治法治疗慢性胆囊炎的临床经验

慢性胆囊炎可由结石阻塞、细菌感染、胆汁淤积等多种原因引起,以反复发作右上腹痛为主要表现,可伴有腹胀、食欲缺乏、厌油腻等消化不良症状。流行病学调查及循证医学研究表明,慢性胆囊炎发病率近年来有上升趋势。目前西医对本病尚缺乏特异性治疗方法,中医药治疗有较大优势。

(一)中医学病因病机

根据慢性胆囊炎临床表现,可归属中医"胆胀""胁痛"等疾病范畴。《胆囊炎中医诊疗专家共识意见(2017)》指出本病病位在胆,与肝、脾胃诸脏功能失调密切相关。基本病机包括虚实两端。实者多因邪实阻滞胆腑,不通则痛;虚者多因精血亏耗,肝络失养,不荣则痛,亦有两者相兼为病。各个医家亦有独到见解。成冬生认为肝郁日久化火,酒食蒸蕴,伤及中焦,则肝失疏泄,气机不利,胆腑郁热,脉络瘀滞而发为本病。江一平等认为该病以"热""瘀""湿"相互交结为主要病机。党中勤教授通过多年临床实践认为,该病主要以肝胆疏泄失常,气机紊乱,脏腑功能失调为基本病机,并多影响脾胃及肠道的正常生理功能,并且在该病发生后,常为气滞、湿热、血瘀、实结等相兼为病,反复发作,病情缠绵难愈,日久可形成肝郁脾虚、肝阴不足之证。

（二）基于病—证—症理论，确定基本治则

临床上，在明确本病诊断后，党中勤教授在病—证—症理论指导下，采用辨病与辨证相结合、辨证施治与随症加减用药相结合，并确定以下基本治则。

1. 疏肝利胆，和降通腑　该病病位在胆，但与肝甚为密切。肝主疏通泄，畅达气机，胆为"中精之府"，内储胆汁，而胆汁乃肝之余气所生，胆汁的正常排泄依赖于肝疏泄功能正常，因此，两者在生理上联系密切，在病理上相互影响。因此，党中勤教授认为，肝胆疏泄失司为该病基本病机，在治疗上，应以疏肝利胆、和降通腑为主。临床上常用金钱草、郁金、青皮、香附、柴胡、枳壳、茵陈、栀子、虎杖等。现代药理研究发现，利胆中药是通过增加肝胆汁流量、降低奥狄括约肌肌张力及促进胆汁分泌来实现的，且每个利胆中药侧重点不同，如茵陈以增加胆汁流量为主，柴胡降低奥狄括约肌肌张力最佳。利胆中药在促进胆分泌同时，还能加速胆红素、胆酸、固体物等的排出，通过诱导转氨酶系统促进胆红素摄取、结合、排泄。利胆中药中还含有许多抗菌成分，对胆道感染有疗效，如大黄中的芦荟大黄素、大黄酸等蒽醌类衍生物具有较好广谱抗菌作用。而金银花中的绿原酸及异绿原酸具有较好的抗菌效果。

2. 整体论治，兼调脾胃　脾胃为后天之本，又为气机升降的枢纽。临床上，肝胆之病最易影响脾胃功能，即所谓的"见肝之病，知肝传脾"。故党中勤教授认为，治疗肝胆之病，当先实脾，若中焦健运，气机通畅，则百病难生，即便有病也易于康复。同时现代药理研究表明，健脾药可提高胆囊收缩能力，促进胆汁排泄。临床上常用健脾药为党参、白术、黄芪、茯苓、山药、炒白扁豆、薏苡仁等。

3. 久病失治，辅以活血　党中勤教授认为，气与血如影随形，气行则血行，气滞则血瘀，久病入络。本病病程较长，病久多可由气及血，治疗时应适当加入化瘀通络之品，则疗效更佳。临床上常用化瘀药为延胡索、莪术、桃仁、赤芍、当归等。

（三）以法统方，方病相合

1. 专病专方　党中勤教授根据慢性胆囊炎的病因病机及临床特点，参考众多名医经验，并结合自己多年的临床体会，研制出治疗慢性胆囊炎的经验效方——利胆和胃方（药物组成：广金钱草 60 g，青皮 15 g，枳壳 15 g，木香 12 g，延胡索 15 g，郁金 15 g，鸡内金 18 g，酒大黄 6 g，玉米须 30 g）。方中广金钱草清利肝胆湿热，排石退黄；青皮归肝胆胃经，味辛苦性温，具疏肝破气、消积化滞之效，二者共为君药。枳壳破气宽中除胀、化痰除积；木香行气止痛、健脾消食；醋延胡索行气、活血、止痛；郁金行气解郁、利胆退黄、破血消瘀，四者共为臣药。鸡内金健胃消食，酒大黄通腑降浊，二者共为佐药。玉米须清利肝胆湿热，引药入胆，为佐使药。全方共奏疏肝利胆、通腑止痛、健胃消食之效。

2. 辨证施治　临床上根据慢性胆囊炎的具体临床表现，若辨证属于肝郁气滞证者，加柴胡、香附；肝郁脾虚证者，加茯苓、白术；肝胆湿热证者，加溪黄草、龙胆草；瘀血阻络证者，加莪术、姜黄；肝阴不足证者，加白芍、当归。

3.随症加减 在辨证与辨病治疗的基础上,还需针对患者的主要症状进行灵活加减用药,如胁痛较甚者,加徐长卿、鸡矢藤;痛引后背者,加姜黄、路路通;脘腹胀满者,加厚朴、炒莱菔子、大腹皮;食欲减退,加焦三仙、炒谷芽;大便溏泻者,加炒薏仁、车前子、泽泻;恶心呕吐者,加姜半夏、姜竹茹、紫苏梗;口苦明显者,加黄芩、栀子;大便干结者,加火麻仁、芒硝、决明子。

(四)内外并治,提高疗效

现代多数学者认为,中医外治疗法是治疗慢性胆囊炎的有效方法,具有简、便、廉、验等优点。临床上最常用外治疗法为穴位贴敷、耳针、针灸。

1.穴位贴敷 清代名医徐灵胎有云:"用膏贴之,闭塞其气,使药性从毛孔而入其腠理,通经贯络,或提而出之,或攻而散之,较之服药尤有力,此至妙之法也。"临床上党中勤教授选利胆消炎膏贴穴治疗该病,疗效显著。药物组成:金钱草、大黄各60 g,青皮、枳实、木香各40 g,郁金30 g,食醋适量;上药研粉,加醋调成膏,装瓶备用,一次取20 g贴于日月、期门、阳陵泉等穴,以疏肝利胆、通腑止痛。

2.耳针 党中勤教授根据全息生物医学理论,临床上多取胆囊、十二指肠、肝治疗该病,疗效确切。西医学研究表明,十二指肠能够促进胆汁分泌、胆囊收缩及奥狄括约肌舒张功能。

3.针灸 针灸具有疏通经络、调和阴阳、扶正祛邪功效,适用于多种疾病。临床上,党中勤教授治疗该病多取胆囊穴、阳陵泉、日月、胆俞、肩井。其中胆囊穴为治疗胆腑疾病经验穴;阳陵泉为胆之下合穴,可利胆止痛;胆俞为胆之背俞穴;日月为胆之募穴,俞募配合;共奏疏肝利胆之功。临床研究发现肩井对胆囊收缩具有双向调节作用,明显改善胆绞痛及后背牵涉痛。临床上可以辨证配穴:瘀血阻络者加膈俞;肝胆湿热者加行间、内庭、阴陵泉;肝阴不足者加肝俞、肾俞;肝胆气滞者加太冲、丘墟。

(五)防治结合,注重调摄

党中勤教授认为,当今医学模式是生物-心理-社会医学模式,人类的心理和行为是影响健康的重要因素,对疾病的发生、发展、转归起着举足轻重的作用。对于慢性胆囊炎患者,党中勤教授提倡"治未病"理念,临证时重视调节患者的心理状态和改变其行为方式,叮嘱患者平素应饮食有节,起居有常,适度运动,畅情志、避风寒;忌食生冷、辛辣、肥腻食物,戒烟酒。这样即可以做到未病先防,既病防变,瘥后防复。

(六)结语

慢性胆囊炎是临床常见疾病,病久不愈可合并胆囊结石,西医多采用手术治疗,但多数患者可出现胆囊术后综合征,严重影响患者生活质量。流行病学显示:我国慢性胆囊炎发病率近年来有上升趋势。该病在中医学中属于"胆胀"范畴,根据临床表现不同,亦可归属为"黄疸""胁痛"等疾病。党中勤教授在病—证—症理论指导下,研制出专病专

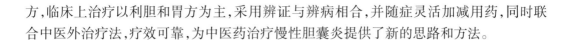

方,临床上治疗以利胆和胃方为主,采用辨证与辨病相合,并随症灵活加减用药,同时联合中医外治疗法,疗效可靠,为中医药治疗慢性胆囊炎提供了新的思路和方法。

(潘会珍)

十九、党中勤教授从肝辨治胆石症的临床经验

胆石症是指胆道系统,包括胆囊和胆管内发生结石的疾病,是临床常见病和多发病。随着社会发展,人口老龄化、生活方式和饮食结构的改变,胆石症的发病率呈逐年上升趋势。我国有8%～11%的人患有胆石症,且随着年龄增长,胆石症的发病率也逐渐升高。目前,西医学对胆石症的治疗仍然缺乏理想的药物和更安全有效的方法。

(一)中医对胆石症的认识

胆石症的主要临床表现是右上腹或剑突下持续性隐痛、胀痛或阵发性绞痛,向右肩背放射,可伴见恶心、呕吐、嗳气、反酸、腹胀、食欲减退等消化不良症状,进油腻食物时加重,急性期可见寒战、高热、黄疸等。中医学没有胆石症的病名,根据其临床表现,胆石症可归属于中医学"胆胀""胁痛""黄疸""胆瘅""腹痛"等范畴。《灵枢·胀论》云:"胆胀者,胁下痛胀,口中苦,善太息。"首先提出了胆胀病名,并指出胆胀会出现胸胁胀痛、口苦、太息等症。《素问·奇病论》云:"有病口苦者……病名曰胆瘅。"首次提出"胆瘅"病名,且明确口苦是其主症。汉代张仲景在《伤寒论》中也有许多胆石症的相关体征和治疗的记载,如"太阳病不解,转入少阳者,胁下硬满,干呕不能食……与小柴胡汤""呕不止,心下急,郁郁微烦者……与大柴胡汤""身黄如橘子色,小便不利……茵陈蒿汤主之"等。王清坚认为胆石症用"胁痛"一名更为贴切。《景岳全书·杂证谟·胁痛》曰:"胁痛之病,本属肝胆二经,以二经之脉皆循胁肋故也。"《诸病源候论》对胁痛有如下描述:"胸胁痛者,由胆与肝及肾之支脉虚为寒气所乘故也。"中医学认为,胆石症的病位在肝、胆,涉及脾脏,病理因素与痰、湿、热、瘀密切相关。

(二)党中勤教授对胆石症的认识和临床经验

1. 明病因病机,立治疗大法 中医认为,肝和胆之间通过经脉相络属,互为表里。明代医家张景岳云:"胆附于肝,相为表里,肝气虽强,非胆不断,肝胆相济,勇敢乃成。"《难经·四十二难》曰:"(胆内)盛精汁三合。"《灵枢·本输》云:"肝合胆,胆者,中精之府。"其认为胆内藏清净之液,名胆汁。《东医宝鉴》说:"肝之余气,溢入于胆,聚而成精。"胆汁是由肝之精气所化生,汇聚于胆。吴鞠通《医医病书·小便论》云:"胆无出路,借小肠以为出路。"指出胆汁的排泄借助于小肠。叶霖在《难经正义》中说胆汁"感肝木之气化而成,人食后小肠饱满,肠头上逼胆囊,使其汁流入小肠之中,以融化食物,而利传渣滓。若胆汁不足,则精粗不分,粪色白洁而无黄",进一步明确指出,胆汁排泄于小肠,参与人体水谷消化,是脾胃运化功能得以正常进行的重要环节。肝主疏泄,调畅全身气机,促进

脾胃运化功能;胆的主要生理功能是贮存和排泄胆汁,胆汁的化生和排泄,有赖于肝之疏泄功能的控制和调节。由此可见,肝胆的生理联系以肝脏为主导,肝与胆生理功能相辅相成。肝胆不仅在生理上相互联系,在病理上也互相影响,胆腑出现病变多由肝失其职所致,病胆石者多责于肝。肝胆的病理关系主要为肝的疏泄功能失常导致胆病的发生。《素问·五脏别论》曰:"六腑者,传化物而不藏,故实而不能满也。"《类证治裁·内景综要》说:"六腑传化不藏,实而不能满,故以通为补焉。"中医认为,六腑"以通为用,以降为顺",六腑只有通畅,才能促使糟粕及时下传和排泄,同时,胆汁才能完成正常排泄至肠道,发挥其助脾胃运化功能。

基于以上认识,党中勤教授认为,胆石症的病位在肝胆,与多脏腑功能失调有关,与脾胃功能失调关系密切。本病病因病机多由情志失调、饮食不节、寒温不适、虫积、体质及地域水土等综合因素,引起肝之疏泄功能失常,气机郁滞,致使胆腑失畅,胆腑不通,中清不降;或引起六腑通降受阻,胆汁排泄不畅,淤积日久;加之肝郁化火,煎熬津液,复因湿热内蕴,聚而结成砂石。其病理因素与气、痰、湿、热、瘀均有关。结石乃有形之物,阻塞胆道,致胆腑不通,不通则痛,位置固定不移,故右胁或剑突下疼痛常为胆石症的首要和典型症状;结石形成后,影响胆汁排泄和食物的正常消化,故可出现纳呆、恶心、呕吐等症;肝胆疏泄失常,气机郁滞不畅,横犯脾胃,又可引起嗳气、脘腹胀满,甚或倦怠身重等症。本病病情缠绵,反复发作而难愈,为痰湿之象,临床上或因痰凝,或偏血瘀,痰浊和瘀血阻塞胆道,日久易变生他证,或胆汁不循常道而外溢,发为黄疸;或痰瘀蕴阻,久成脓毒,引起高热、神昏等急症。因此,气滞、痰凝、血瘀、湿热是导致胆石症的常见病理因素。党中勤教授认为,胆石症的病机多是肝胆疏泄失常,或湿热蕴结,或肝郁气滞,或痰瘀互阻,由于病位不离肝胆,肝胆在生理、病理上密切关联,胆病常责之于肝,提出了治疗本病应从治肝入手,以正本清源,确立了"疏肝利胆、理气通腑、清热利湿、消石排石"的治疗大法,使肝复疏泄之职、结石渐消缓排、胆道畅通。

2. 经验方药及解析 经多年临床实践、探索和总结,党中勤教授自拟利胆排石方作为治疗胆石症的基础方,药物组成:金钱草 60 g,海金沙 25 g,青皮 15 g,枳壳 15 g,木香 12 g,延胡索 18 g,郁金 15 g,鸡内金 25 g。方中青皮、枳壳疏肝行气、消滞止痛;木香行气止痛、调中,既能疏利肝胆,又能行气健脾,三药合用共为君药。延胡索、郁金同归肝经,活血行气止痛;金钱草除湿退黄、利尿通淋,可排除结石,共为臣药。海金沙清利湿热、通淋止痛,有利胆、防治结石等作用;鸡内金消食健胃、涩精止遗、通淋化石,《医学衷中参西录》中称其"善化瘀积可知";郁金兼利胆退黄,可清利肝胆湿热,《本草备要》说其"行气,解郁,泄血,破瘀……散肝郁",三味药合用为佐使。此外,方中还涵有结石"四金"(金钱草、海金沙、郁金、鸡内金)之意,加强溶石化石之功,可使结石的棱角化圆,由锐变钝,从大变小。重用金钱草,兼具抗炎、保肝利胆作用,且可抑制胆囊色素结石的形成和结石的增大,促进结石排出,增强全方清热利湿、利胆排石之力。杨学源等重用金钱草治疗胆石症,且用量达 210 g,疗效满意。综观全方,从肝入手,始终不离疏肝散郁,既有疏肝行气、利胆通滞之功,又具清热利湿、活血祛瘀、化石排石之效,针对胆石症的气滞、痰凝、血瘀、湿热等病理表现,选取以上诸药协调配合,充分体现了党中勤教授治疗本病所立的"疏肝利胆、理气通腑、清热利湿、消石排石"之意。

3.临证加减　利胆排石方为党中勤教授治疗胆石症的基础方,临证时,党中勤教授常根据患者具体临床表现和病情发展不同阶段,辨证与辨病相结合,灵活加减运用。若结石直径较大者,常加牡蛎、半边莲、石见穿等软坚散结,增强消石排石之功;右胁疼痛较甚,或放射至后背疼痛者,加徐长卿、鸡矢藤、姜黄等加强行气活血止痛;腹胀者,加枳实、厚朴、大腹皮等行气消胀;便秘者,加火麻仁、桃仁、大黄等泻下润肠通腑;便溏者,加茯苓、炒白术、炒薏苡仁、炒山药等健脾祛湿止泻;食欲缺乏者,加焦麦芽、砂仁消食行气化滞;失眠者,加炒酸枣仁、柏子仁、夜交藤等宁心安神。若肝胆湿热偏重,兼见小便黄,大便不爽,身目发黄,口苦口黏,舌红苔黄腻等症,加茵陈、虎杖、栀子、大黄、车前子等清热利湿;肝郁化火明显,症见胁肋掣痛,口干苦,烦躁易怒,溲黄,便秘等,加栀子、黄芩、夏枯草、大黄等清热泻火散结;若火郁日久,耗伤阴津,症见胁肋隐痛,口干咽燥,心烦,午后低热,头晕,目眩,舌红少津者,加生地黄、白芍、知母等滋阴清热;若瘀血明显者,兼见右胁刺痛,痛处拒按,夜间尤甚,黑便,面色晦暗等,加五灵脂、蒲黄、白芍、莪术等活血化瘀;肝气乘脾者,症见肠鸣、腹泻、腹胀、腹痛明显,可加陈皮、防风、炒白术等理气健脾止泻,使脾旺而不受邪;若肝气犯胃明显,兼见恶心、嗳气、呕吐、胃痛者,加陈皮、半夏、生姜等和胃止呕。临床上,根据胆石症的病理表现,其证候虽不止一种,但临床遇到患者常非单一发病,病情较为复杂,故党中勤教授根据多年临床经验,确立治疗大法,自拟经验之方,执一而达变,随证(症)灵活加减施治,临床常获桴鼓之效。

(三)小结

从流行病学来看,胆石症在成年人中的发病率为10%~15%,杨真真等研究显示,男女患病人数的比率为1∶1.95,女性患病率明显高于男性,且好发于40~60岁的人群。有研究认为,体质肥胖、血脂异常、妊娠、饮酒、过度劳累、长期油腻饮食、长期接受肠外营养支持及患有肝硬化、糖尿病、溶血性贫血等会增加胆石症的发病风险。循证医学研究表明,对于胆石症的治疗目前尚无理想药物和安全长效的方法。党中勤教授治疗本病,从治肝入手,立足"疏肝利胆",正本清源,从源头而治,在经验方"利胆排石方"基础上灵活化裁、随证(症)加减,促使肝胆疏泄功能恢复正常,从而达到溶石排石、邪祛正安之目的。

(梁慕华)

二十、党中勤教授治疗急性胰腺炎的临床经验

急性胰腺炎是指由胰腺自身分泌消化酶被激活而发生自身消化所引起的急性炎症反应,以胰腺间质水肿、充血、炎症细胞浸润、散在脂肪坏死为主要病理表现,以急性腹痛,恶心,呕吐,发热,黄疸,血尿淀粉酶升高为特点,为临床常见消化系统急危重症之一。其起病急、发展快、病情重、病死率高,且发病率逐年增高,20%~30%的急性胰腺炎可进

展为重症胰腺炎,病死率为5%～10%。西医治疗以禁食,抑制胰酶分泌、活化、液体复苏及对症支持治疗为主,在西医常规治疗基础上结合中医药可有效减少并发症,缓解症状,提高患者生命质量。党中勤教授运用中医理论体系,发挥中医药特色优势,整体调理,辨证与辨病相结合,自拟通腑止痛汤,更是独具匠心,治疗急性胰腺炎屡获良效。

(一)病因病机

急性胰腺炎,无中医专属名称,历代中医文献有不同见解。《三因极一病证方论》载:"脾心痛者,如锥刺其心腹,蕴蕴然气满。"《灵枢·厥病》:"厥心痛者,腹胀胸满,心万痛也""厥心痛,痛如以锥针刺其心,心痛甚者,脾心痛也"。《张氏医通·诸门痛》:"胃心痛者,多由停滞,滞则通之。"故根据胰腺炎之症状、体征,将其归属于中医"腹痛""胁痛""脾心痛""胃心痛"等病证范围。近代医学家将其病因病机归属于阳明腑实,瘀热互结,肝气不舒,肝郁气滞,湿热蕴结。李力明指出,本病由无形邪热与有形积滞壅塞肠间,血瘀气滞,阴液亏耗所致。许奎等认为,急性胰腺炎属中医"里证""实证""热证"范畴,应以通腑泄热、行气止痛、活血化瘀为治则。覃士明指出,本病多因饮食不节,积滞于中,损伤脾胃,酿湿化热,致脾胃实热;或情志不畅,暴怒伤肝,犯胃横脾,致脾胃升降失常;或蛔虫内扰,湿热壅于中焦,使肝胆失疏。临床或见肝郁气滞之证,或见肝胆湿热之证,或见胃肠积热之证。刘绍武认为此病病机为少阳阳明合病,湿热蕴于中焦,热、郁、结、瘀、厥是本病的关键。李运伦则提出"毒"是急性胰腺炎发生的基本病机,瘀是病机演变必然,瘀毒互结是发病根本。党中勤教授则认为急性胰腺炎发病部位在肝胆,与胃肠密切相关,病因为瘀热互结,病性为实,病机演变特点为腑气不通,主要是感受六淫邪气,酒食不节,情志失常,胆石、虫积、创伤等因素引起邪阻气机,肝胆不利,湿热蕴结中焦,气机郁滞、腑气不通、化毒化火。

(二)基本治则

党中勤教授认为,胰似脏非脏、似腑非腑,故应归属为奇恒之腑,胰类似胆属中空有腔的器官而具有六腑的功能特点。六腑共同生理特点是"传化物而不藏",如小肠泌别清浊,三焦通调水道,胆疏泄胆汁,胃腐熟水谷等,六腑之消化、传输、输纳作用得宜正常运行,必须保证其畅通无阻,痛则不通,不通则痛。故有"六腑以通为用,以降为顺"之说。"凡病宜通""通遂利减",党中勤教授认为急性胰腺炎应急症急治,标本同治,以通腑止痛,清利湿热为基本治则,在西医对症及支持治疗基础上,早期应用中医药可有效缩短病程,减少并发症,改善预后。故针对其邪阻气机,肝胆不利,湿热蕴结中焦,气机郁滞、腑气不通的基本特点,立足全身气机运化,六腑以通为用,以降为顺,自拟通腑止痛汤以通腑行气、清利肝胆湿热、解毒祛邪,其方药组成为:金钱草45 g,枳实15 g,厚朴12 g,木香12 g,延胡索15 g,大黄15 g,败酱草30 g,芒硝9 g,半边莲30 g,白芍12 g,甘草6 g。此方中"通""清""下"三法并用。重用金钱草以清肝利胆、解毒消肿;枳实、厚朴以行气通腑,消痞散结;木香、延胡索以活血行气止痛,解毒消肿;大黄、芒硝以泻热通里攻下,荡涤中焦湿热积滞;败酱草、半边莲以清热解毒、消痈散瘀;白芍敛阴止痛,柔肝疏肝;甘草调和诸药。诸药合用,使湿热清,肝胆疏,腑气通,气机畅,则诸证自消。党中勤教授指出急性胰腺炎患者病情较复杂,需辨证论治。辨病与辨证相结合,四诊合参,方能奏效。腹痛较甚者,可加徐长卿、鸡矢藤以行气止痛,清热利湿;食欲缺乏者,可加焦三仙、炒鸡内金以健运消食;脘腹痞满者,可加沉香、大腹皮等以行气通腑;黄疸重者可加积雪草、茵陈等以清热利湿,利胆退黄;便血或呕血者加仙鹤草、三七粉、茜草炭以化瘀止血;因胆道结石起病者,应加青皮、郁金、虎杖等以疏肝利胆排石。

(三)治疗方法

急性胰腺炎病机复杂性及多样性,决定其在中医治疗上也有多样性。党中勤教授本着急则治标,缓则治本之则,采用内治和外治相结合的中医多途径给药治疗,疗效颇佳。

1. 中成药静脉滴注 党中勤教授常用的有清开灵注射液和丹参注射液。临床及药理研究表明,清开灵注射液有抵抗细菌及病毒感染双重作用,其主要成分为黄芩、栀子、牛黄、水牛角、板蓝根、金银花,具有清肝、利胆、解毒、开窍等作用,对急性胰腺炎引起腹痛、发热有明显缓解作用;丹参注射液可解除血小板凝集,改善微循环灌注,增加微血管血流速度,抗凝、抗氧化,解除血管痉挛,减轻胰腺泡细胞损伤和坏死,丹参为主要成分,有活血化瘀,通脉舒络之用,对急性胰腺炎引起瘀血阻络有很好疗效。

2. 局部穴位贴敷

(1)芒硝外敷:将无水芒硝500 g装入棉袋中,碾碎后均匀敷于中上腹稍偏左,直至布袋表面结晶析出或布袋潮湿,能够有效阻止急性胰腺炎发展。

(2)消癥止痛膏外敷:药物组成为青皮、郁金、三棱、莪术、血竭、乳香、没药、三七、大黄、白芷、冰片等,诸药合用共奏行气活血、化瘀止痛、软坚消积作用,局部贴敷后药物可直达病所缓解疼痛,并对炎症吸收、胰周液体囊肿吸收起了一定促进作用。

3. 中药高位保留灌肠 中药通腑灌肠方,药物组成:金钱草60 g,大黄30 g,枳实25 g,柴胡12 g,厚朴25 g,黄连25 g,公英30 g,芒硝10 g,大腹皮30 g,乌梅25 g,全方合用共奏清热利湿、通里攻下之效。灌肠后可促进毒素排泄,有利胆,防止肠道衰竭之用,对减少肠道菌群移位,降低继发感染、二重感染等并发症的出现方面具有明确疗效。

4. 耳穴压豆 耳穴可选用交感、神门、胰、胆区、内分泌等穴位。根据急性胰腺炎病因病机选穴治疗,立足于肝、胆,兼顾胃肠。交感穴可行气降逆、解痉止痛;胆区可清肝利胆、宽胸理气;神门穴可宁神和胃,调补脾气;胰区、内分泌能够抑制胰腺液体分泌,降低水肿。诸穴共用可解除平滑肌痉挛,有利于胆汁和胰液排泄,从而有利于胰腺功能恢复。

(四)未病先防,既病防变,瘥后防复

在中医辨证与辨病相结合治疗急性胰腺炎的同时,党中勤教授还指出胰腺炎患者一般都有诱发因素,如有胆道系疾病、酒食不节、高脂血症、创伤、情志不舒等。因此积极治疗胆道疾病,预防胆道感染、结石形成、起居有常、饮食有节、劳逸适度,积极治疗可以

诱发急性胰腺炎的其他疾病,如高脂血症、高血钙等,可以有效预防急性胰腺炎发生。这正是中医治未病体现,未病先防,及时预防急性胰腺炎发生。

急性胰腺炎发病迅速,进展很快,尤其是重症急性胰腺炎早期即可导致机体肠道功能紊乱甚则出现肠麻痹、肠梗阻,引起内毒素血症、腹膜炎、并发急性肺损伤、多器官功能障碍综合征而危及生命。正如张机(字仲景)在《金匮要略》所指出:"见肝之病,知肝传脾,当先实脾。"叶天士亦提出:"先安未受邪之地。"因此,对于重症急性胰腺炎,党中勤教授主张在西医常规治疗的基础上联合中医多途径给药治疗,往往能够有效控制急性胰腺炎的进一步发展。所以,针对本病积极做到早期诊断并积极治疗,防止疾病发生传变、恶化,方能力挽狂澜,免于错过疾病最佳救治时期。

病后防复,是指疾病将愈或者愈后,防止其病情反弹或复发。党中勤教授强调急性胰腺炎恢复期多属正虚邪恋,因此叮嘱患者注意勿过早进食,尤其勿进食油腻食物,避免暴饮暴食,绝对忌酒,保持大便通畅,拥有良好的心理状态。

(五)结语

党中勤教授临证注重审因论治,总结各种胰腺炎共性,在治疗急性胰腺炎疾病方面继承古法,开拓创新,有自己独到见解。所拟通腑止痛汤、消癥止痛膏、通腑灌肠方,根据病情以辨证论治为主,辨证与辨病相结合,并随症加减用药。做到"因人立法,以法用方,以方加减",兼顾整体,疗效颇佳。所倡中医药多途径治疗急性胰腺炎,为临床治疗急性胰腺炎提供了新的思路和方法,值得借鉴。

(徐璐一)

二十一、党中勤教授基于胰为奇恒之腑理论指导重症急性胰腺炎的临床经验

重症急性胰腺炎(SAP)是由多种原因引起的,以胰酶激活、胰腺局部炎症反应为主要特征,伴或不伴其他功能衰竭的一类疾病。临床以腹痛、恶心、呕吐、发热和血清淀粉酶增高等为特征。中医学虽无重症急性胰腺炎病名,但根据其临床表现,可将本病归属于"胰瘅""脾热病""结胸""脾心痛"等疾病范畴。如《黄帝内经·刺热篇》曰:"脾热病者……烦心颜青,欲呕身热,热争则腰痛不可俯仰、腹满泄。"《黄帝内经·厥病篇》曰:"腹胀胸满,心尤痛甚,胃心痛也……痛如似锥针其心,心痛甚者,脾心痛也。"党中勤教授在胰为奇恒之腑理论指导下,采用清胰通腑方法治疗SAP,疗效满意。

(一)中医学对于胰的认识

中医学古代文献中虽然没有"胰"一词,但有许多类似记载,如《难经·四十二难》云"脾重二斤三两,扁广三寸,长五寸,有散膏半斤,主裹血,温五脏,主藏意",将脾胰同论,"散膏"即为解剖学意义上的胰腺,后对其称之为"膵"。清代王清任在《医林改错》中

详细描述了记载了胰的结构:"津门上有一管,名曰津管,是由胃出精汁水液之道路。津管一物,最难查看,因上有总提遮盖。总提俗名胰子,其体长于贲门之右,幽门之左,正盖津门。"张锡纯在《医学衷中参西录》说:"盖膵为脾之副脏,在中医书中名为散膏……有时膵脏发酵,多酿甜味,由水道下陷,其人小便遂含有糖质。"提出胰腺在控制尿糖水平中的重要作用。《难经正义》云:"胰,附脾之物……所生之汁,能消化食物,其质味甜,或名之甜肉云。"明确提出了胰腺有分泌和排泄胰液的功能。综上所述,无论从解剖学角度还是脏腑功能论述,都与西医学认识具有高度的一致性。

(二)胰为奇恒之腑的理论探讨

奇恒之腑形态似腑,多为中空的囊性器官,功能似脏,藏精气而不泻。《黄帝内经素问校注语译》云"奇恒之腑,异于常之脏,似脏非脏,似腑非腑,与一般脏腑作用不同",简明了其功能的特殊性。《素问·病能论》曰"奇恒者,言奇病也",奇病则难治,阐述了奇恒之腑病理上的特殊性。胰作为中空的囊性器官,具有分泌排泄和贮藏的作用,同于奇恒之腑"似脏非脏""似腑非腑""能藏能泻"的特点。胰腺的外分泌物质为胰液,可以水解食物中的主要成分如淀粉、糖类和蛋白质,对人体的消化吸收具有极重要的作用,生理上同于六腑之宜通不宜滞,以通为顺的特点。胰岛细胞则完成其内分泌作用,通过胰岛β(B)细胞分泌胰岛素和胰岛α(A)细胞分泌胰高血糖素的联合作用,完成其对葡萄糖的代谢。党中勤教授认为胰液来源于脾,由脾之余气凝聚而成,贮藏于胰而形似五脏。胰液在脾气的推动、激发,肝气的疏泄作用下排泄而注入肠中,以促进饮食水谷的消化和吸收。胰腺分泌和排泄胰液,这一生理功能类似六腑。因胰似脏非脏,似腑非腑,故应属于奇恒之腑,其性宜通不宜滞,以下行为顺。总之,胰契合了中医学对于奇恒之腑的定义。

(三)SAP 的病因病机分析

现代中医认为:本病的常见病因不外情志不畅、嗜食肥甘厚味、蛔虫内扰、饮食不节等,或合并气机升降失调,外感风寒湿邪。病位在胰,与脾、胃、肝、胆关系密切,并涉及心、肺、肾、脑、肠。病性属本虚标实,病机演变以湿、热、瘀、毒蕴结中焦而致胰腑不通、肝胆失疏、脾胃升降失常、大肠传导失司。正如《丹溪心法·心脾痛》曰:"假如心痛,有因平日喜食热物,以致死血留于胃口作痛,用桃仁承气汤下之。"由此可见,本病基本病机为气机不畅、不通则痛,其中瘀、毒互结是疾病加重及发生变证的病理基础,病机特点是邪从热化,湿热蕴毒,毒瘀互结。

(四)基于胰为奇恒之腑理论指导的 SAP 治疗

根据胰腺炎的病机特点,中医治疗当清热利湿、化瘀解毒、理气通腑、泄热攻下为主。正如《伤寒论》云:"结胸热实,脉沉而紧,心下痛,按之硬者"及"从心下至少腹硬满而痛不可近者"大陷胸汤主之,或"发汗不解,腹满而痛者"用大承气汤。《金匮要略》亦云"按之心下满痛者,此为实也,当下之,宜大承气汤",均以通里攻下为基本治则。从循证医学资料上看,无论是经典验方清胰汤,周氏安胰汤 1 号,还是许氏大柴胡汤合茵陈蒿汤通腑泻下清火法,均以通法为治疗大法,而且根据症状不同,加减有别。党中勤教授等在胰为奇恒之腑理论指导下,参考古今文献及西医学研究成果,采用清胰通腑、化瘀解毒、行气止痛的中医多途径给药方法治疗 SAP,临床上取得了满意疗效。所用清胰通利胆方由金钱草 45 g、半边莲 30 g、鸡矢藤 30 g、公英 30 g、枳实 15 g、厚朴 12 g、生大黄 15 g^(后下)、芒硝 12 g^(冲服)、木香 12 g、延胡索 15 g 等药组成,功能清胰利胆、导滞通腑、化瘀解毒、行气止痛,同时配合中药静脉滴注、灌肠及穴位贴敷,用于治疗重症急性胰腺炎表现为湿热瘀毒阻滞、腑气不通者。经临床研究表明,中医多途径给药对重症急性胰腺炎西医常规疗法有增效作用,能够迅速减轻患者的临床症状、体征,减少并发症、降低病死率,明显缩短患者的住院治疗时间。

(五)小结

中医文献研究表明,胰附于脾,内藏精汁,与五脏"藏精气"的功能特点相似;胰排泄胰液入肠道以促进饮食物的消化和吸收,又类似六腑"传化物"的功能,故应属奇恒之腑。重症急性胰腺炎为临床常见急危重症,根据其临床表现多归属中医"胰瘅""脾心痛"等疾病范畴,其病机特点为湿热瘀毒阻滞、腑气不通,临床上在"胰为奇恒之腑"理论指导下,采用清热利湿、解毒化瘀、行气通腑方法、中医多途径给药治疗,使腑气调达,气机升降出入通畅,则可向愈。另外,对于本病日常须注重调摄,以养其精津;发病时要重视"腑病以通为用",尽早住院治疗。因此,本研究为中医药治疗重症急性胰腺炎提供了新的思路和理论依据。

(刘 洋)

第二节 专病专方

党中勤教授临证时强调病—证—症结合,同时参考西医学相关指标检查结果,灵活运用经方、时方及验方,并结合历代名家及自己的经验,研制出治疗肝胆脾胃疾病的系列专病专方,现总结介绍如下。

消痞和胃方

【药物组成】 陈皮 15 g,姜半夏 12 g,炒枳实 12 g,姜厚朴 10 g,大腹皮 20 g,木香 10 g,炒槟榔 10 g,白术 30 g,醋莪术 12 g,炒莱菔子 30 g,乌药 10 g,醋延胡索 15 g,香橼 10 g,沉香 5 g。

【功效】 疏肝理气,消痞和中。

【主治】 胃痞之肝胃气滞兼血瘀证,表现为脘腹痞满,食欲缺乏,嗳气,或脘腹胀满疼痛,大便不畅;舌质淡红而暗,苔白腻,脉弦滑。

【用法】 每日1剂,早、晚水煎分服,或用机器煎药,或用中药配方颗粒。

和胃止痛方

【药物组成】 青皮12 g,炒枳壳15 g,木香10 g,醋延胡索15 g,徐长卿25 g,鸡矢藤30 g,煅蛤壳30 g,醋郁金15 g,香橼10 g,砂仁6 g$^{(后下)}$,醋北柴胡10 g,丹参25 g,檀香3 g$^{(后下)}$,白及10 g。

【功效】 疏肝理气,和胃止痛。

【主治】 胃络痛之气滞血瘀证,表现为胃脘部刺痛,固定不移,夜晚尤甚,食欲缺乏,腹胀,大便不畅;舌质紫暗或舌面有瘀斑,苔薄白,脉弦而涩。

【用法】 每日1剂,早、晚水煎分服,或用机器煎药,或用中药配方颗粒。

理中和胃方

【药物组成】 陈皮15 g,姜半夏12 g,浙贝母25 g,海螵蛸25 g,煅瓦楞子25 g,煅蛤壳25 g,黄连6 g,制吴茱萸3 g,黄芩12 g,栀子10 g,煅石膏25 g,珍珠母30 g,煅龙骨30 g,煅牡蛎30 g,白及10 g。

【功效】 清肝泻火,和胃降逆。

【主治】 吐酸病之肝胃郁热证,表现为烧心,吐酸,或胃脘部嘈杂不适,口苦,便秘,或大便黏滞;舌质暗红,苔黄腻,脉弦滑而数。

【用法】 每日1剂,早、晚水煎分服,或用机器煎药,或用中药配方颗粒。

健脾止泻方

【药物组成】 陈皮12 g,防风9 g,炒白术25,炒白芍25 g,炒山药30 g,炒薏苡仁30 g,炒白扁豆25 g,炒芡实30 g,徐长卿25 g仙鹤草30 g,煨肉豆蔻15 g,诃子肉15 g,姜炭15 g,炙甘草6 g。

【功效】 疏肝健脾,止泻。

【主治】 泄泻之肝郁脾虚兼湿阻证,表现为大便稀溏,腹痛,肠鸣,食欲缺乏,乏力,或有腹胀;舌质淡红,苔白腻,脉弦细。

【用法】 每日1剂,早、晚水煎分服,或用机器煎药,或用中药配方颗粒。

通幽方

【药物组成】 火麻仁25 g,白术45 g,酒苁蓉20 g,白芍30 g,玄参30 g,酒女贞子25 g,决明子25 g,炒桃仁10 g,木香10 g,酒大黄9 g,郁李仁20 g,乌药10 g,炒枳实12 g,姜厚朴10 g,瓜蒌20 g,沉香4 g。

【功效】 理气消胀,润肠通便。

【主治】 便秘之气滞肠燥证,表现为脘腹胀满,便秘,或大便不畅,口中异味;舌质淡红而暗,苔腻微黄,脉弦滑。

【用法】 每日1剂,早、晚水煎分服,或用机器煎药,或用中药配方颗粒。

肝脂康方

【药物组成】 广金钱草 30 g,决明子 25 g,茯苓 25 g,姜黄 10 g,青皮 12 g,泽泻 15 g,海藻 15 g,生山楂 25 g,大黄 9 g,三七粉 4 g$^{(冲服)}$。

【功效】 疏肝健脾,利胆降浊,活血通络。

【主治】 脂肪肝之肝郁脾虚、痰瘀内阻证,表现为形体肥胖,两胁胀满或隐痛不适,口中黏腻或口中异味,食欲缺乏,腹胀,或有乏力,大便黏滞不爽;舌质偏暗,苔厚腻,脉弦滑。

【用法】 每日 1 剂,早、晚水煎分服,或用机器煎药,或用中药配方颗粒。

肝积康方

【药物组成】 黄芪 30 g,白术 25 g,猪苓 18 g,炙淫羊藿 15 g,牡蛎 45 g,白花蛇舌草 30 g,醋莪术 15 g,预知子 15 g,蜂房 6 g,薏苡仁 60 g,菝葜 25 g,猕猴桃根 45 g。

【功效】 益气化瘀,解毒消癥。

【主治】 肝癌之正虚血瘀、癌毒内结证,表现为胁痛,食欲缺乏,乏力,面色萎黄,大便不畅,或便溏;舌质淡暗,苔白腻,脉弦细无力。

【用法】 每日 1 剂,早、晚水煎分服,或用机器煎药,或用中药配方颗粒。

肝着方

【药物组成】 北柴胡 10 g,当归 12 g,赤芍 15 g,白芍 15 g,茯苓 18 g 炒白术 15 g,木香 10 g,醋延胡索 15 g,醋郁金 15 g,陈皮 15 g,猪苓 18 g,炒枳壳 15 g,川芎 10 g,红景天 12 g,炙甘草 6 g。

【功效】 疏肝健脾,化瘀止痛。

【主治】 慢性肝病之肝郁脾虚兼血瘀证,表现为两胁胀痛,乏力,食欲缺乏,嗳气,或脘腹胀满,大便不畅;舌质淡红而暗,苔白腻,脉弦滑。

【用法】 每日 1 剂,早、晚水煎分服,或用机器煎药,或用中药配方颗粒。

参芪复肝方

【药物组成】 黄芪 45 g,党参 18 g,茯苓 30 g,猪苓 18 g,白术 18 g,醋郁金 15 g,白花蛇舌草 30 g,丹参 25 g,叶下珠 30 g,垂盆草 25 g,绞股蓝 20 g,麦芽 30 g,红景天 15 g,香橼 10 g。

【功效】 疏肝健脾,活血解毒。

【主治】 肝病之肝郁脾虚、瘀毒内蕴证,表现为两胁胀满或隐痛不适,食欲缺乏,腹胀,乏力,便溏,口中乏味;舌质偏暗,苔白腻,脉弦细。

【用法】 每日 1 剂,早、晚水煎分服,或用机器煎药,或用中药配方颗粒。

解毒复肝方

【药物组成】 叶下珠 30 g,石见穿 30 g,垂盆草 30 g,虎杖 25 g,茯苓 30 g,猪苓 18 g,炒白术 18 g,醋郁金 15 g,白花蛇舌草 30 g,蒲公英 30 g,盐车前子 30 g$^{(包煎)}$,绞股蓝 20 g,麦芽 30 g,砂仁 6 g$^{(后下)}$。

【功效】 清热利湿,解毒活血。

【主治】 肝并之湿热瘀毒内蕴证,表现为胁痛不适,口苦或口中异味,食欲缺乏,腹胀,或有乏力,大便黏滞不爽;舌质偏红,苔黄腻,脉弦滑或数。

【用法】 每日1剂,早、晚水煎分服,或用机器煎药,或用中药配方颗粒。

茵虎退黄方

【药物组成】 茵陈60 g,虎杖25 g,赤芍30 g,茯苓30 g,猪苓25 g,炒白术18 g,醋郁金15 g,栀子12 g,桂枝9 g,盐车前子30 g$^{(包煎)}$,积雪草25 g,绞股蓝25 g,麦芽30 g,玉米须30 g。

【功效】 清热利湿,退黄。

【主治】 黄疸之湿热阳黄证,表现为身目及小便具黄,色泽鲜明,腹满胁痛,口苦,食欲缺乏,腹胀,或有乏力,便秘或大便黏滞不爽;舌质偏红或暗,苔黄腻,脉弦滑而数。

【用法】 每日1剂,早、晚水煎分服,或用机器煎药,或用中药配方颗粒。

消癥方

【药物组成】 黄芪45 g,炒白术25 g,茯苓30 g,猪苓20 g,醋郁金15 g,醋龟甲20 g,牡蛎30 g,醋鳖甲25 g,炒桃仁10 g,醋莪术10 g,石见穿30 g,绞股蓝18 g,麦芽30 g,仙鹤草30 g。

【功效】 疏肝健脾,化瘀软坚。

【主治】 积聚之肝郁脾虚、瘀血内结证,表现为胁下痞块,脘腹胀满,食欲缺乏,乏力,或胁痛时作,大便不畅;舌质淡红而暗,苔白腻,脉弦滑。

【用法】 每日1剂,早、晚水煎分服,或用机器煎药,或用中药配方颗粒。

消鼓方

【药物组成】 黄芪45 g,茯苓60 g,白术30 g,车前子30 g$^{(包煎)}$,大腹皮30 g,猪苓25 g,泽兰25 g,冬瓜皮30 g,桂枝9 g,泽泻15 g,益母草18 g,葶苈子25 g$^{(包煎)}$,椒目10 g,玉米须30 g。

【功效】 健脾行气,利水消胀。

【主治】 臌胀之脾虚气滞水停证,表现为腹大胀满,食欲缺乏,嗳气,或双下肢水肿,大便不畅;舌质淡红而暗,苔白腻,脉沉弦而滑。

【用法】 每日1剂,早、晚水煎分服,或用机器煎药,或用中药配方颗粒。

利胆排石方

【药物组成】 广金钱草60 g,青皮12 g,炒枳壳15 g,木香10 g,醋延胡索18 g,醋郁金15 g,炒鸡内金25 g,姜黄10 g,醋莪术10 g,半边莲25 g,麦芽30 g,炒莱菔子30 g,鸡矢藤30 g,蒲公英30 g。

【功效】 清肝利胆,理气止痛。

【主治】 胆囊炎、胆石症、胆囊息肉之肝胆湿热兼气滞血瘀证,表现为右胁胀痛,牵引右肩背,腹胀,口苦,厌油腻,便秘,或大便不畅;舌质淡红而暗,苔黄腻,脉弦滑。

【用法】 每日 1 剂,早、晚水煎分服,或用机器煎药,或用中药配方颗粒。

清胰利胆方

【药物组成】 金钱草 45 g,半边莲 30 g,鸡矢藤 30 g,枳实 15 g,厚朴 12 g,大黄 15 g^(后下),芒硝 12 g^(冲服),木香 12 g,延胡索 15 g,蒲公英 30 g。

【功效】 清胰利胆,通腑止痛。

【主治】 急性胰腺炎之胰胆湿热、气滞血瘀、腑气不通者,表现为上腹部剧痛,脘腹胀满,口苦,便秘,或大便不畅;舌质暗红,苔黄腻,脉弦滑而数。

【用法】 每日 1 剂,早、晚水煎分服,或用机器煎药,或用中药配方颗粒。

通腑止痛方

【药物组成】 炒枳实 15 g,木香 12 g,醋延胡索 15 g,醋五灵脂 15 g^(包煎),败酱草 30 g,酒大黄 9 g,大腹皮 25 g,生蒲黄 15 g^(包煎),姜厚朴 10 g,芒硝 9 g^(分冲),蒲公英 30 g,金荞麦 30 g,鸡矢藤 30 g,炒桃仁 10 g。

【功效】 通腑利气,止痛。

【主治】 腹痛之气滞血瘀、腑气不通证,表现为腹胀、腹痛拒按,便秘,口苦,食欲缺乏;舌质暗红,苔黄厚腻,脉弦滑有力。

【用法】 每日 1 剂,早、晚水煎分服,或用机器煎药,或用中药配方颗粒。

退黄灌肠方

【药物组成】 茵陈 60 g,生大黄 25 g,枳实 25 g,厚朴 15 g,赤芍 45 g,虎杖 45 g。

【功效】 利湿解毒,通腑退黄。

【主治】 重型肝炎、肝衰竭之湿热瘀毒证。

【制备及用法】 机器煎药,密封成 200 mL/袋备用;每次 200 mL,1~2 次/日,高位保留灌肠。

醒脑灌肠方

【药物组成】 生大黄 30 g,黄连 25 g,枳实 25 g,厚朴 15 g,大腹皮 45 g,乌梅 25 g。

【功效】 利湿解毒,通腑醒脑。

【主治】 重型肝炎、肝衰竭之湿热瘀毒证及湿浊蒙窍证。

【制备及用法】 机器煎药,密封成 200 mL/袋备用;每次 200 mL,1~2 次/日,高位保留灌肠。

通腑灌肠方

【药物组成】 金钱草 60 g,大黄 30 g,枳实 25 g,柴胡 12 g,厚朴 25 g,黄连 25 g,公英 30 g,芒硝 10 g,大腹皮 30 g,乌梅 25 g

【功效】 清热解毒,消肿止痛。

【主治】 急性胰腺炎表现为阳明腑实、热毒瘀结证者。

【制备及用法】 机器煎药,密封成 200 mL/袋备用;每次 200 mL,1~2 次/日,高位保留灌肠。

止痛膏

【药物组成】 青皮 15 g,延胡索 15 g,三棱 15 g,莪术 15 g,乳香 10 g,没药 10 g,大黄 10 g,黄连 10 g,三七 6 g,血竭 6 g,冰片 3 g。

【功效】 解毒散结,化瘀止痛。

【主治】 急性胰腺炎并发症表现为瘀毒内结证者。

【制备及用法】 研粉、过 100 目筛,以蜂蜜适量调成膏状。敷于胰腺体表投影区及神阙穴,每日 1 次,15 天为 1 个疗程。

消癥膏

【药物组成】 三棱、莪术、大黄、延胡索、血竭、蜈蚣、阿魏各等分。

【功效】 化瘀消癥,软坚散结。

【主治】 适用于肝硬化、肝癌合并门静脉高压、肝脾大,中医辨证属于瘀毒内结证。

【制备及用法】 研粉、过 100 目筛,以蜂蜜适量调成膏状。敷于日月、期门穴,每日 1 次,15 天为 1 个疗程。

逐水膏

【药物组成】 大戟、甘遂、芫花、二丑、西茴各等分。

【功效】 攻下逐水。

【主治】 适用于肝硬化门静脉高压、肝硬化腹水等症。

【制备及用法】 研粉、过 100 目筛,以蜂蜜适量调成膏状。敷于神阙穴,每日 1 次,15 天为 1 个疗程。

芒硝塌渍方

【药物组成】 芒硝 1000 g。

【功效】 清热解毒,消肿止痛。

【主治】 急性胰腺炎并发胰腺水肿、胰周渗出,表现为热毒瘀结证者。

【制备及用法】 将 1000 g 芒硝研成粉末状后装入大小合适的棉布袋,大小以能覆盖腹部为宜。然后将装有芒硝的棉布袋均匀地敷于患者腹部,待芒硝结晶变硬后更换,每日 2~3 次。

宁心安神方

【药物组成】 龙骨 25 g,煅磁石 25 g,牡蛎 25 g,百合 25 g,茯神 25 g,丹参 25 g,刺五加 25 g,制远志 12 g,柏子仁 15 g,酸枣仁 15 g,浮小麦 30 g,合欢皮 10 g,贯叶金丝桃 6 g,炙甘草 6 g。

【功效】 健脾养心,宁心安神。

【主治】 不寐之心脾两虚、心神不宁证,表现为失眠,或入睡困难,或早醒,或多梦,头昏不适,健忘,食欲缺乏,乏力,大便不畅;舌质偏暗,苔腻,脉弦滑。

【用法】 每日 1 剂,早、晚水煎分服,或用机器煎药,或用中药配方颗粒。

复发性口疮方

【药物组成】 防风 15 g,生甘草 15 g,藿香 9 g,清半夏 9 g,太子参 15 g,龙骨 20 g,牡蛎 20 g,生石膏 15 g,金荞麦 20 g,白及 9 g,桔梗 10 g,栀子 6 g,黄连 3 g,肉桂 3 g。

【功效】 清泻脾胃伏火。

【主治】 口疮之脾胃伏火证,表现为口疮反复发作,口臭或口中异味,口燥,唇干,烦渴,易饥,或有便秘;舌质红,苔腻而微黄,脉滑数。

【用法】 每日 1 剂,早、晚水煎分服,或用机器煎药,或用中药配方颗粒。

（赵明涛）

第三节 院内制剂

党中勤教授积极带领全科骨干医师,成功开发出治疗肝胆脾胃疾病的系列院内制剂,经长期临床运用,疗效显著,现介绍如下。

十五味肝胆舒丸

【组成】 金钱草、青皮、大黄、三七粉等。

【功效】 疏肝理气,化瘀止痛,清利湿热,利胆排石。

【主治】 急慢性胆囊炎、胆石症之肝胆湿热证。

【用法】 每日 3 次,1 次 6 ~ 8 g,温开水送服。

参甲荣肝丸

【组成】 西洋参、鳖甲、郁金、三七、柴胡等。

【功效】 益气健脾,软坚散结,滋补肝肾,化瘀解毒。

【主治】 慢性肝炎、肝硬化之气虚血瘀或瘀血内结为主者。

【用法】 每日 3 次,1 次 6 ~ 8 g,温开水送服。

十二味舒肝丸

【组成】 柴胡、白术、黄芪、丹参、生栀子、广木香等。

【功效】 益气健脾,疏肝解郁,化瘀清热。

【主治】 慢性、活动性肝炎属肝郁脾虚证。

【用法】 每日 3 次,1 次 6 ~ 8 g,温开水送服。

十二味活肝丸

【组成】 柴胡、丹参、川芎、当归、青皮、延胡索等。

【功效】 疏肝健脾,理气活血。

【主治】　肝炎、肝硬化之气滞血瘀证。

【用法】　每日3次,1次6~8g,温开水送服。

降酶丸

【组成】　女贞子、白术、赤芍、垂盆草等。

【功效】　养肝解毒,健脾活血。

【主治】　病毒性肝炎所致转氨酶升高、慢性肝炎等属湿热证者。

【用法】　每日3次,1次6~8g,温开水送服。

退黄丸

【组成】　茵陈、赤芍、栀子、大黄、虎杖等。

【功效】　清热利湿,化瘀通腑,利胆退黄。

【主治】　急慢性肝炎、肝硬化、重症肝炎属湿热证者。

【用法】　每日3次,1次6~8g,温开水送服。

十二味胃康丸

【组成】　陈皮、半夏、延胡索、神曲、槟榔、鸡内金等。

【功效】　理气化瘀,健脾除湿,消积和胃止痛。

【主治】　胃脘痛之气滞血瘀症、脾胃虚弱症及湿热中阻证。

【用法】　每日3次,1次6~8g,温开水送服。

(赵明涛)

第四节　用药心得

党中勤教授临证时强调,中医治病要以辨证施治为主,同时要注意病、证、症结合,并要参考相关检查指标。用药时强调方证相合、药症相符,灵活运用经方、时方及验方,并重视充分发挥单味中药、药对及角药的作用,以最大限度提高中医药的临床疗效。

一、单味中药

目前,中医治疗疾病多采用中药复方,中药复方是指在中医辨证施治指导下,由2味或2味以上中药遵循君、臣、佐、使理论组合而成的方剂。党中勤教授在遣方用药时,即重视在中医理法方药理论指导下,将多味中药组方在合适的剂量配比之下协同发挥作用,又十分重视单味中药的作用特点,以最大限度发挥其治疗作用,实现对疾病最优的整体调节治疗。兹将党中勤教授临证常用的单味中药学习及运用心得介绍如下。

桂　枝

桂枝始见于张仲景《伤寒论》,为樟科常绿乔木植物肉桂的干燥嫩枝。本品味辛、甘,性温;归心、肺、膀胱经,平冲降气。

【功效】　发汗解肌,温通经脉,助阳化气,平中降气。

【临床运用】

(1)风寒感冒:桂枝功能散寒解表,可用于治疗风寒感冒。

(2)寒凝血滞诸痛证:桂枝横通肢节,有祛寒止痛作用,可用于风寒痹痛。

(3)胸痹疼痛、心悸:桂枝能助心阳、通血脉、止悸动,可治疗心阳不振而致的胸痹疼痛、心动悸、脉结代。

(4)痰饮、蓄水证:桂枝温扶脾阳,有通阳、化气、行水的功效,可治疗水液停留所致的痰饮、水肿、小便不利。

(5)妇女寒凝血滞证:桂枝辛散温通,能入营血,治疗妇人月经不调,经闭痛经。

【用法用量】　入煎剂 3 ~ 9 g,必要时可酌情加大剂量。热病高热、阴虚火旺及出血证忌用,孕妇慎用。

【临证参考】

(1)桂枝其用之道有六:和营、通阳、利水、下气、行瘀、益中。

(2)桂枝乃散风寒、逐表邪、发邪汗、止咳嗽、祛肢节间风痛之药。

(3)桂枝入肝家而行血分,走经络而达营郁,善解风邪,最调木气,升清阳,降浊阴,可舒筋脉之急挛,利关节之壅阻,入肝胆而散郁遏,可止奔豚,安惊悸。

(4)桂枝力善宣通,能升宗气、降逆气、散邪气。如张仲景的苓桂术甘汤用其治短气,乃取之能升;桂枝加桂汤用其治奔豚,是取之能降;麻黄汤、桂枝汤、大小青龙汤用之治外感,是取之能散。

(5)《伤寒论》《金匮要略》用桂枝,考其用意,多属发散肝脾而行营血,通达经络而开皮毛。

(6)桂枝与甘草同用,善治阳虚心悸,桂枝用量一般从 9 g 开始,逐渐递增,若出现口干舌燥,则将已用剂量略减 2 ~ 3 g,继续服用以资巩固。

(7)治风湿痹痛,桂枝配麻黄、白术、苍术;如风湿夹热,桂枝配芍药、知母,甚者再加黄柏;治寒湿身痛,桂枝配炮附子、白术,或配细辛、干姜;治正虚邪恋之表证,以及正虚易感冒,或感冒后不易恢复,桂枝配芍药、人参、黄芪、羌活、防风、甘草,桂枝用量要足,或与肉桂同用。

(8)桂枝加入相应的治疗方药中,不论风寒湿热痹证,均可提高疗效;若苔白而厚,病情较重,桂枝用量应偏大;舌苔薄,病情较缓,用小量即可。

(9)痰瘀交阻经络,导致肢体僵直,屈伸不利,可用桂枝配白芥子,若兼肢体凉麻者,疗效更佳;若是气虚血瘀而见上症者,可将两药配入益气化瘀方中,多能获效。

(10)对于长期低热,既无热象,亦无寒象者,可从营卫不和论治,可用桂枝汤原方治疗。

（11）皮肤瘙痒症用其他方药效果欠佳者,给予桂枝汤调和营卫,常可取效。

（12）小儿厌食有因营卫不和所致者,可予桂枝汤调和营卫,以促醒胃气,增强食欲,若加用川石斛、谷芽、神曲、佛手等药,疗效更好。

（13）治疗汗证:大凡冷汗多、恶风甚者,宜加用桂枝;桂枝君芍药,乃发散中寓敛汗之意;芍药臣桂枝,乃固表中有微汗之道。

（14）面瘫:"桂枝本为解肌",若面瘫属营卫不和,腠理疏松,玄府不固,病机属风寒性质者,可用桂枝 15 g、黄芪 30 g,防风 12 g,水煎服。

（15）桂枝用量为 5～20 g,量小能温阳、通脉、和营,量大则有下气、行瘀、益中之效。

（16）临床遇到表证、寒证、痛证以及气滞、痰阻、血瘀、癥瘕、积聚等,而见四肢不温,畏寒喜暖,舌质淡暗或有瘀斑、瘀点,脉弦细涩者,皆可用之;若症兼热象,则宜与寒凉之品配伍,以免桂枝助阳化热。

防 风

防风始载于《神农本草经》,为伞形科多年生草本植物防风的药用根部。本品味辛、甘,性微温;归膀胱、肝、脾经。

【功效】 祛风解表,胜湿止痛,止痉。

【临床运用】

（1）泄泻:防风炒用可以止泻,适用于"痛泻症",主症为腹痛即泻,泻后痛减,其病机乃肝郁乘脾、肠内有"风邪""湿滞"所致,故用防风祛风,配白芍平肝止痛,佐白术、陈皮化湿行滞,以达止痛、止泻目的。

（2）外感表证:防风功能祛风解表,胜湿止痛,不论风寒、风热、风湿表证,均可配伍应用。但其性偏温,故于风寒表证尤宜;治外感风寒,头痛怕冷,常配荆芥、紫苏;外感风湿,头身重痛,常配羌活、川芎;外感风热,头痛咽痛,常配连翘、牛蒡子。

（3）预防感冒:防风配合黄芪、白术同用,有预防感冒的作用。

（4）慢性头痛:体质虚寒而常见头痛者,常配桂枝、白芷、川芎;肝阳上亢头痛者,常配菊花、白蒺藜。

（5）风湿痹痛:防风有较好的祛湿止痛功效,对风湿引起的关节酸痛、肌肉疼痛及神经痛有效。游走性痹痛,常配合羌活、独活、秦艽;肢体重着,疼痛剧烈,常配合制附子;痹痛伴见关节红肿,常配合地龙、忍冬藤、薏苡仁;痹痛日久,须加配活血化瘀及补益肝肾之品,如当归、川芎、桑寄生、牛膝等。

（6）破伤风证:防风有祛风止痉作用,适用于肝风内动、风痰上扰及破伤风等引起的痉挛抽搐,常配合全蝎、天南星、白僵蚕等药。

（7）风疹瘙痒、疮疖:防风有祛风、止痒、散结的作用,配合荆芥、蝉蜕能止风疹瘙痒;配合金银花、白芷、皂角刺等,能消散初起的疮肿。

（8）便血:反复发作、日久不愈的大便下血,古人认为与风邪稽留肠中有关,治疗时可在辨证施治基础上,加用防风,每有良效。

（9）妇女崩漏:可在辨证用药基础上加入防风。

【用法用量】 入煎剂 6～10 g。一般生用,止泻炒用,止血炒炭用。阴虚火旺头痛不宜用。

【临证参考】

(1)防风,疗风通用,泻肺实,散头目中滞气,除上焦风邪之药。

(2)防风治一身之痛,疗半身之风,散上下之湿,祛阴阳之火,皆能取效;可暂时少用以祛邪,而不可经年频用以伤正。

(3)防风随引而至方能起效,若无引经之药,多不能独奏其功。故与川芎、白芷上行,可治头目之风;与羌活、独活下行,能治腰膝之风;与白术同用治脾风;与紫苏、麻黄同用治寒风;与荆芥、侧柏叶同用治肠风;与乳香、桂枝同用治痛风。

(4)防风虽属膀胱、脾胃经药,然随诸经之药,各经皆至。

(5)防风辛能散肝,香能疏脾,风能胜湿,为理脾引经要药。

(6)防风性善祛风,得黄芪以固表,则外有所卫;得白术以固里,则内有所依。

(7)防风入肝经,使土不壅,而疏泄功能旺盛,故有疏肝理气、和中健胃之能;治胃脘痛,可于辨证方药中加入本品,收效颇著。

(8)防风以祛风见长,又能胜湿,且能发散脾之郁火,搜除脾之湿邪,故用于湿郁化火之口臭、口疮多有良效。

(9)止痛:防风有较好的祛风止痛功效,为治疗风湿引起关节酸痛的常用药,尤其疾病初起,用之最为有效;亦可用于各种神经痛、末梢性痉挛麻痹等症,多有卓效。

(10)皮肤疾病:防风对皮肤癣菌有抑制作用,凡皮肤湿疹瘙痒,不分部位及病程,均可用防风加白鲜皮、浮萍、土茯苓、生地黄作为基础方剂;如古代名方防风通圣散,以防风为主药,配合其他利湿解毒药,历来为临床治疗各种皮肤病之常用方。

(11)防风是中药抗过敏的要药:治疗过敏性疾病,特别是变应性鼻炎,以防风、银柴胡、苍耳子各 12 g,辛夷、白芷、黄芩、炙甘草各 10 g,蝉蜕、乌梅各 9 g,细辛 3 g,每日1 剂,水煎服,有较好效果。

(12)耳鸣:多责之于肝肾,但因脾虚而浊阴上逆、蒙蔽清窍而致者亦属常见;防风能够祛风胜湿,升清降浊,搜肝达木而健脾,此时在辨证基础上加用防风收效甚捷。

柴 胡

柴胡始载于《神农本草经》,为伞形科多年生草本植物柴胡或狭叶柴胡的干燥根。本品味辛、苦,性微寒;归肝、胆、肺经。

【功效】 解表退热,疏肝解郁,升举阳气。

【临床运用】

(1)发热证:柴胡有散热作用,外感发热,内伤发热均可配用,特别适用于往来寒热;治疗外感发热,常配荆芥、防风、黄芩、葛根;气虚发热常配党参、黄芪;阴虚潮热常配鳖甲、知母。

(2)肝郁气滞证:柴胡能疏肝解郁,适用于肝气郁滞所致的胸闷胁痛、痛经、乳房作胀或结块及情志病等,常配合白芍、当归、香附、枳壳、川芎等药;躁狂性情志病,需配伍陈胆星、青礞石、郁金、生牡蛎、大黄、龙胆等,以豁痰、散瘀、泻火、安神;现代临床在治疗慢性肝炎、胆囊炎、妇女月经失调、痛经、乳腺增生病、癥症、忧郁症等疾患时,常配用本品。

(3)气虚下陷、脏器脱垂:柴胡有升提作用,配伍黄芪、党参等补气药,可治疗气虚脱肛、胃下垂及子宫脱垂等。

(4)疟疾:柴胡治疟疾有效,能治疗早晚定时发热,或间日疟发热,常配合黄芩、半夏、常山、草果等药物。

【用法用量】 入煎剂 3～10 g。解热生用,用量可稍大;升提生用,用量宜小;疏肝醋炒用较佳。肝火上逆者忌服。

【临证参考】

(1)柴胡并非少阳专药,凡风邪初感之轻证,及邪气滞留,表邪不解之久病,用之多能取效。

(2)大凡而言,柴胡主治有三:一为邪实,即外邪之半表半里者,可引而出之,使还于表,而外邪自散;一为正虚,则清气之陷于阴分者,可举而升之,使返其宅,而中气自振;此外,尚有肝络不疏一症,在上为胁肋痛,在下为脐腹胀,实皆阳气不宣,肝失条达所致,可于方药中少入柴胡,以为佐使而作向导,取效甚捷。

(3)临证须知,柴胡能宣通阳气,祛散外邪,是祛病之药,非补虚之品;在脾虚之病用之者,必与补脾之人参、黄芪、白术并用,方能取效。

(4)柴胡主治虽多,其要在寒热往来,邪居半表半里;一说胸胁苦满而寒热往来者,用之有捷效,若无胸胁苦满症者,用之无效。

(5)柴胡乃少阳、厥阴行经药,妇人产前产后必用之品,善除本经头痛,非他药所能止。

(6)凡病来迅速者,多属肝经主病,宜少加柴胡以疏肝;柴胡既能发表,又能和里,故在治虚劳药及和血药中往往用之;如补中益气汤、逍遥散皆用柴胡,取其和中,而非解表。

(7)柴胡得益气药升阳气;得清气药散邪热;行手足少阳,以黄芩为佐;行手足厥阴,以黄连为佐。

(8)柴胡与白芍同用,能抑肝而散火;与黄连同用,能凉心而解热。

(9)柴胡作疏肝之用,必配白芍,用量宜轻;退热散邪,必配黄芩,用量必重(9～24 g)。

(10)柴胡所治证候虽有外感、内伤之别,但其舌上必有白苔,且多较垢腻,方可任柴胡之疏达,此为用药指征,常须识此。

(11)柴胡性凉,气味俱轻,善泄而散。凉散配黄芩、生地黄、栀子等;温散配麻黄、官桂、生姜等;气虚劳倦而感冒者配人参、白术、炙甘草等;产后或血虚而感冒者配当归、熟地黄等;阳明温热,表邪不解者配石膏、黄芩、麦冬等。

(12)《伤寒论》中用柴胡半斤以退热,有临床观察发现,在辨证方中加用柴胡120 g,每日分4次煎服,对病毒性感冒和大叶性肺炎所引起的高热有明显的退热作用。

(13)柴胡用 30～40 g,配黄芩 10 g,青蒿 30 g,生石膏 30～60 g,治一切外感热病而邪在卫分、气分,体温在 39 ℃以上者有良效。

(14)柴胡善治以气虚发热为主的低热,量用 6 g,配黄芩、半夏、甘草各 3 g,生姜 3 片,大枣 3 枚,党参 20 g,水煎服。

(15)柴胡用于退气虚发热须配党参或黄芪,单用效不佳。

(16)湿温症,外有表邪,苔腻,胸满,宜柴胡、葛根并用;若表寒未罢,而里热已结,则柴胡更属妙品。

(17)柴胡具有疏通胃肠之功,气机郁滞而致的脘腹胀满而不大便者,大剂量应用柴胡常收佳效;因其能调整胃肠,适用于各种功能性胃肠疾患。

(18)柴胡有显著的解郁功用:癔症哭笑无常,可用北柴胡加白芍、枳实;心因性精神忧郁,柴胡配合胆南星、青礞石、郁金;急性躁狂状态,柴胡需重用至 15 ~ 24 g,并配合祛痰安神之青礞石、生牡蛎、大黄、龙胆草;神志恍惚不清,行为怪异,重用柴胡配合活血散瘀药;治疗各种精神性疾病,可用柴胡配龙骨、牡蛎。

(19)治疗变态反应性皮肤病:其病机与邪在少阳证之寒热往来,反复发作类同,用柴胡剂多能取效。

(20)眼科用药:以柴胡为主,龙胆为使,治眼疾多能取效。

栀 子

栀子始载于《神农本草经》,为茜草科常绿灌木植物栀子的干燥成熟果实。本品味苦,性寒;归心、肺、三焦经。

【功效】 泻火除烦,清热利湿,凉血解毒。

【临床运用】

(1)热病心烦:栀子是常用的清热泻火药,有良好的泻火解毒、清热除烦功效;急性热病的发热烦躁,常与黄连、黄芩、黄柏同用;发热引起的心烦郁闷,躁扰不宁,每与淡豆豉配用。

(2)湿热黄疸:栀子有清利湿热、利胆退黄的作用,常配茵陈、黄柏、大黄等药用治湿热黄疸;现代用上述药物治疗肝炎及胆道疾患引起的黄疸,有较好疗效。

(3)血淋涩痛:栀子还常配合黄柏、滑石、萹蓄、车前子等,用治湿热蕴结膀胱所致的小便频数短赤,排尿热涩疼痛之症。

(4)血热吐衄:栀子能泻火凉血止血,常用于血热妄行引起的吐血、咳血、鼻出血、便血、尿血等,可根据不同出血部位,选配生地黄、牡丹皮、白及、白茅根、地榆、小蓟、大黄等药物。

(5)火毒疮疡:由于火热所致的热毒疮疡、丹毒疖肿、风火赤眼、咽喉肿痛、口舌生疮、大便秘结、小便黄赤等症,常用栀子配合黄连、玄参、赤芍、生石膏、大黄等药物。

(6)外伤瘀肿疼痛:生栀子研末,用鸡蛋清调敷,可用于扭伤挫伤,瘀肿疼痛,有散瘀消肿的功效。

【用法用量】 入煎剂 6 ~ 10 g。外用适量,研末调敷。清热泻火宜生用,止血炒用;脾胃虚寒,大便溏泻者慎用。

【临证参考】

(1)古方中多以栀子为热药之向导,可使邪去病退、正复而安。

(2)栀子善治心烦与黄疸:心烦、黄疸、寒热不食或腹满便赤,皆火郁为患,栀子解郁火故能取效;如泻青丸、越鞠丸、加味逍遥散之用栀子皆是。

(3)张仲景用栀子治伤寒发汗吐下后虚烦不得眠,此乃亡血、亡津液,脏腑无润养而内生虚热,栀子虽寒无毒,可清胃中热气而虚烦得除;栀子泻心火,安心神,凡脏腑内热,烦躁不得眠者,用之亦效。

(4)治心经留热,小便赤涩,用去皮栀子、火煨大黄、连翘、炙甘草等份为末,水煎服,多能取效。

(5)胃中有热而作痛者,可用栀子佐姜汁、配川芎治之。

(6)栀子加厚朴、枳实除烦满,加甘草除少气虚满,加生姜、陈皮除呕哕,同延胡索治热滞瘀血腹痛。

(7)栀子得滑石治血淋溺闭;得高良姜治寒热腹痛;得黄柏治身热发黄;配连翘治心经留热、小便赤涩;佐柴胡、白芍治肝胆郁火,配生地黄、牡丹皮治吐衄不止。

(8)栀子止血有奇效,且为其特长。

(9)镇痛:凡脏腑因火郁作痛者,均可酌用栀子,对寒热夹杂者,须与干姜、附子相配;治疗子宫内膜异位症等所致的顽固性痛经,每于辨证方中加入栀子,常获良效。

(10)安眠:栀子可用于热性病、胃肠病引起的失眠,对神经衰弱之失眠则无显效。

(11)五官及头面部炎症:如结膜炎,目赤肿痛,口腔及鼻腔发炎肿痛,咽喉肿痛,耳道发炎,可用栀子配合黄连、金银花、连翘等煎汤饮服。

黄　连

黄连始载于《神农本草经》,为毛茛科多年生草本植物黄连、三角叶黄连或云连的干燥根茎,分别习称为味连、雅连和云连;李时珍称其"根连珠而色黄",故名黄连。本品味苦,性寒;归心、脾、胃、肝、胆、大肠经。

【功效】　清热燥湿,泻火解毒。

【临床运用】

(1)嘈杂、吐酸:黄连可清泻肝火,治肝火犯胃,胃痛嘈杂,泛吐酸水,可与吴茱萸配用。

(2)湿热诸证:黄连苦能燥湿,寒能清热,为治疗湿热证的要药;治湿温病,湿热阻于肠胃,发热不退,舌苔浊腻或黄腻,可配合厚朴、半夏、栀子等药物;湿热交阻,脘腹痞满,食欲缺乏,嗳气呕恶,可配黄芩、枳实、半夏、生姜等药物;治湿热积滞引起的泻痢,可选配黄芩、黄柏、当归、白芍、木香、槟榔等药,可消除腹痛和里急后重症状;黄连还常用于脏毒便血、痔疮出血等症,都是取其清肠化湿解毒之功。

(3)火毒诸证:黄连是清热泻火解毒的良药,用途广泛,治急性热病之高热、烦躁,神昏谵语,皮肤发红斑,汗出口渴,身热舌红,可配生地黄、玄参、连翘、水牛角、郁金、石菖蒲等药;三焦热毒炽盛,迫血妄行,出现吐血、衄血等症,可配黄芩、黄柏、栀子等药;大便燥结不通,可再加大黄。

(4)目赤肿痛:肝火上炎,目赤肿痛,可配伍龙胆、决明子煎服,或外用煎水洗眼。

(5)口疮牙痛:黄连可治心胃火炎而致口舌生疮、牙龈肿痛、便秘尿赤,可配生地黄、黄芩、石膏、升麻、大黄等药。

(6)心烦失眠:治心火亢盛,心烦失眠,可配生地黄、淡竹叶;属阴虚火旺,烦热失眠者,可配黄芩、芍药、阿胶、鸡子黄;属心火旺,心肾不交者,可配肉桂。

(7)疮疡疖肿:常与金银花、连翘、黄芩、栀子、黄柏、当归、赤芍等药配伍,作为治疗热毒疮疡、疖肿的基本方药。

【用法用量】 入煎剂 1.5~9.0 g;研末吞服每次 0.3~0.6 g,每日 2~3 次;或入丸、散。外用适量,研末调敷、煎水洗或浸汁用。本品少量应用,有健胃功效,可促进消化;但过量服用则苦寒败胃,反致消化不良。虚寒久病者忌用。

【临证参考】

(1)黄连为治痢下、治目疾及治吐要药,但治目疾须合泄风行血,治痢下须兼行气导浊,治吐须兼镇坠化痰,方有捷效。

(2)黄连为治泻要药:久泻虽现阳虚寒湿之象,但仍有患者诉服用小檗碱或方中加用黄连后能短暂见效;虚寒型久泻在用附子、肉桂、干姜、肉豆蔻的同时,加用少量黄连燥湿坚肠,寒热互济,阴阳相随,可收相反相成之功,尤适宜于大便滞而不畅、苔腻而黄以及便有黏液者。

(3)治诸疮宜以黄连、当归为君,黄芩、甘草为佐。凡眼暴发赤肿,痛不可忍者,宜黄连、当归以酒浸煎之。

(4)黄连入心与胞络,最泻心火,亦能清肝,加引经之药,诸经俱能入之,而入心尤为专任。

(5)诸苦寒药多泻,唯黄连、黄柏性冷而燥,能降火祛湿,而止泻痢;大凡药能祛湿者必增热,能清热者又不能祛湿,唯黄连能以苦燥湿,以寒除热,可谓一举两得。

(6)心肝火旺,宜以黄连为君;黄连配白芍泻脾火,配石膏泻胃火,配龙胆泻肝胆火,配黄芩泻肺火,配知母泻肾火,配木通泻小肠火,配黄柏泻膀胱火,配槐米泻大肠火,配栀子泻三焦火。

(7)香连丸用黄连、木香,姜连散用干姜、黄连,变通丸用黄连、吴茱萸,姜黄丸用黄连、生姜;治消渴用酒蒸黄连,治伏暑用酒煮黄连;治下血用黄连、大蒜;治肝火用黄连、吴茱萸;治口疮用黄连、细辛,皆是一寒一热,阴阳相济,最得制方之妙。

(8)黄连或配大黄、芍药之泄,或配半夏、瓜蒌之宣,或配干姜、附子之温,或配阿胶、鸡子黄之濡,或配人参、甘草之补,因证制宜,尽收苦燥之益。

(9)黄连同枳壳治血痔;同天花粉解烦渴;同五味子、甘草煎浓汁漱口,治口糜、口疮;同麦冬、五味子治卒渴小便数;同人参、莲子治虚人患滞下及老人、产妇滞下不止。

(10)黄连、干姜并用,一辛一苦,一散一降,无论寒热之邪,皆可开泄,两药实为治痞之主药;黄连配枳实,可治宿食不消,心下痞满;黄连合半夏,可清热而降逆止呕。

（11）黄连入心,肉桂入肾,黄连生用为君,佐肉桂少许,煎百沸,入蜜空腹服之,能使心肾相交,夜能安寐。

（12）黄连有镇静、镇惊、安神之功,对失眠烦躁,注意力不集中,强迫观念,在辨证处方中加黄连 10 g,能提高疗效,正如《神农本草经》所载"久服令人不忘"。

（13）黄连可治疗心火亢盛所致的快速型心律失常;配石斛,治心律不齐;配酸枣仁,治心肝不和所致的心悸及心烦失眠。

（14）黄连可治上焦之热,善治脑膜发炎,脑部充血,时作眩晕者。

（15）黄连配黄芩、甘草,治疗狐惑病有效。

（16）黄连内服,可防止眼底动脉硬化血管破裂;既破裂之后,黄连配决明子煎水常饮,亦能消散瘀血。

大　黄

大黄始载于《神农本草经》,为蓼科多年生植物掌叶大黄、唐古特大黄或药用大黄的地下干燥根及根茎。因其根茎呈黄棕色,所以叫大黄,因其泻下攻积作用很猛,故又有"将军"的别称。本品味苦,性寒;归脾、胃、大肠、肝、心包经。

【功效】 泻下攻积,清热泻火,凉血解毒,逐瘀通经,利湿退黄。

【临床运用】

（1）积滞便秘:大黄是泻下通便要药,尤适宜于热结便秘;急性高热患者见便秘、腹部胀满、痞硬拒按等实热结于肠胃之症,可用生大黄配枳实、厚朴、芒硝荡涤积热,患者泻下稀便,常可热退症除;便秘系虚实夹杂、正气不足或阴亏津伤者,当配扶正养阴药;寒积便秘,大黄须与附子、干姜等配用;现代常用本品治疗急性肠梗阻、急性胆囊炎、急性胰腺炎等急腹症,疗效显著。

（2）血热吐衄,目赤肿痛:大黄能泻血分实热,有凉血止血而不留瘀的特点;治血热出血诸证,可单味应用,或配黄芩、黄连、生地黄等药;火邪上炎所致的目赤咽痛、头痛齿痛、口舌生疮,除用连翘、黄芩、栀子等清热解毒药外,适当加入大黄,能引火下行,增强清泄作用。

（3）呕吐:胃火上逆者,可配黄连、甘草。

（4）热痢初起:出现里急后重、泻而不畅,乃肠胃湿热积滞之故,可用大黄配黄连、木香、槟榔等攻积导滞,其痢自止;治疗中毒性菌痢,本品尤为要药。

（5）热淋、黄疸:大黄能通利小便,清导湿热,治疗湿热淋证,常配木通、滑石、瞿麦、栀子;治疗湿热黄疸,常配茵陈、栀子。

（6）瘀血诸证:大黄能入血分,善行瘀滞,女子血瘀经闭,可在调经药中加入大黄,以活血通经;若瘀血胶结,已形成癥瘕积聚,当选配三棱、莪术、水蛭、地鳖虫等药。

（7）痞满、水肿:大黄有泄热消痞的功效,治饮邪内结,水肿腹满,常配葶苈子、防己、椒目、水红花子;水饮与热邪结而不散,胸胁胀满疼痛,常配甘遂、芒硝。

（8）瘀滞肿痛:大黄常与当归、桃仁、乳香、没药等药配用,内服外敷,以活血散瘀,消肿止痛。

（9）热毒疮疡：大黄能清泄热毒，推荡壅滞而使痈肿消散；治热疖疮毒，常配金银花、连翘、白芷、赤芍等药；治肠痈腹痛，常配牡丹皮、桃仁、赤芍、芒硝等药，目前用大黄牡丹汤治疗急性阑尾炎疗效显著。

（10）水火烫伤：可以大黄研粉，麻油调敷，或以本品配地榆研粉调敷。

【用法用量】 入煎剂3~9g，必要时及对某些体质类型的患者，用量可酌情加大；研粉服每次1~3g。外用适量，研粉调敷或煎水洗渍。若用本品泻下通便、荡涤积滞及止血，应生用后下，不宜久煮；如用其清热化湿、活血祛瘀，可用制大黄。孕妇忌用，身体虚弱者及妇女在经期或哺乳期内亦不宜服用。

【临证参考】

（1）凡禀气厚实，积热留中者，可用大黄推陈致新而存阴；若素禀虚寒，虽据证当用大黄，亦应因人质禀之不同而酌减。

（2）仲景鳖甲煎丸、大黄䗪虫丸，均以大黄治劳伤吐衄；蒸热日久，瘀血停于经络，必得大黄以豁之，则肝脾气血通畅。

（3）大黄性虽趋下，然又善清在上之热，可治目齿疼痛；其善解疮疡热毒，若疔毒甚剧，他药不效者，当重用大黄以通其大便则愈；因其能清胃热，并能引胃气下行，故可止吐衄。

（4）古代治疗黄疸诸方，约1/3含有大黄，可见大黄为退黄主要药物。

（5）大黄虽为泻下药，如用小量，多无泻下，而有健胃作用；如与枳实、厚朴同用，作用多在胃；如与芒硝同用，作用多在肠；如与桃仁、牡丹皮同用，则有逐瘀作用；如与石膏、栀子同用，能泻三焦之热。

（6）仲景用大黄，多配其主药而不单用；合枳实、厚朴以治胸腹满；合黄连则治心下痞；合甘遂、阿胶则治水与血；合水蛭、桃仁则治瘀血；合黄柏、栀子则治发黄；合甘草则治急迫；合芒硝则治坚块；合枳壳则除积气；合青礞石更能滚痰；合消食药能消积推陈。

（7）仲景治吐血、衄血有泻心汤，大黄与黄连、黄芩并用，此唯脉象有实热者宜之。

（8）凡跌打损伤，血瘀闭而不行，用桃仁、红花之剂，必加酒炒大黄。

（9）大黄与附子并用，则变寒下为温下；大黄研粉口服，1g之力可抵煎汤者4g。

（10）各类虚证常因气血亏虚，脾虚运弱而见消瘦、倦怠纳少、腹胀便秘等症，此时应配大黄治之，寓攻于补，安和五脏，主要技巧在于配伍、炮制和剂量的调整；少量大黄可通腑气消谷气、除腹胀、调气血；常一投大黄，矢气一转，便行腑通，腹胀旋消，诸症悉轻。

（11）凡体虚、气虚者，常以大黄配黄芪同用；长期用养阴补虚法不效时，配以小剂量清泻药（如大黄、枳实或玄明粉）反佐其间，多可收效。

（12）胃肠道肿瘤需通导腑气，因此不论有无便秘，或已否手术，方中均可加入大黄；术前用生大黄，术后用制大黄；保持腑气通畅，祛瘀生新，对肿瘤的治疗和康复均有积极意义。

（13）凡以呕吐为主症者，不论外邪侵袭、饮食不节或情志失调、脾胃虚弱均可应用大黄，尤其是饮食入口即吐者；可用生大黄、生甘草各1g，水煎片刻或滚烫开水冲泡，药液

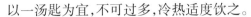

以一汤匙为宜,不可过多,冷热适度饮之。

(14)痢疾的病机特点是体内有"滞",故治痢时刻要注意祛滞,而祛滞之品则首推大黄;其用法是,肠腑湿热为主者用生大黄,对病程长或慢性久痢,症见滞下不爽或里急后重者多用酒大黄;体弱病轻者用3 g,体壮病重者用6 g,常配合枳实、厚朴、槟榔,调气以破滞,收效尤著。

(15)有报道慢性乙型肝炎患者出现肝功能异常者,无论虚实,均可于辨证方药中加入制大黄,以服后泻下1~2次粥状便为佳;防治肝性脑病,可采用生大黄粉口服,或同时给予清洁灌肠,若加入乌梅疗效更佳。

(16)治疗胆绞痛,用生大黄10~20 g,木香10 g,加开水300 mL浸泡10分钟后,频频饮服,治疗胆绞痛有效,往往"腹泻一次,痛减一份。"

(17)治热结下焦,迫血下行的尿血,用一般凉血止血药无效,给予生大黄5 g,血尿即止。

(18)高血压属实热证伴有大便秘结者,加用生大黄后大便得通,面红目赤减轻,血压则降。

(19)治疗高脂血症,每日口服生大黄粉0.75~1.00 g,连服1~2个月,能有效降低过高的血清胆固醇和甘油三酯指标。

(20)治疗急性中风,不论出血性或缺血性,也不论中经络中脏腑,属实属虚,均可以便秘作为大黄的应用指征。

芒　硝

本品始载于《名医别录》,原作"芒消",是硫酸盐类矿物芒硝族芒硝,经加工精制而成的结晶体;天然产品用热水溶解、滤过、放冷析出结晶称皮硝;将萝卜洗净切片,置锅内加水与皮硝共煮,取上层液,放冷析出结晶,即芒硝;芒硝经风化失去结晶水而成白色粉末,称玄明粉(元明粉)。本品味咸、苦,性寒,归胃、大肠经。

【功效】　泻下通便,润燥软坚,清火消肿。

【临床运用】

(1)积滞便秘:芒硝有泻下通便,润燥软坚的功效,能使肠道保持较多水分,引起肠蠕动增强而促进排便;治疗大便燥结不通,常与大黄同用,如积滞较甚,腹部胀痛,可加配枳实、厚朴;现代有以本品配莱菔子治粘连性肠梗阻,配金钱草治胆结石,配茵陈治阻塞性黄疸。

(2)疮痈肿毒:芒硝外用能清热消肿,常外敷治乳痈初起,及乳汁不通引起的乳房硬、肿、热、痛;本品配伍大黄、大蒜,加适量食醋捣烂外敷,可用于肠痈。

(3)咽痛、口疮:治疗咽喉肿痛、口舌生疮、牙龈肿痛,可配合冰片、硼砂等研末,吹于患处。

(4)目赤肿痛:可取芒硝适量,加10倍量开水溶化后点眼,或煎汤熏洗。

(5)湿疹瘙痒:本品水煎外洗,可用于皮肤湿疹瘙痒。

【用法用量】　内服6~12 g,以药汁或开水冲服,不入煎剂。外用适量,研末外敷、煎汤熏洗或水溶化后滴眼。孕妇禁服,年老体弱者慎用。

【临证参考】

(1)芒硝其用有三:治热淫于内,去肠内宿垢,破坚积热块。

(2)芒硝破结软坚,大黄推陈致新,两药走而不守,同为峻下之剂;《黄帝内经》云"热淫于内,治以咸寒,佐以苦",故芒硝、大黄常相须为用。

(3)芒硝亦有推陈致新之功,用其治病,中病即止。

(4)《名医别录》谓芒硝"利大小便",少量芒硝不致泻下而反利尿,故能治因心、肝、肾病而发生的水肿。

(5)治疗各种癥积、瘿瘤,在辨证方中加用芒硝5～10 g,能提高疗效。

(6)以芒硝为主抢救重症急性胰腺炎、急性梗阻化脓性胆管炎,胆源性败血症、胆源性中毒性休克等胰腺、胆道急危重症,能大大减少手术率,降低病死率,尤其对于老年体弱、病情危重者更显示出其明显的优势。

(7)芒硝通便的应用范围比较广泛,不仅用于热性便秘,其他慢性病引起的便秘或习惯性便秘,均可服用;本品服3 g以下一般不引起严重腹泻;习惯性便秘通常隔日服1次,使肠道保持适当的水分,逐渐消除其习惯性便秘状态。

(8)芒硝治疗早期肝硬化腹水有效;凡形体未羸,初次腹水,二便俱实,患者一般情况尚可者,可先予芒硝治之。

(9)芒硝的泻下作用并不局限于肠道,与大黄、甘遂配合,能泻胸腔积液。

(10)郁热胃痛:胃中秽浊郁滞不去,可用玄明粉3～6 g,温水化服。

(11)治肠痈、肠结,应立足于攻,着眼于通,常以芒硝配大黄同用;患者常泻后痛随通减,热随通降,呕随通止。

(12)肛门部急性感染及痔核嵌顿肿痛,重用芒硝30 g,配伍马齿苋、鱼腥草、苦楝皮,水煎外用坐浴,有消炎、止痛、消肿作用。

(13)芒硝药力峻猛,孕妇、心脏病伴心力衰竭及须低盐饮食患者忌用。

秦　艽

秦艽始载于《神农本草经》,是龙胆科多年生草本植物秦艽、麻花秦艽、粗茎秦艽或小秦艽的干燥根部。本品味辛、苦,性平;归胃、肝、胆经。

【功效】　祛风湿,通络止痛,退虚热,清湿热。

【临床运用】

(1)退黄:秦艽能利湿退黄,古人称其能治"遍身黄疸如金";现对病毒性肝炎等因湿邪郁蒸而致周身发黄者,可以本品选配茵陈、黄柏、栀子、黄芩、苍术、茯苓等药。

(2)风湿痹证:秦艽有祛风除湿、舒筋活络的功效,凡风寒湿侵入肌体,气血痹阻,筋脉拘挛,周身肌肉或关节疼痛,不论病之新久,也不论偏寒偏热,均可应用;现临床常用于风湿性和类风湿性关节炎,每选配桑寄生、威灵仙、牛膝、当归等药。

(3)中风后半身不遂:秦艽常用于中风后半身不遂,口眼㖞斜,舌强不语,尤其是有上肢拘挛症状者,单用大量水煎服有效。

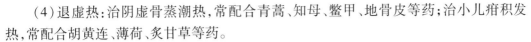

（4）退虚热：治阴虚骨蒸潮热，常配合青蒿、知母、鳖甲、地骨皮等药；治小儿疳积发热，常配合胡黄连、薄荷、炙甘草等药。

【用法用量】　入煎剂6～12 g，或入丸、散。脾虚泄泻者慎用。

【临证参考】

（1）秦艽乃风药中之润剂、散药中之补剂，故有养血之功；中风多用之者，取其祛风活络，养血舒筋之功。

（2）秦艽能通关节，利脉络，为治风寒湿痹之要药。

（3）感受风寒发热，遍身疼痛，可以秦艽散结除邪而治之。

（4）秦艽助天麻治风热头晕，同柴胡疗骨蒸潮热，合紫菀润肠利便，佐牛膝利血滋阴。

（5）秦艽得羌活，能治上焦之邪气；合萆薢，善调中焦之软弱；加防己，可愈足膝之湿痹。

（6）张景岳谓秦艽能"解瘟疫热毒"，现代用本品治疗病毒性肝炎有一定疗效。

（7）秦艽用治风湿活动期有良好功效，常用秦艽配合威灵仙、板蓝根，即能显著改善症状，使体温及红细胞沉降率、抗"O"值下降。

（8）秦艽能退低热，尤其对风湿病引起之低热经久不退，收效较佳，用本品为主药，加牛膝、银柴胡、黄柏、鳖甲等。

苍　术

苍术始见于《本草衍义》，是菊科多年生草本植物茅苍术或北苍术的干燥根茎。本品味辛、苦，性温；归脾、胃、肝经。

【功效】　燥湿健脾，祛风散寒。

【临床运用】

（1）湿阻中焦证：苍术的主要功效是燥湿健脾，凡湿阻脾胃，症见脘腹胀满、不思饮食、呕恶便溏、舌苔厚腻者，苍术乃必用之品，常配合厚朴、陈皮、甘草等药同用；治湿胜泄泻，粪便如水，可配合茯苓、车前子等同用，止泻迅速；若是慢性泄泻，大便溏薄，可配合白术、茯苓、白扁豆等药。

（2）郁证：苍术辛香通气，善解诸郁，常与川芎、香附、栀子、神曲配用；湿郁可酌加茯苓、白术，痰郁酌加海浮石、瓜蒌，热郁酌加栀子、连翘，血郁酌加桃仁、红花，食郁酌加神曲、山楂。

（3）风寒挟湿表证：苍术能发汗除湿，风寒挟湿侵袭肌表，头身重痛，可配合羌活、川芎、白芷等药；湿温病，湿与热并重，发热不退，胸痞身重，可配合石膏、知母等药。

（4）风湿痹证：苍术适用于湿气盛所致的痹证，症见肢体重着，肌肉酸痛，或麻木不仁，常配伍防己、薏苡仁等祛湿除痹；如湿热下注，足膝肿痛，或两脚痿软无力，步履艰难，每合黄柏以清热燥湿；对于风寒夹湿所致的痹证，则常配合羌活、独活、桂枝、附子等药。

（5）眼疾：苍术能明目治夜盲症及眼目昏涩，可与猪肝、羊肝、鸡肝等炖服；现代研究证实，本品含丰富的维生素 A，故能治维生素 A 缺乏所致的夜盲症及角膜软化症。

【用法用量】　入煎剂4.5~9.0 g,也可熬膏服。阴虚内热及体虚多汗者忌服。

【临证参考】

(1)苍术宽中发汗之功胜于白术,补中除湿之力不及白术;苍术散行,白术善补;苍术消食纳谷、止呕住泄功同白术,然其泄水开郁独长。

(2)苍术统治上、中、下三部之湿;湿在上焦,易生湿痰,以此燥湿行痰;湿在中焦,滞气作泻,以此宽中健脾;湿热下注,足痿无力,需配黄柏化湿清热,再加牛膝、木瓜能健步潜行,故李东垣称苍术为"治痿要药"。

(3)苍术以黄柏、牛膝、石膏下行之药引之,则除下部湿痰;以陈皮、厚朴、甘草之药引之,则除中焦湿证,而平胃中有余之气;以葱白、麻黄、杏仁之类引之,可除肉分至皮表之邪。

(4)苍术得防风则发汗;得黄柏则化湿热;得栀子解术性之燥;得羌活则止身痛;得熟地黄、干姜则治面黄食少;得苦参、牡蛎治小儿胃家湿热、饮食不生肌肉;得薏苡仁、五味子为治痿要药。

(5)苍术、香附、川芎,总解诸郁,可随证加入诸药,以治痰、火、湿、食、气、血六郁。

(6)苍术为治湿证主药,尤善与麻黄配伍;有研究提示,两药等量,能发大汗;苍术倍于麻黄则发小汗;苍术3倍于麻黄则尿量增多,有利尿之作用。

(7)苍术有行气解郁之功,临床以脘腹胀满、舌苔厚腻为应用指征。

(8)苍术配少量桂枝,有疏肝化湿之功,配升麻,能使清气升发,浊气下泄;配熟地黄,补而不滞,且健脾助运。

(9)苍术每日20 g,开水浸泡代茶饮,可治胃下垂,且无伤阴化燥之弊。

(10)顽固性水肿,重用苍术有效;配黄柏能消退下肢水湿或湿热所致的肿胀。

(11)《本草纲目》谓苍术"治湿痰留饮或挟瘀血成窠囊";痰浊瘀血为糖尿病的病理产物,苍术与玄参同用,有降血糖效用,借玄参之润,可展其长而制其短。

(12)苍术治疗痹证,无论属寒属热,均可应用;治风寒湿痹配羌活、独活、防风、威灵仙;治寒湿痛痹配附子、桂枝、甘草;治热痹关节红肿配石膏、秦艽、薏苡仁。

(13)苍术是治疗痛风的要药,痛风急性发作,热重于湿者,以苍术为主,配合知母、石膏、防己;湿热并重者,以苍术为主,配合黄柏、牛膝、薏苡仁等药。

(14)苍术可治乳糜尿,病程短者疗效良好,常与白术、萆薢、山药、黄芪同用。

(15)多发性神经炎,四肢弛缓,阵发绞痛,病程在1个月之内,可以在强筋壮骨药中加苍术6~9 g,对早期瘫痪有效。

(16)苍术10 g,六一散30 g$^{(包煎)}$,萆薢10 g,水煎服,治湿热闭经。

(17)苍术是治疗眼科多种疾患的常用药物。

(18)苍术善治内耳眩晕症,常配泽泻、半夏、陈皮、茯苓、天麻等药。

厚　朴

厚朴始载于《神农本草经》,是木兰科落叶乔木植物厚朴或凹叶厚朴的干燥干皮、根皮及枝皮。以四川产者品质较好,故又名川朴。本品味苦、辛,性温;归脾、胃、肺、大肠经。

【功效】 燥湿消痰,下气除满。

【临床运用】

(1)湿阻中焦,脘腹胀满:厚朴是燥湿消痰药,善行肠胃气滞,消积除满,为胃肠道疾病常用药物;治湿阻脾胃,脘腹胀满,食少纳呆,呕恶泄泻,可配合苍术、陈皮、甘草等药。

(2)食积气滞:对宿食不消,脘胀嗳腐者,可配合三棱、神曲、麦芽等消食药同用;若食积较甚,脘腹胀痛,大便不通,可配枳实、大黄攻积导滞。

(3)肠梗阻、术后腹胀:因厚朴能消除或减轻腹中胀气,现代常用厚朴加大黄、枳实、莱菔子治疗单纯性肠梗阻,故在腹部手术前后应用厚朴有防治腹部胀气的作用。

(4)痰饮咳喘:厚朴能燥湿化痰,下气平喘,治痰多壅肺,胸闷气逆,可配合麻黄、杏仁、半夏、紫苏子等药。

(5)梅核气:治疗痰气交阻之梅核气,可配合半夏、紫苏叶、茯苓、生姜等药,即半夏厚朴汤。

【用法用量】 入煎剂 3～10 g。虚胀者及孕妇慎用。

【临证参考】

(1)厚朴宽中化滞,乃平胃气之常用药;凡气滞于中,食积于胃,或湿郁积而不去,湿痰聚而不清,用厚朴最宜。

(2)厚朴对于气之盛者用无不验,气之弱者宜少用或配益气药物。

(3)诸家多谓厚朴误服能脱元气,然叶天士谓多用则破气,少用则通阳。

(4)厚朴善除寒湿之邪,若属湿热,加用苦寒之品清热燥湿,而藉厚朴苦温以散其结,多能奏效。

(5)暑必兼湿,故治暑方中,每加厚朴廓清胸脘之湿,使暑热自离而易解。

(6)治臌胀宜大补中气行湿,凡补气,必带厚朴宽满;厚朴佐以党参、黄芪、白术诸补气药,则能化补中之滞而消虚胀;同清热燥湿药,则能散湿热之结而平寒药之弊。

(7)厚朴配白术能治虚胀,叶天士称两药配伍为"一通一补之法,白术补太阴,厚朴通阳明"。

(8)厚朴同枳实、大黄同用,则泄实满;与陈皮、苍术同用,则泄湿满;与人参、白术同用,则治虚满。

(9)厚朴同半夏、胆星,能燥湿清痰;同白术、甘草,能和中健胃;同枳壳、莱菔子,能下气宽肠;同紫苏、前胡,能发散风寒;同山楂、枳实,能破气消食;同吴茱萸、肉桂,能行湿温中。

(10)厚朴与橘红、半夏并用,善除湿满;与白术、干姜并用,善开寒痰凝结;与大黄、芒硝并用,善通大便燥结。

(11)厚朴同苦药合用则泻下,同温药则补中,同和药则止痛,同攻药则除痞满;同木香、槟榔、枳壳则可祛痢疾之秽物。

(12)厚朴作为辅助药,能用于痰液阻塞或胸腔有积液的病症,若在化痰药中加入厚朴,能提高疗效,较快排出痰液。

（13）厚朴应用指征：凡胃肠动力不足、肠蠕动减慢之脘腹胀满，以及腹胀伴有矢气少或大便秘结者必用本品；患者腹胀但矢气较多时最好慎用，否则可能腹胀更甚。

（14）厚朴用5～20 g，配枳实10 g，莱菔子15～30 g，治气滞腹胀；配枳实10～15 g，生白术30～60 g，治脾虚气滞兼有便秘之腹胀；配枳实8～10 g，大黄5～10 g，桃仁10 g，红花8 g，治腹部手术后气滞血瘀腹胀；配高良姜5～8 g，香附10 g，治虚寒性气滞腹胀。

茯　苓

茯苓始载于《神农本草经》，是多孔菌科真菌茯苓的干燥菌核，多寄生于松树根部，药用藤核。本品味甘、淡，性平；归心、肺、脾、肾经。

【功效】　利水渗湿，健脾，宁心。

【临床运用】

（1）泄泻：茯苓有化湿健脾的作用，临床常用它辅佐党参、白术、山药、甘草等，治疗脾虚泄泻，食少，体倦乏力等症。

（2）水肿：茯苓淡渗利湿，能利尿消水肿，凡水肿胀满，小便不利，痰饮内停之症，无论寒热虚实，皆可应用。治水肿常与猪苓、泽泻配伍；脾阳虚者，可加白术、桂枝健脾通阳，则其效益显。水在皮肤，四肢肿者，病名皮水，茯苓可配合黄芪、防己、桂枝同用。

（3）痰饮：痰饮停于胃而呕吐者，可配合半夏、生姜等药；痰饮在胸膈，心悸胸满，可配合杏仁、桂枝、白术、甘草等药。

（4）心悸、失眠：茯苓有宁心安神之功，治疗心脾两虚，心神不宁，失眠健忘，常配合党参、酸枣仁等药，若伴有痰浊内阻，可加半夏、北秫米等药。

【用法用量】　入煎剂6～15 g，必要时可用30 g。宁心安神可用朱砂拌，称朱茯苓。

【临证参考】

（1）茯苓其用有五：止泻，利小便，开腠理，除虚热，生津液。

（2）茯苓淡能利窍，甘以助阳，乃除湿之圣药。味甘平补，益脾逐水。

（3）茯苓能为诸阴药之佐，而祛其滞；为诸阳药之使，而宣其通。其补而不滞，利而不峻，乃精纯之品，无以过之。

（4）《神农本草经》言茯苓主胸胁逆气、忧患惊邪恐悸，证之临床可信。重用茯苓（或茯神），安神舒情作用甚好。奔豚一证，乃情志之病。古人治奔豚病，每用茯苓，并非用茯苓利水，实取茯苓滋养和缓而已。

（5）仲景方中茯苓主治悸（心下悸、脐下悸）及筋惕肉瞤，兼治小便不利、头眩、烦躁。小便不利而悸者，用茯苓则治，其无悸证者而用之，则未见其效。

（6）茯苓得白术则补脾，得车前子则利水，得泽泻则渗湿，佐半夏共成燥湿之功。又茯苓得人参，通胃阳；得白术，逐脾水；得艾叶，止心汗；得半夏，治痰饮；得木香，治泻痢不止；君黄连、天花粉，治上盛下虚之消渴。

（7）茯苓配附子、芍药，治肾阳不足，身体骨节疼痛。茯苓可引药下行，仿苓桂术甘汤法可治严重的胃下垂，肠鸣有声，小腹攻逆，甚则上见呃逆，下又大便不通，重用茯苓，配合桂枝、川椒常见效。王好古曾用四逆汤加茯苓治阴寒小便不通，并谓"非茯苓利小便也,盖引热药下行,不入他经,为效速也",可悟茯苓四逆汤的用药之妙。

(8)每日用茯苓 15 g,泽泻、山药各 9 g,煎水温服,不加糖,连服 2~4 个月,可以降低血糖。

(9)茯苓能治疗因代谢功能紊乱和营养缺乏引起的下肢水肿。此症多见于壮年后的妇女,伴有月经不调。茯苓用量需大,常配合党参、白术、怀山药等药。贫血性水肿,亦常见于多产妇女,茯苓可配当归、何首乌、阿胶、鸡血藤等药。

(10)治斑秃,可用一味茯苓饮:茯苓 500~1000 g。为细末,每服 6 g,白开水冲服,每日 2 次。要坚持服用至发根生出为度。本病的形成,多因水气上泛巅顶,浸蚀发根,使发根腐而枯落。本品能上行渗水湿,而导饮下降,湿去则发生。

(11)冲任不足的经闭,症见面色萎黄、头昏目眩、形体矮小、腰膝酸软、舌苔薄、脉细弦,多见于未婚女子。治疗上从肝、脾、肾入手,主用山药、茯苓以脾肾双补,再加用当归、川续断,多能取效,切莫投大剂量活血药物耗伤正气。

(12)舌体胖大,边有齿痕,心悸头晕;小便不利,为用茯苓的主要指征。茯苓用于宁心安神时,剂量宜大,可用 30~100 g;用于利水渗湿时,剂量宜中,一般为 15~30 g;用作健脾补中时,剂量宜小,以 6~15 g 为好。茯苓有宁心安神、健脾补中、利水渗湿之功,故无论虚实,皆可投之。

茵 陈

茵陈始载于《神农本草经》,原作"茵陈蒿",是菊科多年生草本植物滨蒿或茵陈蒿的干燥地上部分。本品味苦、辛,性微寒;归脾、胃、肝、胆经。

【功效】 清利湿热,利胆退黄。

【临床运用】

(1)黄疸:茵陈长于利水渗湿,有清利湿热、利胆退黄的功效,是治疗黄疸的要药,尤宜于湿热郁蒸之阳黄,常配合栀子、大黄同用。若黄疸色泽不鲜明,头重身困,恶心腹胀之湿重热轻者,可以本品配苍术、厚朴、薏苡仁。如系寒湿阻滞之阴黄,则可以本品配白术、附子、干姜等,温化寒湿以退黄。

(2)胆胀:茵陈可用于胆胀之肝胆湿热蕴结者,如现代常以本品配柴胡、金钱草、黄芩、鸡内金等,治疗胆囊炎、胆结石及胆囊息肉。

(3)湿温、暑温初起:症见往来寒热、口苦泛恶、胸闷脘胀、不思饮食等,常与黄芩、半夏、陈皮、白豆蔻等药同用,以清化湿热。

(4)湿疮瘙痒:茵陈可用治疗湿疹、湿疮、疥癣等皮肤病,可单味内服或外用,也可与白鲜皮、地肤子、苦参等药配用。

【用法用量】 入煎剂 10~15 g,大剂量可用 30~60 g。外用适量,水煎熏洗。

【临证参考】

(1)茵陈善清肝胆之热,兼理肝胆之郁,热消郁开,胆汁入小肠之路通畅,故有利胆作用。本品行水最捷,凡下焦湿热瘙痒,及足胫附肿、湿疮流水,皆可用之。

(2)茵陈专治黄疸,宜佐栀子。黄而湿者多肿,再加渗利,黄而燥者干涩,再加凉润。

本品合栀子、大黄,除湿热,合栀子、黄柏,除燥热,均治阳黄;合附子则治阴黄。

(3)茵陈同防风、羌活配伍治黄疸兼风;同苍术、厚朴、泽泻治黄疸兼湿;同生姜、白豆蔻治黄疸兼寒;同黄连、龙胆、滑石治黄疸兼热。又茵陈同陈皮、菊花、干姜治酒疸;同枳实、山楂、麦芽治小儿食积发黄。

(4)茵陈可散肌表之湿,得大黄,则兼泻中焦之郁热。

(5)茵陈能治疗因湿引起的病症。如居于多湿之地患感冒,发热不易消退,胸闷食少,周身酸困,口黏苔腻,用一般发散风寒药物难以奏效时,宜加入茵陈15~24 g。

(6)茵陈能清肝胆之实热与虚火,又可利湿,单味煎服可治肝经郁热、胆火蕴结之热结便秘、湿热口臭等症。

(7)茵陈有护肝作用,可用单味茵陈30 g煎水口服,或加用郁金、黄芩、金钱草、柴胡等药。对慢性肝炎日久,脾胃虚弱、气血亏虚,不耐大苦大寒之品,而湿热余邪未尽者,可在对证方中加用茵陈、郁金,以清除湿热,疏肝活血,改善肝功能,而无损伤脾胃之弊端。

(8)茵陈配伍败酱草、黄芩,降转氨酶效果较好。如为阻塞性黄疸,茵陈常配活血化瘀药物,如桃仁、红花、赤芍、䗪虫等。

(9)茵陈清利湿邪,化解肝胆湿热,可治湿热所致的妇女黄褐斑、色素沉着,常配合黑栀子、红花、赤芍、三棱等药。

(10)茵陈、葛根、藿香3味药等量,组成治疗小儿外感发热验方。如无恶心、呕吐,可以不用藿香。方中葛根解肌退热,茵陈清利湿热,藿香醒脾和胃,辟秽化浊。此3种药性味皆轻清,微温微寒,有寒温相济之妙,无辛燥苦寒之偏。用于小儿感冒、时令病初起、食积发热,多在4剂内收功。

干 姜

干姜始载于《神农本草经》,是姜科多年生草本植物姜的干燥根茎。本品味辛,性热;归脾、胃、肾、心、肺经。

【功效】 温中散寒,回阳通脉,温肺化饮。

【临床运用】

(1)腹痛、呕吐、泄泻:干姜功能温中祛寒,适用于外寒内侵或脾胃虚寒引起的脘腹冷痛、呕吐泄泻,常配合党参、白术、炙甘草等药。呕吐较剧,可加陈皮、半夏;泄泻明显,可加肉豆蔻、炒山药。

(2)亡阳证:干姜有回阳通脉的作用,可治疗心肾阳虚、阴寒内盛所致手足厥逆、全身冷汗、脉搏微弱等虚脱征象,可急用本品配附子、甘草水煎顿服。老弱者加人参;冷汗不止者,再加人参、麦冬、五味子、山茱萸等药。

(3)寒饮喘咳:干姜能温化痰饮,凡受寒引起的咳嗽气喘、形寒背冷、痰多清稀之症,可与麻黄、细辛、五味子、半夏等药配用,疗效确切。

【用法用量】 入煎剂3~9 g,回阳救逆可适当加量;或入丸、散。外用适量,煎汤洗或研末调敷。阴虚内热、血热妄行者忌用。

【临证参考】

（1）干姜其用有四：通心助阳，去脏腑沉寒痼冷，发诸经之寒气，治寒凝腹痛。

（2）干姜入脾胃，功擅逐寒燥湿，但与肺肾药同用，亦能入肺肾，如小青龙汤之治表寒里饮之咳嗽，肾着汤治寒湿腰痛。

（3）凡味厚之药主守，气厚之药主散；干姜气味俱厚，故散而能守，可祛寒除湿，和血通气。

（4）凡胃中虚冷，元阳欲绝，干姜与附子同投，则能回阳救逆，故有"附子无姜不热"之言，仲景四逆、白通、姜附汤皆用之；干姜配五味子则能通肺气而治寒嗽；配白术则能燥湿而健脾；加当归、白芍则能入气而生血。

（5）仲景方中干姜、黄连并用之证，必兼有呕。呕属少阳，黄连降胃阳，干姜升脾阴，脾升胃降，少阳枢机得利。

（6）干姜性热，朴硝性寒，二药并用，善开寒火之凝滞。

（7）黄疸过服苦寒之剂，损伤中阳，可转为阴黄，须用干姜温阳健脾，化湿除黄；劳伤为病，脾失统摄的出血、衄血，可加干姜炭温中健脾止血；胆石症多见湿热蕴结之证，此时配用少量干姜温经化瘀，可助气化、防寒凝，鼓舞推动药力直达病所。

（8）治疗慢性胃炎之寒热错杂证，用干姜配苦寒药可起到调整阴阳、辛开苦降的作用，消"痞"效佳；治疗咳嗽无论寒热虚实，皆可用干姜，关键在于剂量的掌握和配伍药物的选择。

（9）治疗压疮：用干姜粉（高压灭菌）10 g，生姜自然汁（高压灭菌）40 mL，新鲜蛋清60 mL，生理盐水40 mL，搅匀，放入纱布敷料浸泡，取出敷于疮面，每隔2~4小时换药1次，或连续湿敷，疮深脓多者，则扩创清创后再敷药，可获满意疗效。

（10）下元虚冷，腹痛泻痢而专宜温补者，当以干姜炒黄用之；若产后虚热虚火盛而唾血痢血者，炒焦用之；若阴盛格阳，火不归原及阳虚不能摄血而为吐血、衄血、下血者，但宜炒炭留性用之，实为止血之要药。

吴茱萸

吴茱萸始载于《神农本草经》，为芸香科落叶灌木或小乔木植物吴茱萸、石虎或疏毛吴茱萸的干燥将近成熟的果实，简称吴萸。本品味辛、苦，性热，有小毒；归肝、脾、胃、肾经。

【功效】 散寒止痛，降逆止呕，助阳止泻。

【临床运用】

（1）寒凝疼痛：吴茱萸即散肝经之寒邪，又疏肝气之郁滞，为治肝寒气滞诸痛之主药；如常配干姜、桂枝治疗脘腹冷痛，配小茴香、乌药治疗寒疝腹痛，配人参、生姜治疗浊阴上逆，厥阴头痛，配木瓜、槟榔治疗寒湿脚气疼痛，配艾叶、香附、当归治疗胞宫虚寒，经行腹痛等。

（2）胃寒呕吐：吴茱萸有疏肝降逆之功，治肝胃不和引起的呕吐吞酸，常与黄连同用；辨证属寒者，黄连用小量作为反佐，属热者，主用黄连泻火，吴茱萸用小量作为反佐。

（3）虚寒泄泻：吴茱萸有温中止泻的作用，脾肾虚寒，五更泄泻，可配合补骨脂、肉豆蔻、五味子同用，即四神丸；脾胃受湿，寒热错杂，腹痛下痢，常与黄连、白芍等药同用。

（4）口疮：吴茱萸研末，醋调敷足心，能引火下行，治疗口舌生疮有效。

【用法用量】 入煎剂1.5~4.5 g；外用适量，研末调敷。不宜多服久服。阴虚燥热证忌用。

【临证参考】

（1）吴茱萸所治之证，皆取其散寒温中、燥湿解郁之功。四神丸中用吴茱萸者，非尽祛寒，亦借其性燥而祛湿。

（2）吴茱萸治呕逆吐酸，肝脾火逆之症，必兼苦寒以降之，如左金丸；吴茱萸辛、热，能入厥阴，与黄连相配，能引黄连入肝，一寒一热，一苦一辛，同治厥阴气火有余之证。

（3）厥阴头痛，必用吴茱萸引经。

（4）吴茱萸配用白豆蔻可消宿酒，得茯苓可治痰饮，配陈皮、附子，治肾气上哕。

（5）吴茱萸下气最速，极能宣散郁结，善于入肝解郁；不论肝、脾、胃、肠疾患，只要出现腹胀、腹痛、呕恶、嘈杂、吞酸等肝郁气逆见症，即可在辨证施治处方基础上，加吴茱萸1~3 g，可收到良好的下气散结功效。

（6）吴茱萸是外治良药，应用颇广，其中散寒止痛和引热（火）下行的作用尤为突出。

（7）下腹阴冷和口吐涎沫是临床应用吴茱萸的两个指征。

（8）治痰饮，症见头痛背寒，呕吐，可与茯苓配伍。

（9）吴茱萸煎服，有杀虫作用。凡脏寒蛔动，腹痛剧烈者，用四逆汤加吴茱萸治之，与乌梅丸治蛔厥相比，似有药简力专效宏的优点。

（10）吴茱萸是治疗痛经的要药。吴茱萸、肉桂各3 g，当归10 g，制香附12 g，常用治寒凝胞宫，阳气不化的痛经。

（11）凡由太阴及厥阴虚寒，肝气上逆于目窍而出现的眼痛、目赤、视物疲劳、昏糊等症，皆可用吴茱萸汤（吴茱萸、人参、生姜、大枣）或吴茱萸汤加味治之。

（12）将吴茱萸用沸汤洗数次后入药，可防其燥烈之气伤伐肝肾。

（13）吴茱萸散寒宜酒炒，止呕黄连水或姜汁炒，治疝盐水炒，治血宜醋炒。

陈　皮

陈皮始载于《神农本草经》，原名"橘皮"，为芸香科植物橘及其栽培变种的干燥成熟果皮。因新鲜的橘皮味较辛辣，入药以陈久而保存香气者为好，故称陈皮。本品味苦、辛，性温；归肺、脾经。

【功效】 理气健脾，燥湿化痰。

【临床运用】

（1）脾胃气滞证：陈皮以理气为专长，治脾虚气滞，脘腹胀满，气短乏力，食少便溏，可配党参、白术以健脾理气；属湿阻中焦，脘腹胀满，舌苔厚腻者，可配苍术、厚朴以燥湿理气；陈皮配枳壳、柴胡，又可用于胸中气塞或肝气郁滞，配杏仁、桃仁，可治疗气滞便秘。

（2）呕吐、呃逆：陈皮功能调中降逆，亦常用于治疗呕吐、呃逆之症，每与半夏配伍。

偏寒加干姜、肉桂,偏热加竹茹、黄连。

(3)痰湿咳嗽:陈皮有燥湿化痰的作用,主要适用于痰湿咳嗽,咳吐白痰,常配合半夏、茯苓、杏仁等同用。如配合清热药,也可用于肺热咳嗽,痰多色黄之症。

(4)食积纳呆:陈皮是开胃消食良药,能促进食欲,帮助消化,常与谷芽、麦芽、山楂、神曲等药同用。

(5)胸痹:治胸痹胸中气塞短气。

【用法用量】 入煎剂 3 ~ 10 g。阴虚燥咳及吐血者慎服。

【临证参考】

(1)陈皮同补药则补,同泻药则泻,同升药则升,同降药则降;同补气药则益气,同泄气药则破气,同消痰药则能去痰,同消食药则能化食,各从其类以为用。

(2)陈皮同白术则补脾胃;同甘草则补肺;同白术、半夏,则渗湿而健胃;同白术、甘草,则补脾而益胃。

(3)陈皮同竹茹、黄芩、黄连,治因热之呃逆;同干姜、肉桂、附子,治因寒之呃逆。

(4)陈皮同杏仁治大肠气秘,同桃仁治大肠血秘,皆取其通滞之力。

(5)陈皮辛温而苦,能利水谷,为脾肺之散药;生姜辛而微温,为肺胃之散药升药,两药常相须为用。

(6)凡用补药、涩药,必用陈皮以利气。

(7)陈皮理气虽有类于青皮,但陈皮气味辛温,入脾、肺而宣壅,青皮入肝疏泄,而无入脾燥湿、入肺理气之功。

(8)陈皮 30 ~ 60 g,配甘草 10 ~ 15 g,水煎,入食盐少许服,可治胃失和降的习惯性便秘。

(9)在应用补益药时加用陈皮,可避免胃脘胀满、食欲减退,能使补益药更好地发挥作用。

(10)应用陈皮指征,乃素有胃病,消化不良,腹时胀闷者。

枳 实

枳实始载于《神农本草经》,为芸香科常绿小乔木植物酸橙及其栽培变种或甜橙的干燥幼果。幼果形小,中间实心,叫作枳实;若是接近成熟的果实,形大中空,叫作枳壳。本品味苦、辛、酸,性微寒;归脾、胃经。

【功效】 破气消积,化痰除痞。

【临床运用】

(1)胃肠积滞,湿热泻痢:枳实长于破气除胀,消积导滞,治疗胃脘胀满,消化不良,可与山楂、麦芽、神曲等药配伍应用;若系脾胃虚弱,运化无力所致,则须加入党参、白术、茯苓、陈皮等益气健脾之品;对食积便秘,腹胀腹痛者,可与厚朴、大黄同用;对湿热积滞,泻痢后重者,可与大黄、黄连、黄芩等药同用。

(2)胸痹、结胸:枳实行滞化痰,消痞散结,治疗胸阳不振,痰浊内阻所致的胸痹心痛,可配合桂枝、瓜蒌、薤白等药物;若痰热结于胸中,胸脘痞满,痰黄稠,苔黄腻者,可配合瓜蒌、半夏、黄连,即小陷胸汤。

(3)气滞胸痛:本品善破气行滞而止痛,可治疗气血阻滞之胸胁疼痛,常与川芎配伍,如枳芎散。

(4)产后腹痛:可与芍药等分为粉服用,如枳实芍药散。

【用法用量】 入煎剂 3 ~ 10 g,必要时可用 15 ~ 30 g。孕妇慎用。

【临证参考】

(1)枳实与枳壳区别:枳实小而其性强而速,枳壳大而其性和而缓。故张仲景承气汤中用枳实,即取其疏通决泄、破消结实之用。

(2)一般以枳壳利胸膈,枳实利肠胃。然张仲景治胸痹痞满,以枳实为要药;诸方治下血痔痢、大肠秘塞、里急后重,又以枳壳为通用。

(3)枳壳与枳实应用:一是枳壳轻扬,药力较弱,故其功效只称"行气"而不称"破气";在归经方面,除入脾经外,并可入肺经,故可治咳嗽、肤痒。枳实较坚结,药力较强,故其功效称"破气"而不称"行气";专入脾胃经,常治痞痛、痰癖、食积、便秘等。二是枳实虽破气消痞,若配伍人参、白术、茯苓、甘草、干姜,则可用于气虚夹滞之证;若配伍芒硝、大黄或瓜蒌、薤白、桂枝,则可用于阳明实热或胸痹胸痛之实证;若脾虚气滞者,一般选用枳壳。

(4)枳实不可单用,须配伍补气血之药,则破气而不耗气,攻积而不伤正,逐血而不损血。枳实入泻痰药中,有增效作用;枳实得黄连,治心下痞及宿食不消。

(5)枳实佐之以人参、白术则益气,佐之以大黄、芒硝则破气,此即《神农本草经》所以言枳实益气而复言消痞之意。

(6)枳实配半夏,可消痰癖;配桃仁,祛瘀血;配川芎、甘草,治左胁痛胀;配芍药,治腹痛;配黄芪,治肠风下血;佐大黄,下邪秽;佐瓜蒌,消痞结;加泽泻,治停水;配藿香、生姜,则能宽中止呕。又枳实加苍术则行气化湿,并麦芽而和中消导,合黄芩、黄连则清湿热,同二陈(陈皮、半夏)则化痰除湿。

(7)枳实能止腹痛,肠炎或痢疾之腹痛常配木香,虫积腹痛配槟榔,肠胀气腹痛配厚朴,肠绞痛配白芍,胆胀疼痛配柴胡、郁金,肝区痛配青皮、川芎,胃脘闷痛配木香、香附,气滞胀痛配陈皮、厚朴,肠粘连腹痛配延胡索、酒大黄、桃仁。

(8)《神农本草经》记载枳实"主大风在皮肤中如麻豆苦痒",据此常以其治风疹块及其他皮疹作痒者多验。用枳实配茺蔚子可以治疗子宫脱垂。

(9)枳实能增强胃肠及子宫收缩功能,故可用于治疗胃下垂、脱肛及子宫脱垂等症,但须配合党参、黄芪、白术、柴胡、升麻等补中益气、升阳举陷药物。

木 香

木香始载于《神农本草经》,是菊科多年生草本植物木香的干燥根。产于印度、缅甸者称为广木香,产于云南、广西者称为云木香,产于四川、西藏者称为川木香。本品味辛、苦,性温;归脾、胃、大肠、三焦、胆经。

【功效】 行气止痛,健脾消食。

【临床运用】

（1）脾胃气滞证：症见脘腹胀满或疼痛，可配合藿香、砂仁等药物；兼有胁痛，酌加枳壳、青皮；脾虚失运，酌加党参、白术；食积气滞，酌加山楂、莱菔子。临床根据其行气导滞的特长，常在补剂之中，加入少量木香，能起到补而不滞的效果。

（2）泄泻、痢疾里急后重：木香有芳香化滞作用，治中焦湿阻所致的腹痛泄泻，常配合藿香、佩兰、黄连等药物；若属湿热积滞，大便不畅，泄泻、痢疾后重，可以木香配槟榔、枳实行气导滞，再加黄连清热化湿，疗效确切。

（3）胁痛、腹痛、黄疸：本品气香醒脾，味辛能行，味苦主泄，入三焦和胆经，能行气止痛、疏肝利胆，可治胁痛、腹痛、黄疸，常与郁金、大黄、茵陈等药配伍。

（4）胸痹：用治寒凝气滞胸痛，常与丹参、川芎、檀香等药配伍应用。

【用法用量】　入煎剂 3～9 g，木香因含挥发油，故不宜久煎。生用专行气滞，纸裹煨用实肠止泻。阴虚燥热证慎用。

【临证参考】

（1）木香，乃三焦气分之药，能升降诸气。《黄帝内经·素问至真要大论》云"诸气膹郁，皆属于肺"，故上焦气滞用之者，即金郁而泄之；中气不运皆属于脾，故中焦气滞者宜之，盖脾胃喜芳香之气；大肠气滞则后重，膀胱气化不利则癃淋，肝气郁滞则为胀痛，故下焦气滞者亦可用之。

（2）广木香，《本草汇言》谓其为"治气之总药"，能和胃气，通心气，降肺气，疏肝气，快脾气，暖肾气，消积气，温寒气，顺逆气，达表气，通里气，统管一身上下内外诸气。

（3）木香佐补药则补，佐泻药则泻，但只可少用之为佐使，过多反无功效。

（4）木香善于治疗胸腹间滞塞冷气，常加用陈皮、生姜等药，取效迅捷；中下焦气结郁滞，常以槟榔为使。

（5）木香配砂仁可治脘腹痞满，配槟榔可除里急后重，配莱菔子可治腹胀，配小茴香可治疝气疼痛，配乌药可治小腹部气逆作痛。

（6）木香药性较平稳，能调诸经之气，煨熟多用于中虚气滞、大便溏薄者。

（7）治痰须加行气药于其中，如木香、砂仁、香附等；痰涎因气行而不滞，若无行气药，多不见效；寒痰用辛香走窜之药，热痰须加黄芩、黄连寒凉之剂，但必用木香等行气药助之；大凡以凉药治热痰而不效者，实乃无行气药为其向导故也。

（8）木香配枳壳能松弛肝胰壶腹括约肌，有利于结石排出；配延胡索、川楝子等药，可治疗胆道蛔虫病发作期的胆绞痛。

丹　参

丹参始载于《神农本草经》，为唇形科多年生草本植物丹参的干燥根及根茎。因根呈紫红色，故名丹参或紫丹参。本品味苦，性微寒；归心、肝经。

【功效】　活血调经，祛瘀止痛，凉血消痈，除烦安神。

【临床运用】

（1）各种瘀滞疼痛：如血瘀胸痛，脘腹疼痛，癥瘕积聚等。丹参活血化瘀止痛，治心脉瘀滞,胸痹心痛,常配川芎、砂仁、檀香、郁金等药同用;瘀滞所致的脘腹疼痛,常配木香、延胡索、蒲黄、五灵脂等药。《肘后备急方》单用本品为末,热酒调服,用治"小腹及阴中相引痛,自汗出欲死"的病症。

(2)妇科疾病:如月经不调,痛经、闭经,产后瘀滞腹痛。丹参入血分,祛瘀生新,活血止痛,是女科调经要药。《妇人大全良方》以一味丹参作为调经通治方。如瘀血所致的月经不调、痛经、闭经,可配合香附、当归、赤芍、益母草等药;产后或妇科手术后腹痛,常因有瘀血留积,可配合当归、川芎、醋五灵脂等药。

(3)癥瘕积聚:瘀血积久而致的癥瘕积聚,古代有单用丹参久服的经验,也可以本品配伍醋鳖甲、生牡蛎、三棱、莪术等,以活血软坚消积。现代用于肝脾大、异位妊娠、子宫肌瘤等病证,可使肿大的肝脾变软、缩小,可促进腹腔内血肿包块消散。

(4)热病神昏、烦躁:热病邪入营血,出现烦躁不安,神昏,身发斑疹,可配合生地黄、玄参、金银花、连翘等药物。

(5)心悸失眠:丹参入心经,有养血安神作用,治疗失眠,每日可用丹参 30 g,水煎,分2 次服,若与酸枣仁、柏子仁、茯神、合欢花等药配伍,效果更好。

(6)疮痈肿毒:丹参性寒,能凉血活血,清热消痈,可治疗热毒瘀阻引起的疮痈肿毒,常配伍清热解毒药。

【用法用量】 入煎剂 6 ~ 15 g,大剂量可用至 30 g。外用适量,煎水淋洗或熬膏调敷。孕妇及月经过多者慎服。传统认为不能与藜芦同用。

【临证参考】

(1)丹参主入手少阴心经、手厥阴心包经,为心与心包络血分药。善治血分,祛瘀生新,为调经活血通脉要药。

(2)丹参用之补则补,用之攻则攻;丹参虽有参名,但补血之力不足,活血之功有余,为调理血分之首药。

(3)丹参是一味以活血功能见长的平和之品,寒温之性并不明显,只要配伍合适,无论偏寒或偏热的血瘀病证均可应用。

(4)《妇人明理论》说:"一味丹参,功同四物,能补血活血。"其实丹参活血祛瘀作用甚佳,补血之力则较弱。故现代治疗妇科等疾病,每与补肾养血理气之品相配,很少单用。

(5)目前常用丹参配白茅根治疗流行性出血热。丹参能活血化瘀,疏通微循环,降低血小板黏附性,预防弥漫性血管内凝血的发生,对沉积在毛细血管壁的免疫复合物有清除作用,白茅根能降低血管壁的通透性,减少血浆外渗,缩短出、凝血时间。

(6)治疗子宫下垂、胃下垂,用补中益气汤加丹参、枳壳等药,可提高疗效,增强肌肉组织的收缩功能,恢复筋膜的张力和韧性。此配伍较仅用补中益气汤加枳壳疗效更加显著。

莪 术

莪术始载于《雷公炮炙论》,又名"蓬莪术",是姜科多年生草本植物蓬莪术、广西莪术或温郁金的干燥根茎。本品味辛、苦,性温;归肝、脾经。

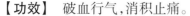

【功效】　破血行气,消积止痛。

【临床运用】

(1)癥瘕积聚:莪术功擅行气止痛,破血祛瘀,可用于治疗肝脾肿大、腹部痞块等,每与三棱、当归、川芎等药配用。现临床用其治疗卵巢囊肿、子宫肌瘤、早期宫颈癌等,收到较好效果。本品在配合三棱消瘤块时,宜与补气健脾药同用,使得在破瘀消积之时,不致损伤元气。

(2)心腹瘀痛:可配伍丹参、川芎等药。

(3)食积脘腹胀痛:莪术有行气消积止痛的作用,凡饮食积滞,脘腹胀痛,可选配厚朴、陈皮、木香、槟榔、谷芽、麦芽等药物。寒凝气滞引起者,加配高良姜;气滞血瘀明显者,加配延胡索;脾胃虚弱者,加配党参、黄芪、白术。

(4)血瘀经闭:可用于治疗经闭不通、血瘀痛经、产后瘀滞腹痛等症。

(5)跌打损伤引起的血瘀肿痛。

【用法用量】　入煎剂 3~9 g,或入丸散。孕妇及月经过多者忌用,有出血倾向者,也不宜应用。

【临证参考】

(1)治积聚诸气,莪术为最要之药,与三棱同用疗效更优。

(2)妇人用药亦配用,但虚证之人须配参、术相助。

(3)莪术与人参、白术、黄芪等药同用,多能开胃进食,调气和血。

(4)莪术合木香可治疗冷气攻心疼痛。

(5)莪术乃攻坚之药,可为佐使,而不可久用。

(6)莪术经醋炮制为良,故行气消积多用醋莪术。

(7)莪术是很好的活血化瘀药物,也是一味作用明显的理气散结药物,同样擅长治疗诸多"气病"。

(8)莪术治疗慢性肝炎肝纤维化疗效较好,凡伴有腹部胀满者可较长时间应用莪术,防治肝纤维化。若肝病见舌红无苔,虽然有肝脾大者也不可妄用莪术化瘀软坚,以免营血更伤,形体更弱。

(9)莪术可治冠心病,应用指征为痛处不移、舌有瘀斑、脉沉涩。对于胸闷、心绞痛,常与丹参饮相伍,疗效显著。

(10)莪术活血化瘀之力较桃仁、红花强,若于辨证方中加用此药,可提高疗效。如治疗妇女子宫肌瘤,可于桂枝茯苓丸中加莪术。

桃　仁

桃仁始载于《神农本草经》,原作"桃核仁",是蔷薇科落叶小乔木植物桃或山桃的干燥成熟种子。本品味苦、甘,性平;归心、肝、大肠经。

【功效】　活血祛瘀,润肠通便,止咳平喘。

【临床运用】

(1)瘀血阻滞诸证:桃仁为活血祛瘀的常用药,适应范围较广,妇科疾病尤为常用。

如治疗瘀血日久形成癥瘕痞块之桂枝茯苓丸,即与桂枝、牡丹皮、赤芍等药同用;治疗血瘀闭经、痛经、产后瘀滞腹痛、妇科慢性炎症腹痛,以及子宫或其附件手术后,经期不准,腹痛隐隐难除,常配合生地黄、当归、红花、川芎等同用;炎症腹痛明确者,可加用败酱草、红藤等。

(2)伤寒蓄血证:常与桂枝、大黄、芒硝等配伍,破血下瘀,兼泻实热,病重者需加配水蛭、虻虫等药,以增强破血逐瘀之力。蓄血证也泛指多种瘀血郁结于内的证候,桃仁是必用之药,并需根据蓄血所在部位及症状,辨证选药,分别论治。

(3)跌打损伤、肢体痹痛:桃仁功能活血化瘀,治疗肢体痹痛和跌打伤痛,常配合当归、红花、乳香、没药等同用,也可在祛风湿药和治伤药中加用。

(4)肺痈、肠痈:治肺痈常配合芦根、冬瓜子、薏苡仁等清肺逐瘀,排脓消痈;治肠痈初起,右少腹疼痛,常配合大黄、芒硝、牡丹皮等泻热破瘀,散结消肿。

(5)桃仁含有油质,能润肠通便,适用于年老体弱、久病血虚津亏或产后失血过多所致的便秘,常与生地黄、当归、玄参、火麻仁、郁李仁、瓜蒌仁等药同用。

【用法用量】 入煎剂 6～10 g,宜捣碎煎;不可过量服用。孕妇忌服,血小板减少,有出血倾向者慎用。

【临证参考】

(1)桃仁其功有四:泄腹中瘀滞,治热入血室,除皮肤血热燥痒,行皮肤凝聚之血。

(2)桃仁苦能泄滞,辛能散结,甘温通行而缓肝,故可治疗瘀血内阻之癥瘕、血闭、妇人月水不通、跌扑损伤及心下宿血坚痛诸证。

(3)桃仁得香附为使,行气破血;得红花,行瘀通经,得吴茱萸,治冷劳减食,得延胡索、川楝子治肝厥胃脘疼痛。

(4)干血痨:大黄䗪虫丸一方,桃仁、杏仁并用,桃仁入血分而通气,杏仁入气分而通血。一说桃仁与杏仁润大肠功同,但杏仁治气秘,桃仁治血秘。

(5)肠燥便秘:桃仁苦以去滞,甘以生新,破血之功多,益血之力少,但走血分而性滑润,佐麻仁、当归、陈皮可治燥结便秘。

(6)血枯之症:必须以滋血补血之药为主,再佐以桃仁,则濡润而无闭结之患。

(7)咳嗽气喘:桃仁除有止咳化痰作用外,还有活血化瘀功效,能改善肺部血液循环,故对咳喘有很好的治疗作用。

(8)中风后半身不遂:桃仁可治疗脑血管意外引起的中风后半身不遂。

(9)心绞痛:常与红花、赤芍、丹参、川芎同用,化瘀止痛功效显著,常服且能稳定血压,降低胆固醇含量。

(10)闭塞性脉管炎:可用桃仁疏通血管闭塞,消除炎症,亦为临床常用药物。

郁 金

郁金始载于《药性论》,是姜科多年生草本植物温郁金、姜黄、广西莪术或蓬莪术的干燥块根。本品味辛、苦,性寒;归肝、心、肺经。

【功效】 活血止痛,行气解郁,清心凉血,利胆退黄。

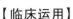

【临床运用】

(1)气滞血瘀痛证:郁金长于行气解郁,活血止痛,治疗胸闷胁痛,脘腹胀痛,常配合柴胡、香附、陈皮、枳壳等同用。郁金又为调经要药,凡气血郁滞所致月经不调、痛经、闭经,常配合当归、川芎、香附、白芍等同用。若治癥瘕痞块(如肝脾大、卵巢囊肿、子宫肌瘤等),郁金又常配合丹参、泽兰、鳖甲等药同用,以活血软坚消癥。

(2)热病神昏,癫痫痰闭:郁金能清心开窍,治高热神昏,常配牛黄、石菖蒲、连翘、栀子等药;治气郁痰阻,蒙蔽心窍所致的癫狂惊痫,常与白矾同用,入白金丸。

(3)血证:郁金能入血分,有解郁散瘀、清热凉血之功,治疗肝郁化火,气火上逆,血热妄行所致的吐血、衄血、咳血及妇女倒经等,常与生地黄、牡丹皮、栀子、牛膝、三七等药配伍。

(4)湿热黄疸、胆石症:郁金能利胆退黄,治疗湿热黄疸,常与茵陈、栀子等同用;治疗胆结石,常与金钱草、鸡内金等药同用。

【用法用量】 入煎剂6~10 g;研末吞服,每次1~3 g。孕妇忌服。

【临证参考】

(1)郁金能清气化痰,消散瘀血,其性清扬,能散郁滞,顺逆气,上达高巅,善行下焦,凡心肺肝胃、气血火痰郁遏不行者均可应用。故可治疗胸膈胁胃疼痛、两胁胀满、肚腹攻疼、饮食不思等症;又可治疗经脉逆行之吐血、衄血、唾血等症。

(2)郁金能开郁通滞气,故治诸郁常需用之,然而终不可轻用,盖因其气味寒凉,有损胃中生气,恐郁未必开而胃气先弱。

(3)郁金佐槐花,解热毒,冲淡竹沥,降痰火。

(4)治痰中带血者,郁金常配竹沥,又鼻血上行者,郁金、韭汁加四物汤服之。

(5)郁金可恢复胆囊功能,其所含的姜黄素能促进胆汁分泌趋于正常,减少尿内的尿胆元;郁金配合金钱草、鸡骨草、茵陈、柴胡等有消散结石功效,可用治疗胆囊结石。

(6)消退黄疸:可将茵陈30 g、郁金、栀子各9 g作为退黄的基本方,加用茵陈则退黄作用更强。

(7)郁金可治疗癥瘕、积聚病,如肝脾大、子宫肌瘤、妇女生殖器官囊肿等。若为恶性肿瘤可配合抗癌药同用,囊肿配伍活血化瘀、解毒利湿、理气止痛药,肝脾大可配合丹参、牡蛎、檀香、沉香、香附等药物。

延胡索

延胡索始载于《本草拾遗》,简称玄胡或元胡,是罂粟科多年生草本植物延胡索的干燥块茎。本品味辛、苦,性温;归肝、脾经。

【功效】 活血,行气,止痛。

【临床运用】

(1)气血瘀滞痛证:延胡索为活血行气止痛要药,既入气分行气散滞,又入血分活血化瘀,止痛作用广泛,效果显著。李时珍称它"专治一身上下诸痛,用之中的,妙不可言"。如配川楝子、黄连、栀子,可治胃脘热痛;配干姜、肉桂,可治腹中冷痛;配瓜蒌、薤白、丹参,可治胸痹心痛;配小茴香、乌药、吴茱萸,可治寒疝腹痛;配川芎、乳香、没药,可治跌打瘀痛;配当归、白芍、香附,可治妇女经行腹痛。又气滞作痛可配香附、木香,血瘀作痛可配桃仁、红花,上肢疼痛可配桂枝、姜黄,下肢疼痛可配牛膝、续断。

(2)癥瘕、积聚:治腹中尤其是下腹部因气滞血瘀形成的积块,可用延胡索配当归、桃仁、花红、三棱、莪术、大黄等药同用。

【用法用量】 入煎剂 3~10 g;研末吞服每次 1.0~1.5 g,每日 1~2 次;宜以酒煮服,或用酒磨服亦可。孕妇禁服,血热气虚者勿用。

【临证参考】

(1)延胡索能行血中气滞,气中血滞,故专治一身上下诸痛。

(2)延胡索与当归、肉桂配用,治一身上下诸痛及月经不调。

(3)延胡索有麻醉性,用以止痛甚效,尤以胃神经痛及月经痛为最,与香附同用止痛疗效更佳。

(4)产后血虚,或经血枯少不利,气虚作痛者,延胡索并非所宜。

(5)凡用延胡索,虚人当兼补药同用,否则徒损无益。

(6)治疗冠心病、心肌炎之胸痛、气滞血瘀征象明显时,可用人参、三七、延胡索三味药,共研细粉,每次服 0.6 g,每日 3 次,疗效较好,对控制期前收缩也有帮助,能起到疏其血气,令其条达的功用。

(7)延胡索为镇静药,配贝母、苏子、款冬花、百部等,可治痉咳喘急、百日咳等。

(8)延胡索不但善于止痛,而且有一定安神功效,与酸枣仁同用,在镇静催眠方面有协同作用,随着剂量增大,其协同作用尤为明显。取炒延胡索、炒枣仁研粉,各用 6 g,开水送服,或用夜交藤、鸡血藤煎汤送服,每日服 2~3 次,有良好的安神之效;患者伴有的头昏、头痛等症状也能迅速缓解。

(9)延胡索镇静安神作用较酸枣仁、茯神等传统安神药明显为好,凡胃脘疼痛或不眠者必配用之,用量为 10~15 g。

(10)慢性胆囊炎、胆结石,胆囊反复绞痛,配用延胡索,止痛作用颇佳;加乳香、郁金、柴胡,能消炎并缓解胆道痉挛。

三 七

三七始载于《本草纲目》,又名参三七、田七,为五加科多年生草本植物三七的干燥根和根茎。三七两年植株有三片复叶,每片有小叶七枚,故名。本品味甘、微苦,性温;归肝、胃经。

【功效】 化瘀止血,活血定痛。

【临床运用】

(1)出血证:三七有良好的止血作用,不论吐血、咯血、鼻出血、尿血、便血、子宫出血还是创伤出血,单用本品内服、外敷均有良好疗效,且有止血而不留瘀的优点。如阴虚血热,配生地黄、旱莲草;虚寒出血,配艾叶、炮姜;气虚失血,配党参、黄芪;大出血虚脱,配人参、附子;外伤出血,可配血竭、龙骨等药外用。

（2）瘀血肿痛：三七有散瘀消肿止痛的作用，用治跌打损伤，既可内服，又可外用，常与乳香、没药、血竭等配用。以本品为主要原料制成的云南白药是伤科要药。

（3）胸痹疼痛：三七可单用，也可与人参、瓜蒌、薤白等配用。近年常以本品与人参研粉吞服，配合辨证汤药治疗心肌梗死、冠心病心绞痛，有较好疗效。

（4）瘀血闭经、痛经、产后瘀滞腹痛：三七常与艾叶、桂枝、川芎、当归等同用，若见气血不足之象，可酌加益气养血药。

（5）疮痛肿痛：未成脓者，可用三七为粉，米醋调涂患处，以促其内消；若疮已破，可研粉干涂，有脓或腐肉者，可配儿茶、轻粉等药外敷。

【用法用量】 多研粉吞服，或用汤药冲服，每次 1.0 ~ 1.5 g，每日 1 ~ 2 次，出血重症，每次可用 3 ~ 6 g，每日 2 ~ 3 次。入煎剂 3 ~ 9 g，也可入丸、散。外用适量，研粉外涂或调敷。孕妇慎用。

【临证参考】

（1）三七乃止血之圣药，无论上中下出血，一味三七独用即效，加入补血、补气药中则更佳。本品于补血药中止诸血，须用三七粉 3 g，将汤剂煎成，调三七粉于其中饮之。

（2）三七善化瘀血，又善止血妄行，为吐衄要药，且病愈后不致瘀血留于经络，成为血痹虚劳之证。

（3）三七配川贝母、白及等，治肺出血；配白及、地榆等，治胃出血；配艾叶、当归、益母草等，治子宫出血；配干姜、附子等，治大出血虚脱。

（4）三七的止血效果较其他止血药为好，但治疗大出血时，必须超量应用至 10 g 以上方能取得预期效果。有研究认为三七水浸液（开水浸泡 10 分钟）疗效较三七粉为好，且便于服用，取效迅速，值得进一步观察。

（5）常用三七配人参治疗虚劳咳嗽和老年体弱之痰嗽，以及冠心病心绞痛和各种出血疾患，均有良效。人参大补，三七祛瘀，一补一散，相辅相成，止咳止血甚妙。

（6）治疗早期肝硬化、血瘀型慢性肝炎，可用三七、西洋参各 30 g，鸡内金 60 g，共研细粉，混匀，分 30 包，每日开水送服 1 包，可亦可用于晚期肝硬化有轻度腹水或处于腹水消退好转期。

（7）提高人血清白蛋白：每次冲服三七粉 3 g，每日 3 次，15 日为 1 个疗程。一般服 3 ~ 4 个疗程肝硬化患者血清白蛋白上升至正常，白蛋白与球蛋白比例倒置得到纠正，全身症状明显减轻。

（8）熟制三七治血虚，其补血作用不逊于当归、黄芪，对虚寒之体，尤为适宜。

（9）治疗顽固性头痛，用三七、地龙、川芎各等量制成粉剂，混匀，每服 10 g，每日 3 次冲服，能收到满意疗效。

（10）三七治水肿不论是肾源性的或心源性的，或原因不明的，均有效果，但适用于久病水肿，治新病水肿疗效未必满意。一般每日吞服 3 ~ 4 g。治脾虚水肿（营养不良性水肿），可配合生黄芪 30 g，红枣 8 枚煎服；肾炎水肿可配合防己黄芪汤加味煎服。

（11）三七有化瘀止血、止痛、祛腐生新的作用，故在辨证方中加用三七粉 5 g，治疗消化性溃疡,能抑制炎症渗出,促进组织创面修复和溃疡愈合。

(12)三七、琥珀粉各等份,共研细粉,每次4 g,每日服2次,温开水冲服,能治愈慢性肾盂肾炎,久服可预防复发。

(13)中老年人,特别是患有动脉硬化、高血压病、高脂血症、冠心病、糖尿病的患者,每日服三七粉1.5~2.0 g,有保健功效,未病先防,有病可治,抗栓防衰,却病延年,远期效果显著。

(14)治疗前列腺肥大,每日温开水冲服三七粉、西洋参粉各1 g,病程较长,小便点滴而出者,每日各服2 g,分2次服。连服30~45天。

(15)用三七10 g,水煎服,对脑震荡引起的呕吐有捷效。

(16)治疮疡初起肿痛者,用三七与大黄等份为粉,醋调敷患处。

(17)治疗寻常疣、皮肤瘢痕及防治手术后肠粘连,可用三七粉,每服1.0~1.5 g,每日2次,疗效显著。

(18)治疗瘢痕疙瘩,用食醋将三七研粉调成膏状,外敷患处,每日2~3次,连用1~4周,能使瘢痕变软变平,痛痒感消失。

仙鹤草

仙鹤草始载于《本草图经》,原名"龙牙草",一作"龙芽草",民间俗称脱力草,是蔷薇科多年生草本植物龙芽草的干燥地上部分。本品味苦、涩,性平;归心、肝经。

【功效】 收敛止血,补虚,止痢,截疟,解毒。

【临床运用】

(1)出血证:仙鹤草有收敛止血作用,血证无论寒热虚实,不分内外出血,均可单味应用。如血热性出血,常配鲜生地黄、牡丹皮;虚寒性出血,常配熟地黄、党参、炮姜;子宫出血,常配当归、蒲黄炭;血小板减少性紫癜,常配生地黄、当归、白芍。

(2)腹泻、痢疾:仙鹤草具有收敛之性,有治痢止泻之功,常与黄连、地榆等药同用。

(3)脱力劳伤:劳力过度后筋疲力尽,虽经休息,一时不能恢复,但纳食正常,并无其他疾病,称为脱力劳伤。可用仙鹤草30 g与红枣10枚加水煎汁服;若气血亏虚,可加黄芪、党参、龙眼肉。

(4)疟疾寒热:仙鹤草有杀虫截疟之功,治疟疾每日发作,可于疟发前,将本品研粉,用烧酒吞下9 g,连服3剂;也可单用大剂量水煎服。

【用法用量】 入煎剂15~30 g,大剂量可用至60 g或作散剂服。外用适量,捣敷或熬膏涂敷。

【临证参考】

(1)仙鹤草扶正补益,抗癌止痛,养血止血,可用治癌症伴出血、疼痛者,或肿瘤手术、放化疗后,气血亏虚,多汗寐差。本品治不同癌症,安全无毒,疗效满意。如用仙鹤草、菝葜、藤梨根、薏苡仁各30 g,水煎服,治疗胃癌。

(2)仙鹤草有明显的抗菌、抗增生作用,是一味较好的扶正抗癌药物。本品可用于胃、十二指肠黏膜慢性炎症、糜烂出血,病理见到胃黏膜肠化、异型增生等。常配白花蛇舌草,治疗胃癌及胃癌前病变,配薏苡仁治胃癌、胃息肉、疣状胃炎等。

(3)仙鹤草在补益中尚有透邪之力,有发表退热作用,可单味浓煎治疗虚人感冒,发热不退,也常加入发表剂中运用。成人每剂用干品 10~15 g,鲜品加倍,大剂量可用至 60 g;小儿用量酌减。此法用于老人、体弱或有心脏病者,尤为适宜,因其退热不出大汗,且有强心作用,无亡阳之弊。

(4)仙鹤草可治疗多种原因引起的咳嗽,尤其是久咳、痉咳,效果较好,可单用,亦可与相应方剂配伍应用,常用量一般为 30~50 g。

(5)仙鹤草除善止血外,并有治痢、强壮功能,还能促进肠吸收功能的恢复,对脾虚湿热型慢性泄泻最为有益。

(6)重用仙鹤草治疗早期肝硬化、糖尿病、血小板减少症,常能出奇制胜。

(7)凡无外邪的各种疾病而神疲怠惰者,可用仙鹤草配淫羊藿、仙茅煎服,或在相应处方中配伍此三味药,效果殊佳。

(8)仙鹤草有解毒消肿功效,可用治多种外科疾患。如痈疽肿毒初起,焮红热痛,可用本品鲜嫩茎叶捣烂或研末熬膏外敷,每日换药 1 次,数次即可消肿。

(9)福建民间经验方,治蛇咬伤,鲜龙芽草(即仙鹤草)叶洗净,捣烂贴伤处。

(10)治疗妇人血枯经闭、白带过多。

(11)杀灭滴虫,治疗滴虫阴道炎所致的阴部湿痒,可将仙鹤草煎取浓汁,冲洗阴道,或将本品研粉装入胶囊,每次用 2 粒置于阴道中,用至痊愈为止。

(12)治疗小儿急性肾小球肾炎血尿、蛋白尿。

(13)仙鹤草在五官科中的应用指征,肝肾不足,脾肾两亏,气血偏虚,症见鼻出血、眩晕、耳鸣等;凡出血有气虚见证者均可运用;过敏性疾病,局部痒甚,阵发性咽痒、呛咳、无痰者尤适用。仙鹤草 30 g,配蝉蜕、化橘红各 9 g,治疗喉源性咳嗽、变应性鼻炎有良效。

白 及

白及始载于《神农本草经》,是兰科多年生草本植物白及的干燥块茎。本品味苦、甘、涩,性微寒,归肺、肝、胃经。

【功效】 收敛止血,消肿生肌。

【临床运用】

(1)各种出血证:白及含浓厚胶黏液质,功能收敛止血,研粉吞服,对肺咯血、胃出血之经久不愈或屡屡复发者,多有良效。近年报道,治疗消化性溃疡出血,可用本品配合乌贼骨、贝母、甘草;治疗肺结核咳血,可配合百部、黄芩、瓜蒌、藕节、生地黄、三七等,疗效确切;治外伤出血,可用白及粉外敷能迅速黏附出血创面,止住渗血,创面深或大,出血量多,可加血竭同用。白及口服对血小板减少性紫癜、再生障碍性贫血引起的衄血亦有显效。

(2)痈肿疮疡:白及有消散痈肿、敛疮生肌的作用,疮痈不论未溃、已溃均可应用,本品配合金银花、桔梗等药,可治疗中、后期肺痈。

(3)水火烫伤:白及研粉,用麻油调敷患处,可使脂水减少,疼痛减轻,加速愈合。

（4）手足皲裂：白及粉用于治疗手足皲裂、肛裂有效。

【用法用量】 入煎剂 3～10 g，研粉吞服每次 1.5～3.0 g。外用适量，研粉直接外用或调涂患处。外感咳血、肺痈初期及内热壅盛者忌用。传统认为不宜与乌头、附子同用。

【临证参考】

（1）白及乃敛气、渗痰、止血、消痈之药。此药质极黏腻，性极收涩，味苦气寒，善入肺经。凡肺叶破损，因热壅血瘀而成疾者，以此研粉口服可治。

（2）白及功能消肿生肌，外科痈疡脓未成者可消散，已溃者可生肌，内服外用均有良效。

（3）白及运用，必虚而有热者相宜，其虽禀收敛之性，而仍具苦泄辛散之意，与白蔹相近，故每相须而用。

（4）白及又善止咳，对阴虚咳嗽、肺热咳嗽、百日咳、痨咳尤有良效，唯其味涩，故有表证者慎用。支气管扩张咯血的复发率较高，在血止后，每日服白及粉 3 g，以百合、麦冬、黄芪煎水调服，能预防复发。

（5）白及有护膜、生肌、清热、止血等功效，治疗消化道病，如食管炎、胃炎、十二指肠溃疡、非特异性溃疡性结肠炎等，效果良好。

（6）白及可防治放射性食管炎，白及粉或煎煮所得胶状液，黏合力强，服后能保护食管黏膜，防止射线损伤，同时又有良好的消肿生肌作用，促进局部炎症水肿或溃疡痊愈。

（7）有报道治疗慢性胃炎、溃疡病，在辨证处方基础上，对胃镜确诊胃炎者加用白及 15～30 g、蒲公英 30 g；若为溃疡者再加用海螵蛸 15 g。

（8）《神农本草经》记载白及主"痱缓不收"，故治疗风瘫死肌、痿废不用之疾时，可在辨证方中加用白及 30 g，多有良效，但湿痰重、舌苔厚腻者不宜用。

（9）治疗烧伤时，发现白及止血效果显著，而且能明显地促进皮肤上皮细胞和真皮细胞组织的修复，即古人说的生肌敛疮作用。

（10）白及外用有非常好的治疗手足皲裂的功效。

（11）《外科大成》载白及丸治鼻渊，临床观察发现，治疗急慢性鼻窦炎时，在辨证方基础上加用白及，确能提高疗效。

（12）有研究表明，白及粉在 37 ℃时黏度降低，故用其止血时，应以凉开水调服，且寒凉能收缩血管，有利于止血。

蒲 黄

蒲黄始载于《神农本草经》，是香蒲科多年水生草本植物水烛香蒲、东方香蒲或同属植物的干燥花粉。本品味甘，性平；归肝、心包经。

【功效】 止血，化瘀，利尿。

【临床运用】

（1）各种出血证：蒲黄长于止血，又兼活血行瘀之功，故有止血不留瘀的特点。各种出血证，无论属寒属热，有无瘀滞，蒲黄均可随证配用，但对实证夹瘀者较为适宜。治吐血、咳血，可选配侧柏叶、白及、阿胶；衄血可选配大蓟、小蓟、芦根；尿血可选配白茅根、生地黄、冬葵子;便血可选配槐花、地榆、黄芩;崩漏下血可选配血余炭、艾叶、炮姜等。本品外敷又可治创伤出血。

(2)瘀血痛证:蒲黄有活血行瘀止痛的功效,常与五灵脂组成化瘀止痛基本方,再随证选配当归、川芎、红花、桃仁、香附、延胡索等药,用于血瘀引起的胸痹心痛、胃脘疼痛、经行腹痛及产后腹痛等,有较好疗效。

(3)血淋尿血:蒲黄既能利尿通淋,又能止血,故为治血淋之尿血的要药,可与郁金捣末服,或配生地黄、冬葵子煎服。

【用法用量】 入煎剂 5~10 g,用布袋包煎;或入丸、散。外用适量,研粉掺用或调敷。散瘀止痛、利尿通淋及行瘀止血生用,收敛止血炒炭用。孕妇忌用,血虚无瘀滞者慎服。

【临证参考】

(1)蒲黄乃血分行止之药,主诸家失血。生用性凉,行血而兼消,炒用则味涩,调血而兼止。又本品性凉而利,不仅止血作用良好,而且有利尿功效,故小便不通,前人所必用。

(2)蒲黄与五灵脂同用,能治一切心腹诸痛,但胃气虚者,入口必吐,下咽则利,以五灵脂性味浊恶,须用醋制。

(3)蒲黄佐黄柏,君补骨脂,治崩漏甚验,配槐花、黄芩,治肠风立效。

(4)蒲黄不可多食,令人自利,不益极虚之人。

(5)蒲黄活血散瘀,降脂通脉,在辨证方中重用生蒲黄,治疗冠心病心绞痛、高脂血症及高血压病,均能收到满意疗效。

(6)前列腺炎引起的小便涩痛,淋漓不畅,小腹憋胀,用萆薢分清饮加生蒲黄15 g,收效甚佳。

(7)治口腔溃疡,生蒲黄是必用药,取其活血消炎、生肌敛疮的功用。

(8)生蒲黄可用治泌尿系结石,亦可抑制输尿管管壁的水肿炎症、松解局部粘连,配合其他通淋排石药物,可增强输尿管蠕动,从而提高排石效果。

(9)蒲黄防治压疮效果良好。

(10)蒲黄具有活血化瘀、收敛止血的作用。一般止血常用炭药,但生蒲黄的止血作用强于蒲黄炭。较小剂量(10~12 g)偏重于祛瘀,较大剂量(30~60 g)侧重于止血。

(11)生蒲黄除能收缩子宫,促进瘀血排出,并能止血定痛,治疗产后腹痛阵作的瘀血性恶露不绝,可与马齿苋相伍,有明显的协同效应。

(12)生蒲黄是治疗眼底出血的良药,在出血时能止血,血止后又能化瘀血,促进吸收;发病初期立即用本品 10 g 纱布包,用开水浸泡或水煎,代茶频频口服,能控制出血、消散瘀血。

(13)单用蒲黄 50~100 g,用少许温水调成糊状,放入口中含漱 5~10 分钟,早、中、晚各 1 次,治疗复发性口腔溃疡,每获良效。

白　术

白术始载于《神农本草经》,是菊科多年生草本植物白术的干燥根茎。本品味苦、甘,性温;归脾、胃经。

【功效】 益气健脾,燥湿利水,止汗,安胎。

【临床运用】

(1)脾气虚证:白术是健脾补气的要药,能增强消化吸收功能,适用于脾胃虚弱,消化不良,食欲减退,脘腹胀满,四肢倦怠,慢性腹泻等症。用治食少乏力,常与人参(或党参)、茯苓、甘草配伍;脾胃虚寒,可再加干姜、附子;脘腹胀满,可加陈皮、枳实;便溏泄泻,可加山药、炒白扁豆,若是气虚下陷之久泻,则还须加入黄芪、柴胡、升麻等,以升阳举陷,健脾止泻。

(2)气虚自汗:白术健脾补气,有固表止汗之效,与黄芪、防风配用,不但能止汗,而且能防治气虚感冒。汗出较甚,可再加煅龙骨、煅牡蛎、浮小麦。

(3)眩晕心悸:白术健脾化湿,治痰饮内停,胸胁满闷,咳嗽气短,眩晕心悸,常配合桂枝、茯苓、甘草同用;若水饮内停,上犯清窍,引起头昏目眩,常配合泽泻同用。

(4)水肿:脾虚水湿不运,可发为水肿,白术常与桂枝、茯苓、猪苓、泽泻同用,若为脾肾阳虚引起的水肿,常与附子、生姜、茯苓等同用。

(5)贫血:脾胃为气血生化之源,白术通过健脾益气,能发挥益气生血的效用。根据这一理论,常用其配合益气养血药,治疗各种贫血。

(6)痹证:白术功能健脾燥湿,适用于肢体重着,关节酸痛的湿痹,常与薏苡仁、苍术、防己等同用。

(7)安胎:白术有益气安胎之效,气虚兼内热者,常与黄芩配用;气滞可配紫苏梗、陈皮;血虚可配地黄、当归,气虚明显可配人参、黄芪;肾虚胎元不固可配桑寄生、杜仲。

【用法用量】 入煎剂 5～15 g,大剂量可用 30 g,或入丸、散,或熬膏服。燥湿利水、固表止汗用生白术,健脾和胃、补中安胎用炒白术,和胃消食、健脾止泻用焦白术。阴虚内热者不宜单独应用本品。

【临证参考】

(1)白术乃健脾和胃、化湿除痹、和中消痞之要药。脾虚不健,白术能补,胃虚不纳,白术能健。劳力内伤,四肢困倦,饮食不纳,此中气不足之证;痼冷虚寒,泄泻下利,滑脱不禁,此脾阳虚陷之证;痰涎呕吐,眩晕心悸,或腹满肢肿,面色萎黄,此乃脾虚不运,痰湿内蕴之证,用白术均能治之。

(2)白术最利腰脐,腰痛乃水湿之气侵入肾宫,可用白术治疗。

(3)仲景方中白术主利水,能治小便自利、不利,兼治身烦痛、痰饮、失精、眩冒、下利、喜唾。凡小便不利而兼见上述见症者,用白术而小便通,诸证乃治。

(4)白术功善除湿,有汗则止,无汗则发。

(5)心气不宁,稍作劳则动悸,证虽见于心,而其本在脾,脾虚则子盗母气,可用炒白术服之而取效。

(6)凡欲补脾,则用白术,欲运脾,则用苍术;欲补运相兼,则相须而用,如补多运少,则白术多而苍术少;运多补少,则苍术多而白术少。

（7）白术止虚泻，常与炒白芍、肉豆蔻同用；治滑泻常配茯苓、山药、党参；治久泻，常配乌梅、干姜；治暑湿泄泻，常配车前子、炒白扁豆。

（8）白术与凉润药同用，又善补肺；与升散药同用，又善调肝；与安神药同用，又善养心；与滋阴药同用，又善补肾，实乃后天资生之要药。

（9）白术与干姜同用，祛脾家寒湿；与黄连同用，祛脾家湿热；得麻黄，可行表里之湿。

（10）白术有助于发汗祛邪，邪在腠理，须用汗药以泄之，若以白术为君，配合小剂量解表和中药物，如荆芥、防风、紫苏叶等，则收效甚捷。

（11）白术多服、久服，恐有壅滞之弊，加用鸡内金以消食化积，则补益与宣通并用。

（12）枳壳为行气药，白术为益气药，灵活运用两药于胃病的治疗配方中，可获得良好的效果。若脾虚气弱，则健脾益气，重白术（15～24 g）而轻枳壳（6 g），使气旺而不壅滞；若脾胃气滞，则宽中理气，重枳壳（15～24 g）而轻白术（6 g），使气畅而不耗气；若湿浊中阻，祛湿运脾，枳壳、白术并重（各用15～24 g），使湿化而中健；若胃津不足，益胃生津，枳壳、白术皆轻（各用6 g），使纳开而食化。

（13）治便秘可重用生白术为主，少则30～60 g，多则120～150 g，便干结者加生地黄以增水行舟，时或少佐升麻，乃升清降浊之意。若遇便难下而不干结，甚或稀软者，其苔多呈黑灰而质滑，脉亦多细弱，则属阴结脾约，又当选增肉桂、肉苁蓉、干姜等温化之药，而大便自爽。

（14）治疗慢性肝炎，常以白术配红枣。两药配伍能健脾养血护肝，增加白蛋白，纠正白蛋白与球蛋白比例倒置等。对脾虚明显者，可重用白术，并随证选配枸杞子、黄精等。

（15）有资料记载，重用白术治疗肝硬化腹水（白术用量30～60 g）和原发性肝癌（白术用量60～100 g）有较好的疗效，尤其在改善肝功能和消退腹水方面，疗效显著。舌苔黏腻为湿盛，宜生用；舌红苔少为阴虚，宜炙用；舌淡苔薄边有齿痕者为脾虚，宜炒用。药理研究证实，白术具有增加白蛋白、纠正白蛋白与球蛋白比例失调及有显著而持久的利尿作用，能促进钠的排出，实为治疗肝硬化腹水的要药。

白 芍

白芍始载于《神农本草经》，为毛茛科多年生草本植物白芍除去外皮的干燥根部。本品味苦、酸，性微寒；归肝、脾经。

【功效】 养血敛阴，柔肝止痛，平抑肝阳。

【临床运用】

（1）肝血亏虚证：白芍是常用的补血养阴药，治血虚面色萎黄、眩晕耳鸣，常与地黄、当归、川芎同用。若再加入制何首乌、阿胶等药，补血之力更强。

（2）妇人月经不调：白芍常用于调理月经，配生地黄、当归、黄芩、阿胶等用于经期超前或月经过多；配熟地黄、当归、川芎、红花、桃仁等用于经期延后或经量过少；治经来腹痛，常在四物汤中重用白芍，再加制香附、延胡索；治月经崩漏不止，可配合生地黄、当归、旱莲草、阿胶等药。

（3）胸胁、脘腹疼痛：白芍养血柔肝，缓急止痛，是治疗肝脾不调、痉挛性疼痛的要药；

本品常配合柴胡、枳壳、甘草治疗胁痛；临证遇到胃痉挛、肠痉挛、脏器平滑肌痉挛等引起的疼痛，白芍是必用之药，且每与甘草配伍；配合桂枝、当归、甘草、饴糖治疗虚寒腹痛。

（4）四肢挛急疼痛：配合甘草治疗四肢拘挛作痛，并可治疗腓肠肌痉挛、面肌痉挛、膈肌痉挛。

（5）泻痢：对脾虚肝旺所致的腹痛、腹泻，本品常与防风、炒白术、陈皮等同用；治湿热下痢，腹痛，里急后重，常配合黄芩、黄连、木香、槟榔等药。

（6）汗证：白芍有收敛止汗之效，配桂枝、生姜、大枣，用于风寒表虚自汗；表证发汗太过，汗出不止，须加用附子；治疗体虚自汗盗汗，可选配黄芪、太子参、煅龙骨、煅牡蛎、浮小麦等药同用。

（7）肝阳上亢：白芍养阴平肝，治疗肝阳上亢的头痛、眩晕，常配合生地黄、牛膝、代赭石、生牡蛎等药物；若肝经热盛，热极动风，症见高热神昏、痉厥抽搐者，又常配天麻、钩藤、鲜生地黄等，以清热凉肝，息风止痉。现代治疗阴虚阳亢型高血压，常配用本品。

【用法用量】 入煎剂 6 ~ 12 g，必要时可用 15 ~ 30 g。养阴平肝宜用生白芍，和中缓急宜用炒白芍。传统认为不宜与黎芦同用。

【临证参考】

（1）血虚发热：白芍补血热之虚，泻肝火之实，退虚热，可止血虚之腹痛，敛血虚之发热，安胎热之不宁。

（2）腹痛：白芍为治疗腹痛要药，同甘草治疗气虚腹痛，同川芎、当归治疗血虚腹痛，同木香、厚朴治疗积滞腹痛，同砂仁治疗胎孕腹痛，同黄芩、黄连治疗热痢腹痛，同干姜、附子、肉桂治疗阴寒腹痛。

（3）痢疾：凡痢疾腹痛，必以白芍、甘草为君，当归、白术为佐，寒痛者加肉桂，热痛者加黄柏；治腹中痛下痢者必炒用，后重者不炒。

（4）白芍酒浸炒后与白术同用则补脾，与川芎同用则泻肝，与党参、白术同用则补气。

（5）白芍配人参补气，同当归补血，同黄连止泻痢，同甘草治疗消渴引饮，同黄芪治疗盗汗，同生地黄治疗失血。

（6）白芍与当归、地黄同用，则生新血；与桃仁、红花同用，可消散瘀血；与甘草同用，则调和气血，善治腹痛；与竹茹同用，则善止吐衄；与附子同用，则翕收元阳。

（7）白芍同甘草同用，则为滋阴之品；与生姜、大枣、桂枝同用，则为和营之品；与附子、干姜同用，则能收敛元阳，又为补肾之品。

（8）白芍配利水药则利水，合祛瘀药则祛瘀，善引诸药之力至膀胱。

（9）敛汗：白芍同桂枝则敛伤寒中风汗出，同黄芪、人参则敛气虚自汗。

（10）白芍味甘，性补益脾，能于土中泻木；赤芍味苦，性泻多散，能行血中之滞。

（11）熟地黄、白芍皆能补血，但熟地黄补血以入肾生精为主，白芍补血以入肝养阴为主。

（12）《伤寒论》用芍药，都是在芍药具有"通"的主导功用下发挥其不同药效的。如芍药在桂枝汤中是"通畅营气"，在四逆散中是"通调肝气"，在麻子仁丸中是"通便泄下",在真武汤中是"通利水道",在当归四逆散中是"通络行滞"。

(13)哮喘:应用小青龙汤或其他肃肺降气平喘方药时,重点配用白芍可增强其平喘功效;虚喘患者在用补气益肺方药时,配以养血柔肝的白芍,也能提高疗效。

(14)治疗溃疡病,小建中汤是良方,如欲使其疗效更为显著,有资料表明要重用白芍,甚至可用至 60~90 g。

(15)食管、胃、肠痉挛以及过敏性结肠炎:可用白芍配合白术、香附、木香等而获良效。

(16)冠心病、心肌炎:可用白芍配合丹参、党参、麦冬等药物,以加强养心活血、补益气血的功效。

(17)泌尿系结石:白芍入肝经,有解痉、缓急止痛、利小便、止血等作用,治疗本病时,可在辨证用药基础上,加入大剂量白芍,能促进排石。

(18)治疗高血压动脉硬化:症见头痛,烦躁,便秘,辨证属阴虚阳亢、血分瘀滞者,可用赤芍、白芍各 30 g,水煎代茶饮,有降血压、止头痛的功效,连续服用数周或数月,疗效较好。

巴戟天

巴戟天始载于《神农本草经》,为茜草科多年生藤本植物巴戟天的干燥根。本品味甘、辛,性微温;归肾、肝经。

【功效】　补肾助阳,祛风除湿。

【临床运用】

(1)肾阳虚证:巴戟天是补肾壮阳的要药,药性柔润,没有燥性。治肾阳虚而致的性功能能低下,如阳痿、早泄、滑精等,可配熟地黄、淫羊藿、枸杞子、覆盆子等药,阳虚甚者可配鹿鞭、海狗肾。治肾元不足所致的女子不孕、男子不育,常配人参、枸杞子、肉苁蓉、山药等药。

(2)小便频数:治疗肾虚小便频数,可与桑螵蛸、乌药、益智仁等药配伍。

(3)腰膝疼痛:巴戟天有强腰膝、祛寒湿的作用,腰腿酸痛不论是肝肾不足还是风寒湿痹引起,本品均为适宜之药,可配合牛膝、桑寄生、肉桂、淫羊藿及虫类药物同用。

【用法用量】　入煎剂 6~15 g;也常浸酒、制丸或熬膏服。湿热内盛者忌用。

【临证参考】

(1)巴戟天为补肾要剂,然其气味辛温,又能祛风除湿,故凡腰膝疼痛、脚气水肿等证,服之更为有益。

(2)巴戟天能健脾开胃,若命门火衰,则脾胃虚寒,不思进食,用附子、肉桂温命门未免过热,不如用巴戟天甘温补火而又无烁水之弊;汤剂中加用巴戟天,则可速开胃气,增进饮食。

(3)本品为补药之翘楚,用于补气药中,可以健脾以开胃气,用于补血药中,可以润肝以养肺阴。

(4)治疗男子梦遗,强阴,病久虚损,可加用巴戟天。

（5）巴戟天同黄柏、知母则强阴;同肉苁蓉、锁阳则助阳。

（6）巴戟天配补阴药，有阴阳既济之功;得熟大黄，治饮酒后脚软。

（7）巴戟天与山茱萸共用，治疗肾病综合征，可以替代或减轻可的松用量。

（8）现代药理研究表明，巴戟天有类皮质激素样作用及降低血压的作用。

（9）有资料显示巴戟天可治疗抑郁症。

<h1 style="text-align:center">淫羊藿</h1>

淫羊藿始载于《神农本草经》，又称"仙灵脾"，是小檗科多年生草本植物淫羊藿、箭叶淫羊藿、柔毛淫羊藿或朝鲜淫羊藿的干燥叶。本品味辛、甘，性温;归肝、肾经。

【功效】 补肾壮阳，祛风除湿。

【临床运用】

（1）肾阳虚衰证:淫羊藿有补肾壮阳的作用，适用于肾亏阳痿、遗精、早泄，性功能减退，以及肾阳虚衰引起的不孕不育症，常配合巴戟天、熟地黄、菟丝子、肉苁蓉、仙茅、山茱萸等药物煎服或制丸服。

（2）夜尿频多:用于肾虚所致的夜尿频多或小便失禁，常配合菟丝子、金樱子、覆盆子等药。

（3）肾虚咳喘:则常配合补骨脂、胡桃肉等药物。

（4）风寒湿痹:淫羊藿有祛风湿、强筋骨作用，可以治疗风湿痹痛、腰膝冷痛、两腿酸软、肢体麻木、筋脉拘挛，常配合威灵仙、杜仲、肉桂、独活、桑寄生等药物。

（5）古人较多用于中风瘫痪等病症，近代用其配桑寄生制成注射液，或用其配桑寄生、黄芪、丹参、狗脊、肉苁蓉制成丸剂，治疗儿童因脊髓灰质炎引起的瘫痪。

（6）淫羊藿浸酒服，或配合仙茅、仙鹤草、枸杞子等煎服，能治疗抑制型神经衰弱，对精神不振、神疲乏力、反应迟钝、记忆力减退等症，有明显改善作用。

【用法用量】 入煎剂6～12 g，也可浸酒、熬膏或入丸、散服。阴虚火旺、性欲亢进者忌服。

【临证参考】

（1）淫羊藿能治老年昏耄，中年健忘。

（2）淫羊藿辛以润燥，甘温益阳，助气化而利小便，老人及虚寒之人肾阳不振，小便滴沥不尽者宜之，而湿热蕴结膀胱之小便赤涩者勿用。

（3）淫羊藿入补中益气汤中，可治疗气虚而阳气不振，而达益气升阳之效。

（4）淫羊藿只可治风寒湿痹之不遂，并不能治气血两虚之不遂，而血冲脑经之不遂，更万万不可误用。

（5）淫羊藿与肉苁蓉均为温柔平补之剂，温而不燥，补而不峻，助阳但不伤阴，无论阳虚还是阴偏亏而火不旺者均可使用;与附子、肉桂辛燥刚烈之性不同。

（6）淫羊藿与肉苁蓉可调摄冲任，适用于与月经有关的多种疾病以及内分泌紊乱，如痛经、经期乳胀、更年期综合征、经期易作的头痛等。

（7）有资料显示淫羊藿或肉苁蓉与大剂量生地黄(30～40 g)配伍，可平衡阴阳，提高机体免疫能力,有类激素样作用;对于慢性肾炎蛋白尿、系统性红斑狼疮、面神经麻痹急性期及哮喘等疾病,在辨证施治的同时加用淫羊藿,能显著提高疗效。

(8)淫羊藿与肉苁蓉作用基本相同,肉苁蓉尚能润肠通便,故便秘者选用肉苁蓉,便溏者选用淫羊藿,大便正常者,两药可以同用或单用其一。

(9)淫羊藿有益气安神、振奋精神、恢复体力之效,可用于治疗顽固性失眠,精神衰退,劳累过度,体倦乏力。

(10)淫羊藿配仙鹤草可用治心肾不交诸证,如头晕、失眠、心悸、遗精、阳痿、精神萎靡等颇有效验。

(11)淫羊藿可治疗尿崩症,须重用方有效。

(12)有资料显示用淫羊藿9 g(便干者改用肉苁蓉12 g),与生山楂12 g,蒲公英、生薏苡仁各30 g配为基础方,可调节内分泌,抑制皮脂腺分泌,消炎散结,用治痤疮,常可获效。

(13)用治妇科疾病:淫羊藿可治疗妇女排卵期出血,经前乳房胀痛,肾气虚不孕,以及肾阳不足之性淡漠者。

(14)治疗肿瘤:如用淫羊藿素软胶囊治疗原发性肝癌,疗效满意。

乌　梅

乌梅始载于《神农本草经》,原名"梅实",为蔷薇科落叶乔木植物梅的干燥近成熟果实(青梅)的加工品。因青梅的加工品经过低温烘干和闷制,外皮呈黑褐色,故习称乌梅。本品味酸、涩,性平;归肝、脾、肺、大肠经。

【功效】　涩肠止泻,敛肺止咳,生津止渴,安蛔止痛。

【临床运用】

(1)久泻、久痢:乌梅有涩肠止泻的功效,治脾虚久泻,大肠滑泄不止,甚至脱肛不收,可用乌梅炭配合人参、诃子、肉豆蔻等药物;若泻痢日久,便脓血,寒热夹杂,可配合黄连、金银花、干姜等药物温清同用,寒热并调。

(2)肺虚久咳:有敛肺止咳功效,可治疗久咳耗伤肺气,干咳难愈之症,常选配贝母、五味子、紫菀、诃子等药物。

(3)虚热消渴:乌梅有生津止渴作用,治疗津少口渴、内热消渴,常配合麦冬、天花粉、生地黄、沙参、石斛等药物;内热较甚者,可酌加生石膏、黄连;治疗糖尿病、尿崩症、甲亢等口渴者,可用本品合五味子及少量肉桂,加入六味地黄汤中随证加减应用。

(4)出血证:乌梅炒炭能止血,多用于崩漏、尿血、便血等下部出血证。

(5)蛔厥腹痛:治疗蛔虫引起的腹痛,可以乌梅为主药,常配细辛、蜀椒、附子、黄连等药物,现临床常用其治疗胆道蛔虫病。

【用法用量】　入煎剂3～9 g,或入丸、散。有实邪者忌服,胃酸过多者慎服。

【临证参考】

(1)肝经病证:乌梅味酸入肝,能敛肝补肝,凡肝经病证,用之多效。

(2)补虚:乌梅可以独用,可与一切补剂并用;治久痢体虚,可用独梅汤(大乌梅5个煎汤,白糖 15 g 为引冲服);治虚泻,独梅汤合六君子汤。

(3)治疗消渴:用乌梅四物汤(乌梅、生地黄、熟地黄、白芍),上消加天花粉,中消去天花粉加甘草,下消去甘草加麦冬。

(4)治久咳不愈:属虚证者,常用金水六君煎加乌梅;治疗虚喘,气虚甚者宜独参汤合独梅汤,血虚甚者宜贞元饮合独梅汤(熟地黄、炙甘草、当归身、乌梅)。

(5)治虚热不寐:可在三才膏(天冬、生地黄、人参)中重加乌梅 40 个,临睡之前,每服一匙,白糖为引。

(6)解酒:乌梅得干葛则消酒,得香附则顺气。

(7)止痒:乌梅能润肤止痒,具有抗过敏之效,凡血虚风燥所致皮肤瘙痒症、瘾疹、顽癣,均可用之。

(8)降尿糖:乌梅味酸、涩入脾,具有收敛脾精、止漏浊之功,可用治糖尿病尿糖不降之症。

(9)治疗萎缩性胃炎:乌梅能和胃生津以增酸,可治疗慢性萎缩性胃炎所致胃酸缺乏、食欲减退等症,常与木瓜同用。

(10)乌梅对西医学诊断为变态反应性疾病、免疫功能紊乱引起的疾病、自主神经功能紊乱引起的消化系统疾病等均有疗效。

(11)护肝作用:乌梅对病毒性肝炎有良好的降谷丙转氨酶作用,并能退黄疸,改善临床症状及体征。

(12)乌梅、大黄煎剂灌肠可治疗肝性脑病。

(13)止吐:乌梅对急慢性胃炎、胆囊炎、内耳性眩晕症、尿毒症等多种原因所致的呕吐均有效验。

(14)治疗放射性肠炎腹泻:可用乌梅配血余炭随证加减使用,对于稀便伴有黏液或浮有白色伪膜者疗效较好。

(15)治疗过敏性紫癜性肾炎:用乌梅炭 15 g,加入辨证方药中,可起到脱敏作用,并能缓解肾小动脉痉挛,改善肾脏血液循环,有利于肾炎修复。

(16)治疗息肉:直肠息肉、声带息肉,可将乌梅配合僵蚕、桔梗、丹参、甘草等药同用。

(17)治疗狐惑病,乌梅为必用之药,可促进溃疡愈合,提高疗效。

(18)治疗不寐:可用乌梅泡茶服用。

(李梦阁　党志博)

二、药对

药对,又称对药,是指将作用相近或相反的两种药物同时应用,既比一般的复方简单,又具备复方配伍最基本的特点,是复方中一种比较固定的最小组方单位。药对最早见于《黄帝内经》,是历代医家们在临床治疗中通过总结与归纳,根据中药"相须、相使"之理配伍的中药,不但可以提高疗效,调整机体寒热错杂、虚实夹杂矛盾状态,还可减少毒性和副作用。故有"麻黄无桂枝不汗""附子无干姜不热""石膏得知母更寒"之说。党中勤教授临证时十分重视并擅长运用药对治疗各种脾胃肝胆疾病及疑难疾病,临床疗效卓著。现介绍其临床常用的几组药对。

海螵蛸—浙贝母

海螵蛸,味涩、咸,性微温,入脾、肾经,具有制酸止痛、收敛止血、收湿敛疮之效;浙贝母,味苦,性寒,归肺、心经,功效为清热散结、软坚化痰。二者合用,一温一寒,一散一收,相须为用,收敛酸水,降泄胃气。由海螵蛸和浙贝母组成之乌贝散,曾被《实用中药学》收载。现代药理学研究海螵蛸能中和胃酸,降低胃蛋白酶活性,具有抗消化性溃疡,抗肿瘤作用。浙贝母亦有抗消化性溃疡、抗菌等作用。党中勤教授常将海螵蛸、浙贝母用于肝胃郁热型GERD,症见反酸、烧心、胸骨后灼痛,嘈杂易饥,舌质红、苔黄腻,脉弦滑者。临床常用剂量:海螵蛸20 g,浙贝母20 g。

黄连—吴茱萸

黄连,味苦,性寒,归心、脾、胃、肝、胆、大肠经,可清心火以泻肺金,肺金不燥,可制肝火。朱丹溪强调"凡火盛者,不可骤用凉药,必兼温散"。吴茱萸,味辛、苦,性热,归肝、脾、胃、肾经,既能降逆止呕,又可制约黄连之苦寒。二者相伍,寒热并投,苦寒为主,泻火不凉遏,温降不助邪;辛开苦降,肝胃同治,临床可随证加味。据现代药理研究,左金丸具有抑制胃酸分泌和抑制胃及十二指肠内容物反流的作用。药味虽少,但配伍精专,治疗胃食管反流病之烧心、吐酸有较好疗效。党中勤教授常用黄连与吴茱萸比例为2∶1,黄连6 g,吴茱萸3 g。

甘松—香橼

甘松,味辛、甘,性温,归脾、胃经,功效为行气止痛、开郁醒脾,常用于治疗脘腹胀闷疼痛、不思饮食。香橼,味辛、微苦、酸,性温,归肝、脾、肺经,功效为疏肝解郁,理气和中,燥湿化痰,常用于治疗肝郁胸胁胀痛、气滞脘腹胀痛及痰饮咳嗽等。甘松芳香开胃,辛行温散,偏于开郁醒脾;香橼芳香辛散,苦温通降,偏于疏肝解郁。二者苦辛相济,相须为用,气味醇厚,香而不烈,疏肝而不伤气,性柔而不伤中,健脾为胃行其津且不碍阴,为治疗胃食管反流病、慢性胃炎及功能性消化不良等表现为肝胃气滞证之良药。临床常用剂量:甘松10 g,香橼10 g。

徐长卿—鸡矢藤

徐长卿,味辛,性温,归肝、胃经,功善祛风除湿,止痛,止痒。除用于风湿痹痛外,常用于治疗胃脘痛、牙痛等各种痛证,为止痛良药。《中国药植志》谓之:"治一切痧症和腹痛,胃气痛,食积,霍乱。"现代药理研究亦证实,徐长卿所含丹皮酚、氨基酸、黄酮苷等,具有镇痛、镇静、消炎等药理功效。鸡矢藤,性甘、苦,味微寒,归脾、胃、肝、肺经,长于消食健胃,化痰止咳,清热解毒,止痛,为治疗各种痛证之佳品。正如《全国中草药汇编》载其可用于"风湿筋骨痛,外伤性疼痛,肝胆、胃肠绞痛"。研究发现,鸡矢藤具有抗炎镇痛、调节胃肠道平滑肌功能等药理学活性,临床多用于治疗各种疼痛、消化系统疾病。总之,徐长卿,辛、温,醒脾开胃、行气止痛;鸡矢藤,苦、微寒,消食化积,健运脾胃,止痛。两药合用,徐长卿之温可防鸡矢藤之苦寒败胃,鸡矢藤之寒可缓徐长卿之温燥伤阴,二药相伍,一温一寒,一走一守,可广泛用于 GERD、慢性胃炎等伴胃痛、胸痛、腹痛明显者,疗效显著。临床常用剂量:徐长卿 20 g,鸡矢藤 30 g。

旋覆花—代赭石

旋覆花,味苦、辛、咸,性微温,其性主降,功效为下气消痰、降逆止呕;代赭石,味苦,性寒,质重降逆,功能善降上逆之胃气而止呕、止嗳。旋覆花以宣为主,代赭石以降为要,二药相伍,一宣一降,疏利气机,斡旋仓廪,分化清浊,燮理阴阳,可恢复中州升降之序,则诸症悉除,党中勤教授临证灵活运用该药对治疗以嗳气、呃逆等为主要表现的脾胃疾病,每获良效。现代药理学研究表明,旋覆花、代赭石能够改善食管下括约肌的舒缩功能,缓解胃食管反流。临床常用剂量:旋覆花 15 g,代赭石 15 g。

木蝴蝶—蝉蜕

木蝴蝶,味甘、苦,性凉,清肺利咽、疏肝和胃,《中药大辞典》记载其"清肺热,利咽喉,治急慢性支气管炎、咽喉肿痛、扁桃体炎"。蝉蜕,味甘,性寒,质轻上浮,宣散透发,长于疏散风热、利咽开音,并可疏散肝经风热。二者相伍,既可清肝疏肝以治其本,又可利咽开音以治其标,对 GERD 等伴咽部不适用之最宜。临床常用剂量:蝉蜕 10 g,木蝴蝶 10 g。

刺五加—贯叶金丝桃

刺五加,味辛、微苦,性温,归心、脾、肾经,功效为益气健脾、补肾安神;贯叶金丝桃,味辛,性寒,归肝经,功效为疏肝解郁、清热利湿、消肿通乳。二者协同配伍,疏肝解郁,健脾安神,党中勤教授常用此药对治疗难治性 GERD 及功能性胃肠病患者伴焦虑、抑郁状态疗效显著。药理学研究证实,刺五加具有镇静、抗疲劳、促进细胞免疫和体液免疫等作用,其所含的刺五加皂苷可有效保护神经元。贯叶金丝桃中含有贯叶金丝桃素,贯叶金丝桃素对包括多巴胺(DA)、5-羟色胺(5-HT)等多种神经递质,可通过竞争转运蛋白结合点对神经递质的重吸收起到选择性的抑制作用,从而达到抗抑郁效果。临床常用剂量:刺五加 25 g,贯叶金丝桃 9 g。

五指毛桃—鸡血藤

五指毛桃,味甘、性平,归肺、脾、肝经,功效为益气健脾、祛痰止咳、舒筋活络;鸡血藤,味苦、微甘,性温,归肝、肾经,功效为行血补血、调经、舒筋活络。鸡血藤以行血补血为主,五指毛桃以益气扶正为要;鸡血藤补血活血,舒筋通络,且补中兼通;五指毛桃益气健脾,祛痰平喘。二药伍用,相得益彰,益气、养血、活血效果卓著,且无滋补壅滞之弊。党中勤教授临证常将五指毛桃与鸡血藤组成药对运用,治疗脾胃病兼气血亏虚及血瘀证,如脾胃病兼有气虚血瘀型胸痹心痛等,治以健脾和胃、益气活血为主,常在辨证施治基础上加用丹参饮及五指毛桃—鸡血藤药对,疗效甚佳。常用剂量:鸡血藤 20~25 g,五指毛桃 20~30 g。

降香—檀香

降香,味辛,性温,归肝、脾经,功效为理气止痛、化瘀止血;《本经逢原》言其"色赤,入血分而下降,故内服行血破滞"。檀香,味辛,性温,入脾、胃、心、肺经,功效为理气、和胃、止痛;《本草纲目》言,"白檀香辛温,气分之药也";《本草求真》言,"服之能引胃气上升,力并上行,且能散风辟邪,消肿住痛,力主外散"。两药性味相近,辛味能行能散,以行气活血、化瘀止痛,性温以散寒、化瘀止痛;同时气血同调,一升一降,气机升降恢复正常,气血运行顺畅,可使胸闷、脘痞、胃痛等症状得到缓解。党中勤教授临证时根据病情酌选一种,或将二者组成药对同用以协同增效。常用剂量:降香6 g,檀香3~5 g。

徐长卿—仙鹤草

徐长卿,味辛,性温,归肝、肾经,功效为祛风止痛、活血利尿、解毒消肿;《岭南采药录》:"治小儿腹胀,青筋出现";《中国药植志》:"治一切痧症和肚痛,胃气痛,食积,霍乱"。仙鹤草,味苦、涩,性平,归心、肝经,功效为收敛止血、补虚止痢、截疟;《本草纲目拾遗》:"消宿食,散中满,下气,疗吐血各病,翻胃噎膈……肠风下血,崩痢,食积,黄白疸,疔肿痈疽。"党中勤教授常将两药组成药对应用,治疗慢性腹泻、溃疡性结肠炎等疾病,取得了显著疗效。常用剂量:徐长卿15~20 g,仙鹤草20~30 g。

三棱—莪术

三棱,味辛、苦,性平,归肝、脾经,功效为破血行气、消积止痛;莪术,味辛、苦,性温,归肝、脾经,功效为行气破血、消积止痛。三棱、莪术既能够消积止痛,又能够破血行气。二药配伍可见于《寿世保元》的莪术散,三棱与莪术常配合使用,可达到行气活血的目的,保证人体气血通畅。王好古曾云:"三棱……肝经血分药也。"《医学衷中参西录》云:"三棱气味俱淡,微有辛意;莪术味微苦,气微香,亦微有辛意,性皆微温,为化瘀血之要药。"明代徐灵台说:"噎膈之证必有瘀血,阻隔胃气。治以三棱、莪术相须为用,三棱长于破血中之气,莪术善破气中之血。"现代药理学研究表明,三棱、莪术均具有抗肿瘤、抗血小板聚集、抗血栓、调血脂等多种药理学作用,可以改善胃黏膜的血供,修复受损的黏膜,并且凭借其强大抑制细胞增殖的作用,改善肠化生、异形增生等,延缓病情进展。党中勤教授常将三棱与莪术相须配伍组成药对运用,以增强破血消积、软坚散结之效,用于治疗各种消化道肿瘤、癌前病变以及中医辨证属于瘀血内结者,如食管癌、胃癌、肝癌、慢性萎缩性胃炎伴肠化及异型增生、肝异型增生结节以及胃肠息肉等疾病。常用剂量:三棱10~15 g,莪术10~15 g。

菝葜—山慈菇

菝葜,味甘、微苦、涩,性平,归肝、肾经,功效为祛风利湿、解毒消痈。现代药理研究表明,菝葜提取物对食管癌细胞株有明显的细胞毒效应,具有疏通狭窄食管、增进食欲、减少呕吐、增强免疫力等作用,现代临床广泛用其治疗食管癌、胃癌、直肠癌等多种癌性疾病。山慈菇,味甘、微辛,性凉,归肝、脾经,功效为清热解毒、消痈散结。现代药理研究表明,其所含秋水仙碱等成分,能够有效抑制或杀死多种癌细胞,亦广泛用于多种癌性疾病。党中勤教授临证将宏观与微观指标相对照,结合现代药理学研究,对于肠化生及异型增生病变,常将菝葜和山慈菇配伍组成药对运用,可协同增效,临床观察有清热解毒、抗癌防变作用。临床常用剂量:菝葜25 g,山慈菇6 g。

(党志博　张小云)

三、角药

角药是指以中医基本理论为基础,以辨证论治为前提,以中药四气、五味、七情及作用特点为配伍原则,将3味中药联合使用、系统配伍的用药方法。角药配伍后使其三足鼎立,互成掎角之势,可以通过调节药物偏性,制其毒性,使其发挥综合作用,达到相辅相成、增效或减毒之目的。3味角药既能独立成方,又能作为方剂的核心配伍,亦能作为方剂的重要辅助部分,可单独应用,又可联合使用,从而扩大药物的使用范围。

角药是中药的特殊配伍形式,其理论源自《黄帝内经》,首载于《伤寒杂病论》;其组方原则源自《素问·至真要大论》中"君一臣二,制之小也"的论述,其应用最早见于《伤寒杂病论》,如小承气汤、四逆汤、小陷胸汤、大陷胸汤等,为后世医家开展角药的应用奠定了坚实的基础。

角药配伍需满足以下条件:①3味中药在方中同时使用;②3味中药应具有相须相使、相反相成的关系;③3味中药合用疗效具有协同性、叠加性。

党中勤教授临证时常基于辨证施治原则,灵活运用角药组方治疗肝胆脾胃疾病,取得了满意疗效。兹将其常用的几组角药介绍如下。

丹参—砂仁—檀香

丹参,味苦,性微寒,归心、肝经,功效为祛瘀止痛、活血调经、凉血消痈,除烦安神;《本草便读》曰:"丹参,功同四物,能祛瘀以生新,善疗风而散结。"砂仁,味辛,性温,归脾、胃、肾经,功效为化湿行气、温中止泻、安胎;《药性论》谓其:"主冷气腹痛,止休息气痢,劳损,消化水谷,温暖脾胃。"檀香,味辛,性温,归脾、胃、心、肺经,功效为行气止痛、散寒调中;《日华子诸家本草》谓其:"止心腹痛";《本草备要》谓其:"调脾肺,利胸膈,为理气要药"。三药合用,即丹参饮,堪称角药之代表,方中重用丹参活血化瘀,檀香、砂仁行气宽中而止痛,三药合用,使气血通畅,疼痛自止。党中勤教授临证时或以丹参饮为基础方加味,或在辨证施治基础上加用丹参饮,治疗慢性胃炎、消化性溃疡、冠心病以及各种原因所致的胸脘疼痛,中医辨证属于气滞血瘀者,疗效显著,正如原书《时方歌括》曰:"治心胃诸痛,服热药而不效者宜之。"常用剂量:丹参25~30 g,砂仁3~6 g,檀香3~5 g。

浙贝母—海螵蛸—瓦楞子

浙贝母,味苦,性寒,归肺、心经,功效为清热化痰、散结消痈;《本草正》谓其:"大治肺痈……吐血、衄血,最降痰气,善开郁结,止疼痛,消胀满。"海螵蛸,味咸、涩,性微温,归脾、肾经,功效为收敛止血、制酸止痛、固精止带、收湿敛疮;《神农本草经》谓其:"主女子赤白漏下经汁,血闭,阴蚀肿痛,寒热癥瘕。"瓦楞子,味咸,性平,归肺、胃、肝经,功效为消痰散结、化瘀软坚、制酸止痛;《本草拾遗》谓其:"治一切血气,冷气,症癖。"现代药理学研究指出,浙贝母主成分为碳酸钙,具有镇咳、祛痰、平喘、镇痛、抗菌、抗炎、抗溃疡、止泻、抗肿瘤及逆转肿瘤细胞耐药等功效;海螵蛸具有中和胃酸、保护黏膜、抗溃疡、缩短凝血时间及止血作用;瓦楞子主成分为碳酸钙,可以有效中和胃酸,保护胃黏膜、抗溃疡。反酸是胃食管反流病最主要、最常见的症状,针对反酸的症状,党中勤教授认为制酸是治疗 GERD 最主要的环节,故将浙贝母、海螵蛸二药组成乌贝散,一寒一温,寒温并用,制酸和中,配以瓦楞子,以增强制酸收敛之力。由于 GERD 患者夜间平卧时反酸、烧心尤甚,故嘱咐患者夜间入睡时床头抬高 20°,尽可能空腹给药。常用剂量:浙贝母 15 ~ 25 g,乌贼骨 15 ~ 30 g,瓦楞子 20 ~ 30 g。

半夏—干姜—黄连

半夏,味辛,性温,有毒,归脾、胃、肺经,功效为燥湿化痰、降逆止呕、消痞散结;《名医别录》谓其:"消心腹胸膈痰热满结,咳嗽上气,心下急痛,坚痞,时气呕逆,消痈肿。"干姜,味辛,性热,归脾、胃、肾、心、肺经,功效为温中散寒、回阳通脉、温肺化饮;《珍珠囊》曰:"干姜其用有四:通心阳,一也;去脏腑沉寒痼冷,二也;发诸经之寒气,三也;治感寒腹痛,四也。"黄连,味苦,性寒,归心、脾、胃、胆、大肠经,功效为清热燥湿、泻火解毒;《药类法象》谓其"泻心火,除脾胃中湿热,治烦躁恶心,郁热在中焦,兀兀欲吐"。半夏、干姜、黄连三味角药合用有调寒热、降逆止呕之功,乃医圣开辟"辛开苦降"法之先河。该三味药配伍可见于张仲景泻心汤类方剂及黄连汤,其中半夏泻心汤临床应用最为广泛更具代表性。如《金匮要略》曰:"呕而肠鸣,心下痞者,半夏泻心汤主之。"《伤寒论》曰:"伤寒胸中有热,胃中有邪气,腹中痛,欲呕吐者,黄连汤主之。"以上均为寒热错杂、虚实夹杂之证,故用黄连清泻上焦之热,干姜温养脾胃之寒,再配以半夏和胃降逆止呕,以治寒热错杂、气机升降紊乱、阴阳失调之证。故临床上对于寒热错杂型脾胃病患者,可基于半夏、干姜、黄连组成的角药配伍随症加味应用。党中勤教授临证常运用该角药组方治疗功能性胃肠病以及各种原因所致中气虚弱、寒热错杂、脾胃升降失常,表现为心下痞满、食欲缺乏、呕吐、肠鸣、腹泻等症者,疗效显著。常用剂量:半夏 6 ~ 12 g,干姜 3 ~ 10 g,黄连 3 ~ 9 g。

柴胡—黄芩—半夏

柴胡,味辛、苦,性微寒,归肝、胆、肺经,功效为疏肝解郁、升举阳气、解表退热;黄芩,味苦,性寒,归肺、胆、脾、胃、大肠、小肠经,功效为清热燥湿、泻火解毒、止血安胎;半夏,味辛,性温,有毒,归脾、胃、肺经,功效为燥湿化痰、降逆止呕、消痞散结。柴胡、黄芩及半夏三药配伍出自张仲景经方之柴胡类方剂。如《伤寒论》第 379 条曰:"呕而发热者,小柴胡汤主之";《伤寒论》第 96 条曰:"伤寒五六日中风,往来寒热,胸胁苦满……心烦喜呕……小柴胡汤主之";《伤寒论》第 165 条曰:"伤寒发热,汗出不解,心中痞硬,呕吐而下利者,大柴胡汤主之"。《金匮要略》曰:"诸黄,腹痛而呕者,宜柴胡汤。"小柴胡汤为治疗邪在少阳半表半里、枢机不利的经典名方;大柴胡汤治疗少阳阳明合病。脾胃为气机升降之枢机,实邪犯之则枢机不利,气机升降失常,胃气上逆则发为呕吐。柴胡善解少阳半表半里之邪,可宣发肝胆之郁,《神农本草经》述其可去肠胃中结气;黄芩善清上中二焦郁热,《本草纲目》称"柴胡行手足少阳,以黄芩为佐",柴胡配黄芩清散肝胆郁火,和解少阳;半夏燥湿化痰、降逆止呕,助柴胡疏肝和胃,协黄芩清胆和胃降逆。党中勤教授基于柴胡、黄芩、半夏组成的角药配伍并随症加味,寒温并用,肝胃并调,以疏解少阳枢机,兼和胃降逆,临床用于治疗肝郁气滞、胆热犯胃所致各种脾胃疾病,尤其善用大柴胡汤加减广泛应用于急性胆囊炎、急性胰腺炎等消化系急危重症的治疗,取得了满意疗效。常用剂量:柴胡6~15 g,黄芩9~15 g,半夏6~12 g。

枳壳—乌药—槟榔

枳壳,味辛、苦、酸,性微寒,归脾、胃经,功效为行气开胸、宽中除胀。《本草纲目》曰:"枳实、枳壳大抵其功皆能利气,气下则痰喘止,气行则痰满消,气通则痛刺止,气利则后重除。"乌药,味辛,性温,归肺、脾、肾、膀胱经,功效为行气止痛、温肾散寒;《日华子诸家本草》谓其"治一切气,一切寒,治霍乱、反胃吐食、泻痢。"槟榔,味辛、苦,性温,功效为行气、利水、杀虫、消积、截疟;《日华子诸家本草》谓其:"除一切风,下一切气,通关节,利九窍,补五劳七伤,健脾调中,破癥结。"久病及老年体弱患者气血阴阳亏虚,胃肠蠕动功能下降,可出现腹胀、腹痛、便秘、里急后重或腹中气机不畅而出现攻窜等症状,给患者带来身体不适及严重的精神负担。在治疗上单纯地攻下则导致气血更伤,便秘更甚;单纯的补法,则易滋腻碍脾,过犹不及。党中勤教授立足本病共性病机,即大肠气机不畅,腑气不能通降下行,用枳壳、乌药、槟榔通降腑气,引药下行;三药皆可行气降气,畅通腑气,其中槟榔还可入肠胃而直下,有缓下消积导滞之用,尤其在缓解腹部气机攻窜不适感上有较好疗效;同时三者药性不同,寒热并用,辛开苦降,虽非攻下之药,却有行气消积之功。常用剂量:枳壳6~15 g,乌药6~10 g,槟榔5~10 g。

大腹皮—木香—槟榔

大腹皮,味辛,性微温,归脾、胃、大肠、小肠经,功效行气宽中、利水消肿;《本草纲目》谓其:"降逆气,消肌肤中水气浮肿,脚气壅逆,瘴疟痞满,胎气恶阻胀闷。"木香,味辛、苦,性温,归脾、胃、大肠、胆、三焦经,功效为行气止痛、健脾消食;《本草求真》曰:"木香,下气宽中,为三焦气分要药……为三焦宣滞要剂。"槟榔,味辛、苦,性温,归胃、大肠经,功效为行气、利水、杀虫、消积、截疟;《名医别录》谓其:"主消谷,逐水,除痰癖。"现代药理学研究表明,木香提取物以去氢木香内酯为首要代表的单体化合物有抗肿瘤、抗炎、作用于消化系统、抗菌等多种药理作用。党中勤教授认为此三药合用,辛散、苦降、温通,行气、利水、消胀,可用于治疗各种原因导致的脾胃病脾虚气滞之证,如症见脘腹胀满不适,胸胁胀痛,面色萎黄,反酸,食欲缺乏等。常用剂量:大腹皮15~25 g,木香6~10 g,槟榔6~10 g。

茵陈—白术—桂枝

茵陈,味苦、辛,性微寒,归脾、胃、肝、胆经,功效为清热利湿、利胆退黄;《神农本草经》谓其：“主风湿寒热邪气,热结黄疸。”《本草图解》载:“茵陈为君,随佐使之寒热而理黄证之阴阳也。”白术,味甘、苦,性温,归脾、胃经,功效为益气健脾、燥湿利水、止汗安胎;《本草通玄》谓其：“补脾胃之药,更无出其右者。土旺则能健运,故不能食者,食停滞者,有痞积者,皆用之也。”桂枝,味辛、甘,性温,归心、肺、膀胱经,功效为温通经脉、助阳化气、发汗解肌、平冲降逆;《本草经疏》谓其：“主利肝肺气,头痛,风痹骨节疼痛。”现代药理研究表明,茵陈具有保护肝细胞膜、防止肝细胞坏死、促进肝细胞再生及改善肝脏微循环、增强肝脏解毒功能、加速胆汁分泌及排泄等作用;白术能保肝、抗炎、抗肿瘤,对慢性肝病黄疸具有很好的治疗作用;桂枝能减轻肝细胞的病理损伤,降低血清中总胆红素及总胆汁酸水平,在一定程度上缓解肝内胆汁淤积。临床上治疗阴黄证的代表方是茵陈术附汤,方中以大辛大热之附子制约茵陈寒凉之性,并配以白术、干姜、肉桂、炙甘草温中健脾、燥湿退黄。由于我国慢性肝炎、肝硬化的主要病因为乙型肝炎病毒和丙型肝炎病毒感染,以及酒精性肝病,疾病初期多属湿热为患,由于过用苦寒或病久湿从寒化而导致阴黄证,若过用大辛大热恐湿从热化,病情反复,故党中勤教授临证时很少运用含有附子的茵陈术附汤,常基于茵陈、白术、桂枝组成的角药配伍加味,以温中健脾、利湿退黄,治疗慢性肝炎、肝硬化黄疸之阴黄证,临床表现为身目黄染、黄色晦暗不泽或如烟熏,右胁不适,痞满食少,神疲畏寒,腹胀便溏,口淡不渴等症,疗效显著。常用剂量:茵陈15～30 g,白术15～25 g,桂枝6～12 g。

大腹皮—白茅根—椒目

大腹皮,味辛,性微温,归脾、胃、大肠、小肠经,功效为行气宽中、利水消肿;《本经逢原》曰：“腹皮性轻浮,散无形之滞气。故痞满胀,水气浮肿,脚气壅逆者宜之。”白茅根,味甘,性寒,归肺、胃、膀胱经,功效为清热利尿、凉血止血、清肺胃热;《本草正义》谓其：“能清血分之热而不伤于燥,又不黏腻,故凉血而不虑其积瘀,以主吐衄呕血。”《医学衷中参西录》谓其：“善利小便淋涩作疼,因热小便短少,腹胀身肿。”椒目,味苦、辛,性寒,归脾、膀胱经,功效为利水、平喘;《新修本草》谓其：“主水,腹胀满,利小便。”现代药理学研究表明,大腹皮通过促进胃肠动力、抑制肠道内毒素移位作用而利水,可治疗各型腹水。白茅根具有显著的利尿作用,其机制主要在于缓解肾小球血管痉挛,从而使肾血流量及肾滤过率增加而产生利尿效果。椒目通过抗炎、抗氧化、促进人体蛋白质生物合成、保肝利胆等作用,提高血浆胶体渗透压,减少腹水生成。党中勤教授认为,大腹皮能行浊气、下浊水、消肿胀,用于肝硬化腹水之气滞湿阻证,症见脘腹胀闷、水肿胀满、大便不爽、小便不利等;白茅根偏入血分而凉血清热,利水而不伤阴,尤适用于肝硬化腹水之热证而阴津不足者,症见腹大坚满、腹部青筋暴露,形体消瘦,面色晦暗,口燥咽干,心烦失眠,鼻衄或齿衄,小便短少,舌红绛少津,脉弦细数等;椒目功善行水消肿,可调畅上、中、下三焦,使三焦水道通利;三药合用,有“寒温并用”之意,通过疏利三焦、气血水同治,达利水消肿之目的。因此,党中勤教授临证时常基于大腹皮、白茅根、椒目组成的角药配伍治疗各种原因所致的肝硬化腹水,疗效显著。常用剂量:大腹皮20～30 g,白茅根20～30 g,椒目6～10 g。

金钱草—郁金—鸡内金

金钱草,味甘、咸,性微寒,归肝、胆、肾、膀胱经,功效为利湿退黄、利尿通淋、解毒消肿;《采药志》谓其:"反胃噎膈,水肿臌胀,黄白火丹。"郁金,味辛、苦,性寒,归肝、肺、心经,功效为利胆退黄、活血止痛、行气解郁、清心凉血;《本草备要》谓其"行气,解郁,泄血,破瘀,凉心热,散肝郁"。鸡内金,味甘,性平,归脾、胃、小肠、膀胱经,功效为消食健胃、涩精止遗;《医学衷中参西录》曰:"鸡内金,鸡之脾胃也。中有瓷石、铜、铁皆能消化,其善化淤积可知。"金钱草有利胆排石之功,郁金有止痛、利胆、退黄的功效,鸡内金为鸡的砂囊角质内膜,善化淤积而能化坚消石。现代药理研究表明,金钱草可通过提高血清胆囊收缩素受体和血管活性肠肽含量而减少胆囊结石数目、缩小结石直径,进而改善胆囊结石患者临床症状。郁金中所含挥发油能溶解胆固醇,促进胆汁分泌和胆囊收缩,对胆囊炎、胆结石及黄疸有一定的疗效。党中勤教授认为,胆囊炎、胆结石、胆囊息肉均属于中医学"胆胀"范畴,本病主要是由于肝疏泄失常,气机郁滞或郁而化火,累及胆腑,胆液通达降泄失常,郁滞于胆,发为胆胀;或湿热阻滞,肝胆疏泄失常;或火热煎熬胆液,凝结成石,则成胆石。党中勤教授临证常用金钱草、郁金、鸡内金组成的角药配伍以清热利湿、利胆排石、化坚消石,治疗胆、肾结石,疗效显著。三药配伍,可单独使用或入复方中,针对胆囊炎、胆结石、胆囊息肉之肝胆湿热证尤宜。常用剂量:金钱草 30～60 g;郁金 10～15 g,鸡内金为 15～25 g。

预知子—露蜂房—山慈菇

预知子,又称八月札,味苦,性寒,归肝、胆、胃、膀胱经,功效为疏肝理气、活血散瘀、止痛、除烦利尿;《药材学》谓其:"利气,活血,杀虫,解毒,止痛。用于肝胃气痛,胁痛,月经痛。"露蜂房,味甘,性平,有小毒,归胃经,功效为祛风止痛、攻毒杀虫;《本草便读》曰"露蜂房入阳明而质毒、疗疮瘰疬宜求。"因其形似疔疮痰结,故以象取之,且其质轻,性善走窜,功可散结止痛。山慈菇,味甘、微辛,性凉,归肝、脾经,功效为清热解毒、消痈散结;《本草拾遗》谓其:"主痈肿疮瘘,瘰疬结核",其味甘入脾,"脾为生痰之源",故可化痰,辛能行散,寒以清热,具有清痰热、散顽结之效。现代药理研究证实,预知子、露蜂房、山慈菇能够提高机体免疫力,抑制肿瘤细胞生长与增殖,诱导细胞凋亡,拮抗细胞侵袭及转移。党中勤教授将三者组成角药随证配伍,治疗痰核瘀毒凝结之消化道肿瘤、腺瘤样息肉及异型增生等病症,取得了满意疗效。常用剂量:预知子 9～15 g,露蜂房 3～6 g,山慈菇 3～9 g。

全蝎—地龙—僵蚕

全蝎,味辛,性平,有毒,归肝经,功效为通络止痛、息风止痉、攻毒散结;《本草纲目》曰:"蝎,足厥阴经药也,故治厥阴诸病。诸风掉眩、搐搦,疟疾寒热,耳聋无闻,皆属厥阴风木,故李杲曰,凡疝气带下,皆属于风,蝎乃治风要药,俱宜加而用之。"《本草求真》曰:"全蝎,专入肝祛风,凡小儿胎风发搐,大人半边不遂,口眼㖞斜,语言謇涩,手足搐搦,疟疾寒热,耳聋,带下,皆因外风内客,无不用之。"地龙,味咸,性寒,归肝、脾、膀胱经,功效为息风通络、清热、平喘、利尿;《神农本草经》谓其:"味咸,寒。主治蛇瘕,去三虫、伏尸、鬼疰、蛊毒、杀长虫,仍自化作水。"《本草拾遗》谓其:"疗温病大热,狂曰,主天行诸热,小儿热病癫痫。"《本草纲目》谓其:"性寒而下行,性寒故能解诸热疾,下行故能利小便,治足疾而通经络也。"僵蚕,味咸、辛,性平,归肝、肺、胃经,功效为祛风止痛、息风止痉、化痰散结;《神农本草经》谓其:"味咸。主小儿惊痫夜啼,去三虫,灭黑䵟,令人面色好,男子阴疡病。"《本草备要》谓其:"辛咸微温。僵而不腐,得清化之气,故能治风化痰,散结行经……治中风失音,头风齿痛,喉痹咽肿……瘰疬结核,痰疟血病,崩中带下,风热乘肝。"《本草便读》谓其:"辛散风邪,咸可豁痰入肺部。温行肝络,轻能治上利咽喉,备宣疏攻托之能,疗惊通乳,有结化瘀开之效,消肿除疳。"三味药组合应用,构成了角药的配伍形式,成为全蝎—地龙—僵蚕角药,三药各有侧重,能够协同增效,临证时可扩大使用范围。党中勤教授认为各种顽固性疼痛属入络瘀阻病证,既有络脉瘀阻之邪实,又有气血耗伤之正虚,但对于痛剧或疼痛发作期应遵循"痛无补法"之原则,从实论治,以通为补,往往疼痛愈甚,效果愈佳。并认为该角药中全蝎侧重通络止痛,地龙侧重息风通络,僵蚕侧重化痰散结;全蝎配伍地龙,以祛除入络之风邪、瘀血,增强通络之功,恢复络脉气血畅达状态;全蝎配伍僵蚕,以祛除入络之风邪、痰湿,调和络脉之气血;地龙配伍僵蚕,以祛除入络之血瘀、风邪及痰湿,增强通络之功。三药组成角药配伍运用,能够祛风、通络、止痛、化痰、散结、活血、解毒,以祛除风、湿、痰、瘀、毒等阻滞络脉之邪气,邪气去则络脉通,络脉通则疼痛自止,故党中勤教授常用该角药治疗各种慢性及顽固性疼痛病证。常用剂量:全蝎 3~6 g,地龙 6~10 g,僵蚕 6~10 g。

(铃培国　张小云)

第五节　中医特色疗法

中医特色疗法源远流长,是指通过外治、非口服方法达到治疗疾病目的的一类治疗方法,是中医学数千年来治疗疾病的经验积累。党中勤教授临证十分重视中医特色疗法的挖掘和运用,积极带领全科医护人员系统整理了肝胆脾胃病科常用的 23 种中医特色疗法操作规范,临床上取得了显著疗效。现介绍最常用的 10 种中医特色疗法。

一、中药灌肠疗法

中药灌肠疗法是指应用具有某种作用的中草药煎剂,通过肛管,由肛门灌入,保留在直肠或结肠内,通过肠黏膜的吸收达到治疗的目的。常用方法有肛门注入法和直肠滴入法两种。

【功效】 通腑,利胆,退黄,醒脑。

【适应证】 黄疸,胆胀,胰瘅,肠痈,便秘,腹痛。

【禁忌证】

(1)凡肛门、直肠、结肠等手术后及大便失禁患者禁止作保留灌肠。

(2)下消化道出血患者及孕妇禁止灌肠,以免加重出血及引起流产。

【术前评估】

(1)患者当前主要症状、临床表现、既往史、灌肠的目的。

(2)患者体质、生命体征及肛门、直肠、结肠等部位情况。

(3)患者的自理能力、合作程度。

(4)患者的心理状况、排便情况。

【治疗目标】

(1)治疗慢性结肠炎、慢性肝肾功能不全、慢性盆腔炎、慢性痢疾、大便不通等。

(2)部分口服困难患者可用灌肠给药治疗。

【术前告知】 患者感觉腹胀或有便意,为正常感觉。

【物品准备】 治疗车、治疗盘内置:注射器(50～100 mL)或一次性灌肠器,输液瓶,输液器,弯盘,肛管(根据患者准备合适型号),量杯或量筒,液体石蜡,棉签,止血钳,一次性中单,治疗巾,中药液,卫生纸,水温计,一次性手套,输液架;必要时备便器,屏风。

【操作程序】

(1)衣帽整齐、洗手、戴口罩。

(2)备齐用物,携至患者床旁,再次核对,向患者解释,以取得合作。

(3)嘱患者先排空二便,关闭门窗,用屏风遮挡。

(4)根据病情采取左侧或右侧卧位,臀部抬高 10 cm,退裤至大腿上 1/2 处,露出肛门,下垫一次性中单及治疗巾,双膝屈曲。

(5)测药液温度(39～41 ℃),实证患者药液温度应偏低,虚证患者应偏高,以量杯取所需药液。

(6)挂在输液架上移至患者床边,连接好输液管、肛管,排气。

(7)液体石蜡润滑肛管前端,轻轻插入直肠 10～20 cm,松开调节器,调节滴速,一般滴速为 60～80 滴/分。滴注过程中注意观察患者反应,有无不适。

(8)滴注完毕,关闭调节器,止血钳夹住肛管轻轻拔出,按肛管前端,放于弯盘内。

(9)用卫生纸轻轻按揉肛门处。

(10)取下治疗巾协助患者平卧,嘱患者卧床休息,尽量忍耐,使药物保留 1 小时以上。

(11)清理用物,整理床单位,观察患者反应,感谢患者配合。

(12)洗手,记录。

【注意事项】

(1)操作前应确认患者,消除紧张情绪,以取得合作。

（2）保护患者隐私,尽量减少暴露,避免患者着凉。

（3）应了解病情,以便掌握灌肠时卧位和肛管插入的深度,灌肠前,请患者排空二便。

（4）为保留药液,选用肛管要细、插入要深。

（5）插入时嘱患者不要紧张,若插入受阻,可嘱患者张口呼吸,减轻腹压,然后再轻巧缓慢插入;若有肛管紧贴肠壁或有被堵塞之感时,可将肛管轻轻拔出少许,再缓缓插入或挤压滴管,使药液顺利进入。

（6）药液流速要慢,药量要少,灌肠前应将药液摇匀。

（7）肠道、盆腔感染患者以夜间睡眠前灌肠为宜,此时活动减少,有利于药液的保留吸收。

二、中药热罨包疗法

中药热罨包疗法是将加热好的中药药包置于身体的患病部位,或是身体的某一个特定位置,如穴位上,通过热罨包的热蒸气,使局部的毛细血管扩张,血液循环加快,利用其药效和温度达到温经祛寒、调和气血、通络止痛为目的的一种外治疗法。

【功效】 温经,通络,止痛,健脾。

【适应证】 胃络痛,泄泻,腹痛,胃痞。

【禁忌证】 孕妇的腹部及腰骶部禁用,严重的糖尿病、截瘫、偏瘫、脊髓空洞等感觉神经功能障碍的患者,对药物过敏者,皮肤溃疡,不明肿块或有出血倾向者,发热及阳盛体质者均禁用。

【术前评估】

（1）核对医嘱,了解发病脏腑、相关因素。

（2）患者当前主要症状,临床表现,既往史及药物过敏史。

（3）患者体质及热敷部位皮肤情况。

（4）患者的年龄、文化层次及当前的心理状态。

【治疗目标】 中药热罨包治疗后达到温经祛寒、调和气血、活血化瘀、通络止痛等治疗效果,减少疾病发作次数和减轻发作的程度。

【术前告知】 局部敷药后可出现药物颜色污染衣物。

【物品准备】 治疗盘,药桶,配置好的药物,25 cm×10 cm 双层纯棉布袋,微波炉,毛巾,治疗巾等。

【操作程序】

（1）备齐用物至病房,做好解释,再次核对医嘱。

（2）患者身心放松,协助患者取舒适体位,暴露热敷部位,再次检查局部皮肤情况,注意保暖,必要时屏风遮挡。

（3）将药包加热,用毛巾将热罨包包好敷于病患部位,用治疗巾覆盖,将被子盖好。

（4）协助穿好衣裤,安排舒适体位,整理床单位。

（5）整理物品,浸泡、清洗、消毒后备用。

（6）洗手,记录并签字。

【注意事项】

（1）询问患者情况有无不适,及时处理。

（2）热敷时间30分钟,勿剧烈活动。

（3）治疗结束后,揭开被子,去除药包,擦干局部皮肤。

（4）热罨包温度适宜,不宜过烫,一般温度为50~70 ℃,治疗过程中严格掌握热量,防止烫伤皮肤。

（5）再次热敷时间每次应间隔5小时以上。

（6）治疗次数依病情、药物而定,一般7~28天为1个疗程。

（7）冬季注意患者的保暖。

三、中药敷药法

中药敷药法是将药物敷布于患处或穴位的治疗方法,古时又称敷贴。使用时将所需药材研成粉(新鲜中草药则洗净后置乳钵内捣烂)加适量调合剂制成糊状敷贴患处。具有通经活络、清热解毒、活血化瘀、消肿止痛等作用。

【功效】 化瘀,通络,止痛,软坚,散结,逐水。

【适应证】 胃络痛,胃痞,癥瘕,积聚,臌胀。

【禁忌证】 皮肤过敏者慎用,患者眼部、唇部等处慎用。

【术前评估】

（1）核对医嘱,了解患者本次发病的主要症状、部位。

（2）患者的年龄,文化层次,当前心理状态和对治疗的信心。

【治疗目标】 遵医嘱协助治疗,缓解因各种疮疡、跌打损伤等病症引起的局部肿胀、疼痛及慢性咳喘、腹泻、胁痛、腹痛等疾病的临床症状。

【术前告知】 局部可能出现丘疹、水疱等,油膏类或新鲜中草药捣烂敷至局部者,有污染衣物的可能。

【物品准备】 治疗盘,盐水棉球,药物,油膏刀,无菌棉垫或纱布,棉纸,胶布或绷带;若需临时配置药物,备治疗碗、药物、调合剂(如麻油或饴糖、水、蜂蜜、凡士林);若敷新鲜中草药,需备乳钵。

【操作程序】

（1）备齐药物至患者床旁,做好解释,再次核对医嘱。

（2）取合适体位,暴露患处,注意保暖,必要时屏风遮挡。

（3）需临时调制药物时,将药末倒入治疗碗内,调制成糊状,新鲜中草药洗净后置乳钵内捣烂。

（4）首次敷药者,必要时用生理盐水棉球清洁局部皮肤;更换敷料者,取下原敷料,以盐水棉球擦洗皮肤上的药剂,观察创面情况及敷药效果。

（5）根据敷药面积,取大小合适的棉纸或薄胶纸,用油膏刀将所需药物均匀地平铺于棉纸上,厚薄适中。

(6)将摊好药物的棉纸四周反折后敷于患处,以免药物受热溢出污染衣被,加盖敷料或棉垫,以胶布或绷带固定。

(7)如敷新鲜中草药,则将捣烂的药物加少许食盐拌匀后,平摊于棉纸上。

(8)若为肿疡,敷药面积应超过肿势范围,一是防止毒邪扩散,起箍毒作用;二是通过药物作用以束毒邪,提脓拔毒。

(9)协助患者着衣,整理床单位;整理物品,洗手,必要时记录。

【注意事项】

(1)外敷药的摊制厚薄要均匀,一般以 0.2~0.3 cm 为宜,太薄药力不够,效果差;太厚则浪费药物,且受热后易溢出,污染衣被。

(2)对初起有头或成脓阶段的肿疡,以中间留空隙,围敷四周为宜,不宜完全涂布,以免阻止脓毒外泄。特殊部位如乳痈敷药时,可在敷料上剪孔或剪一缺口,使乳头露出,以免乳汁溢出污染敷料。

(3)夏天如以蜂蜜、饴糖作调合剂时,应加少量苯甲酸钠防止变质,影响药效。

(4)敷药后,若出现红疹、瘙痒、水疱等过敏现象,应暂停使用,并报告医师,配合处理。

四、皮内针法

皮内针法又称"埋针",它是将特制的图钉或麦粒型针具刺入皮内固定留置一定时间,给皮肤以弱而长时间的刺激,以调整经络脏腑功能,以达到防治疾病目的的一种操作方法。

【功效】 化瘀,通络,止痛,止呕。

【适应证】 胃络痛,胃痞,呕吐,泄泻,胆胀。

【禁忌证】 局部皮肤有炎症、外伤或有出血倾向及水肿的患者。

【术前评估】

(1)患者既往史、当前症状、发病部位及相关因素。

(2)患者年龄情况、文化程度、当前心理状态和对疾病的认识。

【治疗目标】 治疗临床中需要较长时间留针的慢性顽固性疾病和经常发作的疼痛性疾病,如牙痛、胃络痛、恶心呕吐、不寐、泄泻、胁痛等,以缓解症状。

【术前告知】

(1)埋针部位有疼痛感,埋针部位不可着水,以免感染。

(2)不定时的刺激埋针部位,能够加强治疗的作用。

【物品准备】 治疗盘,针盒(皮内针),皮肤消毒液,棉签,镊子,胶布,弯盘。

【操作程序】

(1)备齐用物,携至床旁,核对姓名、诊断、针刺部位。

(2)向患者讲明操作的目的、方法及注意事项,取得合作。

（3）患者取合理体位,松开衣着,选好穴位,注意保暖。

（4）术者消毒手之后,按常规消毒局部皮肤。

（5）根据病情或遵医嘱,实施相应的皮内针刺法。

1）麦粒型皮内针法:用镊子夹住针身对准穴位,沿皮肤横刺入皮内,针身埋入 0.5 ~ 1.0 cm,然后将留在皮肤表面的针柄用胶布固定。

2）图钉型皮内针法:用镊子夹住针圈,将针尖对准穴位刺入,使环状针柄平整地留在皮肤表面,用胶布固定。

（6）留针时间视季节而定,天气热时,一般留针 1 ~ 2 天;天气冷时,可留针 3 ~ 7 天。留针时间,每隔 4 小时左右用手指按压埋针部位 1 ~ 2 分钟,以加强刺激,增进疗效。

（7）埋针期间,如患者感觉疼痛或肢体活动受限,应立即起针,进行适当的处理,必要时改选穴位重新埋针。

（8）起针后,用干棉球按压针孔片刻,局部应作常规消毒,以防出血。

（9）操作完毕,协助患者着衣,安排舒适体位,整理床单位。

（10）清理用物,归还原处,洗手,必要时记录并签名。

【注意事项】

（1）留针时间视病情及季节不同而定,夏天出汗较多,不宜长时间留针,埋针处不可着水,以防感染。

（2）关节附近不宜埋针,因活动时会引起疼痛;胸腹部因呼吸时活动幅度较大,亦不宜埋针。

（3）最好用一次性针具,或将使用过的针具等物,需先经过消毒液浸泡消毒,然后再清洗、检针、修针,最后进行灭菌处理。

五、水针疗法

水针疗法又称穴位注射,是指在穴位内进行药物注射的一种技术操作。它是将针刺及药物对穴位的渗透刺激作用和药物的药理作用结合在一起,发挥综合效能,达到治疗疾病的目的。

【功效】 化瘀,通络,止痛,止呕。

【适应证】 胃络痛,胃痞,呕吐,泄泻,胆胀,胁痛。

【禁忌证】 患者疲乏、饥饿或精神高度紧张时慎用;局部皮肤有感染、瘢痕或有出血倾向及高度水肿患者禁用。

【术前评估】

（1）核对医嘱,明确药物、穴位;患者体质及局部皮肤情况。

（2）患者既往史、当前主要症状、发病部位及相关。

（3）患者年龄、文化程度、当前心理状态对疾病的认识。

（4）患者有无对某种药物过敏。

【治疗目标】 临床上需要较长时间留针的慢性顽固性疾病和经常发作的疼痛性疾

病,如牙痛、胃络痛、恶心呕吐、不寐、泄泻、胁痛等,可用本疗法以缓解症状。

【术前告知】　注射部位出现疼痛、酸胀的感觉,避免着水,以免感染。

【物品准备】　治疗盘,药物,无菌注射器及针头,砂轮,皮肤消毒液,镊子,弯盘,棉签等。

【操作程序】

(1)做好三查七对(三查是指操作前查、操作中查、操作后查,七对指的是查对床号、查对姓名、查对药名、查对剂量、查对时间、查对浓度、查对用法),严格执行无菌操作;备齐所用物品,携至患者床旁。

(2)做好解释,以取得患者合作;取合理体位,协助松解衣着,暴露局部皮肤,注意保暖。

(3)再次核对,确定注射穴位,测试患者局部感觉反应,常规消毒局部皮肤。

(4)术者手持注射器排除空气,另一手紧绷皮肤,针尖对准穴位迅速刺入皮下,然后用针刺手法将针身刺至一定的深度,并上下提插,得气后若回抽无血,即将药液缓慢注入;如所用药量较多,可在推入部分药液后,将针头稍微提起后再注入余药。

(5)在注射过程中,应密切观察患者情况,如出现晕针、弯针、折针等意外现象,应紧急处理。

(6)药液注入完毕后快速拔针,用无菌棉签轻按针孔片刻,以防出血;再次核对患者姓名、床号。

(7)操作完毕,协助患者着衣,整理床单位,安排舒适体位,清理用物,归还原处,洗手。

(8)记录并签名。

【注意事项】

(1)严格执行三查七对及无菌操作规程,注意药物配伍禁忌。

(2)有不良反应或刺激性较强的药物不宜采用;凡是能够引起过敏反应的药物,必须先做皮肤过敏试验,结果为阴性者,方可使用。

(3)按医嘱处方选穴,要熟练掌握腧穴定位、取穴方法及注入的深度;每穴注射的药量,一般为 1～2 mL,胸背部可注射 0.5～1.0 mL,腰臀部及肌肉丰厚处可适当增加药量,但一般不超过 10 mL。

(4)药液不可注入血管内,注射前或注射中如果回抽有血,必须退针、改变方向,并避开血管后再注射;若患者有触电感时应立即退针,改变深度和部位,然后再注入药液,以免损伤神经干。

(5)操作前应检查注射器有无破损、漏气,针头是否有钩等情况。

六、穴位埋线法

穴位埋线法(穴位埋植法),是将羊肠线或其他可吸收线体植入人体穴位内,利用线体对穴位的持续刺激作用,达到治疗疾病的一种疗法。包括物理刺激效应和化学刺激效应两个方面。传统埋线疗法主要有切开埋线法、三角针埋线法、切开结扎埋线法,这 3 种埋线法皆要求局部麻醉,使用手术器械,操作比较复杂,且易于感染,临床上已经很少应用。随着一次性埋线针的问世,微创埋线法为目前最常用的一种方法。

【功效】 疏经通络,调和气血,补虚泻实,健脾化湿,祛瘀止痛。

【适应证】 肝癖,胃络痛,胃痞,泄泻。

【禁忌证】

(1)肺结核活动期、骨结核、严重心脏病、糖尿病、有出血倾向者(如血友病、血小板减少症)等均不宜使用此法。

(2)高热患者及妇女妊娠期不宜使用;妇女月经期慎用。

(3)过敏体质、瘢痕体质者不宜使用。

【术前评估】

(1)患者当前主要症状、临床表现、既往史及药物过敏史。

(2)患者体质及穴位埋线处的皮肤情况。

(3)患者对疼痛的耐受情况。

(4)患者的心理状况。

【治疗目标】 通过穴位埋线法缓解各种急、慢性疾病的临床症状。

【术前告知】

(1)术后局部皮肤出现红、肿、热、痛或轻度发热均属于正常现象。

(2)若出现高热或局部剧痛、出血、感染或功能障碍者应及时告知医师。

【物品准备】 皮肤消毒液,埋线包,适宜的医用羊肠线或其他可吸收线体,胶布,棉球,一次性床单,无菌手套;必要时备屏风。

【操作程序】

(1)备齐用物,携至患者床旁,做好解释,核对医嘱。

(2)准备羊肠线,将羊肠线剪至合适长度,一般 1~2 cm 为宜,浸泡于 75% 酒精备用。

(3)嘱患者取合适体位,暴露埋线部位,注意保暖。

(4)遵照医嘱选择腧穴,常规消毒皮肤,将准备好的羊肠线用止血钳穿入埋线针内,根据所埋部位脂肪层的深浅,选用不同长度的羊肠线,线体需完全置入埋线针内。

(5)选准穴位,用制作好的埋线针快速透皮,缓慢进针,得气后,边推针芯边退针,将羊肠线留在穴位内(羊肠线留在皮下脂肪层与肌肉层之间,不可留在皮下或露在皮肤外),出针后用消毒干棉球按压针孔片刻以防出血,然后用胶布固定,继续下一个穴位的操作。

(6)穴位埋线过程中应密切观察患者有无出现不良反应。

(7)操作完毕,协助患者着衣,安排舒适体位,注意保暖。

(8)整理用物,做好记录并签名。

【注意事项】

(1)严格无菌操作,术后不要污染针孔,线头不得漏出皮肤外,否则不能吸收,并容易感染。

（2）对严重心脏病、糖尿病、有出血倾向（如血友病、血小板减少症）、高热患者，以及妇女妊娠期不宜使用，月经期慎用。

（3）应避开血管和神经，胸背部埋线不宜过深，以免损伤内脏。

（4）术后局部出现轻度红、肿、热、痛或轻度发热均属正常现象，若出现高热或局部疼痛、出血感染或功能障碍者，应及时处理。

（5）体型偏瘦者或局部脂肪较薄的部位，埋线后可能出现小硬结，不影响疗效，但吸收较慢，1～2个月或更长时间才能吸收完全。

（6）埋线后埋线处禁水3天，避免重体力劳动及剧烈运动1周；饮食清淡，不要搓揉埋线处，2～3周埋线1次。

七、耳穴压豆法

耳穴压豆法是采用磁珠或王不留行籽等刺激耳郭上的穴位或反应点，通过经络传导，达到防治疾病目的的一种操作方法。

【功效】　化瘀，通络，止痛，止呕，安神，排石。

【适应证】　胃络痛，胃痞，呕吐，不寐，胆石症，便秘。

【禁忌证】　耳部有炎症、冻伤的部位或有习惯性流产史的孕妇禁用。

【术前评估】

（1）患者既往史、当前主要症状、发病部位及相关因素及耳部皮肤情况。

（2）了解女性患者的生育史，有无流产史，当前是否为妊娠期。

（3）了解患者年龄，文化程度，心理状态，对疾病的信心以及对该疗法的认识。

【治疗目标】　遵医嘱协助治疗，解除或缓解各种急、慢性疾病的临床症状。

【术前告知】　告诉患者耳穴压豆局部会有热、麻、胀、痛感觉。

【物品准备】　治疗盘，王不留行籽、磁珠或菜籽等，碘酒，酒精，棉球，棉签，镊子，探棒，胶布，弯盘。

【操作程序】

（1）备齐用物，携至床旁，做好解释，取合理体位。

（2）核对医嘱，探查耳穴，方法有以下3种。

1）观察法：按疾病的部位，在耳郭上相应部位寻找充血、变色、丘疹、脱屑、凹陷处，即是该穴。

2）按压法：一手持住患者耳轮后上方，暴露疾病在耳郭的相应部位，另一手用探棒（或毫针柄，火柴梗等）轻巧缓慢，用力均匀地按压，寻找耳穴压痛点，压痛最明显处即为耳穴压豆（或耳针）治疗点。

3）电测定法：应用耳穴探测仪测定到的反应点，就是耳穴压豆的部位（穴位）。

（3）核对穴位后，要严格消毒，先用碘酒，再用酒精脱碘，消毒范围视耳郭大小而定。

（4）将磁珠或王不留行籽、菜籽等，附在耳穴部位，用小方块胶布固定，压豆期间,嘱患者用手反复按压,进行压迫刺激,每次 1~2 分钟,每日按 2~3 次,以加强疗效。夏季可留置 1~3 天,春秋季 2~3 天,冬季留置 7~10 天。

(5)在耳穴压豆期间,患者感到局部疼痛或感觉循经络放射传导为"得气",应密切观察有无其他不舒适情况。

(6)操作完毕,安排患者舒适体位,整理床单位,压豆者要掌握按压方法;清理用物,归还原处,洗手,记录并签名。

【注意事项】

(1)严格执行无菌操作,预防感染;起针后如针孔发红,应及时处理,严防引起软骨膜炎。

(2)年老体弱及高血压患者,针刺前后应适当休息,发生晕针者应及时处理。

(3)对扭伤及肢体活动障碍的患者,进针后待耳郭充血、发热时,应嘱患者适当活动患部,并在患部按摩、艾条灸等,以提高疗效。

八、热敏灸法

热敏灸法是采用点燃的艾条产生的艾热,悬灸热敏穴位,激发透热、扩热、传热、局部不热远部热、表面不热深部热或非热感觉等热敏灸感和经气传导,并施以个体化的饱和消敏灸量,从而提高艾灸疗效的一种新疗法。

【功效】 温经,通络,止痛,止呕,止泻,通便。

【适应证】 胃络痛,胃痞,呕吐,泄泻,便秘。

【禁忌证】 婴幼儿、昏迷、感觉障碍、肿瘤晚期、结核病、大量吐血(咯血)患者、皮肤溃疡处、孕妇的腹部及腰骶部禁止施灸。在过饥、过饱、过劳、醉酒状态下不宜施灸。

【术前评估】

(1)核对医嘱并评估体质及艾灸处皮肤情况。

(2)患者既往史,当前症状,发病部位及相关因素。

(3)患者年龄,文化层次,当前心理状态以及对疾病的信心。

【治疗目标】

(1)遵医嘱进行治疗,解除或缓解各种虚寒性病症,如胃络痛,泄泻,风寒痹痛,疮疡久溃不敛,月经不调等临床症状;尤其对消化性溃疡、功能性消化不良、肠易激综合征及功能性便秘疗效更加显著。

(2)治未病,预防疾病,保健强身。

【术前告知】

(1)治疗过程中局部皮肤可能出现烫伤等情况。

(2)艾绒点燃后可能出现较淡的中药燃烧气味。

(3)治疗过程中局部皮肤产生烧灼、热烫的感觉,应立即停止治疗。

(4)治疗过程中局部皮肤可能出现水疱。

【物品准备】 治疗盘,艾条,打火机,皮肤消毒液,棉签,棉球,镊子。

【操作程序】

（1）核对医嘱，备齐用物，携至床前，做好解释。

（2）取合理体位，暴露施灸部位，注意保暖。

（3）热敏穴探查：以腹部任脉、胃经、脾经循行路线及腰背部督脉、膀胱经循行路线为主进行探查。依次采取回旋、往返、雀啄、温和灸四步法，距体表皮肤约 3 cm 处施灸，以患者无灼痛感为度，按以上次序，每种手法 1～2 分钟，重复 2～3 遍，灸至皮肤潮红为度，嘱患者静心感受灸感并及时告知施灸者，如某部位出现一种或几种热敏灸感时，该部位就是热敏腧穴的位置。

（4）辨敏选穴：遵循三优先原则。①出现非热感的热敏穴位，其中以痛感优于酸胀感；②出现热感经过或直达病位的热敏穴位；③出现较强热敏灸感的热敏穴位。

（5）热敏悬灸：选取热敏穴位 2～3 个，施以温和悬灸激发感传、开通经络，距离以患者无灼痛感为度，时间以灸感消失为准，平均约为 40 分钟。

（6）施灸完毕，完全熄灭艾火，除去艾灰；协助患者衣着，恢复患者体位，记录灸感与灸时；酌情开窗通风，清理用物，归还原处；洗手并签名。

【注意事项】

（1）施灸部位，宜先上后下，先灸头顶、胸背，后灸腹部、四肢。

（2）防止艾灰脱落烫伤皮肤或烧坏衣物。

（3）施灸后局部皮肤出现微红灼热，属于正常现象，如灸后出现小水疱，无须处理可自行吸收。如水疱较大，可用无菌注射器抽去疱内液体，覆盖消毒纱布，保持干燥，防止感染。

（4）熄火后的艾条，应装入小口瓶内，以防复燃，发生火灾。

九、中药熏洗法

中药熏洗法是将药物煎汤，趁热在患处熏蒸、淋洗或浸浴，以达到疏通腠理、祛风除湿、清热解毒、杀虫止痒作用的一种治疗方法。

【功效】　活血，化瘀，通络，止痛，止痒，安神。

【适应证】　胃络痛，胃痞，不寐，湿疹，瘙痒。

【禁忌证】　女性月经期、妊娠期禁用坐浴。

【术前评估】

（1）核对医嘱，了解当前的主要症状、发病部位及相关因素。

（2）妇科患者评估胎产、经带情况。

（3）患者的体质及熏洗处皮肤情况。

（4）患者年龄，当前心理状态。

【治疗目标】

（1）缓解内科疾患如胃痛、腹胀、呕吐、便秘等症状。

（2）缓解患者的关节疼痛、肿胀、屈伸不利、皮肤瘙痒等症状。

（3）减轻眼科疾病引起的眼结膜红肿、痒痛、糜烂等症状。

（4）促进肛肠疾患的伤口愈合。

（5）缓解妇科会阴部瘙痒等症状。

【术前告知】 注意药液温度，防止烫伤。

【物品准备】 治疗盘，药液，熏洗盆（根据熏洗部位的不同，也可备坐浴椅、有孔木盖浴盆及治疗碗等），水温计，必要时备屏风及换药用品。

【操作程序】

（1）备齐用物携至床旁，做好解释，再次核对医嘱。

（2）根据熏洗部位安排患者体位，暴露熏洗部位，必要时屏风遮挡，冬季注意保暖。

（3）眼部熏洗时，将煎好的药液趁热倒入治疗碗，眼部对准碗口进行熏蒸，并用纱布蘸洗眼部，稍凉即换，每次15～30分钟。

（4）四肢熏洗时，将药物趁热倒入盆内，患肢架于盆上，用浴巾或布单围盖后熏蒸。待温度适宜时，将患肢浸泡于药液中泡洗。

（5）坐浴时，将药液趁热倒入盆内，上置带孔木盖，协助患者脱去内裤，坐在木盖上熏蒸，待药液不烫时，拿掉木盖，坐入盆中泡洗。药液偏凉时，应更换药液，每次熏洗20～30分钟。

（6）熏洗过程中，密切观察患者的反应，了解其生理及心理感受。若感到不适，应立即停止，协助患者卧床休息。

（7）熏洗完毕，清洁局部皮肤，协助衣着，安置舒适卧位。

（8）清理用物，归还原处，洗手，记录。

【注意事项】

（1）注意保暖，暴露部位尽量加盖衣被。

（2）熏洗药温不宜过热，一般为50～70℃，以防烫伤。

（3）在伤口部位进行熏洗时，按无菌技术操作进行。

（4）根据熏洗部位，选用合适物品，如眼部，用治疗碗内盛药液，上盖有孔纱布，患眼对准小孔进行熏洗；外阴部，取坐浴盆、椅，上盖有孔木盖，坐在木盖上进行熏洗，必要时可在浴室内进行。

（5）包扎部位熏洗时，应揭去敷料；熏洗完毕后，更换消毒敷料。

（6）所用物品需清洁消毒，每人1份，避免交叉感染。

（7）熏蒸一般每日1次，每次20～30分钟；视病情也可每日2次。颜面部熏蒸者，操作后半小时才可外出，以防感冒。

十、脐火疗法

脐火疗法是将药物做成圆饼形置于脐部神阙穴，再把蜡筒插入药饼上，在上端点燃后使其自然燃尽，以治疗疾病的方法，是脐疗和火疗的结合。脐火疗法是在扶阳化湿理论的指导下，在临床上行之有效的外治疗法，多用于寒湿为患的疾病。

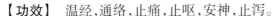

【功效】 温经,通络,止痛,止呕,安神,止泻。

【适应证】 胃络痛,胃痞,呕吐,不寐,泄泻,臌胀。

【禁忌证】 发热及阳盛体质者禁用;脐周皮肤破损、感染者禁用;女性月经期、哺乳期及妊娠期禁用。

【术前评估】

(1)核对医嘱,了解发病脏腑、相关因素及当前主要症状。

(2)患者的年龄、文化层次及当前的心理状态。

【治疗目标】 经过脐火疗法治疗后达到益气温阳、健脾化湿、利水退黄等治疗效果。

【术前告知】 局部敷药后可出现药物颜色、油渍等污染衣物。

【物品准备】 治疗盘,药物,蜡筒,带孔圆木板,穴位贴,打火机,弯盘,棉签,镊子,酒精棉球,干棉球,橡胶中单等。

【操作程序】

(1)备齐用物至病房,做好解释,再次核对医嘱。

(2)患者身心放松,仰卧病床,放松腰带,暴露肚脐,注意保暖,必要时屏风遮挡。

(3)使用75%酒精消毒脐部及以脐部为中心直径约7 cm周边皮肤,后将调制好的药饼,置于脐部。

(4)将带孔的圆木板放置于药饼上,孔心与肚脐中心相对,将蜡筒插于孔心下的药饼上;将蜡筒从上端点燃,使其自然燃烧,蜡筒燃尽后用镊子取下灰烬,换第2壮,7壮为1次治疗量,时间约为20分钟。

(5)治疗完毕后取下圆木板,用穴位贴覆盖药饼,固定于脐部,约4小时后可取下药饼弃去。

(6)协助患者穿好衣裤,安排舒适体位,整理床单位。

(7)整理物品,浸泡清洗消毒后备用。洗手,必要时记录。

【注意事项】

(1)敷药前需清洁消毒局部皮肤。

(2)治疗次数据病情、药物而定,一般7~28天为1个疗程。

(3)药饼不宜过薄或过厚,以2 cm为宜。

(4)蜡筒的制作:将剪好的桑皮纸通过蜡液浸泡,取出后卷成中间空心、高约7 cm、直径约3 cm的蜡筒。

(5)不宜选择刺激性较强的药物。

(6)治疗前询问患者病史,有无皮肤过敏,敷药后密切观察局部皮肤,如有丘疹、奇痒等过敏现象,应立即停用,并将药物拭净或清洗,必要时遵医嘱内服或外用抗过敏药物。

(7)调和药饼及治疗过程中严格掌握热量,防止烫伤皮肤。

(8)整个操作过程必须专人负责,防止燃烧的蜡筒歪斜导致患者烧伤或点燃衣褥。

(梁慕华 钤培国)

第三章 医案精选

第一节 口腔咽喉疾病医案

一、口腔炎症（口腔异味，胆胃郁热）

患者刘某，女，55岁，农民。

【初诊时间】 2023年1月12日。

【主诉】 口苦2年余。

【现病史】 患者近2年来口苦异常，曾先后口服龙胆泻肝丸、消炎利胆片等中成药及中药汤剂治疗，效果欠佳。

【现在症】 患者精神可，口苦，稍感口干，饮食、睡眠可，二便正常；舌质淡红稍暗，苔薄腻微黄，脉弦稍滑。

【既往史】 身体健康。

【辅助检查】 心电图检查正常；肝胆彩超检查提示胆囊壁3.5 mm；肾功能检查正常；^{14}C呼气试验阴性；胃镜检查提示慢性非萎缩性胃炎。

【中医诊断】 口腔异味。辨证：胆胃郁热证。

【西医诊断】 口腔炎症，慢性胆囊炎，慢性非萎缩性胃炎。

【治法】 疏肝利胆，和胃清热。

【方药】 化肝煎加减。

青皮10 g，陈皮10 g，白芍15 g，牡丹皮10 g，栀子10 g，泽泻15 g，浙贝母18 g，法半夏10 g，郁金15 g，连翘18 g，茯苓18 g，焦建曲15 g，焦麦芽20 g，柴胡12 g，炙甘草6 g，龙胆草6 g。7剂，每日1剂，水煎分服。

【二诊】 2023年1月19日，患者仍诉口苦，纳食可，夜寐安，二便正常；舌质淡红稍暗，苔薄白稍腻，脉弦而滑。处方：柴胡12 g，姜半夏10 g，党参12 g，黄芩12 g，夏枯草

15 g,炙甘草 6 g,生姜 10 g,大枣 15 g。7 剂,每日 1 剂,水煎分服。

【三诊】 2023 年 1 月 26 日,患者口苦症状明显减轻,饮食、睡眠可,二便正常,舌质淡红,苔薄白稍腻,脉弦而沉。效不更方,继续给予上方加生麦芽 15 g,7 剂,每日 1 剂,水煎分服。口苦症状消失。

【按语】 患者以口苦为主诉就诊,既往曾口服利胆和胃中药及中成药龙胆泻肝丸、消炎利胆片治疗不效,考虑本病不是单纯的肝胆湿热证。按就诊时症、舌、脉表现辨证为胆胃郁热证,给予化肝煎治疗,疗效仍不满意,二诊时考虑患者以口苦为主症,余无明显不适症状,认真思考后认为口苦为少阳病主症之一,该患者没有目眩、胸胁苦满、默默不欲饮食(纳差)及往来寒热诸症,《伤寒论》第二百六十三条指出"少阳之为病,口苦,咽干,目眩也",少阳病本证当用小柴胡汤治疗,如《伤寒论》第九十六条曰:"伤寒五六日,中风,往来寒热,胸胁苦满,嘿嘿不欲饮食,心烦喜呕,或胸中烦而不呕,或渴,或腹中痛,或胁下痞硬,或心下悸,小便不利,或不渴,身有微热,或咳者,小柴胡汤主之。"本病患者只有口苦症状,能否应用小柴胡汤?然《伤寒论》第一百零一条又曰"伤寒中风,有柴胡证,但见一证便是,不必悉具",故二诊果断给予小柴胡汤加减,果然方证相符,效若桴鼓。

(党志博)

二、难治性口腔溃疡(复发性口疮,心脾积热兼脾虚)

患者史某,女,14 岁,学生。

【初诊时间】 2017 年 7 月 3 日。

【主诉】 口腔溃疡反复发作不愈 1 年余。

【现病史】 1 年前患者无明显诱因出现口腔溃疡,反复发作,几乎无愈合之时,在当地医院多次治疗,具体用药不详,疗效不佳,遂求诊于党中勤教授。

【现在症】 口腔多处溃疡,表面有黄白色分泌物,诉无口干、口苦、口中异味等症状,饮食可,大、小便正常,夜眠尚可,月经正常;舌质淡红而暗,苔腻微黄,脉弦滑。

【既往史】 曾患甲型病毒性肝炎。

【辅助检查】 ^{13}C 呼气试验阴性。

【中医诊断】 口疮。辨证:心脾积热兼脾虚证。

【西医诊断】 口腔溃疡。

【治法】 健脾,清心,泻热。

【方药】 甘草泻心汤加减。

炙甘草 15 g,姜半夏 9 g,黄连 6 g,黄芩 12 g,党参 12 g,干姜 3 g,肉桂 3 g,沉香 3 g(后下),生龙牡(生龙骨、生牡蛎)各 20 g(打碎先煎),蒲公英 20 g。15 剂,每日 1 剂,水煎分服。嘱:忌辛辣、生冷、油腻、刺激性饮食;畅情志。

【二诊】 2017 年 7 月 17 日,患者口腔溃疡仍在,疮面略有缩小,稍感口干,饮食可,大小便无异常,夜寐欠安;舌质淡红而暗,苔薄腻微黄而干,脉滑。鉴于患者口疮时间较长,根据症舌脉表现,考虑有水火不济之象,治以清心火,滋肾水,引火归原。方药:生甘草 10 g,生地黄 12 g,玄参 15 g,麦冬 15 g,太子参 18 g,黄连 6 g,肉桂 3 g,生龙牡各 25 g^(打碎先煎),金荞麦 20 g,生薏苡仁 25 g,牛膝 20 g,桔梗 12 g。20 剂,每日 1 剂,水煎分服。

【三诊】 2017 年 8 月 17 日,患者口腔溃疡减轻,月经推迟,饮食可,大小便无异常,睡眠可;舌质淡红而暗,苔腻微黄,脉弦细。方药:生甘草 10 g,生地黄 12 g,玄参 15 g,麦冬 15 g,太子参 18 g,黄连 6 g,肉桂 3 g,生龙牡各 25 g^(打碎先煎),金荞麦 20 g,生薏苡仁 25 g,牛膝 12 g,桔梗 12 g,玉竹 12 g,芦根 15 g,淡竹叶 10 g。15 剂,每日 1 剂,水煎分服。

【四诊】 2018 年 2 月 28 日,患者口腔溃疡明显好转,大便稍干,饮食可,小便无异常,睡眠可;舌质淡红而暗,苔腻微黄,脉弦滑。方药:生地黄 18 g,玄参 15 g,麦冬 15 g,淡竹叶 15 g,黄连 6 g,肉桂 2 g,生龙牡各 25 g^(打碎先煎),沉香 3 g^(后下),芦根 25 g,灯心草 6 g,桔梗 10 g,生甘草 6 g。14 剂,每日 1 剂,水煎分服。

【五诊】 2018 年 3 月 25 日,患者口腔溃疡愈合,大便正常,饮食可,小便无异常,睡眠可;舌质淡红而暗,苔腻微黄,脉弦滑。方药:生地黄 15 g,玄参 15 g,麦冬 15 g,淡竹叶 15 g,黄连 6 g,肉桂 2 g,生薏苡仁 20 g,生龙牡各 20 g^(打碎先煎),芦根 15 g,灯心草 6 g,桔梗 10 g,生甘草 6 g。14 剂,每日 1 剂,水煎分服。

【按语】 患者口腔溃疡,反复发作,饮食、大小便、睡眠、月经等均无异常,舌质淡红而暗,苔腻微黄,脉弦滑。党中勤教授开始考虑为心脾积热兼脾虚所致,心开窍于舌,脾开窍于口,心脾有热致口舌糜烂溃疡,且口疮日久不愈,已有脾虚之象,应用甘草泻心汤加减以健脾、清心、泻热,用药月余口疮方显减轻,后根据病机及辨证,改用清心火、滋肾水,即泻南补北之法,使心火降、肾水升,水火既济而口腔溃疡痊愈。

(李梦阁)

三、慢性咽喉炎(梅核气,肝胃不和、痰气郁阻)

患者王某,女,53 岁,农民。

【初诊时间】 2022 年 10 月 19 日。

【主诉】 咽部不利,如有异物感 5 年余。

【现病史】 患者近 5 年来感觉咽部不利,如有异物梗阻,有时干痛不适,然饮食吞咽顺利,5 年来先后做胃镜、喉镜检查多次,均提示慢性浅表性胃炎,慢性咽喉炎,先后口服、含化中西药物均罔效。

【现在症】 咽部不适,如异物梗阻,痛苦不甚,伴胃脘部痞满不适,食欲缺乏,夜寐欠安,大便不畅,小便可;舌质淡红而暗,苔腻微黄,脉弦滑。

【既往史】 平素体健。

【辅助检查】 胃镜检查提示慢性非萎缩性胃炎;喉镜检查提示慢性咽喉炎;彩超检查提示肝血管瘤。

【中医诊断】 梅核气,胃痞。辨证:肝胃不和,痰气郁阻证。

【西医诊断】　慢性咽喉炎,慢性非萎缩性胃炎,肝血管瘤。

【治法】　疏肝和胃,理气化痰,佐以利咽。

【方药】　消痞和胃方加减。

陈皮15 g,姜半夏10 g,枳实12 g,生白术30 g,厚朴10 g,大腹皮20 g,射干12 g,牛蒡子15 g,炒莱菔子20 g,金荞麦20 g,浙贝母20 g,焦建曲15 g,生麦芽20 g,木蝴蝶10 g,桔梗12 g,炙甘草6 g。14剂,每日1剂,水煎分服。

【二诊】　2022年11月2日。患者胃脘部痞满减轻,饮食、睡眠明显改善,仍觉咽部不利,二便尚可,舌质淡红稍暗,苔薄腻微黄,脉弦而滑。考虑患者仍感咽部不利,有异物感,细问患者平素易生气,尤惧患咽部、食管肿瘤;治疗给予心理疏导,药物给予半夏厚朴汤合四逆散加减:柴胡10 g,枳实12 g,生白芍15 g,法半夏12 g,厚朴10 g,紫苏梗15 g,茯苓15 g,郁金15 g,香附12 g,丹参20 g,制远志10 g,桂枝12 g,木蝴蝶10 g,炙甘草6 g,生姜12 g,大枣15 g。14剂,每日1剂,水煎分服。

【三诊】　2022年11月16日。患者稍觉咽干不适,饮食、睡眠可,二便正常;舌质淡红稍暗,苔薄白,脉弦稍滑。药已中的,仍予半夏厚朴汤合四逆散加减善后,并给予花类中药泡水代茶饮,以防复发。处方:柴胡12 g,枳壳12 g,白芍12 g,法半夏9 g,厚朴10 g,紫苏梗12 g,茯神18 g,麦冬15 g,桔梗12 g,炙甘草6 g,生姜10 g,大枣15 g。14剂,每日1剂,水煎分服。泡茶方:代代花6 g,厚朴花6 g,佛手花6 g,三七花6 g,木蝴蝶6 g。14剂,每日1剂,泡水代茶饮。

【按语】　本病患者平时易生气,情志不舒,肝郁气滞,思虑伤脾,木横乘土,致肝郁脾虚,痰湿内生,痰凝气滞于咽喉而成梅核气。同时,由于肝郁气滞,肝气犯胃,肝胃不和,气机不畅,故觉胃脘部痞满不适,食欲缺乏,胃不和则卧不安,加之脾虚日久,气血化源不足,心神失养,故夜寐欠安;气机不畅,大肠传导不利,故大便不畅。首诊辨证为肝胃不和、痰气郁阻,治以疏肝和胃,理气化痰为主,佐以利咽,给予经验方消痞和胃方加减,胃痞、饮食、睡眠明显改善。然咽部不适症状如旧,二诊考虑咽部症状仍较明显,正如《金匮要略·妇人杂病脉证并治第二十二》第五条曰“妇人咽中如有炙脔,半夏厚朴汤主之”,故予半夏厚朴汤为主方,同时考虑患者精神抑郁,结合黄煌教授经验,合用四逆散加减,果有良效。患者因郁致病,加之惧癌,症状缠绵,多年未能缓解,故在药物治疗的同时给予心理疏导及认知疗法,并给予花类疏肝和胃、利咽之品泡水代茶饮善后,防止病情复发。

（党志博）

四、癔球症（梅核气,肝胃气滞兼瘀热）

患者冯某,女,52岁,退休工人。

【初诊时间】　2023年1月12日。

【主诉】　咽部有异物感2年余。

【现病史】 患者咽部如有异物梗阻,咯之不出,咽之不下,在多家医院诊断为"慢性咽炎、癔球症",给予中西药口服、含化治疗,效果不佳。

【现在症】 咽部如有异物梗阻,脘腹痞满,两胁胀满,嗳气,吞咽顺利,无烧心、吐酸,夜寐差,二便正常;舌质稍暗,苔薄白,脉沉弦而滑。

【既往史】 有慢性咽炎、慢性胃炎病史。

【辅助检查】 胃功能检查回示:胃泌素17(G-17) 0.86 pmol/L,余正常。

【中医诊断】 梅核气,胃痞。辨证:肝胃气滞兼瘀热证。

【西医诊断】 慢性咽炎,慢性非萎缩性胃炎,功能性消化不良。

【治法】 疏肝理气,和胃清热。

【方药】 四逆散合半夏厚朴汤加减。

柴胡12 g,枳实12 g,生白芍15 g,法半夏12 g,厚朴10 g,紫苏梗15 g,茯苓18 g,牛蒡子18 g,丹参20 g,制远志10 g,木蝴蝶10 g,桔梗10 g,炙甘草6 g。15剂,每日1剂,水煎分服。

【二诊】 2023年2月13日。患者自觉颈部紧束感,吞咽顺利,咽部堵塞感,余症减轻,饮食、睡眠可,二便正常;舌质暗,苔腻微黄,脉沉弦滑。药已中的,考虑郁热未除,仍守以上方案,并加用冬凌草清热解毒利咽。处方:柴胡12 g,枳实10 g,生白芍15 g,法半夏10 g,紫苏梗15 g,厚朴10 g,牛蒡子15 g,射干12 g,冬凌草30 g,郁金15 g,石菖蒲10 g,夏枯草18 g,木蝴蝶10 g,桔梗10 g,生甘草6 g。10剂,每日1剂,水煎分服。

【三诊】 2023年3月16日。患者自觉咽部偶有堵塞感,纳食可,夜寐欠安;舌质稍暗,苔腻微黄,脉沉弦滑。患者舌质偏暗,考虑久病入络,方中加入丹参化瘀通络。处方:柴胡10 g,枳实12 g,生白芍15 g,法半夏12 g,厚朴10 g,紫苏梗15 g,射干12 g,牛蒡子15 g,丹参30 g,制远志10 g,生龙牡各25 g^(打碎先煎),浮小麦30 g,桔梗12 g,生甘草6 g,生姜10 g,大枣15 g。10剂,每日1剂,水煎分服。鉴于患者症状基本消失,给予中药茶饮方以善后,并嘱其畅情志,勿食辛辣刺激食物。中药茶饮方:代代花6 g,佛手花6 g,金莲花6 g,厚朴花6 g,三七花6 g,木蝴蝶6 g。10剂,每日1剂,泡水代茶饮。

【按语】 本病患者平时情志不舒,肝郁气滞,木横乘土,致肝郁气滞,脾失健运,痰湿内生,痰气郁阻于咽喉而成梅核气。同时,由于肝气犯胃,肝胃不和,气机不畅,故觉脘腹痞满,两胁胀满,嗳气;胃不和则卧不安,加之脾虚日久,气血化源不足,心神失养,故夜寐欠安。首诊辨证为肝胃不和、痰气郁阻,治以疏肝和胃,理气化痰为主,佐以利咽,给予四逆散合半夏厚朴汤加减,胃痞、饮食、睡眠明显改善;然咽部不适症状仍未消失。二诊考虑咽部症状仍在,且郁热仍在,故予方中加入冬凌草清热解毒利咽,患者症状进一步减轻。三诊患者咽部偶有堵塞感,且夜寐欠安,故方中加入生龙牡、浮小麦以镇静、养心、安神,患者多年咽部不适症状得以缓解。为防止病情复发,故嘱其畅情志,忌食辛辣刺激之品,并给予疏肝、和胃、利咽之花类茶饮善后。

(刘晓慧)

第二节　食管疾病医案

一、胃食管反流病（嘈杂，肝胃不和兼郁热）

患者李某，女，67岁，农民。

【初诊时间】 2019年2月21日。

【主诉】 胃脘部嘈杂不适3个月余。

【现病史】 3个月前患者无明显诱因出现胃脘部嘈杂不适，烧心，反酸，腹胀，食欲缺乏，曾在多家医院按"胃炎、胆囊炎"用中西药治疗，效果不佳。为求中医治疗，求诊于党中勤教授。

【现在症】 胃脘部嘈杂不适，烧心，反酸，腹胀，食欲缺乏，口中异味，心慌时作，大便溏，小便无异常，睡眠可；舌质淡红而暗，苔厚腻微黄，脉弦滑。

【既往史】 有冠心病病史。

【辅助检查】 心电图检查提示偶发室性期前收缩，侧壁导联T波改变；胃镜检查提示胃食管反流病，食管裂孔疝，慢性浅表性胃炎伴糜烂，陈旧出血；^{13}C-尿素呼气试验阳性；彩超检查提示胆囊壁毛糙。

【中医诊断】 嘈杂，胃痞，胆胀，胸痹。辨证：肝胃不和兼郁热。

【西医诊断】 胃食管反流病，食管裂孔疝，慢性浅表性胃炎，慢性胆囊炎，冠心病。

【治法】 疏肝理气，健脾化湿，制酸和胃，兼清郁热。

【方药】 理中和胃方加减。

陈皮15 g，姜半夏12 g，海螵蛸25 g，浙贝母15 g，煅瓦楞子30 g$^{(打碎先煎)}$，煅蛤壳25 g$^{(打碎先煎)}$，苍术15 g，枳实12 g，厚朴12 g，炒白术25 g，大腹皮25 g，炒莱菔子30 g，木香10 g，槟榔10 g，甘松10 g，黄连5 g，吴茱萸2 g。10剂，每日1剂，水煎分服。嘱：忌辛辣、生冷、油腻、刺激性饮食。

【二诊】 2019年3月4日。患者症状相对减轻，时有嗳气，大便稍溏，饮食可，夜眠可；舌质淡红而暗，苔腻微黄，脉弦滑。方药：陈皮15 g，姜半夏12 g，海螵蛸25 g，浙贝母15 g，煅瓦楞子30 g$^{(打碎先煎)}$，煅蛤壳25 g$^{(打碎先煎)}$，炒苍术15 g，茯苓30 g，炒薏苡仁30 g，炒白术25 g，炒白扁豆25 g，甘松10 g，香橼10 g。10剂，每日1剂，水煎分服。

【三诊】 2019年3月14日。患者胃脘部嘈杂、烧心、反酸明显好转，时觉胃脘部痞满不适，嗳气，大便稍溏，纳食、夜寐尚可；舌质淡红而暗，苔白稍腻，脉弦滑。患者反流症状明显减轻，目前表现为肝胃气滞、脾虚湿阻兼有瘀血之象，治以疏肝和胃、健脾化湿，佐以化瘀。处方：陈皮15 g，姜半夏12 g，炒枳实15 g，厚朴10 g，大腹皮25 g，槟榔10 g，炒苍术 15 g,茯苓 30 g,炒莱菔子 30 g,炒白术 25 g,炒白扁豆 18 g,泽泻 12 g,莪术 12 g,炙甘草 6 g。10 剂,每日 1 剂,水煎分服。

【四诊】 2019 年 3 月 25 日。患者餐后稍感腹胀,饮食不当后偶有反酸,夜寐欠安,纳食可,二便正常;舌质淡红而暗,苔白微腻,脉弦滑。患者夜寐欠安,余症基本消失,给予疏肝健脾、化湿和中之剂,加柏子仁以宁心安神。处方:陈皮 15 g,姜半夏 9 g,炒枳实,12 g,厚朴 10 g,大腹皮 18 g,炒苍术 12 g,茯苓 20 g,炒白术 20 g,炒莱菔子 10 g,炒白扁豆 20 g,浙贝母 20 g,柏子仁 15 g,香橼 10 g。10 剂,每日 1 剂,水煎分服。

【按语】 患者以嘈杂不适,伴烧心,反酸,脘腹部胀满为主症,结合病史及辅助检查,本病西医诊断为胃食管反流病、慢性胃炎等,中医诊断为嘈杂、胃痞,辨证为肝胃不和兼郁热证。肝有郁热,不能助胃受纳、通降及脾之运化,肝热化酸挟胃气上逆,则出现胃脘部嘈杂不适、烧心、反酸、口中异味等症状;胃失和降,则出现脘腹部胀满不适、食欲缺乏症状;脾气不升,则发为便溏;脾胃有病,气血乏源,心失所养,则心慌。党中勤教授以疏肝理气、健脾化湿、制酸和胃为治疗大法,方药应用陈皮、枳实、厚朴、大腹皮、炒莱菔子疏肝理气,炒白术、炒苍术、炒薏苡仁、炒白扁豆健脾化湿,海螵蛸、浙贝母、煅瓦楞子、煅蛤壳、姜半夏制酸和胃,黄连、吴茱萸清肝降逆,诸药合用,共奏疏肝理气、健脾化湿、制酸和胃、兼清郁热之功。治疗后患者肝气得舒,胃酸得除,郁热得清,胃气降而脾气升,故诸症得解。

(党志博)

二、胃食管反流病(嘈杂,心胃郁热)

患者吴某,男,59 岁,自由职业。

【初诊时间】 2021 年 6 月 4 日。

【主诉】 胃脘部灼痛伴反酸、烧心 1 年余,加重 3 天。

【现病史】 患者 1 年前出现胃脘部灼痛伴反酸、烧心,心烦易怒,未经系统治疗,症状反复发作,3 天前患者因心情不畅上述症状加重,至当地医院诊治无效,遂来我院请党中勤教授诊治。

【现在症】 胃脘部灼痛伴反酸、烧心,心烦易怒,口舌生疮,小便色黄,夜寐多梦;舌红、苔黄,脉弦数。

【既往史】 有慢性胃炎病史。

【辅助检查】 无痛电子胃镜检查提示胃食管反流病、慢性浅表性胃炎。

【中医诊断】 嘈杂。辨证:心胃郁热证。

【西医诊断】 胃食管反流病;慢性浅表性胃炎。

【治法】 清心泻火,和胃降逆。

【方药】 左金丸合大柴胡汤方加减。

陈皮 12 g,姜半夏 12 g,海螵蛸 30 g,浙贝母 25 g,黄连 6 g,吴茱萸 3 g,栀子 10 g,黄

芩 12 g,白及 10 g,延胡索 20 g,炒酸枣仁 25 g,远志 10 g。7 剂,每日 1 剂,水煎分服。

【二诊】 2021 年 6 月 12 日。患者胃脘部灼痛伴烧心、反酸减轻,情绪较前平和,舌淡红、苔腻微黄,脉弦稍数。原法既效,守初诊方继进 7 剂。

【三诊】 2021 年 6 月 21 日。患者诸症减轻,小便稍有色黄,时有心神不宁,夜寐欠佳,舌淡红、苔腻微黄,脉弦。守二诊方去黄芩、栀子,加淡竹叶 15 g、茯神 15 g、茯苓 25 g,10 剂。

后在三诊方基础上随症加减治疗 1 个月,患者症状消失。并嘱患者调饮食、畅情志,预防疾病复发。

【按语】 《素问·至真要大论》云:"诸逆冲上,皆属于火",金元四大家刘完素也认为"气逆冲上,火气炎上故也"。由此可知,GERD 与火关系密切。本案患者平素急躁易怒,火热上扰心神则心神不宁、夜寐多梦,火邪上攻头面则口舌生疮,心与小肠相表里,心火下移小肠则出现小便色黄。母病及子,致胃火上逆,脾胃气机失调,胃内容物反流至食管则出现烧心、反酸。方中黄连一方面清心火以泻肝胃之火,即实则泻其子,心火得清,肝火得降,自然不横逆犯胃,另一方面直清胃火,胃火得降则气自降;吴茱萸辛苦而温,苦可助黄连降逆止呕,温可佐制黄连之寒,使黄连无凉遏之弊;二药寒热并用、辛开苦降,合为左金丸。陈皮与姜半夏合用可降逆和中,理气化痰;浙贝母与海螵蛸合用为乌贝散,具有制酸止痛、收敛止血之功效,有研究表明,乌贝散可有效促进胃黏膜的修复、抑制炎症因子的分泌;患者心火旺盛,加用黄芩、栀子清热泻火解毒;白及消肿生肌、收敛止血,现代药理学研究发现其有抗溃疡、抗感染等功效,为临床治疗消化性溃疡要药;延胡索活血行气止痛;炒酸枣仁与远志合用可养心宁心安神。三诊患者诸症减轻,小便稍有色黄,时有心神不宁,夜寐欠佳,故去黄芩、栀子恐其凉遏阻塞气机,再加淡竹叶清上导下、通利小便,茯苓、茯神合用以增宁心安神之功。诸药合用,药证合拍,故患者症状基本消失。

(张静文)

三、胃食管反流病(嘈杂,肝胃郁热)

患者吴某,女,54 岁,自由职业。

【初诊时间】 2020 年 7 月 28 日。

【主诉】 胃脘部胀满伴反酸、烧心 1 年余,加重 3 天。

【现病史】 患者平素性情急躁易怒,1 年前与邻居争吵后,出现胃脘部胀满,伴反酸、烧心、嗳气,间断性口服奥美拉唑等药物治疗(具体不详),症状反复发作。3 天前,因与家人发生矛盾后上述症状加重,遂至当地医院诊治效果不佳,故于今日来我院就诊。

【现在症】 胸脘部胀满,伴反酸、烧心、嗳气,胸骨后烧灼感,口干、口苦,食欲缺乏,夜寐可,大小便可;舌质红、苔黄腻,脉弦滑。

【既往史】 有慢性胃炎病史。

【辅助检查】 无痛电子胃镜检查提示胃食管反流病(B级)、慢性浅表性胃炎。

【中医诊断】 嘈杂。辨证:肝胃郁热证。

【西医诊断】 胃食管反流病(B级),慢性浅表性胃炎。

【治法】 疏肝泄热,和胃降逆。

【方药】 理中和胃方加减。

陈皮15 g,半夏12 g,浙贝母25 g,海螵蛸25 g,黄连6 g,吴茱萸3 g,黄芩12 g,栀子10 g,白及10 g,甘松10 g,香橼10 g。7剂,每日1剂,水煎分服。

【二诊】 2020年8月4日。患者胃脘部胀满、反酸、烧心、口干、口苦等症状减轻,纳食好转,时有胃脘及胸骨后疼痛,大小便可,夜寐可;舌质红、苔腻微黄,脉弦滑。守上方去甘松、香橼,加徐长卿25 g,鸡矢藤30 g。10剂,煎服法同上。

【三诊】 2020年8月14日。患者反酸、烧心等症状明显减轻,咽部不利,饮食可,大小便可,夜寐可,舌质淡暗、苔腻微黄,脉弦滑。中药守上方加木蝴蝶12 g、蝉蜕12 g。14剂,煎服法同上。

【四诊】 2020年8月29日。患者症状基本消失,舌质淡红,苔白稍腻,脉弦滑。中药调整如下:陈皮15 g,半夏9 g,黄芩12 g,栀子10 g,浙贝母20 g,海螵蛸20 g,白及10 g,黄连6 g,吴茱萸3 g,香橼10 g,降香6 g。14剂,每日1剂,水煎分服。

【结果】 停药后,定期随访,患者未诉不适;复查胃镜提示慢性浅表性胃炎。

【按语】 《素问·阴阳应象大论》云:“怒伤肝,思伤脾。”中医认为肝脾与情志关系密切,患者平素急躁易怒,与人争吵后,情志不遂,思虑太过,而致肝失疏泄,气机不畅,郁而化热,横逆犯胃,见胃脘部胀满,伴反酸、烧心等症,中医辨病当属嘈杂,结合口干口苦、舌质红、苔黄腻、脉弦滑,辨证属肝胃郁热。治宜疏肝泄热,和胃降逆。方中陈皮理气健脾、燥湿化痰,半夏消痞散结、降逆止呕,脾胃为气机升降之枢纽,胃气当以和降为顺,二者共为君药,理气化痰、降逆和中。海螵蛸收敛生肌、制酸止痛,其制酸效果显著;浙贝母清热化痰、清利咽喉,清热和胃降逆,减少胃液反流;白及收敛止血、消肿生肌,三者共为臣药。黄连与吴茱萸合用为左金丸,疏肝泻火、和胃止痛;黄芩、栀子清热燥湿,共泄胃火,四者共为佐药。甘松、香橼疏肝和胃,开郁醒脾,共为佐药。二诊时患者胀满症状减轻,胃脘及胸骨后疼痛,则减甘松、香橼,加用徐长卿、鸡矢藤醒脾开胃、行气止痛。三诊时患者出现食管外咽部不适症状,加用木蝴蝶、蝉蜕清肺利咽。经系统治疗,患者症状及胃镜结果都得到明显改善。

(耿晓超)

四、胃食管反流病(嘈杂,脾虚气滞兼湿阻)

患者李某,女,45岁,自由职业。

【初诊时间】 2022年3月28日。

【主诉】 反酸、烧心半年余,加重1个月。

【现病史】 患者半年前因减肥饮食不规律,过食生冷瓜果、蔬菜,出现反酸,偶有烧心,食欲欠佳,在当地三甲医院治疗后症状时轻时重。近1个月来,患者因家庭矛盾出现情志抑郁,烧心、反酸症状加重,遂来我院就诊。

【现在症】 胃脘部偶有疼痛不适,反酸、烧心,进食后加重,食欲缺乏,夜寐欠安,乏力,大便稍溏;舌体胖大,舌质暗,边有瘀斑,苔腻微黄,脉弦滑。

【既往史】 有慢性胃炎病史。

【辅助检查】 胃镜检查提示反流性食管炎、慢性非萎缩性胃炎。

【中医诊断】 嘈杂。辨证:脾虚气滞夹湿阻。

【西医诊断】 胃食管反流病。

【治法】 和胃降逆,健脾祛湿。

【方药】 理中和胃方加减。

陈皮 12 g,姜半夏 12 g,枳壳 12 g,厚朴 6 g,白及 10 g,炒白术 20 g,茯苓 20 g,香橼 12 g,黄连 6 g,吴茱萸 3 g,海螵蛸 20 g,煅瓦楞子 30 g,丹参 20 g。共7剂,每日1剂,水煎分服。

【二诊】 2022年4月1日。患者烧心、反酸明显减轻,胃脘部痞满不适,咽部异物感,神疲乏力,纳食尚可,二便正常,夜寐欠佳;舌质稍暗,苔白腻,边有齿痕,脉沉弦滑。中药守上方去黄连、吴茱萸,加紫苏梗 12 g、木蝴蝶 10 g。10剂,每日1剂,水煎分服。

【三诊】 2022年4月11日。患者服上药后咽部不适感明显减轻,偶有痞满,食欲缺乏;舌质暗,苔白腻,脉弦滑。中药守上方去枳壳、厚朴,加焦麦芽 20 g。10剂,每日1剂,水煎分服。

【四诊】 2022年4月21日。患者症状消失,舌质淡红,苔薄白,脉弦稍滑。中药调整如下:陈皮 12 g,姜半夏 9 g,枳壳 12 g,厚朴 6 g,白及 10 g,炒白术 15 g,茯苓 15 g,香橼 10 g,海螵蛸 20 g,煅瓦楞子 20 g,丹参 20 g,砂仁 6 g,降香 6 g。10剂,每日1剂,水煎分服。

【按语】 患者中年女性,因减肥饮食不规律,嗜食生冷,伴有明显的烧心、反酸,咽喉异物感等症状,考虑为胃食管反流病(GERD)。患者脾胃虚弱,胃腑受纳功能减退,则食欲缺乏;脾失健运,日久气血生化无源,水湿运化失常,脾不升清,则乏力、便溏;脾胃升降失司,肝气不舒,气滞于中,郁而化热,胃气上逆,则反酸、烧心;脾胃虚弱,聚湿生痰,痰浊上阻,则咽喉有异物感;嗜食生冷,脾阳损伤,水湿不运,日久聚湿生热,见苔黄腻,舌体胖大;胃不和则卧不安,见患者夜寐差;脾胃虚弱与痰湿、郁热互为因果,久伤血络,则见患者舌质暗,边有瘀斑。综合判断患者脾虚气滞夹湿阻。治疗上疏肝和胃,降逆补虚为主,辅以疏肝和胃,兼祛湿化痰、疏肝泄热、活血化瘀。给予经验方理中和胃方加减。方中陈皮、姜半夏理气和胃、消痞散结;枳实破气,消积散结,去胃中湿热,消痞,厚朴降逆除满,厚朴理脾气,枳实理胃气,此四味药是党中勤教授调理中焦气机,运脾和胃常用药对。黄连、吴茱萸二药寒温并用,有辛开苦降、反佐之妙,共奏清肝和胃、降逆制酸之效。左金丸原方中黄连、吴茱萸的比例是6∶1。党中勤教授在治疗时不拘泥于原方比例,随症增减用量,烧心较吐酸更为明显,偏热者则多用黄连,少用吴茱萸;反之,偏寒者则多用吴茱萸,少用黄连。此外,党中勤教授还常用海螵蛸、煅瓦楞子以制酸止痛,顾护胃气;以丹参,活血通络,清心除烦;以茯苓,健脾宁心,利饮行涎,又可使湿从热去;炒白术入脾胃,去中焦湿,健脾止泻;白及收敛止痛,保护胃黏膜,有托旧生新之妙也;香橼善于疏肝解郁,又可燥湿化痰,为疏肝醒脾之要药。诸药合用重在调理中焦气机,恢复脾胃功能。二诊反酸缓解,咽部不适,去黄连、吴茱萸,加紫苏梗以芳化湿浊,木蝴蝶疏肝和胃、清肺利咽。三诊胃脘部偶觉不适、食欲缺乏,去枳壳、厚朴,加焦麦芽健胃消食以巩固疗效。四诊患者症状消失,中药给予疏肝和胃之剂以巩固疗效。

（杜玉双）

五、胃食管反流病（痞满,肝胃气滞）

患者翟某,男,38 岁,农民。

【初诊时间】 2018 年 10 月 25 日。

【主诉】 脘腹痞满伴胸痛、烧心 1 年。

【现病史】 1 年前患者无明显诱因出现脘腹痞满,伴胸痛,烧心,曾就诊于郑州某三甲医院,行胃镜检查示:慢性浅表性胃炎,胃食管反流病,给予西药及中成药治疗(具体不详),效差;遂就诊于党中勤教授。

【现在症】 脘腹痞满,伴胸痛,烧心,口干,嗳气,食欲缺乏,头晕时作,夜寐欠安,大便不畅;舌质淡红而暗,苔白腻,脉弦滑。

【既往史】 有高血压病史。

【体格检查】 BP 160/113 mmHg;腹平软,剑突下压痛阳性,无反跳痛,腹部移动性浊音阴性;双下肢无水肿。

【辅助检查】 ^{13}C-尿素呼气试验阳性;胃功能检查正常;心电图检查提示左心室高电压。

【中医诊断】 痞满,风眩。辨证:肝胃气滞证。

【西医诊断】 胃食管反流病,慢性浅表性胃炎。

【治法】 疏肝理气,和胃消痞。

【方药】 消痞和胃方加减。

陈皮 15 g,姜半夏 12 g,枳实 15 g,厚朴 10 g,大腹皮 20 g,槟榔 10 g,夏枯草 18 g,天麻 15 g,夜交藤 18 g,沉香 3 g,炒莱菔子 30 g,焦三仙各 15 g,罗布麻叶 10 g。7 剂,每日 1 剂,水煎分服。院内制剂熄风降压丸 2 瓶,每次 6 g,每日 3 次,口服。嘱:忌辛辣、生冷、油腻、刺激性饮食,忌烟酒。

【二诊】 2018 年 11 月 1 日。患者脘腹痞满、胸痛、烧心等症状明显好转,偶有头晕,大便不畅,小便正常,夜眠欠佳;舌质淡红而暗,苔腻微黄,脉弦滑。

测血压 160/105 mmHg。患者头晕时作,夜寐差,考虑肝阳上亢,上冒清空,肝火扰动心神,故于方中加入平肝潜阳、重镇安神之品,处方:陈皮 15 g,姜半夏 12 g,枳实 15 g,厚朴 10 g,大腹皮 20 g,槟榔 10 g,生白术 30 g,炒枣仁 30 g,夜交藤 20 g,珍珠母 30 g^(打碎先煎),石决明 30 g^(打碎先煎),生龙牡各 30 g^(打碎先煎),罗布麻叶 10 g。7 剂,每日 1 剂,水煎分服。熄风降压丸 2 瓶,每次 6 g,每日 3 次,口服。医嘱同前。

【三诊】 2018 年 11 月 8 日。患者脘腹痞满、胸痛、烧心等症状消失,偶有头晕,大便不畅,小便正常,夜寐尚可;舌质淡红稍暗,苔薄腻微黄,脉弦而滑。

测血压 146/102 mmHg。患者痞满症状消失,仍偶觉头晕,血压偏高,故继续给予平肝潜阳、重镇安神之剂,处方:陈皮 12 g,姜半夏 9 g,枳实 12 g,厚朴 10 g,生白术 30 g,炒枣仁 20 g,天麻 15 g,钩藤 20 g,夜交藤 20 g,珍珠母 30 g^(打碎先煎),石决明 30 g^(打碎先煎),牛膝 18 g,栀子 10 g,泽泻 15 g,罗布麻叶 10 g。7 剂,每日 1 剂,水煎分服。熄风降压丸 2 瓶,每次 6 g,每日 3 次,口服。医嘱同前,并建议请心脑病科医师协诊。

【按语】 胃食管反流病、慢性浅表性胃炎为消化系统常见疾病,胃主受纳,寒热温凉、辛辣酸甜、肥甘厚味等食物均入胃中,再加脾气虚弱、运化不及,致饮食停留,肝气不疏、横逆犯胃等,常令胃腑受伤。本例患者,根据症、舌、脉表现,党中勤教授辨证属肝胃气滞证,用自拟"消痞和胃方"加味,以疏肝理气、和胃消痞除胀,患者症状很快消失;同时患者患有高血压病,中医辨证属于肝阳上亢,故二诊时加入平肝潜阳、重镇安神之品,同时口服院内制剂熄风降压丸治疗,患者症状逐渐减轻,血压有所下降,嘱其坚持服药,必要时加用西药降压药物,使血压恢复正常。

(李梦阁)

六、胃食管反流病(吐酸,肝胃不和兼郁热)

患者肖某,女,46 岁,自由职业。

【初诊时间】 2023 年 6 月 8 日。

【主诉】 反酸、烧心 2 个月。

【现病史】 患者近 2 个月来出现反酸、烧心,5 月 13 日感染新型冠状病毒后又出现咳嗽、咳痰,经用中西药治疗罔效,遂来我院就诊。

【现在症】 反酸,烧心,胃脘部时有疼痛,食欲缺乏,偶有口苦,吞咽顺利,咳嗽、咳痰时作,夜寐欠安,大便不畅;舌质暗,苔白腻,脉弦滑。

【既往史】 平素体健。

【辅助检查】 胃功能检查:胃泌素 17(G-17)10.45 pmol/L,胃蛋白酶原(PG)Ⅰ 26.51 μg/L,PGⅠ/PGⅡ 3.94。胃镜检查:慢性浅表性胃炎,胃食管反流病。

【中医诊断】 吐酸,咳嗽。辨证:肝胃不和兼郁热证。

【西医诊断】 胃食管反流病,支气管炎。

【治法】 疏肝和胃,兼清郁热,佐以止咳化痰。

【方药】 理中和胃方加减。

陈皮 15 g、姜半夏 12 g、浙贝母 25 g、海螵蛸 25 g、煅瓦楞子 25 g$^{(打碎先煎)}$、煅蛤壳 25 g$^{(打碎先煎)}$、黄连 6 g、制吴茱萸 3 g、黄芩 12 g、栀子 10 g、煅石膏 25 g$^{(打碎先煎)}$、珍珠母 30 g$^{(打碎先煎)}$、白及 10 g、百部 15 g、杏仁 10 g、桔梗 10 g、甘草 6 g。10 剂,每日 1 剂,水煎分服。

【二诊】 2023 年 6 月 19 日。患者症状相对减轻,纳食尚可,夜寐差,早醒,大便干,每日 1 次;舌质稍暗,苔白腻,脉沉弦滑。药已中病,汤药守上方去黄芩、栀子、杏仁,加丹参 25 g,制远志 10 g、柏子仁 15。7 剂,每日 1 剂,水煎分服。

【三诊】 2023 年 6 月 26 日。患者胃脘部痞满不适,反酸、烧心明显减轻,饮食、睡眠可,大便正常,月经量少,色暗;舌质稍暗,苔薄腻微黄,脉弦滑。患者咳嗽、咳痰症状消失,目前仍有肝胃不和之象,汤药去止咳化痰之品,仍予疏肝和胃、兼清郁热,处方:陈皮 15 g、姜半夏 12 g、白及 10 g、浙贝母 20 g、海螵蛸 20 g、煅瓦楞子 25 g$^{(打碎先煎)}$、煅蛤壳 25 g$^{(打碎先煎)}$、黄连 6 g、制吴茱萸 3 g、大腹皮 20 g、连翘 20 g、金荞麦 20 g、桔梗 12 g、生甘草 6 g。10 剂,每日 1 剂,水煎分服。

【四诊】 2023 年 7 月 6 日。患者进食辛辣饮食后出现咽痛不适,咽干,胃脘部痞满不适,大便偏干,饮食、睡眠可;舌质稍暗,苔腻微黄,脉沉弦滑。汤药予消痞和胃方加入解毒利咽之射干 12 g、牛蒡子 15 g,润肠通便之生地黄 18 g、麦冬 18 g。10 剂,每日 1 剂,水煎分服。

【五诊】 2023 年 7 月 17 日。患者症状消失,纳、寐可,二便正常;舌质稍暗,苔白稍腻,脉弦而滑。患者症状消失,予消痞和胃方加木蝴蝶疏肝理气、健脾和胃以巩固疗效。处方:陈皮 15 g、姜半夏 12 g、炒枳实 12 g、姜厚朴 10 g、大腹皮 20 g、木香 10 g、炒槟榔 6 g、白术 30 g、醋莪术 12 g、炒莱菔子 30 g、乌药 10 g、醋延胡索 15 g、香橼 10 g、木蝴蝶 10 g。10 剂,每日 1 剂,水煎分服。嘱:忌食生冷辛辣刺激性食物,保持心情舒畅,坚持运动。

【按语】 胃食管反流病是胃、十二指肠内容物反流入食管,引起食管黏膜糜烂、溃疡的疾病,临床以反酸、烧心等反流症状为主要表现,经过胃镜检查可以明确诊断。临床上可采用药物或手术等治疗方式缓解患者症状,如果治疗不及时可能会引发上消化道出血、食管狭窄等严重并发症。本例患者以烧心、反酸为主诉,属于吐酸、咳嗽的范畴,依据症、舌、脉,辨证为肝胃不和兼郁热,以理中和胃方为基础方,加用百部、杏仁止咳化痰之品,改善患者主要症状,后每次治疗时,依据患者病情,微调中药。四诊时,患者烧心、反酸症状已基本消失,主要表现为胃脘部痞满不适以及咽干、咽痛,以消痞和胃方为基础方,加入射干、牛蒡子等解毒利咽。五诊时,患者症状已经消失,继续给予消痞和胃方加木蝴蝶以疏肝理气、健脾和胃巩固疗效。本案谨遵张仲景"知犯何逆,随证治之"之要旨,适时以辨证施治为法,故能取得较好的临床疗效。

(党志博)

七、胃食管反流病(食管瘅,肝胃不和兼血瘀)

患者杨某,女,27岁,自由职业。

【初诊时间】 2023年1月12日。

【主诉】 胃脘部痞满不适伴嗳气、烧心1年余。

【现病史】 患者1年前饮食不当后出现胃脘部痞满不适,嗳气,烧心,吐酸,偶有隐痛,后来症状反复发作,于2023年1月9日在河南省某三甲医院查胃镜提示反流性胃炎、慢性非萎缩性胃炎,经用中西药治疗不效,为求进一步治疗,遂来我院就诊。

【现在症】 烧心,吐酸,胃脘部痞满,嗳气,胃痛时作,纳呆,口干,干咳少痰,咽痒,夜寐欠安,偏头痛时作,二便正常;舌质稍暗,苔腻微黄,脉弦而滑。

【既往史】 CT检查有肺结节(2 mm)病史。

【辅助检查】 胃功能:G-17 20.50 pmol/L,PG Ⅰ 301.64 μg/L,PG Ⅰ/PG Ⅱ 30.56。

【中医诊断】 食管瘅,胃痞,不寐。辨证:肝胃不和兼血瘀证。

【西医诊断】 胃食管反流病,慢性非萎缩性胃炎,功能性消化不良,失眠。

【治法】 疏肝和胃,理气化瘀,佐以宁心安神。

【方药】 消痞和胃方加减。

陈皮15 g,姜半夏12 g,枳实12 g,姜厚朴10 g,大腹皮20 g,木香10 g,炒槟榔10 g,白术30 g,醋莪术12 g,醋延胡索12 g,炒莱菔子30 g,乌药10 g,沉香4 g[后下],龙齿20 g[打碎先煎],茯神20 g,香橼10 g。7剂,每日1剂,水煎分服。

【二诊】 2023年1月19日。患者胃脘部痞满减轻,时觉胃脘部嘈杂不适,烧心,时有嗳气,饮食可,夜寐差;舌质稍暗,边有齿痕,苔腻微黄,脉弦滑。患者症状相对减轻,仍守以上方案治疗,并加入丹参、制远志、茯神以宁心安神,处方:陈皮15 g,姜半夏12 g,枳实12 g,姜厚朴10 g,大腹皮20 g,麸炒白术25 g,白及10 g,煅瓦楞子25 g[打碎先煎],木香10 g,炒槟榔10 g,醋莪术12 g,炒莱菔子30 g,丹参20 g,制远志10 g,茯神20 g,乌药10 g,沉香4 g[后下],香橼10 g。14剂,每日1剂,水煎分服。

【三诊】 2023年2月2日。患者胃脘部偶觉嘈杂不适,嗳气,大便稍溏,余症消失;舌质淡红稍暗,舌边有齿痕,苔白稍腻,脉弦而滑。患者有脾虚湿阻表现,中药给予疏肝和胃、健脾化湿之剂,处方:陈皮15 g,姜半夏12 g,白及10 g,乌贼骨20 g,煅瓦楞子25 g[打碎先煎],木香10 g,砂仁6 g[后下],枳壳15 g,炒白术25 g,茯苓25 g,炒白扁豆25 g,香橼10 g,炙甘草6 g。10剂,每日1剂,水煎分服。嘱其注意饮食调养,忌食生冷油腻过于酸甜及辛辣刺激之品。

【按语】 本例患者为青年女性,主诉为胃脘部痞满不适,伴嗳气、烧心、吐酸,西医诊断为胃食管反流病、慢性非萎缩性胃炎,中医诊断为胃痞。患者平素因情志不畅、饮食不规律等诱发此病,肝胃不和,气滞不通久而化瘀,根据舌、脉,辨证为肝胃不和兼血瘀证。初诊时根据其胃脘部痞满,嗳气,烧心,吐酸,胃痛时作,治疗上以疏肝和胃、理气化瘀,佐以宁心安神为法,方用党中勤教授经验方消痞和胃加减。二诊时诸症减轻,唯夜寐仍差,故方中加入丹参、制远志、茯神以宁心安神。三诊时主症基本消失,患者大便溏泄,结合舌脉表现,考虑为脾虚湿阻,中药给予疏肝和胃、健脾化湿之剂以善后,并嘱其注意饮食调养,防止病情复发。

（闫静杰）

第三节　胃病医案

一、功能性消化不良（胃痞,肝胃气滞兼湿热）

患者刘某,女,49 岁,职工。

【初诊时间】　2022 年 1 月 10 日。

【主诉】　胃脘部痞满不适 2 个月余。

【现病史】　患者于 2021 年 1 月无明显诱因出现胃脘部痞满不适,自行口服莫沙比利等药物治疗,效不佳,停药后上症反复,遂来我院请党中勤教授诊治。

【现在症】　胃脘部痞满不适,晨起口苦,纳食欠佳,夜寐欠安,大便偏干,小便正常;舌质暗,苔黄腻,脉沉弦滑。

【既往史】　有慢性胃炎病史。

【辅助检查】　胃镜检查提示慢性非萎缩性胃炎。

【中医诊断】　胃痞。辨证:肝胃气滞兼湿热证。

【西医诊断】　功能性消化不良。

【治法】　疏肝和胃,理气清热。

【方药】　消痞和胃方加减。

陈皮 15 g,姜半夏 12 g,枳实 12 g,生白术 30 g,姜厚朴 10 g,大腹皮 20 g,炒莱菔子 30 g,炒酸枣仁 25 g,制远志 10 g,火麻仁 20 g,炒槟榔 10 g,乌药 10 g,沉香 3 g^(后下),香橼 10 g,黄连 6 g。7 剂,每日 1 剂,水煎分服。

【二诊】　2022 年 1 月 17 日。患者胃脘部痞满不适减轻,右胁隐痛,夜寐欠安,纳食可,二便正常;舌质暗,苔腻微黄,脉沉弦滑。方药:陈皮 15 g,姜半夏 12 g,枳实 12 g,姜厚朴 10 g,柴胡 12 g,炒白术 20 g,醋延胡索 15 g,香附 9 g,火麻仁 25 g,炒酸枣仁 25 g,制远志 10 g,黄连 6 g。10 剂,每日 1 剂,水煎分服。

【三诊】　2022 年 1 月 27 日。患者胃脘部偶觉痞满,饮食、睡眠可,大便偏干;舌质暗,苔薄白,脉沉弦滑。方药:陈皮 15 g,姜半夏 12 g,枳实 12 g,生白术 30 g,姜厚朴 10 g,大腹皮 20 g,醋延胡索 15 g,香橼 10 g,火麻仁 25 g,炒酸枣仁 15 g,决明子 18 g,郁李仁 20 g。15 剂,每日 1 剂,水煎分服。

【四诊】 2022 年 2 月 14 日。患者胃脘部痞满不适消失,饮食、睡眠可,二便正常;舌质稍暗,苔薄白,脉弦稍滑。方药:陈皮 12 g,姜半夏 9 g,枳实 12 g,炒白术 18 g,姜厚朴 10 g,炒莱菔子 18 g,乌药 10 g,香橼 10 g,砂仁 6 g$^{(后下)}$,炙甘草 6 g。7 剂,每日 1 剂,水煎分服。嘱继服枳术宽中胶囊 2 周,每次 3 粒,每日 3 次,以巩固疗效,并注意饮食、情志调理,防止病情复发。

【按语】 功能性消化不良是消化系统常见疾病,与饮食、情志、生活等关系密切。本患者为中年女性,平素情志不畅、饮食不规律等均可诱发此病,初诊时根据其胃脘部痞满不适,晨起口苦,纳食欠佳,夜寐欠安,大便偏干;舌质暗,苔腻微黄等症状,辨证为肝胃气滞夹湿热,给予消痞和胃方加减治疗。二诊时患者右胁隐痛,方药加入柴胡、香附、延胡索疏肝理气止痛。三诊时诸症减轻,舌苔由黄腻转为薄白,遂去黄连;因患者长期大便偏干,故又加入决明子、郁李仁润肠通便,很快诸症消失,为巩固治疗,嘱其继服枳术宽中胶囊以健脾和胃,并注意饮食、情志调理,防止病情复发。消痞和胃方是党中勤教授经过多年临床经验总结而得,方中陈皮、姜半夏理气和胃、消痞散结,枳实破气消痞,生白术健脾益气,厚朴下气除满,炒槟榔、大腹皮行气宽中消积,乌药、沉香行气止痛,香橼疏肝理气和胃;全方共奏疏肝健脾、理气和胃消痞之功。临床上只要抓住脾胃功能受损、气机不利、升降失司这一共同的核心病机,便可充分发挥中医辨证施治、异病同治的优势,如此则可效如桴鼓。

（张静文）

二、功能性消化不良(胃痞,肝胃气滞兼血瘀)

患者李某,女,61 岁,自由职业。

【初诊时间】 2023 年 1 月 2 日。

【主诉】 胃脘部痞满不适 2 个月余。

【现病史】 患者于 2022 年 2 月无明显诱因出现胃脘部痞满不适,矢气多,偶有烧心,食欲缺乏,曾在多家医院按"慢性胃炎"治疗,服用中、西药物疗效不佳,遂来我院请党中勤教授诊治。

【现在症】 胃脘部痞满不适,胸闷时作,食欲缺乏,矢气多,偶有烧心,夜寐可,大便不畅;舌质暗,苔黄腻,脉沉弦滑。

【既往史】 有慢性胃炎病史。

【辅助检查】 胃镜检查提示慢性非萎缩性胃炎;心电图检查提示部分导联 ST-T 改变。

【中医诊断】 胃痞,胸痹。辨证:肝胃气滞兼血瘀证。

【西医诊断】 功能性消化不良,慢性非萎缩性胃炎。

【治法】 疏肝健脾,和胃消痞,佐以活血化瘀。

【方药】 消痞和胃方加减。

陈皮 12 g,半夏 12 g,枳实 6 g,白术 18 g,厚朴 6 g,大腹皮 20 g,决明子 20 g,瓜蒌 15 g,炒莱菔子 25 g,莪术 10 g,丹参 20 g,桃仁 10 g,砂仁 6 g[后下],檀香 3 g[后下]。7 剂,每日 1 剂,水煎分服。

【二诊】 2023 年 1 月 9 日。患者胃脘部痞满不适减轻,偶有小腹胀满,大便不畅,每 2 日 1 次,饮食、睡眠可;舌质暗,苔腻微黄,脉沉弦滑。方药:陈皮 12 g,法半夏 12 g,枳实 12 g,厚朴 10 g,白术 30 g,木香 12 g,槟榔 10 g,决明子 20 g,炒莱菔子 20 g,乌药 10 g,沉香 3 g[后下],桃仁 10 g,酒大黄 6 g。10 剂,每日 1 剂,水煎分服。

【三诊】 2023 年 2 月 6 日。患者大便不畅,无嗳气,夜寐差,口干,舌质暗,苔黄腻,脉沉弦滑。方药陈皮 12 g,法半夏 12 g,枳实 12 g,白术 25 g,厚朴 9 g,火麻仁 20 g,决明子 20 g,炒莱菔子 20 g,玄参 20 g,桃仁 10 g,酒大黄 6 g。7 剂,每日 1 剂,水煎分服。

【四诊】 2023 年 2 月 13 日。患者胃脘部痞满不适缓解,饮食、睡眠可,二便正常;舌质暗,苔薄白,脉弦滑。继服疏肝理气、健脾和胃中药配方颗粒以巩固疗效,方药:陈皮 12 g,法半夏 9 g,枳壳 12 g,白术 15 g,厚朴 9 g,木香 9 g,槟榔 6 g,生白芍 15 g,炒莱菔子 20 g,火麻仁 20 g,香橼 10 g,炙甘草 6 g。7 剂,每日 1 剂,分 2 次温开水冲服。

【按语】 功能性消化不良是由胃和十二指肠功能紊乱引起的无器质性疾病的一组临床综合征,其主要临床症状包括:上腹灼热感、上腹痛、餐后饱胀和早饱,可伴有嗳气、反酸、烧心、上腹胀、恶心、呕吐、食欲缺乏等症状。根据临床表现可再分为餐后不适综合征(PDS)和上腹疼痛综合征(EPS)两种亚型,是消化系统常见疾病,根据其临床表现,本病可归属中医学“胃痞”范畴。该疾病得食则胀,嗳气则舒。多为慢性起病。时轻时重,反复发作,缠绵难愈。党中勤教授认为该病发病和加重常与饮食、情绪、起居、冷暖等诱因有关。抑郁恼怒,情志不遂,肝气郁滞,失于疏泄,横逆乘脾犯胃,脾胃升降失常,或忧思伤脾,脾气受损,运化不利,胃腑失和,气机不畅,发为痞满。王道坤认为:“百病生于郁。”气郁日久,可使血行不畅而成血郁。党中勤教授遵循“木郁达之”的原则,重在疏肝理气,气行则血行,气行则血郁自解,辅以和胃化痰、化瘀消痞,以达到标本兼顾的目的。本例患者为中老年女性,平素因情志不畅、饮食不规律等诱发此病,初诊时根据其症舌脉表现,辨证为肝胃气滞夹血瘀,给予中药消痞和胃方合丹参饮加减以疏肝健脾,和胃消痞,佐以活血化瘀。消痞和胃方是党中勤教授经过多年临床经验总结而得,方中陈皮、半夏理气和胃、消痞散结,枳实破气消痞,白术健脾益气,厚朴下气除满,木香、槟榔、大腹皮行气宽中消积。患者大便不畅,方药加决明子润肠通便;夜寐欠佳用茯神以宁心安神。患者气血瘀滞、胸脉闭阻,用丹参、桃仁活血化瘀,宁心安神,桃仁还可润肠通便。炒莱菔子重用,降气通便,豁痰宁神。《本草纲目》记载,“莱菔子之功,长于利气。生能升,熟能降”。莱菔子,味辛、甘,性平,质润多脂,降气开郁而不伤阴,患者因虚致实,多因脾阴不足,肠燥津亏,用之可缓解大便不畅。全方共奏疏肝健脾、理气和胃消痞之功。临证时只要抓住脾胃功能受损,气机不利,升降失司这一共同的核心病机,便可异病同治,果断运用消痞和胃方,药证相符,既能取效。

(杜玉双)

三、功能性消化不良（胃痞，肝胃气滞兼瘀热）

患者全某，女，71岁，农民。

【初诊时间】 2023年2月6日。

【主诉】 胃脘部痞满不适2个月余，加重伴便秘3天。

【现病史】 患者于2023年1月无明显诱因出现胃脘部痞满不适，自行口服莫沙比利等药物治疗，疗效欠佳，停药后上症反复；3天前无明显诱因出现脘腹胀满再发加重，伴大便秘结不畅，遂来我院就诊。

【现在症】 胃脘部痞满不适，偶有嗳气，纳食欠佳，夜寐欠安，大便秘结，胸闷，心慌时作，晨起口苦，无烧心、反酸，吞咽顺利，小便正常；舌质暗，苔白腻，脉沉弦而滑。

【既往史】 有心肌缺血病史。

【辅助检查】 胃功能提示PGⅠ 200.42 μg/L，PGⅡ 11.39 μg/L，G-17 7.5 pmol/L。

【中医诊断】 胃痞，便秘，胸痹。辨证：肝胃气滞兼瘀热证。

【西医诊断】 功能性消化不良，慢性便秘，冠心病。

【治法】 疏肝理气，和胃消痞，兼以通腑泄热。

【方药】 消痞和胃方加减。

陈皮15 g，姜半夏12 g，麸炒枳实12 g，生白术30 g，姜厚朴10 g，大腹皮20 g，木香10 g，炒槟榔10 g，炒莱菔子30 g，醋莪术12 g，乌药10 g，沉香4 g^(后下)，炒火麻仁20 g，炒桃仁10 g，酒大黄6 g^(后下)，香橼10 g。7剂，每日1剂，水煎分服。

【二诊】 2023年2月13日。患者胃脘部痞满不适减轻，便秘较前明显缓解，因近来天气多变，出现鼻塞、打喷嚏，伴牙痛，余无明显不适，舌质稍暗，苔腻微黄，脉弦而滑。方药：陈皮15 g，姜半夏12 g，麸炒枳实12 g，生白术30 g，姜厚朴10 g，大腹皮20 g，木香10 g，醋延胡索15 g，炒莱菔子30 g，醋莪术12 g，沉香4 g^(后下)，金荞麦20 g，炒桃仁10 g，鹅不食草15 g，辛夷10 g^(包煎)。10剂，每日1剂，水煎分服。

【三诊】 2023年2月23日。患者胃脘部痞满消失，饮食、睡眠尚可，大便不畅，活动后稍觉乏力；舌质淡红稍暗，苔白微腻，脉弦而滑。患者主症消失，有脾虚气滞血瘀之象，中药予疏肝健脾、理气化瘀之剂，方药：陈皮12 g，姜半夏9 g，麸炒枳实10 g，生白术25 g，姜厚朴10 g，大腹皮18 g，丹参25 g，砂仁6 g^(后下)，檀香3 g^(后下)，黄芪20 g，当归10 g，党参15 g，生麦芽25 g，炙甘草6 g。10剂，每日1剂，水煎分服。继服达立通颗粒1周，每次3 g，每日3次，以巩固疗效；并嘱其注意饮食、情志调理，防止病情反复。

【按语】 功能性消化不良是由胃和十二指肠功能紊乱引起的无器质性疾病的一组临床综合征，其主要临床症状包括上腹灼热感、上腹痛、餐后饱胀和早饱，可伴有嗳气、反酸、烧心、上腹胀、恶心、呕吐、食欲缺乏等症状；临床上可分为餐后不适综合征（PDS）和上腹疼痛综合征（EPS）两种亚型，是消化系统常见疾病。根据其临床表现，本病可归属中医学"胃痞"范畴。党中勤教授认为，胃痞的发病多与外邪、饮食、情志有关，其病位在胃，多与肝脾相关。正如《景岳全书·痞满》言"怒气暴伤，肝气未平而痞"。本例患者为老年女性,平素因情志不畅、饮食不规律等诱发此病,初诊时根据其胃脘部痞满不适,纳食欠佳,大便秘结;舌质暗,苔白腻,脉沉弦而滑等症状,辨证为肝胃气滞夹瘀热证,给予消痞和胃方加减;方中陈皮、姜半夏、麸炒枳实、姜厚朴、大腹皮、木香、炒槟榔、沉香、炒莱菔子等药合用有疏肝理气、和胃消痞之功;脾胃之病多见肝木犯土,脾虚失运,故加生白术健脾益气;然患者兼有便秘,故加炒火麻仁、炒桃仁、酒大黄以通腑泄热、润肠通便;另方中大队"下气药"及大剂量生白术的应用有推动排便之功;方中半夏化痰消痞,醋莪术、炒桃仁活血化瘀,合用可治疗痰瘀内阻之胸痹。全方共奏疏肝理气、和胃消痞、化痰祛瘀、通腑泄热之功。二诊时患者症状减轻,因外感后出现鼻塞喷嚏伴牙痛的症状,原方药去炒火麻仁、酒大黄,加入金荞麦清热解毒,兼有消食之功;加醋延胡索活血止痛,鹅不食草、辛夷解表散寒、宣通鼻窍;服药后患者症状基本消失。三诊时患者大便不畅,活动后稍觉乏力,现脾虚、气滞、血瘀之象,中药予疏肝健脾、理气化瘀之剂以善后。消痞和胃方是党中勤教授经过多年临床经验总结而得,由枳术丸合木香槟榔丸加减化裁而来,党中勤教授认为胃痞多以痰气瘀胶结致使脾失健运、胃失和降而成,因苦寒多伤胃,故去原方中苦寒峻猛之药,佐以大腹皮行气宽中;胃气以降为顺,加入沉香、乌药下气温中止痛;香橼疏肝理气。诸药合用调畅气机,恢复脾胃升降枢纽之功用,全方共奏疏肝健脾、理气化痰、和胃消痞之功,临床应用时随症加减,疗效可观。

(梁亚奇)

四、功能性消化不良(胃痞,肝胃气滞兼瘀热)

患者李某,女,70岁,退休干部。

【初诊时间】 2022年5月19日。

【主诉】 胃脘部痞满不适2个月余。

【现病史】 患者2个月前无明显诱因出现胃脘部痞满不适,伴食欲缺乏,口中异味,曾服用西药(具体不详)及保和丸治疗,效果欠佳,遂来求中医治疗。

【现在症】 胃脘部痞满不适,伴食欲缺乏,口中异味,夜寐欠安,偶觉头晕,耳鸣,二便尚可;舌质暗,苔腻微黄,脉弦滑稍数。

【既往史】 有高血压、2型糖尿病病史。

【辅助检查】 胃功能检查提示 G-17 15.26 pmol/L,PG I 210.6 μg/L,PG II 10.96 μg/L。

【中医诊断】 胃痞,风眩,消渴。辨证:肝胃气滞夹瘀热证。

【西医诊断】 功能性消化不良,高血压病,2型糖尿病。

【治法】 疏肝理气,化瘀清热,和胃消痞。

【方药】 消痞和胃方合丹参饮加减。

陈皮15 g,姜半夏12 g,麸炒枳实12 g,姜厚朴10 g,大腹皮20 g,木香10 g,炒槟榔10 g,白术30 g,醋莪术12 g,炒莱菔子25 g,乌药10 g,沉香4 g^(后下),丹参25 g,砂仁

6 g$^{(后下)}$,降香 6 g$^{(后下)}$,金荞麦 25 g,鬼箭羽 20 g。7 剂,每日 1 剂,水煎分服。

【二诊】 2022 年 5 月 26 日。病证同上,症状相对减轻,夜寐差,头晕时作,耳鸣,右侧偏甚;舌质稍暗,苔薄腻微黄,脉沉弦而滑。方药:陈皮 15 g,姜半夏 12 g,麸炒枳实 12 g,姜厚朴 10 g,大腹皮 20 g,木香 10 g,炒槟榔 10 g,白术 30 g,醋莪术 12 g,炒莱菔子 30 g,丹参 25 g,砂仁 6 g$^{(后下)}$,降香 6 g$^{(后下)}$,金荞麦 25 g,鬼箭羽 20 g,天麻 15 g,僵蚕 10 g。7 剂,每日 1 剂,水煎分服。

【三诊】 2022 年 6 月 3 日。病证同上,胃脘部痞满明显减轻,饮食、睡眠尚可,近日因尿路感染,小腹坠胀,小便热涩感;舌质稍暗,薄腻微黄,脉弦滑。汤药守上方加败酱草 25 g,车前子 30 g$^{(包煎)}$。7 剂,每日 1 剂,水煎分服。

【四诊】 2022 年 6 月 10 日。患者胃脘部痞满不适消失,饮食、睡眠尚可,二便正常;舌质稍暗,苔白稍腻,脉沉弦而滑。方药:陈皮 12 g,姜半夏 9 g,麸炒枳实 12 g,姜厚朴 10 g,生白术 30 g,醋莪术 9 g,炒莱菔子 20 g,乌药 10 g,沉香 3 g,丹参 25 g,砂仁 6 g$^{(后下)}$,降香 6 g$^{(后下)}$,鬼箭羽 18 g,车前子 20 g$^{(包煎)}$,生薏苡仁 20 g,香橼 10 g。7 剂,每日 1 剂,水煎分服;继服枳术宽中胶囊 3 盒,3 粒,3/日,口服。

【按语】 本例为老年女性患者,既往有高血压病、2 型糖尿病病史,平素因情志不畅、饮食不节等诱发本病,初诊时根据其胃脘部痞满不适,食欲缺乏,口中异味,等症状,中医诊断为胃痞、风眩、消渴,辨证为肝胃气滞夹血瘀证,治疗给予消痞和胃方合丹参饮加减。二诊时患者耳鸣症状明显,方药加入天麻、僵蚕平抑肝阳、祛风通络。三诊时胃脘部痞满及头晕、耳鸣症状减轻,因患者尿路感染,出现小腹坠胀、小便热涩感,故加用败酱草、车前子以清利下焦湿热,诸症很快消失。四诊巩固治疗,给予疏肝健脾、和胃消痞中药,并继服枳术宽中胶囊以善后。消痞和胃方是党中勤教授的经验方,有疏肝健脾、理气化瘀、和胃消痞之功,临证时只要抓住脾胃升降失司、气机不利这一主要病机,灵活加减运用消痞和胃方,便可收到满意疗效。

(魏好可)

五、慢性胃炎(胃痞,寒热错杂兼肝胃不和)

患者朱某,女,62 岁,农民。

【初诊时间】 2022 年 6 月 12 日。

【主诉】 胸脘痞满、隐痛,热感 2 年余。

【现病史】 患者近 2 年来感觉胸脘部痞满、隐痛、有灼热感,伴咽干,口唇干裂,面部时有热感,食欲缺乏,心烦,入睡难,易醒,早醒,头昏不清,诉脾胃不好时血压升高,先后在多家医院服用中药和西药治疗,效果不佳。

【现在症】 胸闷隐痛,热感,胃脘部痞满不适,口干咽燥,唇干,面部时有热感,食欲缺乏,心烦,失眠,头昏不适,白天膝盖以下有凉感,夜晚则有热感,肠鸣,大便溏泻,每日 2~3 次;舌质淡红稍暗,舌中及舌根部苔腻微黄,脉弦稍滑。

【既往史】　诉"误诊高血压,最后诊断是脾胃病引起,脾胃难受,血压升高,脾胃好转,血压正常"。

【辅助检查】　心电图检查提示部分导联下壁 ST-T 有改变;彩超示胆囊壁毛糙;胃镜检查提示慢性非萎缩性胃炎,胃息肉;^{14}C-尿素呼气试验示 HP 阴性;胃功能检查示 G-17 24 pmol/L,PG I 182 μg/L,PG II 13 μg/L。

【中医诊断】　胃痞,不寐,胸痹。辨证:寒热错杂兼肝胃不和证。

【西医诊断】　慢性非萎缩性胃炎,慢性胆囊炎,冠心病。

【治法】　辛开苦降,消痞和胃。

【方药】　半夏泻心汤加减。

姜半夏 12 g,黄连 6 g,黄芩 9 g,干姜 6 g,党参 15 g,丹参 20 g,砂仁 6 g$^{(后下)}$,降香 6 g$^{(后下)}$,制远志 10 g,茯神 20 g,桂枝 10 g,炙甘草 6 g,生姜 12 g,大枣 15 g。7 剂,每日 1 剂,水煎分服。

【二诊】　2022 年 6 月 21 日。患者诉服药 3 天即觉胃部很舒服,夜寐欠安,胸部不适感消失,无肠鸣,二便尚可;为加强营养,于 3 天前午饭进食较多鸡肉,第 2 天排溏泄大便 6 次,感觉筋疲力尽,间断口服"保和丸"2 次,效果不佳。近 2 天溏泄便每日 3 次,白天下肢仍有凉感;舌质淡红而暗,苔白稍腻,脉弦而滑。考虑患者药已中病,后因饮食不当,伤及脾胃,故调整处方如下:姜半夏 10 g,黄连 5 g,黄芩 9 g,干姜 5 g,党参 12 g,炒白术 15 g,茯苓 18 g,桂枝 9 g,柴胡 9 g,枳实 9 g,白芍 12 g,刺五加 20 g,贯叶金丝桃 10 g,炙甘草 6 g,生姜 9 g,大枣 12 g。14 剂,每日 1 剂,水煎分服。

【三诊】　2022 年 6 月 28 日。患者症状基本消失,偶觉咽部不适,饮食、睡眠可,双下肢偶有凉感,二便正常;舌质淡红,苔薄白稍腻,脉弦稍滑。考虑肝郁气滞,气机不畅,阳气内郁,不能达于四末,故下肢时有凉感;气郁日久,有化热之势,故咽干。治疗给予透邪解郁,疏肝理脾,方以四逆散加减:柴胡 10 g,枳壳 12 g,白芍 15 g,陈皮 10 g,香附 10 g,当归 10 g,茯苓 15 g,丹参 20 g,制远志 10 g,刺五加 20 g,贯叶金丝桃 10 g,桂枝 9 g,炙甘草 6 g,生姜 12 g,大枣 15 g。10 剂,每日 1 剂,水煎分服。嘱其畅情志,忌食生冷辛辣刺激之品,防止疾病复发。

【按语】　患者以胸脘部痞满、隐痛、有灼热感为主诉就诊,伴食欲缺乏,心烦失眠,口干咽燥,大便溏泻,下肢凉感,中医诊断为胃痞,辨证属寒热错杂兼肝胃不和之证,治疗当以辛开苦降、消痞和胃为主,方予半夏泻心汤加减,但患者同时伴有胸部痞满、隐痛、有灼热感,结合心电图检查提示下壁 ST-T 改变,故胸痹诊断成立,结合患者舌质暗,考虑心脉瘀阻,故合用丹参饮以化瘀通络止痛;同时加用桂枝温通心阳;加制远志、茯神宁心安神;由于方证相合,故药能中病,疗效显著,服药 3 剂即知。由于患者饮食不当,损伤脾胃,土壅木郁,阳郁不达四末,双下肢凉感仍然存在,故二诊给予半夏泻心汤合四逆散,并加炒白术、茯苓健脾止泻,加刺五加、贯叶金丝桃养心安神,治疗后患者症状明显减轻。三诊时患者热象全无,痞满、胸痹症状消失,唯觉双下肢稍有凉感,故给予四逆散加减治疗而收全效。

(李坤鹏)

六、慢性萎缩性胃炎(胃络痛,肝胃气滞夹血瘀)

患者赵某,女,57 岁,农民。

【初诊时间】 2021 年 5 月 24 日。

【主诉】 胃脘部疼痛间断发作 6 个月,再发 2 周。

【现病史】 患者今 6 个月来感觉胃脘部疼痛,呈胀痛,伴有脘腹胀满,食欲缺乏,时有烧心,反酸,曾在某三甲医院检查胃镜提示"慢性萎缩性胃炎"治疗,给予奥美拉唑、胃复春等药治疗,症状相对减轻;近 2 周来饮食不当后胃痛再次发作,遂来我院求治。

【现在症】 胃脘部胀痛,食欲缺乏,嗳气,烧心,反酸,易烦躁,夜寐欠安,大便偏干;舌质暗,苔白腻,脉弦滑。

【既往史】 有慢性萎缩性胃炎病史。

【辅助检查】 胃镜提示胃食管反流病、慢性萎缩性胃炎。

【中医诊断】 胃络痛,便秘,不寐。辨证:肝胃气滞夹血瘀证。

【西医诊断】 慢性萎缩性胃炎,胃食管反流病。

【治法】 疏肝和胃,理气止痛。

【方药】 和胃止痛方加减。

青皮 12 g,枳壳 15 g,木香 10 g,醋延胡索 15 g,徐长卿 20 g,鸡矢藤 25 g,煅蛤壳 30 g,白及 10 g,柴胡 10 g,砂仁 6 g,丹参 25 g,檀香 3 g$^{(后下)}$,煅瓦楞子 25 g,炒枣仁 20 g,柏子仁 20 g,香橼 10 g。7 剂,每日 1 剂,水煎分服。

【二诊】 2021 年 5 月 31 日。患者胃痛减轻,腹胀,偶有烧心、反酸,纳食尚可,夜寐欠安,大便偏干;舌质淡红稍暗,苔白腻,脉弦滑。方药:守上方加生白术 30 g,火麻仁 25 g,炒莱菔子 25 g,以理气润肠通便。14 剂,每日 1 剂,水煎分服。

【三诊】 2021 年 6 月 14 日。患者胃痛、反酸、烧心症状明显减轻,夜寐可,二便正常;舌质稍暗,苔薄白,脉弦滑。方药:柴胡 10 g,青皮 12 g,枳壳 15 g,木香 10 g,醋延胡索 15 g,丹参 25 g,砂仁 6 g$^{(后下)}$,檀香 3 g$^{(后下)}$,白及 10 g,香橼 10 g,制远志 10 g,炒莱菔子 20 g,炒麦芽 25 g,预知子 15 g,蜂房 5 g。21 剂,每日 1 剂,水煎分服。

【四诊】 2021 年 7 月 5 日。患者症状基本消失,饮食、睡眠可,二便正常;舌质稍暗,苔薄白,脉弦滑。中药以疏肝健脾、化瘀通络为法,方以和胃止痛方、丹参饮加减:陈皮 12 g,柴胡 10 g,枳壳 15 g,白术 18 g,木香 10 g,醋延胡索 15 g,徐长卿 18 g,鸡矢藤 25 g,丹参 20 g,砂仁 6 g$^{(后下)}$,檀香 3 g$^{(后下)}$,白及 10 g,香橼 10 g,预知子 15 g,蜂房 5 g,炙甘草 6 g。14 剂,每日 1 剂,水煎分服。摩罗丹 3 盒,每次 16 丸,每日 3 次,口服,以巩固疗效。

【按语】 慢性萎缩性胃炎(CAG)是胃黏膜组织遭受反复损害导致的胃黏膜慢性炎症反应,固有腺体减少,伴或不伴肠上皮化生和(或)假幽门腺化生的一种慢性胃部疾病。临床症状常以胃脘部疼痛不适、腹胀、嗳气、反酸等非特异性消化道症状为主。西医学认为慢性萎缩性胃炎的发生与 HP 感染、自身免疫因素、药物及饮食因素、胆汁反流、遗传因素等有关。慢性萎缩性胃炎具有病程长、反复发作等特点,且容易癌变,治疗较为棘手,世界卫生组织将其列为胃癌前状态,尤其同时伴有肠上皮化生或不典型增生患者,发生癌变的可能性更大,对患者健康生活造成严重影响。目前,在 CAG 的治疗方面,西医主要以保护胃黏膜、抑制胃酸分泌、护胃、抗炎为主,对症治疗。临床实践证实中医药在治疗萎缩性胃炎及包括上皮内瘤变在内的胃癌前病变方面具有独特优势。本例患者初诊时根据胃脘部胀痛,伴腹胀,反酸,烧心,舌质暗等症状,辨证为肝胃气滞夹血瘀,给予党中勤教授经验方和胃止痛方加减。患者反酸、烧心,加白及、煅瓦楞子制酸止痛;加炒枣仁、柏子仁养心安神,柏子仁兼可润肠通便。服药 1 周后患者症状减轻,仍有腹胀,反酸,大便干,夜寐欠安,故在首诊方药的基础上加炒莱菔子,生白术,火麻仁润肠通便。三诊时患者症状明显减轻,反酸好转,故去乌贼骨、煅瓦楞子,加预知子、蜂房以疏肝和胃止痛。四诊时患者症状基本消失,中药以疏肝健脾、化瘀通络为法,方以和胃止痛方、丹参饮加减,服药 2 周后继续口服摩罗丹巩固治疗。

(张珊珊)

七、慢性萎缩性胃炎(胃络痛,脾胃湿热兼气滞血瘀)

患者徐某,男,76 岁,企业家。

【初诊时间】 2019 年 2 月 27 日。

【主诉】 胃脘部隐痛不适间断发作 5 年余,再发并加重 1 个月。

【现病史】 患者近 5 年来间断出现胃脘部隐痛不适,曾多次在某三甲医院门诊及住院治疗,胃镜检查提示慢性萎缩性胃炎伴肠化,局部腺体轻度不典型增生。经用中药理气和中、化瘀止痛之剂,同时联合西药质子泵抑制剂、胃黏膜保护剂等,病情有所好转,出院后间断性服用中西药治疗,症状仍时有反复。1 个月前上述症状加重,遂来我院求诊。

【现在症】 神志清,精神欠佳,胃脘部胀痛,食欲缺乏,夜寐欠安,呃逆,时有胸闷,反酸,烧心,腹胀,早饱,头部左侧及左后枕部疼痛,眩晕,伴视物旋转,大便溏滞不爽;舌质暗稍红,苔腻微黄,脉弦滑而数。

【既往史】 既往高血压史多年,最高血压 170/100 mmHg,1 年前开始服用厄贝沙坦氢氯噻嗪片,诉血压控制尚可。否认糖尿病病史,否认外伤、中毒、输血史。否认肝炎、结核病史。有长期饮酒史;否认药物、食物及其他物质过敏史。

【辅助检查】 胃镜检查提示慢性萎缩性胃炎;病理检查提示慢性萎缩性胃炎伴肠化,局部腺体轻度不典型增生。

【中医诊断】 胃脘痛,风眩,胸痹,头痛。辨证:脾胃湿热兼气滞血瘀证。

【西医诊断】 慢性萎缩性胃炎伴肠化生及不典型增生,高血压病,冠心病,腔隙性脑梗死。

【治法】 清热化湿,理气止痛。

【方药】 和胃止痛方加减。

徐长卿 20 g,鸡矢藤 25 g,陈皮 12 g,姜半夏 10 g,醋延胡索 15 g,炒苍术 10 g,煅瓦楞子 25 g^(打碎先煎)，预知子 15 g，枳壳 15 g，木香 12 g，醋莪术 12 g，露蜂房 6 g，乌药 10 g，香橼 10 g，黄连 6 g，炙甘草 6 g。7 剂，机器煎药，每次 200 mL，每日 2 次，口服。继续应用治疗心脑血管疾病药物。

【二诊】 2019 年 3 月 6 日。患者症状胃脘部胀痛及烧心、反酸明显减轻，头晕、头痛时作，舌质稍暗，苔白微腻，脉弦滑。上方去乌药、香橼，加天麻 15 g、僵蚕 10 g 以平肝息风。10 剂，机器煎药，每次 200 mL，每日 2 次，口服。

【三诊】 2019 年 3 月 15 日。患者胃脘部偶觉隐痛不适，活动后感觉胸闷，饮食、睡眠尚可，二便正常；舌质稍暗，苔白微腻，脉弦而滑。汤药加入丹参饮以增化瘀通络止痛之功。方药：陈皮 12 g，姜半夏 10 g，枳壳 15 g，木香 12 g，醋延胡索 15 g，徐长卿 18 g，鸡矢藤 25 g，预知子 15 g，醋莪术 12 g，露蜂房 6 g，丹参 25 g，砂仁 6 g^(后下)，檀香 5 g^(后下)，川芎 10 g，香橼 10 g，炙甘草 6 g。14 剂，机器煎药，每次 200 mL，每日 2 次，口服。

【四诊】 2019 年 3 月 29 日。患者症状消失，舌质稍暗，苔薄白，脉弦而滑。给予健脾和胃、化瘀通络之剂巩固治疗，方药：陈皮 12 g，姜半夏 9 g，枳壳 12 g，白术 18 g，木香 10 g，醋延胡索 15 g，徐长卿 15 g，鸡矢藤 20 g，预知子 15 g，醋莪术 10 g，露蜂房 6 g，丹参 20 g，砂仁 6 g^(后下)，檀香 3 g^(后下)，香橼 10 g，炙甘草 6 g。14 剂，机器煎药，每次 200 mL，每日 2 次，口服。嘱其忌烟酒，注意情志、饮食调理，防止疾病反复。

【按语】 本病患者乃素有胃疾，兼有心脑血管疾病，复因酒食不节，更伤脾胃，湿浊内生，郁而化热，阻滞中焦，气机不畅，不通则痛，故胃脘部疼痛再发。治以清热化湿，理气止痛，一诊给予党中勤教授经验方和胃止痛方随症加减，药证相符，故收良效。二诊时患者头晕、头痛时作，故方中加入天麻 15 g、僵蚕 10 g 以平肝息风，果收其功。三诊时患者胃脘部偶觉隐痛不适，活动后感觉胸闷，考虑胃络及心脉痹阻，故汤药加入丹参饮以增化瘀通络止痛之功。四诊时患者胃痛、胸闷等症状消失，给予健脾和胃、化瘀通络之剂巩固治疗，并嘱其忌烟酒，注意情志、饮食调理，防止疾病反复。

（李梦阁）

八、慢性浅表性胃炎（嘈杂，肝胃不和兼郁热）

患者张某，男，65 岁，退休干部。

【初诊时间】 2023 年 2 月 6 日。

【主诉】 胃脘部嘈杂不适 2 个月余。

【现病史】 患者于 2 个月前出现胃脘部嘈杂不适，伴有烧心、反酸，曾在当地某市级三甲医院检查胃镜提示慢性非萎缩性胃炎，给予泮托拉唑、莫沙必利及胶体果胶铋等药物治疗，效果不佳，后口服香砂养胃丸、胃复春等中成药症状仍无缓解，遂来我院求治。

【现在症】 胃脘部嘈杂不适，烧心，反酸，口苦时作，饮食吞咽顺利，脘腹时是有胀满，腹部有振水音，无心慌、胸闷，食欲缺乏，夜寐欠安，大便偏干，每 4～5 日 1 次，小便正常；舌质暗，舌面有瘀斑，苔腻微黄，脉弦滑稍数。

【既往史】 有慢性胃炎病史。

【辅助检查】 胃镜检查提示慢性非萎缩性胃炎。

【中医诊断】 嘈杂,便秘,不寐。辨证:肝胃不和兼郁热证。

【西医诊断】 慢性非萎缩性胃炎,慢性便秘,失眠症。

【治法】 疏肝泄热、制酸和胃。

【方药】 理中和胃方加减。

陈皮 15 g,姜半夏 12 g,浙贝母 25 g,海螵蛸 25 g,白及 10 g,煅瓦楞子 25 g^(打碎先煎),煅蛤壳 25 g^(打碎先煎),珍珠母 30 g^(打碎先煎),煅石膏 25 g^(打碎先煎),煅龙骨 30 g^(打碎先煎),煅牡蛎 30 g^(打碎先煎),黄芩 12 g,栀子 10 g,黄连 6 g,吴茱萸 3 g,火麻仁 20 g,桃仁 10 g。10 剂,每日 1 剂,水煎分服。

【二诊】 2023 年 2 月 13 日。患者胃脘部嘈杂不适以及反酸、烧心等症较前减轻,仍有口苦,纳尚可,夜寐一般,大便偏干,2~3 日 1 次,小便正常;舌质暗,舌面瘀斑,苔腻微黄,脉弦滑。汤药守上方加全瓜蒌 20 g、龙胆草 6 g。10 剂,每日 1 剂,水煎分服。

【三诊】 2023 年 2 月 23 日。患者胃脘部嘈杂不适感及烧心、反酸症状消失,纳食可,胃脘部偶觉隐痛,夜寐尚可,大便稍干,每 1~2 日 1 次;舌质稍暗,苔腻微黄,脉弦稍滑。患者症状基本消失,汤药中加入鸡矢藤 30 g 以健胃、消食、止痛。10 剂,每日 1 剂,水煎分服。嘱其注意情志、饮食调养,避免病情复发。

【按语】 《类证治裁》载:"嘈症属胃,俗云心嘈,非也。其状似饥非饥,似痛非痛,脘中懊憹不安。或兼嗳气痞闷,渐至吞酸停饮,胸前隐痛。"嘈杂有几种类型,或伤食,或胃热,或胃寒,或肝胃不和,或脾胃虚弱,甚至血虚者亦可见胃脘嘈杂表现。此患者平素急躁易怒,中医认为肝脾与情志关系密切,情志不遂而致肝失疏泄,气机不畅,郁而化热,横逆犯胃,兼见胃脘部胀满,伴反酸、烧心、口苦等症,中医诊断为"嘈杂",患者舌脉症相结合辨证为"肝胃不和兼郁热证",治宜疏肝泄热、制酸和胃。方选党中勤教授自拟方理中和胃方加减,方中陈皮、半夏理气化痰、降逆和中;浙贝母、海螵蛸、煅瓦楞子、煅蛤壳、珍珠母共奏收敛制酸之功;黄连、吴茱萸合用为左金丸,疏泄肝火、和胃止痛;黄芩、栀子、石膏清热共泄胃火;煅龙骨、煅牡蛎采其收敛制酸、并有安神之功;患者舌面瘀斑,久病必瘀,故加用桃仁以活血化瘀;大便干加用火麻仁润肠通便,桃仁亦有润肠通便之功。二诊时患者症状减轻,口苦时作,大便仍干,方中加用全瓜蒌清热化痰、润肠通便,龙胆草清泄肝火。三诊时患者出现胃部隐痛不适症状,加用鸡矢藤以健胃消食止痛。经中医辨证施治、随症加减治疗,患者症状消失,疾病乃愈。

(李梦瑶)

九、慢性胃炎(胃痛,脾胃湿热兼气滞血瘀证)

患者孙某,女,62 岁,农民。

【初诊时间】 2018 年 5 月 14 日。

【主诉】　胃脘部疼痛间断发作 2 年余,再发 2 周。

【现病史】　患者近 2 年来胃脘部疼痛间断发作,曾在外院口服奥美拉唑肠溶胶囊、莫沙必利片及氟哌噻吨美利曲辛片等药,效果欠佳。近 2 周来因饮食不当胃痛再发,遂来请党中勤教授诊治。

【现在症】　胃脘部灼热疼痛,伴食欲缺乏,口中酸涩,口苦而干,矢气频繁,肠鸣,大便溏滞不爽,夜寐可,饮食吞咽顺利,小便调,无心慌、胸闷;舌质稍红而暗,苔黄腻,脉弦滑。

【既往史】　有慢性浅表性胃炎及甲状腺结节病史。

【辅助检查】　胃镜检查提示慢性非萎缩性胃炎;胃功能检查提示 PG Ⅰ 13.54 μg/L,余正常;^{13}C-尿素呼气试验提示 HP 阴性。

【中医诊断】　胃痛。辨证:脾胃湿热兼气滞血瘀证。

【西医诊断】　慢性非萎缩性胃炎。

【治法】　清热化湿,理气止痛。

【方药】　和胃止痛方加减。

徐长卿 20 g,鸡矢藤 25 g,陈皮 12 g,姜半夏 10 g,枳壳 15 g,木香 12 g,醋延胡索 15 g,炒苍术 10 g,煅蛤壳 25 g,茵陈 15 g,香橼 10 g,炙甘草 6 g。14 剂,每日 1 剂,水煎分服。

【二诊】　2018 年 5 月 28 日。患者胃痛减轻,偶觉腹胀,饮食、睡眠尚可,二便正常;舌质淡红稍暗,苔白微腻,脉弦而滑。治疗:汤药守上方加炒莱菔子 25 g。14 剂,每日 1 剂,水煎分服。

【三诊】　2018 年 6 月 11 日。患者诸症消失,给予中成药金胃泰胶囊 3 盒,每次 3 粒,每日 3 次,口服,以巩固疗效。

【按语】　本病患者素有胃疾,复因饮食不当,更伤脾胃,湿浊内生,郁而化热,阻滞中焦,气机不畅,不通则痛,故胃脘部疼痛再发。党中勤教授诊断为胃痛,辨证为脾胃湿热兼气滞血瘀证,治疗以清热化湿、理气止痛为主,方选经验方和胃止痛方加减,后给予中成药金胃泰胶囊口服行气活血、和胃止痛,巩固治疗。本案治疗恰中病机,药证相符,故收良效。

(李梦阁)

十、消化性溃疡(胃痞,肝郁气滞兼血瘀)

患者郭某,男,38 岁,农民工。

【初诊时间】　2018 年 6 月 11 日。

【主诉】　胃脘痞满不适 2 年余,再发 1 个月。

【现病史】　患者近 2 年来胃脘痞满不适间断发作,在郑州市某三甲医院行胃镜检查提示胃溃疡,经服奥美拉唑、胶体果胶铋及莫沙必利片等药症状减轻,近 1 个月来饮食不当后胃脘部痞满发作,伴食欲缺乏、嗳气,遂来我院请中医诊治。

【现在症】 胃脘痞满不适,生气后尤甚,食欲缺乏,嗳气,大便干,夜寐欠安,小便调;舌质淡红而暗,苔黄腻,脉弦而滑。

【既往史】 有胃溃疡病史。

【辅助检查】 肝胆彩超检查提示胆囊壁稍厚3.3 mm;^{13}C-尿素呼气试验提示超基准值(delta over baseline,DOB)3.0,HP阴性;胃功能检查正常。

【中医诊断】 胃痞,胆胀。辨证:肝郁气滞夹血瘀证。

【西医诊断】 胃溃疡,慢性胆囊炎。

【治法】 疏肝理气,活血化瘀,消痞和胃。

【方药】 消痞和胃方加减。

陈皮15 g,姜半夏12 g,炒枳实15 g,姜厚朴10 g,大腹皮20 g,炒槟榔10 g,莪术12 g,生白术30 g,桃仁10 g,沉香3 g$^{(后下)}$,炒莱菔子30 g,火麻仁20 g,白及9 g,炒谷芽18 g。7剂,每日1剂,水煎分服。

【二诊】 2018年6月18日。患者胃脘部痞满症状减轻,右胁部偶觉胀闷不适,嗳气吞酸,饮食、睡眠尚可,二便正常;舌质淡而暗,苔薄微黄,脉弦滑。汤药守上方加郁金15 g、甘松10 g、香橼10 g,以增疏肝利胆、理气和中之效。10剂,每日1剂,水煎分服。

【三诊】 2018年6月28日。患者胃脘部痞满时作,大便偏干,饮食、睡眠尚可;舌质淡红而暗,苔薄微黄,脉弦滑。汤药守上方加决明子18 g、郁李仁18 g以润肠通便。10剂,每日1剂,水煎分服。

【四诊】 2018年7月9日。患者偶觉胃脘部痞满,偶有嗳气,余症消失;舌质淡红稍而暗,苔薄白而腻,脉弦而滑。汤药给予疏肝健脾、和胃消痞之剂,方药调整如下:陈皮15 g,姜半夏10 g,炒枳实12 g,姜厚朴10 g,白术30 g,大腹皮20 g,旋覆花15 g$^{(包煎)}$,代赭石15 g$^{(包煎)}$,火麻仁20 g,炒莱菔子25 g,郁金15 g,甘松10 g,香橼10 g,炙甘草6 g,生姜10 g,大枣15 g。14剂,每日1剂,每日1剂,水煎分服。

【五诊】 2018年7月23日。患者症状消失;舌质淡红而暗,苔薄白,脉弦稍滑。汤药守上方去旋覆花、代赭石,加炒谷芽20 g、佛手10 g。7剂,每日1剂,水煎分服。后给予枳术宽中胶囊3盒,每次3粒,每日3次,口服,以巩固治疗。

【按语】 胃中痞满为消化系统常见病,亦多见于多种消化系疾病的常见症状。本例患者有胃溃疡和胆囊炎病史,党中勤教授根据其症舌脉表现,中医诊断为胃痞、胆胀,辨证属肝胃气滞夹血瘀证,治疗以疏肝理气、活血化瘀、消痞和胃为法,汤药给予经验方消痞和胃方加减;二诊时患者胃脘部痞满症状减轻,右胁部偶觉胀闷不适,嗳气吞酸,结合患者病史及辅助检查结果,考虑患者右胁胀闷不适乃胆胀之肝胆失疏所致,嗳气吞酸乃肝胃不和所致,故汤药中加入郁金、甘松、香橼以增疏肝利胆、理气和中之效;三诊时患者症状明显减轻,唯大便偏干,故加决明子、郁李仁以润肠通便;四诊时患者嗳气明显,故汤药中加入旋覆花、代赭石以和胃降逆;五诊时患者诸症消失,故给予疏肝健脾、理气和胃之剂和枳术宽中胶囊一巩固治疗。纵观本案,若谨守中医辨证施治、病证结合、随症加减的治疗大法,多能收获良效。

（罗 磊）

十一、胃溃疡（胃痛,肝胃不和）

患者张某,女,54 岁,自由职业。

【初诊时间】 2019 年 3 月 6 日。

【主诉】 间断性胃脘部疼痛 2 年余,加重 3 天。

【现病史】 患者于 2 年前无明显诱因出现胃脘部疼痛,无反酸、烧心,无呕吐、便血等症状,自行服用奥美拉唑后症状缓解,未彻底治愈,平素每因情绪波动、饮食稍有不慎,症状又作,未系统治疗,3 天前因与家人争吵后,胃脘部疼痛加重,自行口服奥美拉唑,症状缓解不明显,遂来我院门诊就诊。

【现在症】 胃脘部胀痛,牵引两胁,嗳气频作,口干口苦,心烦易怒,稍有反酸、烧心,大便 2 日一行,色尚可,纳食欠佳,夜寐差,小便可;舌质淡红而暗,苔腻微黄,脉弦滑。

【既往史】 有胃溃疡病史。

【辅助检查】 无痛电子胃镜检查可见胃大弯部多处片状溃疡,溃疡面覆盖白色苔,无出血,周围轻度充血、水肿,结果提示胃多发溃疡（A2 期）、慢性浅表性胃炎伴糜烂。

【中医诊断】 胃痛。辨证:肝胃不和证。

【西医诊断】 胃溃疡,慢性浅表性胃炎伴糜烂。

【治法】 疏肝理气,和胃止痛。

【方药】 和胃止痛方加减。

姜半夏 12 g,陈皮 15 g,黄连 6 g,枳实 12 g,厚朴 10 g,木香 10 g,延胡索 15 g,徐长卿 25 g,鸡矢藤 30 g,柴胡 12 g、白芍 25 g,香附 10 g、炙甘草 6 g。7 剂,水煎服,每日 1 剂,早晚分服。嘱禁食辛辣油腻、肥甘厚味及寒凉之品。

【二诊】 2019 年 3 月 13 日。患者胃脘部胀痛较前缓解,嗳气减少,口干口苦减轻,稍有反酸、烧心,夜寐一般,饮食可,大、小便调;舌质淡红而暗,苔薄腻微黄,脉弦滑。中药守上方加煅蛤壳 25 g,煅瓦楞子 30 g。14 剂,煎服法同上。

【三诊】 2019 年 3 月 27 日。患者胃脘部胀痛较前明显缓解,无嗳气,无反酸、烧心,夜寐差,大小便可;舌质淡红而暗,苔薄腻微黄,脉弦滑。中药守上方加酸枣仁 30 g,柏子仁 25 g。14 剂,巩固治疗,煎服法同上。

【结果】 1 个月后电话回访,患者饮食、睡眠均可,未诉不适,体重量增加 5 kg。

【按语】 该患者为中年女性,素体脾胃虚弱,运化功能不足,平素喜好生气,遇情绪激动或生气后,易致肝气不舒,出现两胁肋部胀痛,口干、口苦;横逆犯脾胃,以致肝胃不和或肝脾不调,出现心烦易怒,嘈杂反酸;或致胃腑阴虚而失于和降,出现嗳气频繁;或致脾胃气虚,失于统摄,胃气失于和降,形成胃脘痛,故患者出现初诊时的诸多不适症状;中医辨病为胃脘痛,证属肝胃不和,给予和胃止痛方加减疏肝理气,和胃止痛,根据病情变化加减用药,治疗紧扣病机,层次分明,逐步跟进,方取良效。

(耿晓超)

十二、消化性溃疡(胃络痛,肝胃气滞兼血瘀)

患者葛某,女,63 岁,退休职工。

【初诊时间】 2023 年 2 月 16 日。

【主诉】 胃脘部胀痛不适 1 个月余,加重 1 周。

【现病史】 患者近 1 个月来无明显诱因出现胃脘部胀痛不适,时有嗳气,曾口服奥美拉唑、胃苏颗粒等药,症状稍有减轻,近 1 周来饮食不当后胃脘痛加重,遂来我院诊治。

【现在症】 胃脘部胀痛不适,夜晚较甚,时有嗳气,夜寐欠安,吐酸,纳食尚可,二便正常;舌质稍暗,苔腻微黄,脉沉弦滑。

【既往史】 有 2 型糖尿病病史,目前口服二甲双胍缓释片治疗。

【辅助检查】 胃镜检查提示胃溃疡;^{13}C-尿素呼气试验提示 DOB 6.0,HP 阳性。

【中医诊断】 胃络痛,不寐,消渴。辨证:肝胃气滞兼血瘀证。

【西医诊断】 消化性溃疡,失眠症,2 型糖尿病。

【治法】 疏肝理气,化瘀通络,和胃止痛。

【方药】 和胃止痛方加减。

醋北柴胡 10 g,炒枳壳 15 g,青皮 10 g,木香 10 g,醋延胡索 15 g,徐长卿 20 g,鸡矢藤 30 g,煅蛤壳 30 g^(打碎先煎),丹参 25 g,砂仁 6 g^(后下),檀香 3 g^(后下),白芍 24 g,生蒲黄 15 g^(包煎),醋五灵脂 12 g^(包煎),香橼 10 g,炙甘草 6 g。10 剂,每日 1 剂,水煎分服。金胃泰胶囊 3 盒,每次 3 粒,每日 3 次,口服。

【二诊】 2023 年 2 月 27 日。患者胃脘部胀痛减轻,左胁部隐痛不适,偶有嗳气,饮食、睡眠尚可,大便每日 1~2 次,质稍溏;舌质稍暗,苔腻微黄,脉沉弦滑。汤药守上方加郁金 15 g,炒川楝子 6 g。14 剂,每日 1 剂,水煎分服。金胃泰胶囊 3 盒,每次 3 粒,每日 3 次,口服。

【三诊】 2023 年 3 月 13 日。胃痛偶作,偶有嗳气,饮食、睡眠可,大便正常;舌质暗,苔腻微黄,脉沉弦滑。汤药守上方加炒九香虫 6 g。14 剂,每日 1 剂,水煎分服。

【四诊】 2023 年 3 月 27 日。患者胃痛消失,时有嗳气,偶觉恶心,大便可;舌质淡红稍暗,苔白稍腻,脉弦稍滑。患者目前表现为肝胃不和之象,中药给予疏肝健脾和胃之剂以善后,方药调整如下:陈皮 12 g,姜半夏 9 g,炒枳壳 15 g,炒白术 18 g,木香 10 g,醋延胡索 15 g,丹参 25 g,砂仁 6 g^(后下),檀香 3 g^(后下),紫苏梗 15 g,柴胡 10 g,白芍 15 g,白及 9 g,香橼 10 g,炙甘草 6 g。14 剂,每日 1 剂,水煎分服。

【按语】 消化性溃疡是一种全球性常见病,西医治疗主要是抑制胃酸分泌,根除幽门螺杆菌(HP),保护胃黏膜。但是应用"四联疗法"根除 HP 治疗中所使用药物的不良反应是临床中不可忽视的问题,相当一部分患者难以耐受该治疗方案。党中勤教授在临床上常采用中医辨证与辨病相结合的方法治疗本病,取得了显著疗效。党中勤教授认为,消化性溃疡为西医病名,根据其临床表现如上腹痛或不适、腹胀、厌食、嗳气、反酸、烧心等临床症状,可属中医"胃络痛""痞满""吐酸""嘈杂"等疾病范畴。本例患者为老年女性,平素因情志不畅、饮食不规律等诱发此病,初诊时根据其胃脘部胀痛不适,伴有嗳气、吐酸、夜寐欠安等症状,结合舌脉表现,辨证为肝胃气滞夹血瘀证,给予党中勤教授经验方和胃止痛方加减,为迅速控制患者胃痛症状,加用中成药金胃泰胶囊治疗,以增行气活血、和胃止痛之效。二诊时患者左胁部隐痛,方药加入郁金、炒川楝子以疏肝理气止痛。三诊时患者胃痛明显减轻,停用金胃泰胶囊,汤药加入炒九香虫理气止痛。四诊时,时有患者偶觉恶心、嗳气,舌苔由黄腻转白腻,主要表现为肝胃不和之象,中药给予疏肝健脾、和胃降逆之剂以善后,汤药中加入陈皮、炒白术、姜半夏、紫苏梗等药,由于谨遵辨证施治原则,药证相符,故收效明显。

（秦浩杰）

第四节 肠道疾病医案

一、肠易激综合征（泄泻,脾虚气滞夹湿阻）

患者陈某,男,40岁,教师。

【初诊时间】 2023年6月16日。

【主诉】 大便溏泄3个月。

【现病史】 患者近3个月来,大便溏泄,伴腹痛,肠鸣,曾在当地三甲医院做肠镜未见异常,经服蒙脱石散粉、微生态制剂及中成药健脾丸等效果不佳,遂来我院就诊。

【现在症】 大便溏泄,每日5~6次,黏滞不爽,伴腹痛,肠鸣,纳食可,夜寐欠安,偶有口苦,口中异味;舌质暗,苔腻微黄,脉弦细而沉。

【既往史】 有胆汁反流性胃炎病史。

【辅助检查】 ^{14}C-尿素呼气试验提示 HP 阳性;胃功能检查提示 G-17 0.97 pmol/L,PG I /PG II 20.22;肝功能检查提示 ALT 49 U/L。

【中医诊断】 泄泻;口味异常。辨证:脾虚气滞夹湿阻证。

【西医诊断】 腹泻型肠易激综合征,胆汁反流性胃炎,HP 感染。

【方药】 泻痢要方加减。

陈皮12 g,防风9 g,炒白术25,炒白芍25,炒山药30 g,炒薏苡仁30 g,炒白扁豆

25 g,炒芡实 30 g,徐长卿 25 g,仙鹤草 30 g,茯苓 25 g,车前子 20 g^(包煎),煨肉豆蔻 15 g,诃子肉 15 g,姜炭 15 g,炙甘草 6 g。10 剂,每日 1 剂,水煎分服。

【二诊】 2023 年 6 月 26 日。患者腹泻减轻,大便溏泄,每日 3～4 次,饮食、睡眠尚可,晨起偶觉口苦,小便正常;舌质稍暗,苔白稍腻,脉沉弦滑。汤药守上方加泽泻 12 g、木馒头 15 g。10 剂,每日 1 剂,水煎分服。

【三诊】 2023 年 7 月 10 日。患者大便溏泄,每日 2～3 次,夜寐欠安,无腹痛,无肠鸣,纳食尚可;舌质稍暗,苔薄白而腻,脉沉弦滑。汤药守上方 10 剂,每日 1 剂,水煎分服。

【四诊】 2023 年 7 月 31 日。患者症状基本消失,偶有烧心,大便稍溏,每日 1 次;舌质稍暗,苔薄白,脉沉弦滑。中药给予健脾化湿、制酸和胃之剂,方药:陈皮 12 g,防风 9 g,炒白术 18,炒白芍 18,炒山药 20 g,炒薏苡仁 20 g,炒白扁豆 20 g,炒芡实 20 g,徐长卿 18 g,仙鹤草 20 g,茯苓 20 g,白及 10 g,党参 15 g,干姜 10 g,焦山楂 15 g,炙甘草 6 g。10 剂,每日 1 剂,水煎分服。后续给予参苓白术胶囊 3 盒,每次 3 粒,每日 3 次,口服,以巩固疗效。

【按语】 腹泻多见于西医学的急、慢性肠炎,胃肠功能紊乱,过敏性肠炎,溃疡性结肠炎,肠结核等。西医学认为腹泻可由多种原因引起,当摄入大量不吸收的高渗溶质,使体液被动进入肠腔时,可导致渗透性腹泻,由于胃肠道水与电解质分泌过多或吸收受抑制而引起分泌性腹泻,当肠黏膜完全性因炎症溃疡等病变而受到损伤时造成大量渗出而形成渗出性腹泻(炎症性腹泻)。当胃肠运动关系到腔内水电解质与肠上皮接触的时间缩短时,直接影响到水的吸收,形成胃肠运动功能异常性腹泻,如肠易激综合征。中医学认为致泻的病因是多方面的,主要有感受外邪,饮食所伤,情志失调,脾胃虚弱,命门火衰等。诸上病因导致脾虚湿盛,脾失健运,大小肠传化失常,升降失调,清浊不分,而成泄泻。临床上根据辨证论治原则,多以温中散寒,清热利湿,消食导滞,疏肝健脾及温补脾肾为主,祛除病因,使肠胃功能得以恢复。本例患者以"腹泻 3 个月"为主诉,西医诊断为肠易激综合征,中医诊断为泄泻,辨证属脾虚气滞夹湿阻证,中医谓"无湿不作泄",治疗当以健脾祛湿止泻为原则,本例采用党中勤教授经验方健脾止泻方加减,经一诊、二诊治疗后,患者大便由每日 5～6 次减少到到每日 2～3 次;四诊时患者大便每日 1 次,质稍溏,偶有烧心感觉,中药给予健脾化湿、制酸和胃之剂,并继续口服参苓白术胶囊以健脾渗湿止泻,巩固疗效。可见中医在治疗泄泻时根据"脾虚湿阻"这一基本病机,辨证施治、随症加减治疗,确有较好疗效。

(刘晓慧)

二、肠易激综合征(泄泻,肝郁脾虚兼湿热中阻)

患者张某,男,36 岁,职员。

【初诊时间】 2021 年 9 月 12 日。

【主诉】 腹泻反复发作 4 年余。

【现病史】 患者腹泻4年余,曾先后服用参苓白术胶囊、补脾益肠丸及西药蒙脱石散、双歧杆菌等药效果不佳;近日来症状加重,大便溏泄,每日4~6次,伴腹痛不适,遂来我院求中医治疗。

【现在症】 大便溏泻,每日4次以上,进食生冷油腻食物后腹泻加重,若食辛辣食物则上火,胃脘部痞满不适,肠鸣时作,腹部隐痛,畏冷,天气凉时手足不温,食欲缺乏,形体偏瘦,口干微苦,夜寐欠安;舌质紫暗,苔厚腻微黄,脉弦细。

【既往史】 有慢性胃炎、肠功能紊乱病史。

【辅助检查】 胃镜检查提示慢性非萎缩性胃炎;肠镜检查提示黏膜轻度水肿。

【中医诊断】 泄泻,胃痞。辨证:肝郁脾虚兼湿热中阻证。

【西医诊断】 腹泻型肠易激综合征,功能性消化不良。

【治法】 疏肝健脾,化湿清热。

【方药】 痛泻要方合参苓白术散加减。

陈皮12 g,防风10 g,炒白术18 g,炒白芍18 g,茯苓25 g,炒苍术12 g,炒山药25 g,炒薏苡仁20 g,炒白扁豆25 g,苦参10 g,白及10 g,砂仁6 g,木香10 g,黄连5 g,桂枝6 g,炙甘草6 g。7剂,每日1剂,水煎分服。枫蓼肠胃康分散片2盒,每次4片,每日3次,口服。

【二诊】 2021年9月19日。患者腹痛、肠鸣减轻,胃脘部痞满消失,大便仍溏泻,每日4~5次,纳食欠佳,畏冷,手足不温,口干微苦,不欲饮;舌质暗,苔白而腻,脉弦细。鉴于患者腹泻日久不愈,目前表现为寒热错杂,虚实夹杂,按六经辨证属厥阴寒热错杂,兼有肝郁脾虚证,故给予乌梅丸加减:乌梅15 g,党参15 g,黑顺片6 g,细辛3 g,肉桂5 g,川椒3 g,黄连6 g,黄柏5 g,当归9 g,干姜9 g,徐长卿15 g,仙鹤草25 g,炙甘草6 g,生姜10 g,大枣15 g。7剂,每日1剂,水煎分服。

【三诊】 2021年9月26日。服上方后大便稍溏,每日3次,纳食增加,腹痛、肠鸣消失,手足已无凉感;舌质稍暗,苔白稍腻,脉弦细。方证相合,故守上方加炒白术18 g。14剂,每日1剂,水煎分服。

【四诊】 2021年10月10日。患者大便稍溏,每日1~2次,饮食、睡眠可,腹部无不适感;舌质淡红而暗,舌根部苔白腻,脉弦细。患者目前表现为脾虚湿阻之证,治以健脾化湿,给予参苓白术散加减:党参15 g,炒白术18 g,茯苓20 g,炒白芍15 g,陈皮10 g,炒山药25 g,炒薏苡仁20 g,炒白扁豆20 g,芡实20 g,干姜9 g,焦建曲15 g,焦麦芽20 g,焦山楂15 g,徐长卿15 g,仙鹤草20 g,炙甘草6 g。14剂,每日1剂,水煎分服。方药服完后继续口服参苓白术胶囊2周,以巩固疗效,嘱其饮食、情志调养,防止疾病复发。

【按语】 本病患者腹泻4年余,在多家医院口服中西药物效果不佳,目前胃镜检查提示慢性非萎缩性胃炎,肠镜检查提示直肠黏膜轻度水肿。中医诊断为泄泻、胃痞,党中勤教授初诊辨证为肝郁脾虚、湿热中阻证,首诊治疗给予痛泻要方、参苓白术散加减,中成药给予枫蓼肠胃康分散片治疗;二诊时患者腹痛、肠鸣减轻,胃脘部痞满消失,大便仍溏泻,细思本病患者伴畏冷、手足不温,目前辨证为寒热虚实错杂,脾胃虚寒,兼有湿热积滞内阻,治以寒温并用、虚实并调、化湿清热,方选乌梅丸(汤)加减,果然方证相合,诸证减轻,故三诊时守前方加炒白术,继服14剂;四诊时患者表现为脾虚湿阻之象,治以健脾化湿,给予参苓白术散加减,并加用徐长卿、仙鹤草药对以祛风止痛、补虚止泻,继续口服参苓白术胶囊2周以巩固疗效,患者多年的腹泻终获痊愈。纵观本案,党中勤教授临证时谨遵辨证施治原则,同时灵活运用经方和时方加减,药症相符,则取桴鼓之效。

(杨振寰)

三、肠易激综合征(泄泻,肝郁脾虚兼湿热中阻)

患者闻某,男,28岁,自由职业。

【初诊时间】 2018年3月10日。

【主诉】 反复腹泻、腹痛2年余,再发10天。

【现病史】 患者2年前因长时间备考,压力过大,出现肠鸣、腹痛、泄泻,泄则痛减,其间多次就诊于某中医院,口服中、西药物治疗,症状时轻时重,10天前因生气后症状再发,遂来我院请党中勤教授诊治。

【现在症】 腹痛、腹泻,大便每日2~3行,色黄质稀,无脓血及黏液,诉每遇情志不畅或心情紧张时加重,伴脘闷胀痛,疼痛牵及右胁下,嗳气则舒,纳呆、乏力;舌质淡红而暗,苔白稍腻,脉弦而细。

【既往史】 有慢性肠炎病史。

【辅助检查】 电子结肠镜检查:结肠、直肠黏膜未见明显异常。

【中医诊断】 泄泻,腹痛。辨证:肝气乘脾,肝郁脾虚,中阳不振。

【西医诊断】 肠易激综合征。

【治法】 疏肝理气,健脾止泻,温中止痛。

【方药】 健脾止泻方加减。

陈皮12 g,防风9 g,炒白术25 g,徐长卿20 g,仙鹤草25 g,炒薏苡仁30 g,炒白扁豆25 g,炒芡实30 g,炒苍术12 g,茯苓30 g,炮姜15 g,煨肉豆蔻20 g,乌梅12 g,炙甘草6 g。10剂,每日1剂,水煎分服。

【二诊】 2018年3月20日。患者症状基本消失,为巩固疗效,继续给予健脾止泻方加减治疗3周,症状消失。

【结果】 3个月后随访未见复发。

【按语】 本病乃肠易激综合征腹泻型,中医辨证属于肝郁脾虚、中阳不振,治疗以健脾止泻方加减,方中茯苓、炒白术健脾燥湿,以治土虚,为主药;炒苍术、炒芡实燥湿止泻,陈皮、防风辛苦而温,理气燥湿,醒脾和胃,具升散之性,与炒白术相伍以鼓舞脾之清阳,且有祛湿止泻之功,共为臣药;炒白扁豆、炒薏苡仁健脾渗湿,炮姜、煨肉豆蔻、乌梅辛温酸涩,以涩肠止泻,徐长卿祛湿止痛,共为佐药;防风又为脾经引经药,与炙甘草共为使药。全方合用共奏疏肝理气、健脾止泻、温中止痛之功。因药证相符,故效如桴鼓。

四、肠易激综合征(泄泻,肝郁脾虚兼湿阻)

患者贾某,男,43 岁,自由职业。

【初诊时间】 2022 年 2 月 24 日。

【主诉】 间断腹痛腹泻 2 年余,加重 1 周。

【现病史】 患者 2 年来反复出现腹痛、腹泻,严重时一日 10 余次大便,严重影响日常工作及生活,曾口服匹维溴铵、马来酸曲美布汀、双歧杆菌四联活菌片、蒙脱石散及中药汤剂等中西药物治疗,但病情反复难愈,遂来我院请党中勤教授诊治。

【现在症】 腹痛、肠鸣,大便溏泄,有黏液,里急后重,每日 4~7 次,餐后胃脘部饱胀不适,夜寐欠安;舌淡胖,边有齿痕,苔薄黄腻,脉弦细而沉。

【既往史】 2004 年行阑尾炎切除手术。

【辅助检查】 肠镜检查:结肠、直肠黏膜未见明显异常。

【中医诊断】 泄泻。辨证:肝郁脾虚兼湿阻证。

【西医诊断】 肠易激综合征。

【治法】 疏肝解郁,健脾止泻。

【方药】 健脾止泻方加减。

陈皮 10 g,防风 10 g,炒白术 18 g,茯苓 25 g,炒山药 15 g,炒薏苡仁 25 g,炒白扁豆 25 g,醋延胡索 15 g,煨肉豆蔻 15 g,诃子肉 15 g,石榴皮 15 g,干姜 9 g,徐长卿 18 g,仙鹤草 25 g,炙甘草 6 g,7 剂,每日 1 剂,水煎分服。

【二诊】 2022 年 3 月 3 日。患者大便基本成形,每日 3~5 次,腹痛症状消失,饮食、睡眠好转,患者要求复查肠镜,细问患者 2 年间每年查肠镜四五次,尤惧患肠道肿瘤,治疗给予心理疏导,汤药守上方,去诃子肉、石榴皮,加柴胡 12 g,枳壳 12 g,贯叶金丝桃 6 g;14 剂,每日 1 剂,水煎分服。

【三诊】 2022 年 3 月 17 日。患者诸症减轻,大便每日 1~2 次,质尚可,饮食、睡眠可;舌质稍暗,苔薄白,脉弦稍沉。汤药守上方去炒薏苡仁、炒白扁豆;14 剂,每日 1 剂,水煎分服。

【结果】 患者门诊坚持服药 8 周,症状消失,至今未复发。

【按语】 患者以腹痛、腹泻为主诉就诊,既往曾口服中西药物治疗,患者诉开始时效果尚可,症状可以得到改善,但一受凉或饮食稍不当,腹痛、腹泻症状就又会出现,病情反复 2 年余,对工作生活造成影响,按就诊时症、舌、脉表现辨证为肝郁脾虚湿困,给予疏肝解郁健脾方治疗,疗效仍不满意;二诊时考虑患者诉症状稍减轻,但效果欠佳,患者因病情久治不愈,因病致郁,同时加之恐惧,又因郁致病,症状缠绵,难以治愈,故在二诊时加重疏肝、养心的药物以调心安神,疏肝健脾,同时给予心理疏导,认知治疗;患者三诊时,症状明显减轻,减少健脾止泻的药物,重在调节情志。后继续给予疏肝健脾之剂巩固治疗,终获痊愈。

(刘晓慧)

五、功能性便秘(便秘,脾虚气滞兼血瘀)

患者李某,男,69 岁,自由职业。

【初诊时间】 2023 年 5 月 5 日。

【主诉】 大便干结 1 年余,加重 2 周。

【现病史】 患者近 1 年来大便干结,排便不畅,每 2~3 日 1 次,未予规范诊治,间断自购通便药物治疗,效果不佳。近 2 周来上述症状加重,排便困难,大便每 3~4 日 1 次,未系统治疗,遂来我院门诊就诊。

【现在症】 便秘,大便每 3~4 日 1 次,排便困难,脘腹胀满不适,饮食、夜寐尚可;舌质稍暗,边有齿痕,苔白脉沉弦而滑。

【既往史】 有慢性胃炎病史。

【辅助检查】 胃镜检查提示慢性非萎缩性胃炎;肠镜检查提示结肠息肉(已钳除)。

【中医诊断】 便秘,胃痞。辨证:脾虚气滞兼血瘀证。

【西医诊断】 功能性便秘。

【治法】 健脾益气,润肠通便。

【方药】 通幽方合枳术丸加减。

太子参 24 g,枳实 12 g,生白术 45 g,生白芍 25 g,火麻仁 20 g,郁李仁 18 g,肉苁蓉 20 g,生薏苡仁 20 g,生麦芽 25 g,桃仁 10 g,当归 10 g,决明子 18 g,炙甘草 6 g,生姜 9 g,大枣 15 g。7 剂,每日 1 剂,水煎分服。达立通 3 盒,每次 3 g,每日 3 次,口服。

【二诊】 2023 年 5 月 12 日。患者大便稍干,每 2~3 日 1 次,双下肢时有凉感,胃脘部痞满相对减轻,饮食尚可;舌质稍暗,苔薄白,舌面有裂纹,脉沉弦而滑。方药:黄芪 25 g,当归 15 g,肉苁蓉 25 g,枳实 12 g,生白术 45 g,生白芍 25 g,火麻仁 25 g,玉竹 18 g,郁李仁 20 g,决明子 20 g,桃仁 10 g,肉桂 6 g,刺五加 25 g,乌药 10 g,沉香 4 g,炙甘草 6 g。10 剂,每日 1 剂,水煎分服。

【三诊】 2023 年 5 月 22 日。患者诉解大便较前顺利,每 1~2 日 1 次,双下肢偶有凉感,左足麻木,饮食、睡眠可;舌质稍暗,苔白腻,脉沉弦稍滑。方药:柴胡 12 g,枳实 12 g,生白术 45 g,当归 15 g,黄芪 25 g,桂枝 9 g,肉苁蓉 18 g,火麻仁 20 g,郁李仁 15 g,生白芍 25 g,桃仁 10 g,淫羊藿 15 g,鸡血藤 25 g,玉竹 18 g,沉香 4 g[后下],炙甘草 6 g。10 剂,每日 1 剂,水煎分服。

【按语】 功能性便秘常表现为排便困难、次数减少,排便硬或干,常因不良排便、饮食习惯和缺乏锻炼导致。西医认为,便秘主要因胃肠动力下降,肠管分泌消化液减少、肠管张力蠕动减弱以及参与排便肌肉张力低下有关。中医将便秘病因归结为感受外邪、饮食不节、情志失调、正气虚弱,其病位在大肠,与肺、脾、胃、肝、肾等功能失调密切相关。此例患者年逾七十,考虑其年老正气衰弱,同时根据其主要症状及舌脉诊,党中勤教授辨证为脾虚气滞夹血瘀证。治疗上以益气健脾为主,同时考虑气虚日久,则血行无力,故在补气同时,需兼顾活血化瘀,以达气血通畅。首诊时患者诉排便困难,每 3~4 日 1 次,予大剂量太子参、生白术、生薏苡仁益气健脾,当归、生白芍补血活血,火麻仁、郁李仁、肉苁蓉、决明子润肠的同时补精血,助通便,枳实、麦芽调达中焦气机。方药最后佐以生姜、大枣滋补气血。配合中成药达立通以通利消滞;二诊时患者诉双下肢时有凉感,排便较前轻松,治疗以益气健脾温阳为主,调太子参改为黄芪,加肉桂、沉香、刺五加加大益气健脾、温阳之力;三诊时患者诉下肢仍有凉感,伴有左足麻木,考虑阳气郁滞,不能通达四末,方药以四逆散合黄芪桂枝五物汤以疏肝理脾,透邪舒郁,温经通脉。嘱患者避风寒,调情志,规律服药,巩固治疗。

(路一诺)

六、功能性便秘(便秘,气滞肠燥)

患者张某,男,64 岁,退休干部。

【初诊时间】 2023 年 6 月 12 日。

【主诉】 大便秘结 6 个月,加重 1 周。

【现病史】 患者近 6 个月来大便干结,每 3 ~4 天 1 次,经服麻仁润肠丸、芦荟胶囊等药仍无缓解,近 1 周便秘加重,为求进一步治疗,遂来我院门诊求治。

【现在症】 便秘,大便坚如羊屎,腹胀,口干,胃纳呆滞,夜寐欠安,无腹痛,小便正常;舌质稍暗,苔腻微黄,脉弦滑。

【既往史】 患者有高血压、2 型糖尿病病史。

【辅助检查】 肠镜检查提示结肠、直肠黏膜未见异常。

【中医诊断】 便秘,消渴,风眩。辨证:气滞肠燥证。

【西医诊断】 功能性便秘,高血压,2 型糖尿病。

【治法】 理气通腑,润肠通便。

【方药】 通幽方加减。

炒火麻仁 30 g,枳实 12 g,厚朴 10 g,生白术 45 g,郁李仁 20 g,决明子 20 g,酒苁蓉 20 g,生白芍 30 g,玄参 30 g,瓜蒌 20 g,炒桃仁 10 g,酒大黄 9 g,木香 10 g,槟榔 10 g,乌药 10 g,沉香 4 g$^{(后下)}$,芒硝 5 g$^{(冲服)}$。7 剂,每日 1 剂,水煎分服。

【二诊】 2023 年 6 月 19 日。患者大便偏干,每 2 ~3 天 1 次,余症明显减轻;舌质稍暗,苔白腻,脉弦滑稍数。汤药守上方加炒莱菔子 30 g,焦麦芽 20 g。14 剂,每日 1 剂,水煎分服。

【三诊】 2023 年 7 月 3 日。患者大便正常,每日 1 次,余症消失;舌质稍暗,苔白稍腻,脉弦而滑。方药调整如下:炒火麻仁 20 g,枳实 12 g,厚朴 10 g,生白术 30 g,郁李仁 20 g,决明子 20 g,酒苁蓉 20 g,生白芍 20 g,玄参 20 g,瓜蒌 15 g,炒桃仁 10 g,乌药 10 g,沉香 4 g,炒莱菔子 20 g,焦麦芽 20 g,炙甘草 6 g。14 剂,每日 1 剂,水煎分服。序贯给予达立通颗粒 3 盒,每次 6 g,每日 3 次,口服,以巩固疗效。嘱其多食蔬菜水果,多饮温开水,做腹部按摩,定时排便,防止复发。

【按语】 便秘之症首见于《黄帝内经》，其称为"后不利""大便难"，后世医家称之为"脾约""秘结"，《诸病源候论》指出便秘的病因与五脏阴阳虚实寒热相关。《备急千金要方》称之为"秘涩""大便不通"，还有"风燥""虚秘""气秘""肠结"等之说。便秘主要病因包括饮食不节、情志失调、久坐少动、劳倦过度、年老体虚、病后产后、药物等，其病位在大肠，与肺、脾（胃）、肝、肾等脏腑功能失调相关。党中勤教授认为便秘的主要病因病机为肠道失司，传导失常而致燥屎难解，腑气不通。气阴两虚、气滞肠燥为老年性便秘的主要病机，夹杂肝郁脾虚、湿热血瘀等，治疗上应肝、脾、肺、肾同调，通腑理气，益气养阴，润肠通便。本例患者为老年男性，由于脾气亏虚，气滞肠道，肠中糟粕停滞；年老体衰、久病体虚等致气虚血亏津少，肠道失于濡润，燥屎内结，气机不畅，又因血为气之母，津血亏虚而导致气血两虚，下焦气机郁滞，鼓动无力，大便积存于肠内不得排出。肠道糟粕不能下行，则浊邪之气被肠道吸收，内邪乱生，导致症状反复并且加重。治疗以脾肾同调，理气通腑、滋阴润肠、通便为大法，方选党中勤教授经验方通幽方加减。党中勤教授告诫，老年便秘用药不可滋腻，恐碍脾胃运化，以健脾理脾为主，常常顾护脾胃之气。对于老年性便秘，通腑不可使用峻下之品，应以润肠通便为主，不可一味攻下，反之气血津液更加亏虚，肠腑运化失常。通幽方以麻子仁丸、增液承气汤、枳术丸加减，方中重用生白术健脾益气、润肠通便；玄参可滋阴降火、解毒清虚热，生白芍养血敛阴；酒大黄具有泻下力缓，可泻热通便，荡涤肠胃，走而不守的功效；芒硝具有泻热通便，润燥软坚，荡涤胃肠三焦实热之功。可依据病史长短及个人体质，灵活调整中药剂量，如偏热结者，重用大黄、芒硝；偏阴亏者，重用玄参、麦冬、生地黄。火麻仁、郁李仁、桃仁、瓜蒌、决明子均可润燥滑肠；酒苁蓉补肾阳、益精血、润燥滑肠；厚朴下气除满、燥湿消痰；麸炒枳实破气消积、化痰消痞。患者兼腹胀、食欲缺乏，故加运脾理气消食之品，如炒莱菔子、焦麦芽等，以速恢复脾胃运化功能。综上所述，通幽方对老年性便秘病人具有迅速改善症状，促进肠道蠕动，缓解便秘。党中勤教授告诫临证时不可拘泥一方，须根据患者症舌脉表现，四诊合参，灵活加减用药，方能取得较好疗效。

（杜玉双）

七、功能性便秘（便秘，气滞肠燥）

患者陈某，女，26 岁，教师。

【初诊时间】 2021 年 12 月 6 日。

【主诉】 大便秘结 3 年余。

【现病史】 患者 3 年前开始工作后，开始出现便秘、排便不畅，曾在多家医院诊治，效果不佳，严重时需到医院灌肠辅助排便。遂来我院请党中勤教授诊治。

【现在症】 大便秘结，如羊屎状，排便不畅，3～5 日一行，脘腹胀满，心烦易怒，纳食可，口渴欲饮，额头、面部痤疮，夜寐差；舌质暗红，苔黄厚腻，脉弦滑。

【既往史】 平素体健。

【辅助检查】　电子结肠镜检查未见明显异常。

【中医诊断】　便秘。辨证:气滞肠燥,瘀热内阻证。

【西医诊断】　功能性便秘。

【治法】　理气通便,散瘀清热。

【方药】　通幽方加减。

柴胡 12 g,枳实 12 g,生白术 30 g,生白芍 25 g,厚朴 10 g,火麻仁 25 g,郁李仁 15 g,桃仁 10 g,当归 20 g,酒大黄 9 g,栀子 9 g,淡豆豉 15 g,丹参 25 g,制远志 10 g,酸枣仁 25 g,炙甘草 6 g,7 剂,每日 1 剂,水煎分服。

【二诊】　2021 年 12 月 12 日。患者大便偏干,基本每日一行,夜寐欠安,余症相对减轻,脸上痤疮未再继续生长;舌质稍暗,苔腻微黄,脉弦滑。汤药守上方,酒大黄加至 15 g,龙眼肉 15 g,14 剂,日一剂,早晚水煎服。考虑患者职业为教师,给予花类中药泡水代茶饮,疏肝解郁,滋养阴液以辅助治疗。泡茶方:麦冬 10 g,厚朴花 6 g,佛手花 6 g,三七花 6 g,合欢花 6 g。14 剂,每日 1 剂,泡水代茶饮。

【三诊】　2021 年 12 月 26 日。患者大便基本正常,每日 1 次,余症消失;舌质淡红,苔白微腻,脉弦滑。中药调整如下:枳实 12 g,生白术 30 g,生白芍 25 g,厚朴 10 g,火麻仁 25 g,郁李仁 15 g,桃仁 10 g,当归 10 g,丹参 25 g,制远志 10 g,柏子仁 20 g,炙甘草 6 g;14 剂,每日 1 剂,水煎分服。泡茶方:麦冬 10 g,木蝴蝶 6 g,佛手花 6 g,合欢花 6 g;14 剂,每日 1 剂,泡水代茶饮。

【按语】　患者因工作压力大,各种因素致肝失疏泄,肝气郁结,内外因使得津液疏布失常,导致肠道失润,燥热内生,阳明腑实,腑气不通、日久瘀血内结,继而化火,上炎于心,治宜理气润肠通便,和调气血;二诊时,患者排便仍不通畅,加大酒大黄的用量,龙眼肉养心安神,嘱其注意生活饮食习惯,多运动,避食辛辣之品,考虑患者职业,给予泡茶方辅助治疗。

(刘晓慧)

八、功能性便秘(便秘,肝郁脾虚、气滞肠燥)

患者马某,男,65 岁,农民。

【初诊时间】　2018 年 1 月 27 日。

【主诉】　大便秘结 2 个月余,加重 1 周。

【现病史】　患者于 2 个月前无明显诱因出现排便周期延长,2~3 日一行,大便不甚干结,自行口服香丹清、番泻叶,大便尚可;近日与家人争吵后,大便秘结加重 1 周,4~5 日一行,经服上述药物无效,遂来我院请党中勤教授诊治。

【现在症】　腹中胀痛,欲便不得出,伴口干苦,急躁易怒,右胁不适,食欲缺乏,寐可;舌质红,苔薄黄,脉弦。

【既往史】　有长期饮酒史。

【辅助检查】 电子肠镜检查提示结肠、直肠黏膜未见异常。

【中医诊断】 便秘。辨证:肝郁脾虚,气滞肠燥证。

【西医诊断】 功能性便秘。

【治法】 疏肝健脾,润肠通便。

【方药】 通幽方加减。

生白术 45 g,火麻仁 30 g,生白芍 18 g,决明子 18 g,炒莱菔子 25 g,枳实 15 g,蜜紫菀 12 g,桃仁 10 g,槟榔 10 g,当归 12 g,生栀子 10 g,炙甘草 6 g。7 剂,每日 1 剂,水煎分服。

【二诊】 2018 年 2 月 3 日。诉大便 2~3 日一行,便质仍偏干,右胁无明显不适,无口干苦,性情较前平和,食欲增加,夜寐正常;舌质淡红,苔薄黄,脉弦。中药守上方减生栀子,加玄参 18 g,厚朴 12 g。7 剂,每日 1 剂,水煎分服。

【三诊】 2018 年 2 月 10 日。患者无明显不适,饮食、睡眠可,大便正常;舌质淡红,苔薄黄,脉弦。中药调整如下:生白术 30 g,火麻仁 20,郁李仁 15 g,生白芍 15 g,决明子 15 g,炒莱菔子 20 g,枳实 12 g,桃仁 10 g,当归 10 g,炙甘草 6 g。7 剂,每日 1 剂,水煎分服。

【按语】 本案患者便秘伴急躁易怒,右胁不适,食欲缺乏,舌质红,党中勤教授辨证属肝郁气滞,横犯脾胃,致肠燥便秘,给予经验方通幽方加减,药用生白术健脾助肠运;枳实、桃仁理气活血、开散闭结;火麻仁、炒莱菔子、槟榔降气润肠;决明子除肝经风热;生栀子清郁热除虚烦;生白芍、当归养肝体、助肝用;"肺与大肠相表里",故于方中加入蜜紫菀以宣降肺气。二诊时患者临床症状较前明显好转,病情平稳,故守前方辨证加减。三诊时患者症状消失,为巩固疗效,中药以健脾理气、润肠通便为法以善后;因药证相符,故终告痊愈。

(马利节)

九、功能性腹泻(泄泻,肝郁脾虚兼湿阻)

患者王某,男,49 岁,自由职业。

【初诊时间】 2023 年 3 月 7 日。

【主诉】 大便溏泄半年余。

【现病史】 患者半年前感冒后,出现大便溏泄,进食生冷油腻食物或饮酒后加重,曾在某三甲医院检查肠镜未见异常,经服微生态制剂及中成药补脾益肠丸等药,腹泻未经治愈,于今日来我院诊治。

【现在症】 大便溏泄,每日 2~4 次,无黏液、脓血,肠鸣时作,自觉腰以下,双下肢及手脚发凉,纳食尚可,夜寐欠安,手汗较多;舌质稍暗,苔白腻,脉弦滑。

【既往史】 有消化不良病史。

【辅助检查】 电子肠镜检查提示结肠、直肠黏膜未见异常。

【中医诊断】 泄泻。辨证:肝郁脾虚兼湿阻证。

【西医诊断】 功能性腹泻。

【治法】 疏肝健脾,化湿止泻。

【方药】 泻痢要方加减。

陈皮 12 g,防风 9 g,炒白术 25 g,炒白芍 25 g,炒山药 30 g,炒薏苡仁 30 g,炒白扁豆 25 g,炒芡实 30 g,徐长卿 20 g,仙鹤草 30 g,茯苓 30 g,煨肉豆蔻 15 g,诃子肉 15 g,干姜 12 g,桂枝 12 g,炙甘草 6 g。7 剂,每日 1 剂,水煎分服。

【二诊】 2023 年 3 月 14 日。患者诉大便稍溏,每日 1~2 次,小腹及双膝冷痛,纳食尚可,夜寐尚可;舌质暗,苔白腻,脉沉弦滑。方药:守上方加淫羊藿 15 g、肉桂 6 g。14 剂,每日 1 剂,水煎分服。

【三诊】 2023 年 3 月 28 日。患者大便稍溏,每日 1 次,腹部及双膝怕冷减轻,纳食尚可,夜寐欠安;舌质暗,苔白腻,脉弦细稍沉。方药:陈皮 12 g,防风 9 g,炒白术 20 g,炒白芍 20 g,茯苓 20 g,炒山药 30 g,炒薏苡仁 20 g,炒白扁豆 20 g,炒芡实 20 g,徐长卿 20 g,仙鹤草 25 g,刺五加 25 g,桂枝 12 g,干姜 12 g,贯叶金丝桃 6 g,炙甘草 6 g。14 剂,每日 1 剂,水煎分服。后续给予参苓白术胶囊 3 盒,每次 3 粒,每日 3 次,口服,以巩固疗效,病嘱其节制饮食,畅达情志,防止复发。

【按语】 泄泻以大便溏泄为主要症状,其主要成因在于脾虚湿盛。病位在大小肠,与肝、肾密切相关。党中勤教授认为,泄泻病因不外乎感受外邪、饮食所伤、情志失调、脏腑虚弱。本例患者除有泄泻症状外,还伴随怕冷,双膝发凉的表现,故治疗上除采用健脾化湿,疏风止泄之外,同时兼顾脾阳及肾阳。首次方药党中勤教授选用泄利要方加减,此方以痛泻要方为基础方,以起到疏肝理脾,祛湿止泻的作用。在此基础上,又加用炒山药、炒薏苡仁、炒白扁豆、炒芡实、茯苓以健脾祛湿,配合煨肉豆蔻、诃子肉以收涩止泻,仙鹤草收敛补虚。徐长卿疏风止泻,桂枝、干姜以温阳散寒。同时,党中勤教授十分重视风药的运用,以取其燥湿醒脾,疏调气机之功。最后以炙甘草来调和诸药,使药物协调发挥作用。二诊时患者诉小腹及双膝冷痛,故加大补肾阳之力,在原方基础上加淫羊藿、肉桂,改善患者冷痛症状。三诊时患者夜寐欠安,考虑到患者肝郁日久,致脾失健运,气血生化不足,心神失养,故方中加入刺五加和贯叶金丝桃以疏解肝郁、养心安神,患者诸症消失。为巩固疗效,给予参苓白术胶囊口服以健脾渗湿止泻,并嘱患者节制饮食,畅达情志,防止复发。

(路一诺)

十、功能性腹泻(泄泻,肝郁脾虚兼湿阻)

患者林某,男,43 岁,自由职业。

【初诊时间】 2023 年 1 月 9 日。

【主诉】 大便溏泄半年余。

【现病史】 患者于 2022 年 6 月无明显诱因出现大便溏泄,曾间断口服小檗碱、蒙脱石散粉及中药治疗,未经治愈,遂来我院请中医治疗。

【现在症】 大便溏泄,每日 5～6 次,偶夹有黏液,无便血,偶有烧心、吐酸,饮食、睡眠尚可,小便正常;舌质暗,苔白腻,脉沉弦。

【既往史】 有慢性胃炎、肠功能紊乱病史。

【辅助检查】 胃镜检查提示胃食管反流病 A 级,浅表性胃炎;肠镜检查提示结直肠黏膜未见明显异常。

【中医诊断】 泄泻,嘈杂。辨证:肝郁脾虚兼湿阻证。

【西医诊断】 功能性腹泻,胃食管反流病,浅表性胃炎。

【治法】 疏肝健脾,燥湿止泻。

【方药】 泻痢要方加减。

陈皮 12 g,防风 12 g,炒白术 20 g,炒白芍 20 g,白及 10 g,炒山药 20 g,炒薏苡仁 20 g,炒白扁豆 20 g,芡实 20 g,煨肉豆蔻 12 g,诃子 12 g,炙甘草 6 g。中药配方颗粒,10 剂,每日 1 剂,温开水冲化分服。参苓白术胶囊 2 盒,每次 3 粒,每日 3 次,口服。

【二诊】 2023 年 1 月 19 日。患者大便稍溏,排便次数明显减少,每日 2～3 次,烧心、吐酸减轻,偶觉左胸部闷痛,饮食、睡眠可,小便正常;舌质暗,苔白腻,脉沉弦稍细。方药:陈皮 12 g,防风 12 g,炒白术 20 g,炒白芍 20 g,白及 12 g,木香 12 g,延胡索 10 g,炒莱菔子 20 g,干姜 6 g,煨肉豆蔻 12 g,诃子 12 g,炙甘草 6 g。中药配方颗粒,10 剂,每日 1 剂,温开水冲化分服。参苓白术胶囊 2 盒,每次 3 粒,每日 3 次,口服。

【三诊】 2023 年 1 月 30 日。患者大便每日 1～2 次,质尚可,偶觉烧心、吐酸,左胸部闷痛消失,饮食、睡眠可,小便正常;舌质稍暗,苔薄白,脉沉弦。方药:陈皮 12 g,防风 6 g,炒白术 20 g,炒白芍 20 g,白及 12 g,白芷 12 g,炒薏苡仁 20 g,炒白扁豆 20 g,徐长卿 12 g,茯神 20 g,炮姜 6 g,炙甘草 6 g。中药配方颗粒,10 剂,每日 1 剂,温开水冲化分服。参苓白术胶囊 2 盒,每次 3 粒,每日 3 次,口服。

【按语】 腹泻是指排便次数增多,每日超过 3 次,粪便量增加,粪质稀薄,超过 3 周或长期反复发作者为慢性泄泻。根据其临床症状,可归属为中医学"泄泻、久泻"范畴。党中勤教授认为,本病发病原因以情志失调、脾胃虚弱、久病年老、命门火衰、感受外邪为主,其基本病机为脾胃受损,湿困脾土,大肠传导失司。本例患者初诊时根据其症舌脉表现,中医诊断为泄泻、嘈杂,辨证为肝郁脾虚夹湿阻证,治疗以疏肝健脾、化湿止泻为法,给予党中勤教授自拟方泄利要方加减,并加用中成药参苓白术胶囊以增健脾止泻之功。二诊时患者大便溏较前好转,诉右胸部闷痛不适,中药去炒山药、炒薏苡仁、白扁豆、芡实,加入诃子收敛固涩止泻,干姜温中止泻,加木香、延胡索、炒莱菔子疏肝理气止痛。三诊时诸症基本消失,舌苔由白腻转为薄白,故加用炮姜、徐长卿温中止泻以巩固治疗。泄利要方是党中勤教授经过多年临床经验总结而得,方中陈皮、防风、炒白术、炒白芍为痛泻要方,具有补脾柔肝、祛湿止泻之功,主治土虚木乘、肝脾不和、脾受肝制,运化失常所致泄泻,炒薏苡仁健脾止泻,炒山药健胃补脾止泻,炒白扁豆健脾化湿、止泻,芡实补脾、除湿、止泻,干姜、炮姜、煨肉豆蔻、徐长卿温中止泻、行气止痛,诃子收敛固涩止泻。

党中勤教授治疗肝郁脾虚型功能性腹泻主要以疏肝健脾、祛风胜湿、温阳止泻为主,临证时病证结合,随症加减,效如桴鼓。

（闫静杰）

十一、直肠炎（泄泻,脾肾阳虚、气虚下陷）

患者董某,女,36 岁,公司职员。

【初诊时间】　2016 年 10 月 16 日。

【主诉】　间断性泄泻 5 年余,再发 2 个月。

【现病史】　患者于 5 年前无明显诱因出现泄泻,大便每日 4~6 次,色黄质稀溏,无脓血及黏液,曾外院治疗,口服多种止泻药物及抗生素治疗,病情较前好转,而后每到夏季或过度劳累后即泻,并伴有腹部胀痛,间断中西药治疗,但泄泻终未痊愈;2 个月前因出差受寒,腹泻加重,在多家医院治疗无效,遂来我院请党中勤教授诊治。

【现在症】　大便呈水样,严重时每天 7~8 次,泻下完谷不化,肠鸣时作,左下腹部疼痛,肢冷畏寒,纳呆腹胀,肛门有下坠感,双下肢稍水肿;舌体胖大,舌质淡红,苔白腻,脉沉细无力。

【既往史】　有慢性肠炎病史。

【辅助检查】　电子结肠镜检查发现直肠距肛门约 12 cm 处肠黏膜见片状充血、水肿,提示直肠黏膜炎症表现。

【中医诊断】　泄泻。辨证:脾肾阳虚、气虚下陷证。

【西医诊断】　直肠炎。

【治法】　温补脾肾,升阳益气。

【方药】　健脾止泻方合附子理中汤加减。

黄芪 15 g,党参 18 g,炒白术 18 g,茯苓 30 g,桂枝 10 g,炒白芍 18 g,柴胡 15 g,紫苏叶 6 g,炒薏苡仁 30 g,诃子肉 12 g,砂仁 8 g,陈皮 10 g,泽泻 12 g,炮姜 5 g,附子 10 g,炙甘草 6 g,生姜 10 g,大枣 5 枚。7 剂,每日 1 剂,水煎分服。

【二诊】　2016 年 10 月 23 日。患者水泻停止,大便每日 1~2 次,有时成形,有时为溏便,腹胀减轻,左下腹稍有胀痛,肛门下坠感减轻;舌体略胖大,舌质淡红,苔白腻,脉沉细无力。中药守上方加赤石脂 15 g。7 剂,每日 1 剂,水煎分服。

【三诊】　2016 年 11 月 1 日。患者大便每日 1 次,肛门已无下坠感,饮食尚可,腹稍胀,左下腹仍有时疼痛;舌质淡红,苔薄白,脉沉细有力。中药于上方去赤石脂,加煨肉豆蔻 10 g、乌梅 10 g、补骨脂 12 g,以增强温补脾肾之功。药用 7 剂后,主症消失;随诊患者痊愈。

【按语】　本案乃泄泻之久泻患者,日久脾肾阳虚,命门火衰,失其蒸腾汽化之功,清气陷于下,致大便清稀,症见完谷不化、滑脱不禁,甚则肛脱下坠,临证根据"急则治标,缓则治本"的原则,常在温补脾肾、升阳泻辨证基础上选用涩肠止泻药,如赤石脂、禹余粮、诃子肉、乌梅、五味子等,共奏温补脾肾,涩肠固脱之效。党中勤教授指出本病的治疗要有方有守,取效贵在一个"守"字。二诊时患者临床症状较前有明显好转,病情趋于平稳,故守前方辨证加减,以期巩固治疗效果。三诊亦如此,最终患者痊愈。

（余金钟）

十二、溃疡性结肠炎(大瘕泄,脾虚气滞兼湿热)

患者马某,女,14岁,学生。

【初诊时间】 2023年6月29日。

【主诉】 腹痛、腹泻、脓血黏液便半年余。

【现病史】 患者于半年前饮食不当后出现腹痛、腹泻、脓血黏液便,曾在当地三甲医院做肠镜检查提示溃疡性结肠炎,给予西药泼尼松、美沙拉秦、布拉氏酵母菌散等药物治疗,效果欠佳,为求进一步中西医结合治疗,遂来我院门诊。

【现在症】 腹痛,腹泻,大便每日3~4次,夹有脓血黏液,偶有腹胀,里急后重,食欲缺乏,满月脸,夜寐可,小便正常;舌质稍暗,苔腻微黄,脉弦滑稍沉。

【既往史】 有慢性糜烂性胃炎及溃疡性结肠炎病史。

【辅助检查】 电子肠镜检查提示全结肠、直肠溃疡。

【中医诊断】 大瘕泄,痞满。辨证:脾虚气滞兼湿热内阻证。

【西医诊断】 溃疡性结肠炎,慢性非萎缩性胃炎。

【治法】 健脾益气,除湿清热。

【方药】 参苓白术散合健脾止泻方加减。

青皮9 g,茯苓20 g,炒白术18 g,炒白芍18 g,苦参9 g,白及9 g,徐长卿18 g,仙鹤草20 g,炒薏苡仁20 g,酒大黄9 g,炒扁豆18 g,芡实20 g,木香6 g,炒山药20 g,升麻5 g,炙甘草6 g。7剂,每日1剂,水煎分服。继续口服美沙拉秦肠溶片,每次1.0 g,每日3次,餐前1小时口服;泼尼松片减量口服,每日25 mg,早晨顿服。

【二诊】 2023年7月6日。患者腹痛、腹泻减轻,大便每日3次,脓血黏液明显减少,里急后重减轻,食欲欠佳,满月脸,夜寐可,小便正常;舌质稍暗,苔白腻,脉弦滑。中药守上方去酒大黄,加焦建曲12 g、焦山楂12 g,10剂,每日1剂,水煎分服。继续口服美沙拉秦肠溶片,每次1.0 g,每日3次,餐前1小时口服;泼尼松片减量口服,每日22.5 mg,早晨顿服。

【三诊】 2023年7月17日。患者腹痛消失,腹泻减轻,大便每日2~3次,偶夹脓血黏液,里急后重明显减轻,食欲增加,满月脸,夜寐可,小便正常;舌质稍暗,苔白稍腻,脉弦而滑。汤药守上方14剂,每日1剂,水煎分服。继续口服美沙拉秦肠溶片,每次1.0 g,每日3次,餐前1小时口服;泼尼松片减量口服,每日17.5 mg,早晨顿服。

【四诊】 2023年7月31日。患者腹泻减轻,大便每日2次,偶夹黏液,里急后重消失,饮食、睡眠尚可,满月脸,小便正常;舌质稍暗,苔白稍腻,脉弦而滑。患者症状明显减轻,目前表现为脾虚湿阻之象,汤药调整如下:陈皮9 g,茯苓20 g,炒白术18 g,炒白芍18 g,苦参9 g,白及9 g,徐长卿18 g,仙鹤草20 g,炒山药20 g,炒薏苡仁20 g,炒扁豆18 g,芡实18 g,木香6 g,砂仁6 g^(后下),炙甘草6 g。14剂,每日1剂,水煎分服。继续口服美沙拉秦肠溶片,每次1.0 g,每日3次,餐前1小时口服;泼尼松片减量口服,每日12.5 mg,早晨顿服。

【五诊】 2023年8月13日。患者症状消失,饮食、睡眠可,二便正常,满月脸明显减轻;舌质稍暗,苔白稍腻,脉弦而滑。中药守上方14剂,每日1剂,水煎分服。并给予参苓白术胶囊3盒,序贯口服以巩固治疗。继续口服美沙拉秦肠溶片,每次1.0 g,每日3次,餐前1小时口服;泼尼松片减量口服,每日10 mg,早晨顿服,以后每2周减去2.5 mg,逐渐停药。并嘱其注意饮食调理,勿吃生冷、辛辣、刺激及油腻食物,避免症状复发。

【按语】 泄泻是以排便次数增多,粪质稀溏或完谷不化甚如水样为主症的病证。泄泻首载于《黄帝内经》。《素问·气交变大论》中有“鹜溏”“飧泄”“注下”等病名,对其病因病机等有较全面的论述,并指出风、寒、湿、热皆可致病。《难经·五十七难》谓:“泄凡有五,其名不同:有胃泄,有脾泄,有大肠泄,有小肠泄,有大瘕泄”,提出了五泄的病名。大瘕泄,中医病名,是指以腹泻、腹痛,里急后重,便中夹有黏液、脓血为主要表现的疾病,相当于西医学所说慢性非特异性溃疡性结肠炎。党中勤教授认为本病多因情志刺激、饮食失调、湿热内蕴等,使大肠气机阻滞,络脉受损,传导失常,久之脾肾亏虚所致。本例为少年女性患者,饮食不当后发病,院外检查肠镜提示慢性结肠炎,首诊时根据其症舌脉表现,中医诊断为大瘕泄,党中勤教授辨证为认为脾虚气滞、湿热内阻证,治疗给予健脾益气、除湿清热,方选参苓白术散合健脾止泻方加减。二诊时患者症状明显减轻,因纳食欠佳,故加用焦建曲、焦山楂以健胃消食。三诊时患者病情稳定,故效不更方,继续服药14剂。四诊时患者症状明显减轻,症、舌、脉表现为脾虚湿阻之象,治疗给予健脾化湿之剂。五诊时患者症状消失,继续给予健脾化湿中药治疗,并序贯口服参苓白术较能巩固疗效。对于西药美沙拉秦肠溶片继续口服,继续减量服用泼尼松片,直至停药。党中勤教授认为,脾胃为后天之本,气血生化之源,脾胃的主要功能是消化吸收营养物质,脾胃气虚则津液不化,水湿内生,清气上逆而为吐,浊气下注而为泻。本例患者方选参苓白术散合健脾止泻方加减,方中炒白术、炒山药、炙甘草、芡实益气健脾,补其虚;茯苓、薏苡仁渗湿健脾,除其湿;炒白术柔肝止痛,徐长卿化湿止痛,青皮破气,木香调其气,行其滞;升麻升举阳气引脾气上升,将营养物质传送到全身,苦参燥湿,仙鹤草益气补虚。诸药配伍共成补虚、除湿、行滞、健脾之剂。本方药物配伍特点是补虚与祛邪并用;用药甘淡平和,补而不滞,利而不峻,药症相符,故取得了满意疗效。

党中勤教授指出,对于溃疡性结肠炎患者,若挟血瘀壅滞,同时应行气祛瘀,化腐生肌,可中药内服、灌肠同治,全身和局部同疗,可以提高疗效;后期或病久,正气虚为主要矛盾,但湿热仍恋,或湿邪随阳虚化寒,或湿热化燥,在扶正基础上仍须清解热邪,或散寒化湿,祛邪务尽,邪去才能正安。控制病情复发,需维持治疗,一般服药3~6个月。同时嘱患者注意生活饮食调摄,宜少渣、易消化、低脂肪、高蛋白饮食,预防肠道感染,保持心情舒畅。

(杜玉双)

十三、溃疡性结肠炎(久痢,大肠湿热兼脾虚气滞)

患者赵某,男,37岁,农民。

【入院时间】 2019年5月5日。

【主诉】 反复便脓血2年余,加重1周。

【现病史】 患者2年前因饮食不慎出现脓血便,大便不成形,每日4~5次,伴腹痛,遂至当地县人民医院查肠镜体示溃疡性结肠炎。粪便常规呈棕色糊状便,隐血试验阳性,为求进一步诊治遂至某省级三甲医院住院治疗,给予静脉滴注激素药(具体不详)、口服泼尼松片(50 mg,每天1次)及美沙拉秦肠溶片(1.0 g,每天1次)等药物,脓血便、腹痛相对好转;泼尼松每周减1片,当减为每日25 mg时再次出现脓血便,每日数次,腹痛明显,给予对症治疗后症状好转出院。2017年10月患者上述症状再次出现且加重,遂至郑州某省级三甲医院查肠镜:溃疡性结肠炎。病理诊断:黏膜重度慢性炎症,固有层内大量淋巴细胞、浆细胞及中性粒细胞、嗜酸性粒细胞浸润,可见隐窝炎及隐窝脓肿。给予口服美沙拉秦胶囊、布拉氏酵母菌散、钙剂加维生素D胶囊、兰索拉唑肠溶片、复方谷氨酰胺肠溶片、醋酸泼尼松片,美沙拉秦栓剂治疗,效果欠佳。2018年1月至当地诊所口服中药治疗1个月余,效差。1周前患者病情加重,大便呈脓血糊状,每日5~6次,为求进一步诊治,遂来我院门诊就诊,门诊医师以"溃疡性结肠炎"为诊断收入我科。

【现在症】 神志清,精神差,腹泻,脓血糊状便,每日5~6次,伴腹痛、腹胀,便后痛减,口干,偶有头晕,纳食差,夜寐尚可,小便调,自发病以来体重下降10 kg;舌质暗,苔黄腻,脉弦滑。

【既往史】 有溃疡性结肠炎病史。

【辅助检查】 肠镜检查提示溃疡性结肠炎、内痔、肛周脓肿。

【中医诊断】 久痢,腹痛。辨证:大肠湿热,脾虚气滞兼血瘀证。

【西医诊断】 溃疡性结肠炎,内痔,肛周脓肿。

【入院治疗】

(1)入院后积极完善相关检查,治疗上中医以清热化湿、健脾理气、佐以化瘀为基本治法,中药汤剂以健脾止泻方加减,具体汤药如下:秦皮15 g,茯苓30 g,麸炒白术25 g,陈皮15 g,防风10 g,麸炒苍术15 g,麸炒薏苡仁30 g,徐长卿25 g,仙鹤草30 g,鸡矢藤30 g,炒白芍18 g,木香10 g,炮姜12 g,麸煨肉豆蔻15 g,诃子肉15 g,炙甘草10 g。3剂,机器煎药,每日1剂,每次200 mL,每日2次,口服。

(2)中医特色治疗:①中药保留灌肠。以直达病所,解毒止痢,促进溃疡面愈合,具体灌肠中药为地榆炭30 g,仙鹤草30 g,煅牡蛎30 g,乌梅30 g,白及25 g,三七粉15 g,马齿苋 30 g,黄连 10 g。3 剂,机器煎药,每日 1 剂,每次 200 mL,每日 1 次,保留灌肠。②中药热罨包治疗。以温中化湿,行气止痛。

(3)西药治疗:以抗感染、免疫抑制、保护胃肠黏膜、营养支持治疗为主,药用甲泼尼龙琥珀酸钠、泮托拉唑、丙氨酰谷氨酰胺静脉滴注,口服益生菌调整肠道菌群,口服美沙拉秦肠溶片抑制炎症反应,给美沙拉秦栓纳肛,使药物直达病所,减轻炎症反应。

【党中勤教授查房(2019 年 5 月 8 日)】 患者精神差,腹泻,脓血糊状便每日 4～5 次,腹胀,腹痛减轻,偶有头晕,饮食差,夜寐尚可,小便调;舌质暗,苔腻微黄,脉弦滑。中药汤药守上方加蒲黄炭 12 g^(包煎),血余炭 12 g;7 剂,每日 1 剂,每次 200 mL,每日 2 次,口服。并调整灌肠方,具体用药如下:苦参 25 g,煅龙骨 60 g,煅牡蛎 60 g,五倍子 15 g,青黛 10 g。7 剂,机器煎药,每日 1 剂,每次 200 mL,每日 1 次,保留灌肠。

【党中勤教授查房(2019 年 5 月 15 日)】 患者病情好转,精神好转,黏液脓血便显著减轻,大便每日 2～3 次,饮食、睡眠可,舌质稍暗,苔腻微黄,脉弦而滑。中药汤药及灌肠方药同上;停用甲泼尼龙琥珀酸钠,改用醋酸泼尼松片每日 30 mg,晨起顿服。

【党中勤教授查房(2019 年 5 月 22 日)】 患者病情稳定,症状较前明显减轻,大便每日 1～2 次,偶加黏液血丝,舌质稍暗,苔白稍腻,脉弦而滑。继续中药灌肠,口服中药汤剂及美沙拉秦肠溶片及益生菌以抗炎止泻,嘱患者将醋酸泼尼松片每周减掉 1.25 mg,择期再复查粪便常规及隐血试验,监测患者病情发展。

【党中勤教授查房(2019 年 5 月 28 日)】 患者症状消失,大便每日 1 次,便质可,无脓血黏液,舌质淡红稍暗,苔薄白稍腻,脉弦而滑。复查粪便常规无明显异常,隐血试验:弱阳性。经综合治疗后,患者病情稳定出院。

【按语】 溃疡性结肠炎(UC)是一种由遗传背景与环境因素相互作用而产生的疾病,呈慢性的炎症反应状态,病变呈连续性,可累及直肠、结肠的不同部位,具体病因尚未明确,临床以发作、缓解和复发交替为特点,是常见的消化系统疑难病。本病以腹痛、腹泻、黏液脓血便、里急后重为主要临床表现。根据本病的症状、证候特点和病机演变规律,可归属中医"痢疾""久痢""肠澼""下利"等疾病的范畴。党中勤教授认为本病多因情志刺激、饮食失调、湿热内蕴等,使大肠气机阻滞,络脉受损,传导失常,久之脾肾亏虚所致。本例为青年男性患者,饮食不当后发病,院外检查肠镜提示溃疡性结肠炎,首诊时根据其症舌脉表现,中医诊断为久痢,党中勤教授辨证为认为大肠湿热,脾虚气滞兼血瘀证。治疗给予清热化湿、健脾理气、佐以化瘀,方选参苓白术散合健脾止泻方加减,并给予中药保留灌肠,减少西药激素用量。第一次查房时患者症状明显减轻,因便血明显,故加用蒲黄炭、血余炭以化瘀止血,并调整灌肠中药。第二次查房时患者病情稳定,故效不更方,继续服药 7 剂。第三次查房时患者症状明显减轻,治疗继续给予中药口服及保留灌肠,继续减少泼尼松片用量。第四次查房时患者症状消失,继续给予口服中药及西药美沙拉秦肠溶片治疗,继续减量服用醋酸泼尼松片,直至停药。本例患者方选健脾止泻方加减,方中秦皮、黄连清热燥湿解毒,收涩止痢,共为君药;炒白芍养血敛阴、柔肝止痛,木香行气止痛、健脾消食,共为臣药,即所谓调气则后重除,和血则便脓愈;徐长卿祛风止痛、活血解毒、止痢,仙鹤草收敛止血、补虚止痢,二者共为佐药;炙甘草补脾益气、缓急止痛、清热解毒、调和诸药,为使药。诸药合用,共奏清热解毒、燥湿止痢、理气止痛、收敛止血之功;加入茯苓、白术、陈皮、防风则可增加健脾、理气、除湿之效。本方药物配伍特点是补虚与祛邪并用;用药平和,补而不滞,攻而不峻,药症相符,故取得了满意疗效。

党中勤教授指出,对于溃疡性结肠炎患者,除口服辨证汤药以外,可加用中药保留灌肠,全身和局部同疗,可以进一步提高疗效;本病极易复发,需维持治疗,一般服药 3 ～ 6 个月。同时嘱患者注意生活饮食调摄,宜少渣、易消化、低脂肪、高蛋白饮食,预防肠道感染,保持心情舒畅,必要时及时复查肠镜,以指导诊疗和康复。

(贾云飞)

第五节　肝病医案

一、代谢相关脂肪性肝病(肝癖,肝郁脾虚兼湿热瘀滞)

患者越某某,男,48 岁,个体经营者。

【初诊时间】　2021 年 3 月 3 日。

【主诉】　间断右胁部胀闷隐痛不适 1 年余,加重半个月。

【现病史】　患者 1 年前进食辛辣油腻食物后,间断出现右胁部胀闷隐痛不适,腹胀时作,晨起口干苦,口臭,曾于郑州某三甲医院就诊,诊断为脂肪肝,未予系统治疗。半个月前无明显诱因患者右胁部胀闷隐痛不适症状加重,遂来我院消化科门诊就诊。

【现在症】　患者形体肥胖,平素嗜食肥甘厚腻,右胁部胀闷隐痛不适,腹胀,食欲缺乏,乏力,晨起口干苦,口臭,自汗出,夜寐差,大便溏,每日 2 次,小便正常;舌质暗红、苔厚腻微黄,脉弦滑。

【既往史】　患者有饮酒史,既往血压、血糖偏高,未经服药治疗。

【辅助检查】　肝功能提示丙氨酸转氨酶(ALT)125 U/L,天冬氨酸转氨酶(AST)78 U/L;血脂提示总胆固醇(TC)7.8 mmol/L,甘油三酯(TG)4.2 mmol/L;空腹血糖7.2 mmol/L,糖化血红蛋白6.5%;彩超提示脂肪肝(中度),胆囊、脾、胰未见异常;肝瞬时弹性成像(Fibroscan)结果提示受控衰减参数(CAP)280 dB/m,肝硬度值(LSM)8.2 kPa。

【中医诊断】　肝癖,消渴。辨证:肝郁脾虚兼湿热瘀滞证。

【西医诊断】　代谢相关脂肪性肝病,2 型糖尿病,高血压。

【治法】　疏肝健脾,清利湿热,佐以祛瘀。

【方药】　肝脂康方加减。

广金钱草 30 g,陈皮 15 g,炒白术 25 g,醋莪术 12 g,郁金 15 g,虎杖 25 g,泽泻 15 g,茯苓 25 g,荷叶 25 g,山楂 25 g,玉米须 30 g,金荞麦 25 g。7 剂,每日 1 剂,水煎分服。当飞利肝宁胶囊 2 盒,每次 4 粒,每日 3 次。

【二诊】 2021 年 3 月 10 日。患者诉右胁部胀闷隐痛较前减轻,时有腰背疼痛,畏寒怕冷,夜尿频多,夜寐差,口中黏腻,大便不爽;舌质暗,苔白腻,脉弦滑沉。方药:广金钱草 30 g,陈皮 15 g,炒苍术 15 g,山楂 25 g,虎杖 25 g,泽泻 15 g,茯苓 25 g,荷叶 25 g,片姜黄 10 g,炒酸枣仁 15 g,淫羊藿 15 g,巴戟天 15 g。7 剂,每日 1 剂,水煎分服。当飞利肝宁胶囊 2 盒,每次 4 粒,每日 3 次。

【三诊】 2021 年 3 月 17 日。患者诉右胁部偶有隐痛,夜尿频多,睡眠较前好转,舌质暗,苔薄白,脉弦滑稍沉。方药:广金钱草 30 g,玉米须 30 g,郁金 15 g,生山楂 25 g,猪苓 25 g,茯苓 25 g,荷叶 25 g,丹参 25 g,狗脊 15 g,淫羊藿 15 g,巴戟天 15 g,制远志 10 g。7 剂,每日 1 剂,水煎分服。当飞利肝宁胶囊 2 盒,每次 4 粒,每日 3 次。

【四诊】 2021 年 3 月 24 日。患者诉右胁部隐痛不适基本消失,血压有时偏高,余无明显不适;舌淡红苔薄白,脉沉弱。复查血脂示 TC 5.82 mmol/L,TG 3.11 mmol/L,高密度脂蛋白胆固醇(HDL-C) 1.24 mmol/L,低密度脂蛋白胆固醇(LDL-C) 3.45 mmol/L;Fibroscan 示 CAP 281 dB/m,LSM 5.3 kPa。方药:汤药守上方加磁石 25 g,10 剂,每日 1 剂,水煎分服,巩固疗效。嘱患者坚持运动,清淡饮食,调畅情志,定期门诊复诊。

【按语】 代谢相关脂肪性肝病(MAFLD)是指基于肝活检组织学或影像学甚至血液生物标志物检查提示存在脂肪肝的同时,又满足超重/肥胖、2 型糖尿病或代谢功能障碍三项条件之一的脂肪性肝病。其主要病因多见于不健康生活习惯、饮酒、肥胖、2 型糖尿病等,根据其临床表现,可归属中医学"肝癖"范畴。党中勤教授认为,本病的主要病机为肝郁脾虚、痰湿阻滞、瘀血内结,治疗当疏肝健脾、祛湿化痰、化瘀散结。本案患者为中年男子,形体肥胖,平素嗜食肥甘油腻之食物,初诊时右胁部胀闷隐痛不适,腹胀,食欲缺乏,乏力,晨起口干苦,口臭,夜寐差,大便溏,每日 2 次,小便正常;舌质暗红、苔白厚腻,脉弦滑。均符合肝癖痰瘀内阻、肝郁脾虚之表现,给予中成药当飞利肝宁胶囊清利湿热,配合经验方肝脂康方加减治疗,方中广金钱草与郁金合用以疏肝理气止痛;陈皮、茯苓健脾、化痰、祛湿,加用炒白术、泽泻可增强其健脾利湿之效;虎杖、醋莪术化瘀解毒消积;荷叶、山楂化浊降脂;玉米须甘淡利湿,引药入肝,诸药合用,共奏化痰祛瘀、疏肝健脾之效。二诊时患者诉口中黏腻,大便不爽,苔白腻,说明痰湿未消,同时出现了腰痛怕冷、脉沉等肾阳虚之象,故在原方基础上将炒白术改为炒苍术以增强燥湿健脾之效,加用淫羊藿、巴戟天以补肾阳、强腰膝,片姜黄活血通络止痛,炒酸枣仁宁心安神;三诊时患者诸症均减,仅诉夜尿频多,夜寐欠佳,遂用猪苓通利小便,丹参与制远志配伍改善睡眠;四诊时复查,结果较前明显好转,患者血压较高,在三诊方药的基础上加用磁石平肝潜阳,并嘱患者配合运动,节制饮食,调畅情志,巩固治疗。

(许向前)

二、代谢相关脂肪性肝病(肝癖,肝郁脾虚夹湿热)

患者李某,男,48 岁,职员。

【初诊时间】 2022 年 6 月 3 日。

【主诉】 右胁部间断胀闷隐痛不适 3 个月余,加重 10 天。

【现病史】 患者于 3 个月前进食辛辣油腻食物后,出现右胁部胀闷隐痛不适,腹胀时作,在当地市级三甲医院检查彩超提示脂肪肝、高脂血症,给予阿托伐他汀钙片等药治疗效果不佳,遂来我院请中医诊治。

【现在症】 右胁部胀闷隐痛不适,晨起口干苦,口臭,纳食可,夜寐欠安,大便溏,每日 2 次,小便正常;舌质暗红、苔厚腻微黄,脉弦滑。

【既往史】 喜爱抽烟、饮酒,有高脂血症、脂肪肝病史。

【辅助检查】 复查 B 超提示脂肪肝(轻度),胆囊、脾、胰未见异常;肝功能检查提示 ALT 90 U/L,AST 70 U/L;血脂检查提示 TC 8.3 mmol/L,TG 4.9 mmol/L。

【中医诊断】 肝癖。辨证:肝郁脾虚兼湿热证。

【西医诊断】 代谢相关脂肪性肝病,高脂血症。

【治法】 疏肝健脾,清利湿热。

【方药】 肝脂康方加减。

广金钱草 30 g,陈皮 15 g,炒白术 25 g,醋莪术 12 g,郁金 15 g,虎杖 25 g,泽泻 18 g,茯苓 25 g,荷叶 25 g,山楂 25 g,垂盆草 30 g,玉米须 30 g,金荞麦 25 g,绞股蓝 20 g,丹参 20 g。7 剂,每日 1 剂,水煎分服。当飞利肝宁胶囊 2 盒,4 粒,每日 3 次,口服。

【二诊】 2022 年 6 月 10 日。患者诉右胁部胀闷隐痛较前减轻,时有腰背酸痛,气短乏力,口中黏腻,大便不爽;舌质暗,苔白腻,脉弦滑沉。方药:汤药守上方,将炒白术改为炒苍术 15 g,加盐杜仲 20 g、淫羊藿 15 g、黄芪 20 g。15 剂,每日 1 剂,水煎分服。当飞利肝宁胶囊 5 盒,4 粒,每日 3 次,口服。

【三诊】 2022 年 6 月 24 日。患者诉右胁部偶有隐痛,腰背疼痛较前好转,气短乏力好转,纳食可,夜寐欠安;舌质暗,苔薄白,脉弦滑稍沉。方药:广金钱草 30 g,垂盆草 30 g,玉米须 30 g,郁金 15 g,山楂 25 g,猪苓 25 g,茯苓 25 g,荷叶 25 g,丹参 25 g,黄芪 20 g,狗脊 15 g,淫羊藿 15 g,制远志 10 g。15 剂,每日 1 剂,水煎分服。当飞利肝宁胶囊 5 盒,4 粒,每日 3 次,口服。

【四诊】 2022 年 7 月 8 日。患者症状消失,舌质稍暗,苔白稍腻,脉弦而滑。复查肝功能正常,血脂检查提示 TC 6.2 mmol/L,TG 2.1 mmol/L。中药治疗以疏肝健脾、化湿祛瘀为法,继续服药,巩固疗效。方药:广金钱草 25 g,陈皮 15 g,柴胡 10 g,茯苓 20 g,白术 20 g,泽泻 15 g,生山楂 20 g,姜黄 10 g,荷叶 20 g,绞股蓝 15 g,海藻 15 g,玉米须 25 g。15 剂,每日 1 剂,水煎分服。嘱患者忌烟酒,少吃辛辣油腻甜食,坚持运动,防止病情反弹。

【按语】 代谢相关脂肪性肝病是临床常见病,根据期临床表现,可归属中医学"肝癖"范畴,本病主要由酒食不节、嗜食肥甘厚味,脾运不及,或肝病日久,致脾失健运,水湿不化,凝聚为痰,或久坐少动,血行瘀滞,痰瘀膏浊沉积于肝而成。正如《素问·奇病论》言:"此肥美之所发也,此人必数食甘美而多肥也。"本案患者为中年男子,形体肥胖,平素嗜食肥甘油腻之食物,初诊时右胁部胀闷隐痛不适,腹胀,乏力,晨起口干苦,睡眠差,大便溏,每日2次,小便正常,查舌质暗红、苔厚腻微黄、脉弦滑。根据其症舌脉表现,党中勤教授诊断为肝癖,辨证属肝郁脾虚夹湿热证,治疗给予经验方肝脂康方加减治疗,方中广金钱草与郁金合用以疏肝理气止痛;陈皮、茯苓健脾,化痰,祛湿,加用炒白术、泽泻可增强其健脾利湿之效;虎杖、醋莪术化瘀解毒消积;荷叶、山楂化浊降脂;玉米须甘淡利湿,引药入肝,诸药合用,共奏化痰祛瘀、疏肝健脾之效。同时,加用中成药当飞利肝宁胶囊清利湿热以增强疗效。二诊时患者诉口中黏腻,大便不爽,苔白腻,说明痰湿未消,同时出现了腰酸痛怕冷,脉沉等肾阳虚之象,故在原方基础上将炒白术改为炒苍术以增强燥湿健脾之效,加用淫羊藿、盐杜仲以补肾阳、强腰膝,黄芪健脾益气。三诊时患者诸症减轻,夜寐欠安,中药加制远志以安神定志。四诊时患者诸症消失,中药以疏肝健脾、化湿祛瘀为法继续口服以巩固疗效,并嘱患者忌烟酒,少吃辛辣油腻甜食,坚持运动,防止病情反弹。纵观本案,党中勤教授病、证、症结合,辨证施治、随症加减,同时嘱患者遵循健康的生活方式,由于药证相合,调养得当,故取得了满意的临床疗效。

(赵明涛)

三、慢性乙型病毒性肝炎(肝著,肝郁脾虚兼血瘀)

患者张某,男,46岁,个体职业。

【初诊时间】　2022年8月19日。

【主诉】　右胁胀闷不适5年余。

【现病史】　患者发现乙型肝炎病毒(HBV)感染5年余,右胁胀闷不适,乏力,食欲缺乏,目前持续口服富马酸丙酚替诺福韦片6个月、肝爽颗粒2个月,患者症状仍未消失,故于今日来我院求中医治疗。

【现在症】　患者神志清,精神一般,时有右胁部胀闷不适,乏力明显,食欲缺乏,睡眠可,二便正常;舌质偏暗,苔白稍腻,脉沉弦稍细。

【既往史】　有慢性乙型肝炎病史;有高尿酸血症及痛风发作史。

【辅助检查】　血常规检查正常;肝功能检查示直接胆红素(DBil)8.5 μmol/L,余正常;甲胎蛋白(AFP)51 ng/mL;尿酸(UA)示452 mmol/L;HBV DNA定量检测<5.00E+002 IU/mL;彩超检查提示肝实质呈弥漫性回声改变,胆囊壁稍厚,脾大小正常。

【中医诊断】　肝著。辨证:肝郁脾虚兼血瘀证。

【西医诊断】　慢性乙型病毒性肝炎。

【治法】　疏肝理脾,活血化瘀。

【方药】　肝着方加减。

北柴胡9 g,麸炒枳壳15 g,黄芪25 g,白芍15 g,丹参25 g,醋郁金15 g,炒桃仁

10 g,红花 9 g,醋延胡索 15 g,木香 10 g,土茯苓 25 g,草薢 15 g,白术 15 g,鸡矢藤 30 g,绞股蓝 15 g,炙甘草 6 g。7 剂,机器煎药,每次 200 mL,每日 2 次,口服。继续口服富马酸丙酚替诺福韦片抗乙型肝炎病毒治疗。

【二诊】 2022 年 8 月 26 日。患者右胁偶觉胀满不适,饮食、睡眠可,二便正常;舌质稍暗,苔白腻,脉沉弦而滑。方药:汤药守上方加红景天 10 g。14 剂,机器煎药,每次 200 mL,每日 2 次,口服。

【三诊】 2022 年 9 月 9 日。患者症状明显减轻,饮食、睡眠可,二便正常;舌质稍暗,苔白腻,脉沉弦而滑。方药:汤药守上方加刺五加 25 g。14 剂,机器煎药,每次 200 mL,每日 2 次,口服。

【四诊】 2023 年 9 月 23 日。患者症状消失,饮食、睡眠尚可;舌质稍暗,边有齿痕,苔白稍腻,脉沉弦而滑。复查肝功能正常,UA 422 mmol/L;AFP 7.64 ng/mL;彩超检查示肝实质呈轻度弥漫性回声改变,胆囊壁稍厚,脾大小正常。方药:蛇舌草 30 g,西洋参 10 g,丹参 20 g,猪苓 20 g,白芍 20 g,炒白术 20 g。三九配方颗粒 15 剂,每日 1 剂,分两次温开水冲服。继续口服富马酸丙酚替诺福韦片抗乙型肝炎病毒治疗。嘱其忌烟酒,勿吃生冷辛辣油腻食物,定期复查肝功能、肾功能、AFP、HBV DNA 定量及肝脾彩超。

【按语】 慢性乙型肝炎是指由慢性乙型肝炎病毒持续感染引起的慢性肝脏炎症性疾病。根据临床表现和发病特点,可归属中医学"胁痛""肝著""黄疸"等疾病范畴。党中勤教授主要从内、外因两个方面对该病病因进行阐述,内因主要责之于人体正气的亏虚,外因主要是外感湿热疫毒之邪;其基本病机是由于湿热疫毒侵犯中焦,熏蒸肝胆,充斥三焦及营血,耗伤气阴,迁延日久,脾失健运,气、血、津液代谢失常,以致气滞、血瘀、痰浊互结于胁下,发为本病。肝着方是党中勤教授经过多年临床经验总结而得,方中丹参、黄芪益气活血、祛瘀消痛,为君药;红花、炒桃仁活血祛瘀,"气行则血行",醋延胡索、醋郁金、木香疏肝活血,行气止痛,麸炒枳壳行气宽中,以上药物行气活血共为臣药;白芍养血敛阴,柔肝止痛,鸡矢藤活血通络,共为佐药;北柴胡疏肝解郁,升阳,引药入肝,为佐使药。诸药合用,共奏疏肝健脾、益气养阴、活血升阳之功。鉴于患者尿酸偏高,有痛风发作史,故汤药中加入土茯苓、草薢,利湿降浊,排除尿酸。由于病、证、症紧密结合,药证相符,故取得了满意疗效。

(丁卓然)

四、慢性乙型病毒性肝炎(黄疸,湿重于热兼血瘀)

患者高某,女,37 岁,农民。

【入院时间】 2018 年 3 月 8 日。

【主诉】 身、目黄染伴食欲缺乏、乏力 1 个月余。

【现病史】 1 个月余前患者劳累后出现身、目黄染,伴食欲缺乏、乏力、恶心、厌油腻、腹胀、低热,体温 37.7 ℃左右,午后发热等症状,大便不调,时干结,时便溏,小便不利,量少,色黄。就诊于当地医院,检查肝功能后诊断为"病毒性肝炎,乙型,慢性,重型",治疗给予恩替卡韦口服、甘利欣针、茵栀黄注射液、促肝细胞生长素针等药物静脉滴注治疗4周后,复查肝功能无明显好转,患者身目小便俱黄,仍觉食欲缺乏、乏力、腹胀、低热,为求进一步治疗,遂求诊于党中勤教授。

【现在症】 身、目黄染,食欲缺乏,乏力,恶心,厌油腻,腹胀,低热,体温37.7 ℃左右,午后发热等症状,小便不利,量少,色黄,大便不调,时干结,时便溏;舌质暗红,苔厚腻微黄,脉濡数。

【既往史】 有慢性乙型肝炎病史,为乙型肝炎病毒携带者,有慢性乙型肝炎家族史。

【体格检查】 T 37.8 ℃,P 89 次/分,R 20 次/分,BP 107/72 mmHg,神志清,精神差,全身皮肤黏膜及巩膜黄染,颈软,咽腔无充血,扁桃体无肿大,心肺听诊无异常,肝区轻微叩击痛,腹软,无压痛及反跳痛,腹部移动性浊音阴性,双下肢轻度水肿。

【辅助检查】 肝功能示 TBil 298 μmol/L,DBil 199 μmol/L,ALT 567 U/L,AST 479 U/L;乙型肝炎五项示 HBsAg、HBeAg 及抗 HBc 均阳性;HBV DNA 3.4E+006 IU/mL;凝血酶原活动度38%。彩超检查提示肝脏呈弥漫性回声改变,胆囊壁增厚。

【中医诊断】 黄疸。辨证:阳黄,湿重于热兼血瘀证。

【西医诊断】 慢性乙型病毒性肝炎(重型)。

【入院治疗】

(1)西医常规治疗:给予恩替卡韦抗乙型肝炎病毒、护肝、营养支持疗法。

(2)中医治疗:以利湿化浊,清热化瘀,益气升阳为基本治法。①丹参注射液20 mL加入5%葡萄糖注射液250 mL中静脉滴注,每日1次。②中药汤药。给予茵陈五苓散合升阳益胃汤、平胃散加减治疗,处方:茵陈25 g,茯苓20 g,白术20 g,泽泻12 g,猪苓10 g,桂枝6 g,郁金15 g,黄芪15 g,羌活12 g,防风10 g,赤芍15 g,陈皮15 g,炒苍术10 g,厚朴10 g,柴胡9 g,炙甘草6 g。7剂,机器煎药,每次200 mL,每日2次,口服。嘱其低脂、高维生素、高热量、适量蛋白质、易消化饮食。

【党中勤教授第一次查房】 2018年3月15日。患者身、目黄染,食欲缺乏,恶心,乏力,腹胀,低热,双下肢水肿等症状较前好转,继续守原方案治疗。

【党中勤教授第二次查房】 2018年3月22日。患者症状减轻,黄疸明显消退,偶觉乏力,复查肝功能示总胆红素(TBil)96 μmol/L,DBil 76 μmol/L,ALT 101 U/L,AST 97 U/L。病情好转,治疗方案同前,中药汤药守上方加绞股蓝18 g、红景天10 g。7剂,机器煎药,每次200 mL,每日2次,口服。

【党中勤教授第三次查房】 2018年3月29日。患者体温恢复正常,饮食可,偶尔恶心,身、目黄染明显减轻,乏力、腹胀较前改善,二便正常;舌质暗红,苔腻微黄,脉濡。中药调整如下:茵陈25 g,茯苓20 g,白术20 g,泽泻12 g,猪苓10 g,黄芪25 g,丹参20 g,郁金15 g,当归10 g,白芍15 g,绞股蓝15 g,陈皮12 g,红景天10 g,桂枝6 g,炙甘草6 g,生姜10 g,大枣15 g。7剂,机器煎药,每次200 mL,每日2次,口服。

【党中勤教授第四次查房】 2018年4月8日。患者症状消失,复查肝功能正常,凝血酶原活动度(PTA)80%;复查 HBV DNA 定量检测提示 6.2E+002 IU/mL,患者临床治愈出院。

【按语】 本例患者既往有慢性乙型肝炎病史,此次发病,党中勤教授根据其症舌脉表现,诊断为黄疸(阳黄)之湿重于热兼血瘀证;究其病机乃患者感受湿热疫毒之邪日久,湿遏热伏,困阻中焦脾胃,致脾失健运,水谷不化,故见低热、食欲缺乏、乏力、恶心、小便不利、大便不调等症状;土壅木郁,肝胆疏泄不利,胆汁泛溢,致身、目黄染;湿热内蕴,影响气机的运行,致气滞血瘀,故见腹胀、舌质暗红。治疗应清热利湿、健脾和中、疏肝利胆、行气活血。党中勤教授给予中药茵陈五苓散合升阳益胃汤、平胃散加减。茵陈五苓散利湿退黄,使湿邪从小便而化,升阳益胃汤、平胃散益气升阳,清热除湿,行气健脾,和胃止呕。方中茵陈清热利湿退黄,郁金活血化瘀、利胆退黄;黄芪、白术、茯苓、泽泻、猪苓益气健脾利湿,陈皮、厚朴行气化湿,柴胡疏肝利胆,赤芍活血化瘀,炙甘草补中益气,调和诸药;风药桂枝合白术、茯苓、泽泻、猪苓温阳、升阳、通阳、化气、行水,桂枝尚有温通血脉、行血、活血、化瘀作用;羌活、防风、柴胡升阳化湿,行气活血,疏肝利胆,能助脾胃之运化,助肝胆之疏泄,诸药合用,共奏清热利湿、升阳健脾、疏肝利胆、行气活血之功效,使湿化热清,气畅血行,中焦之困解除,脾胃运化水谷功能恢复,土疏木达,肝胆疏泄正常,黄疸自能消退,疾病逐渐痊愈。

(铃培国)

五、自身免疫性肝病(肝著,肝郁脾虚夹瘀热)

患者潘某,女,47岁,职员。

【初诊时间】 2022 年 5 月 5 日。

【主诉】 肝功能反复异常 1 年余。

【现病史】 患者 1 年前于郑州市某医院行乳腺癌切除术后,出现肝功能异常,未系统诊治。半年前出现皮肤瘙痒,于郑州市某三甲医院检查后,诊断为自身免疫性肝病,给予熊去氧胆酸治疗,效果不佳,肝功能反复异常,为求进一步诊断及系统治疗,遂来我院门诊就诊。

【现在症】 右胁部胀闷时作,夜寐欠安,周身皮肤瘙痒,大便稍溏,纳食尚可;舌质暗,苔黄腻,脉弦滑。

【既往史】 有自身免疫性肝病、乳腺癌手术史。

【辅助检查】 肝功能示 ALT 142 U/L,AST 98 U/L,TBil 20 μmol/L,DBil 8.4 μmol/L,碱性磷酸酶(ALP) 162 U/L,γ-谷氨酰转移酶(GGT) 64 U/L;自身抗体检查示抗核抗体(ANA)(IF)1:320 阳性,抗线粒体抗体(AMA)(IF)1:100 阳性,抗着丝粒蛋白质(CENP)(IF)1:320 阳性。

【中医诊断】 肝著。辨证:肝郁脾虚夹瘀热证。

【西医诊断】 自身免疫性肝病,原发性胆汁性胆管炎,重叠综合征。

【治法】　健脾疏肝,活血化瘀,佐以清利湿热。

【方药】　肝着方加减。

北柴胡9 g,麸炒枳壳15 g,赤芍15 g,白芍15 g,醋郁金15 g,当归15 g,丹参25 g,生地黄15 g,茯苓20 g,白术18 g,广金钱草25 g,垂盆草25 g,薏苡仁25 g,炒桃仁10 g,红花9 g,炙甘草6 g。7剂,每日1剂,水煎分服。当飞利肝宁胶囊3盒,每次4粒,每日3次,口服。

【二诊】　2022年5月12日。患者右胁部胀闷不适时作,舌质稍暗,皮肤瘙痒;舌质淡红稍暗,苔黄腻,脉沉弦而滑。复查肝功能示ALT 125 U/L,AST 182 U/L,TBil 24.3 μmol/L,DBil 9.6 μmol/L,ALP 157 U/L,GGT 55 U/L。①中药汤药守上方加鸡骨草25 g,绞股蓝18 g。14剂,每日1剂,水煎分服。②当飞利肝宁胶囊3盒,每次4粒,每日3次,口服。③肝苏片3盒,每次5片,每日3次,口服。

【三诊】　2022年5月26日。病证同上,患者不适症状均减轻,时有乏力,偶有夜寐不安,二便正常。舌质稍暗,苔白稍腻,脉沉弦。复查肝功能结果示DBil 9.1 μmol/L,总胆汁酸(TBA)11.3 μmol/L,余正常;AFP 4.03 ug/L;肝胆脾彩超检查未见明显异常。汤药守上方加茯神25 g,14剂,每日1剂,水煎分服;继续口服当飞利肝宁胶囊及肝苏片,以巩固疗效。

【四诊】　2022年6月9日。患者症状消失,舌质淡红稍暗,苔薄腻微黄,脉弦而滑。复查肝功能正常。鉴于患者肝功能恢复正常,病情相对稳定,嘱其继续口服中成药当飞利肝宁胶囊及肝苏片以巩固疗效,平时注意调养,避免劳累,定期复查肝功能及肝胆脾彩超。

【按语】　原发性胆汁性胆管炎是一种慢性自身免疫性肝内胆汁淤积性肝病。临床上以肝内胆汁淤积、循环血液中出现抗线粒体抗体和肝内小胆管进行性、非化脓性炎症性破坏,最终导致广泛性肝管破坏、胆汁性肝硬化甚至肝衰竭为显著特征。其临床表现为轻度乏力、皮肤瘙痒,后期则表现为黄疸,最终会导致肝硬化。党中勤教授认为,本例患者抗核抗体亦阳性,乃重叠综合征,根据其临床表现,可以归属中医学“肝着”范畴。早在《金匮要略》中对肝着就有记载:“肝着,其人常欲蹈其胸上,先未苦时,但欲饮热,旋覆花汤主之。”党中勤教授认为,肝着患者多因气血痰湿淤积,久而化热,肝郁日久则致脾虚,呈现“虚、郁、湿、热、瘀胶着”的证候表现。据此,党中勤教授自拟肝着方,以疏肝解郁、健脾化湿、活血化瘀、清利湿热为基本治法。对于此例患者以皮肤瘙痒为主要表现,舌苔黄腻,脉沉弦滑均为肝郁脾虚、湿热内郁之象,治疗上给予肝着方加减,方中活血化瘀药物配伍少量理气药,调畅气血,以达气血兼顾;为防理气血药物过多伤液动津,加生地黄以滋阴生津;广金钱草、垂盆草、薏苡仁清利湿热;柴胡疏解肝郁,引药入肝。诸药合用,达到清利湿热,调气活血,疏肝健脾之功。在汤药基础上,加用中成药当飞利肝宁胶囊,加强清利湿热之力。二诊时,患者症状尚未明显缓解,肝功能仍然异常,中药在原方基础上,加鸡骨草、绞股蓝以增清利湿热、益气活血之功,同时加用肝苏片以增健脾化湿之功,加快肝功能恢复。三诊患者肝功能明显好转,偶有夜寐不安,加茯神以宁心安神。嘱患者继续口服当飞利肝宁胶囊及肝苏片巩固治疗。四诊患者症状消失,肝功能恢复正常,病情相对稳定,嘱其继续口服中成药以巩固疗效,平时注意生活调养,避免劳累,定期复查肝功能及肝胆脾胰彩超。纵观本例患者诊疗,充分体现党中勤教授临证时以辨证施治为主、同时注意病证症结合的理念,中药汤药、中成药联合或序贯给药,以最大限度提高临床疗效。

(路一诺)

六、自身免疫性肝病(胁痛,肝郁脾虚、湿瘀内阻)

患者朱某,女,48 岁,教师。

【初诊时间】 2018 年 5 月 11 日。

【主诉】 右胁胀痛不适,伴肝功能异常 1 个月余。

【现病史】 患者于 1 个月前无明显诱因出现右胁胀痛不适,食欲缺乏,乏力,实验室检查肝功能异常,在当地医院诊断为"自身免疫性肝病",给予保肝降酶药物治疗后症状无明显改善,遂来我院门诊请党中勤教授诊治。

【现在症】 右胁胀痛不适,面色萎黄,口干苦,神疲乏力,食欲缺乏,睡眠可,二便尚可;舌质淡红而暗,舌面有瘀斑,苔腻微黄,脉弦滑。

【既往史】 有慢性浅表性胃炎病史。

【辅助检查】 肝功能检查示丙氨酸转氨酶 80 U/L,天冬氨酸转氨酶 60 U/L,γ-谷氨酰转移酶 233 U/L,碱性磷酸酶 192 U/L,总胆汁酸 37.2 μmol/L,白蛋白 153 mg/L,腺苷脱氨酶 36.2 U/L;自身免疫肝病抗体检测提示抗核抗体 1∶1000 阳性;消化系统彩超、乙型肝炎定量、血脂、血糖、血清铜蓝蛋白、心电图检查均未见明显异常。

【中医诊断】 胁痛。辨证:肝郁脾虚、湿瘀内阻证。

【西医诊断】 自身免疫性肝病。

【治法】 疏肝健脾,利湿化瘀。

【方药】 给予参芪复肝方加减。

黄芪 30 g,党参 15 g,茯苓 20 g,猪苓 15 g,白术 18 g,醋郁金 15 g,垂盆草 25 g,丹参 25 g,仙鹤草 25 g,绞股蓝 18 g,莪术 12 g,麦芽 30 g,红景天 10 g,香橼 10 g。10 剂,每日 1 剂,水煎分服。

【二诊】 2018 年 5 月 21 日。服药后胁肋疼痛、乏力明显减轻,仍食欲缺乏,汤药守上方加用焦三仙各 15 g,炒谷芽 18 g,继服 10 剂。

【三诊】 2018 年 6 月 1 日。纳食好转,胁肋疼痛明显减轻,口干、眼干明显,治疗给予疏肝化瘀方加女贞子 18 g,墨旱莲 18 g,继服 10 剂。复查肝功明显好转。守上方根据症状加减治疗 3 个月后,再次复查肝功恢复正常。嘱患者避风寒,忌劳累,畅情志,调饮食,继续服药巩固疗效,定期复查,后电话随访,患者病情稳定。

【按语】 肝主疏泄,调畅气机,脾主运化,升降气机,本病患者素体脾虚,失其健运,水湿内停,困阻中焦,影响肝之疏泄,不通则痛,故患者出现右胁部胀痛不适;肝失疏泄,胆汁上溢故症见口苦,食欲缺乏等。四证合参,均为肝郁脾虚、湿瘀内阻之证。党中勤教授从肝脾论治,治以疏肝健脾、化瘀利湿、益气固本,给予疏肝化瘀方加减。二诊时患者食欲缺乏,加入焦三仙、炒谷芽以健脾消食和胃;三诊时患者口干、眼干明显,加入女贞子、墨旱莲以滋补肝肾,固其本源。如此紧扣病机,药随证变,加减得宜,层次分明,疗效颇佳。

(徐璐一)

七、乙型肝炎肝硬化(积聚,肝郁脾虚兼瘀血内结)

患者魏某,男,31 岁,自由职业。

【初诊时间】 2016 年 11 月 10 日。

【主诉】 右胁隐痛不适 10 余年。

【现病史】 患者于 10 年前体检时发现 HBV 感染,曾服用拉米夫定抗病毒治疗,后发现肝硬化,并发生上消化道出血,目前口服恩替卡韦抗乙型肝炎病毒治疗;为求中医药治疗,于今日来我院诊治。

【现在症】 现右胁部隐痛不适,口苦,纳食可,大便偏干,小便无异常,夜眠欠佳;舌质暗,苔腻微黄,脉弦而滑。

【既往史】 有乙型肝炎肝硬化、胆囊息肉病史。

【辅助检查】 血常规示白细胞(WBC) $3.5×10^9$/L,血小板(PLT) $63×10^9$/L;肝功能示 ALT 54 U/L,AST 62 U/L,TBil 34 μmol/L,ALB 34 g/L;HBV DNA 定量检测提示<5.00E+002 IU/mL;彩超检查:提示肝脏弥漫性回声改变,胆囊息肉(直径 5 mm),胆囊壁增厚,脾大(48 mm);瞬时弹性成像检查示 CAP 249 dB/m,LSM 11.3 kPa。

【中医诊断】 积聚,胆胀。辨证:肝郁脾虚兼瘀血内结证。

【西医诊断】 乙型肝炎肝硬化(活动性,失代偿期),胆囊息肉,胆囊炎。

【治法】 疏肝健脾,化瘀软坚。

【方药】 消癥方加减。

黄芪 20 g,西洋参 10 g,猪苓 20 g,醋龟甲 20 g,茯苓 20 g,生白术 30 g,火麻仁 20 g,莪术 12 g,丹参 30 g,郁金 15 g,莪术 12 g,炒鸡内金 20 g,预知子 15 g,蜂房 6 g,炙甘草 6 g。30 剂,每日 1 剂,水煎分服。恩替卡韦分散片 2 盒,每次 0.5 mg,每日 1 次,空腹口服。嘱:忌辛辣、生冷、油腻、刺激性饮食。

【二诊】 2016 年 12 月 8 日。患者无明显不适,口干,舌质淡红稍暗,苔腻微黄,脉弦滑。中药守上方加金钱草 30 g。30 剂,每日 1 剂,水煎分服。恩替卡韦分散片 2 盒,每次 0.5 mg,每日 1 次,空腹口服。嘱:忌烟酒,勿食辛辣、生冷、油腻、刺激性饮食。

【三诊】 2017 年 1 月 5 日。患者无明显不适,口干,舌质淡红稍暗,苔腻微黄,脉弦滑。于当地某医院就诊,检验报告示肝功能正常;空腹血糖 7.67 mmol/L,HBV DNA 定量检测提示<5.000E+02 IU/mL;彩超检查提示肝弥漫性回声改变,胆囊壁多发隆起样变

（息肉？），脾大（42 mm）。鉴于患者空腹血糖升高,故中药调整如下:金钱草 30 g,西洋参 10 g,黄芪 20 g,猪苓 20 g,茯苓 20 g,炒白术 20 g,醋鳖甲 20 g,郁金 20 g,鬼箭羽 20 g,炒内金 20 g,生牡蛎 30 g,莪术 20 g,葛根 30 g,天花粉 15 g,玉米须 30 g。30 剂,每日 1 剂,水煎分服。恩替卡韦分散片 2 盒,每次 0.5 mg,每日 1 次,空腹口服。

【四诊】 2017 年 2 月 9 日。患者口干涩,偶觉心慌,胸闷,饮食、睡眠尚可,二便正常;舌质淡红稍暗,苔白腻,脉沉弦而滑。汤药守上方加黄精 18 g,绞股蓝 18 g,红景天 10 g。30 剂,每日 1 剂,水煎分服。恩替卡韦分散片 2 盒,每次 0.5 mg,每日 1 次,空腹口服。

【五诊】 2017 年 3 月 9 日。患者诉大便不畅,饮食、睡眠可;舌质淡红而暗,苔腻微黄,脉弦滑。在当地市级第一人医院检验报告示:肝功能正常,空腹血糖 6.64 mmol/L,HBV DNA<5.000E+02 IU/mL;彩超:提示肝弥漫性回声改变,不排除胆囊结石。中药守上方加虎杖 25 g,桃仁 10 g。30 剂,每日 1 剂,水煎分服。恩替卡韦分散片 2 盒,每次 0.5 mg,每日 1 次,空腹口服。

【六诊】 2017 年 4 月 6 日。患者无明显不适,饮食、睡眠可,二便正常;舌质淡红稍暗,苔薄腻微黄,脉弦而滑。2017 年 4 月 1 日于河南某医院体检:血常规正常;空腹血糖 5.82 mmol/L,肝功能、肾功能正常,肿瘤标志物未见异常;乙肝五项示 HBeAb、HBcAb 阳性,余阴性;彩超检查提示肝弥漫性回声改变,胆囊壁毛糙,胆囊壁增厚,脾大（38 mm）。中药调整如下:黄芪 25 g,党参 15 g,醋鳖甲 20 g,醋龟甲 20 g,当归 15 g,生牡蛎 30 g,猪苓 20 g,白术 18 g,姜黄 10 g,郁金 15 g,炒内金 20 g,三七粉 3 g$^{（冲服）}$,鬼箭羽 20 g,玉米须 25 g。30 剂,每日 1 剂,水煎分服。继续口服恩替卡韦分散片;嘱其忌烟酒,勿食辛辣、生冷、油腻、刺激性饮食。

【按语】 慢性乙型肝炎发展至肝硬化多不可逆转,往往最终导致肝硬化失代偿甚至发生肝衰竭,部分可发展成肝癌。党中勤教授治疗本例肝硬化曾发生上消化道出血患者从疏肝健脾、化瘀软坚入手,联合西药抗乙型肝炎病毒治疗,力挽肝硬化狂澜,阻止了病情进一步发展,最终使肝硬化出现逆转,防止了肝硬化失代偿期并发症出现及癌变发生,并使其肝源性糖尿病得到很好控制。中药护肝、抗肝纤维化与西医抗病毒治疗相结合,中西医优势互补,终使患者病毒转阴,病情渐趋恢复正常,极大地改善了患者的预后,提高了患者的生存质量,让乙型肝炎肝硬化患者看到了曙光,重新充满生命的希望!

（赵明涛）

八、酒精性肝硬化（积聚,湿热内蕴兼肝郁脾虚）

患者刘某,男,55 岁,自由职业。

【初诊时间】 2017 年 9 月 25 日。

【主诉】 身、目、小便黄染 5 周。

【现病史】 患者于 5 周前患者出现身、目、小便黄染,伴腹胀,胃脘部疼痛,当时在河南省某三甲医院住院治疗,诊断为"酒精性肝硬化（活动性,失代偿期）",给予护肝及退黄药物治疗 5 周,效果欠佳,遂来我院请中医治疗。

【现在症】 身目重度黄染,伴腹胀,胃脘部疼痛,乏力,面色晦暗,小便黄赤,大便溏泻,夜寐差;舌质淡红而暗,苔腻微黄,脉弦滑。

【既往史】 有酒精性肝硬化、胃溃疡及肾结石病史。

【辅助检查】 肝功能示 TBil 227.2 μmol/L,DBil 160.8 μmol/L,ALT 234 U/L,AST 252 U/L,GGT 1226 U/L,ALP 397 U/L,TBA 124.6 μmol/L,腺苷脱氢酶(ADA)31.9 U/L;凝血功能示凝血酶原活动度(PTA)52%;空腹血糖示 6.93 mmol/L;血脂示总胆固醇(CHOL)9.21 mmol/L,低密度脂蛋白(LDL)6.66 mmol/L;AFP 9.83 ng/mL;肝瞬时弹性成像检查(Fibroscan)提示 CAP 160 dB/m,LSM 54.2 kPa;彩超检查提示肝弥漫性病变,肝右叶钙化,门静脉增宽,胆囊壁稍厚(约 3.1 mm),脾大(肋下 4 cm)。

【中医诊断】 积聚,黄疸,胃痛。辨证:湿热内蕴,肝郁脾虚,瘀血内阻证。

【西医诊断】 酒精性肝硬化(活动性),淤胆型肝炎,消化性溃疡。

【治法】 利湿退黄,疏肝健脾,活血化瘀。

【方药】 茵虎退黄方加减。

茵陈 45 g,虎杖 25 g,赤芍 25 g,茯苓 30 g,黄芪 25 g,徐长卿 25 g,猪苓 15 g,白术 18 g,桂枝 12 g,木香 12 g,延胡索 15 g,炒白芍 25 g,炙甘草 6 g。14 剂,机器煎药,每次 200 mL,每日 2 次,口服。医嘱:建议住院治疗,戒酒,休息,及时服药,按时就诊。

【二诊】 2017 年 10 月 9 日。患者病情明显好转,黄疸减轻,时有乏力,偶觉腹痛,大便稍溏;舌质淡红而暗,苔腻微黄,脉弦滑。复查肝功能示 TBil 136.3 μmol/L,DBil 91.5 μmol/L,ALT 70 U/L,AST 159 U/L,GGT 858 U/L,ALP 276 U/L,TBA 139.2 μmol/L,ADA 44.9 U/L;空腹血糖 4.7 mmol/L;凝血功能检查示 PTA 64%。方药:上方去黄芪、炒白芍,加豨莶草 18 g、炒白扁豆 25 g、枳椇子 15 g。14 剂,机器煎药,每次 200 mL,每日 2 次,口服。

【三诊】 2017 年 10 月 23 日。患者黄疸明显消退,纳食可,夜寐欠安,大便稍溏;舌质淡红稍暗,苔薄腻微黄,脉弦而滑。复查肝功能 TBil 76 μmol/L,DBil 46.7 μmol/L,ALT 50 U/L,AST 71 U/L,GGT 1173 U/L,ALP 306 U/L,TBA 38 μmol/L,ADA 33.3 U/L。方药:茵陈 30 g,虎杖 25 g,茯苓 30 g,徐长卿 25 g,积雪草 20 g,猪苓 15 g,炒白术 18 g,生龙牡各 30 g,炒酸枣仁 30 g,黄芪 18 g,桂枝 6 g,路路通 9 g。继续服药 20 剂,黄疸消退,诸症消失,复查肝功能胆红素正常。

【按语】 本例乃酒毒损伤肝脾、湿热内蕴而致胆液泛溢发为黄疸;患者曾在外院用过护肝西药及退黄中药治疗,效果不佳;考虑久病入络,肝郁脾虚,瘀血内阻,故治疗上除利湿退黄外,应加用疏肝健脾、活血化瘀之品,同时为增强疗效,又加入徐长卿、豨莶草、桂枝等"风药"以祛湿通阳、透邪解郁,使邪去郁解、气血调畅,则脾运得复,肝胆疏泄恢复正常;因药证相符,故收良效。

（党志博）

九、肝硬化腹水(臌胀,气滞血瘀水停)

患者吕某,男,65岁,自由职业。

【初诊时间】 2023年2月16日。

【主诉】 腹大胀满进行性加重1周。

【现病史】 患者近1周来无明显诱因出现腹大胀满,曾在郑州市某三甲医院查肝功能异常,B超检查提示肝硬化腹水、胆囊内胆汁淤积,治疗给予熊去氧胆酸胶囊250 mg,每日2次,口服;水飞蓟宾胶囊70 mg,每日3次,口服;呋塞米20 mg,每日1次,口服;螺内酯40 mg,每日1次,口服。症状未缓解,为求进一步治疗,前来我院门诊就诊。

【现在症】 腹大胀满,食欲缺乏,小便发黄,大便正常;舌质暗,苔腻微黄,脉弦滑数。

【既往史】 有长期饮酒史。

【辅助检查】 肝功能示总胆红素38.1 μmol/L,直接胆红素24.2 μmol/L,天冬氨酸转氨酶116 U/L,γ-谷氨酰转移酶197 U/L,碱性磷酸酶153 U/L,白蛋白35.6 g/L,球蛋白42.8 g/L;肾功能示尿素2.71 mmol/L,肌酐45.8 μmol/L;乙肝五项示HBsAb(+),HBcAb(±);血常规示白细胞2.99×10^9/L,淋巴细胞计数0.61×10^9/L,红细胞3.82×10^{12}/L,血红蛋白124 g/L,血小板97×10^9/L。彩超示:肝弥漫性回声改变(符合肝硬化声像图改变),胆囊符合肝改变,脾大(46 cm),右肾囊肿,腹水(肝周15.7 mm,脾周6.5 mm;左侧髂窝64 mm,右侧髂窝65 mm)。

【中医诊断】 臌胀;积聚。辨证:肝郁气滞,血瘀水停证。

【西医诊断】 乙型肝炎肝硬化(活动性,失代偿期),腹水,门静脉高压。

【治法】 行气活血,利水渗湿。

【方药】 消臌方(双味泽苓汤)加减。

茯苓60 g,白术30 g,盐车前子20 g(包煎),大腹皮30 g,猪苓25 g,泽兰20 g,冬瓜皮30 g,桂枝9 g,泽泻15 g,益母草18 g,葶苈子20 g(包煎),椒目10 g,玉米须30 g,枳椇子15 g,葛根30 g,绞股蓝18 g。14剂,每日1剂,水煎分服。鳖甲煎丸2盒,每次3 g,每日3次,口服。嘱其忌烟酒,勿吃生冷辛辣刺激及坚硬食物。

【二诊】 2023年3月2日。患者腹大胀满减轻,食欲缺乏,小便发黄,大便不畅;舌质暗,苔腻微黄,脉弦滑数。方药:中药守上方加桃仁10 g、酒大黄5 g。14剂,每日1剂,水煎分服。鳖甲煎丸2盒,每次3 g,每日3次,口服。

【三诊】 2023年3月16日。患者腹大胀满明显减轻,稍感乏力,纳食尚可,小便稍黄,大便正常;舌质暗,苔白稍腻,脉弦滑。复查肝功能正常;B超检查提示肝弥漫性回声改变,胆囊壁毛糙,脾大(44 cm),右肾囊肿,腹水(左侧髂窝24 mm,右侧髂窝27 mm)。中药守上方加黄芪30 g。14剂,每日1剂,水煎分服。鳖甲煎丸2盒,每次3 g,每日3次,口服。

【四诊】 2023年3月30日。患者症状消失,饮食、睡眠可,二便正常;舌质稍暗,苔薄白腻,脉弦滑。复查肝功能正常;B超检查提示肝弥漫性回声改变,胆囊壁毛糙,脾大(42 cm),右肾囊肿,腹腔未探及液性暗区。中药给予参甲荣肝丸3瓶,每次6 g,每日3次,口服;鳖甲煎丸2盒,每次3 g,每日3次,口服,以巩固疗效。

【按语】 患者以腹大胀满为主诉,根据症状、体征及检验结果,西医诊断为肝硬化腹水,中医诊断为臌胀病。党中勤教授认为,本病主要由于过度饮酒、嗜食肥甘厚味、情志不畅等所致肝脾受损,导致肝失疏泄,脾失健运,肾失开阖,气、血、水停聚腹中而成。临床可见腹部胀大,如同鼓皮,腹部皮肤颜色发黄,局部血管脉络暴露,或出现黄疸身、目、小便黄染,两胁疼痛,局部包块等症状。在西医学中,肝硬化腹水病因可由病毒性肝炎后肝硬化、酒精性肝硬化、血吸虫性肝硬化、胆汁淤积性肝硬化、遗传及代谢性疾病引起的肝硬化发展至失代偿期而出现腹水。根据症舌脉表现,党中勤教授辨证为气滞血瘀水停,治疗以行气活血、利水渗湿为法,方予经验方以消臌方随症加减,并配合鳖甲煎丸口服,以增化瘀软坚之功,由于药证相合,治疗得当,故能取得满意疗效。

(王宇亮)

十、肝硬化腹水(臌胀、积聚,气虚血瘀水停)

患者吴某,男,76岁,农民。

【入院时间】 2023年2月7日。

【主诉】 腹部胀满反复发作2年,加重1周。

【现病史】 患者有乙型肝炎肝硬化(活动性,失代偿期)并腹水病史2年,反复发作,曾多次外院住院治疗。近1周来症状较前加重,为求进治疗,遂就诊于医院门诊,以"臌胀,乙型肝炎肝硬化(活动性,失代偿期)并腹水"为诊断收入院。

【现在症】 神志清,精神欠佳。腹大胀满,小便量少,乏力,口干,饮食欠佳,眠可,大便不畅;舌质淡红稍暗,苔白而腻,脉弦细。

【既往史】 有慢性乙型肝炎病史。

【体格检查】 面色晦暗,巩膜黄染,肝掌(+),腹膨隆,状如蛙腹,无明显静脉曲张,无压痛及反跳痛,肝肋下未触及,脾肋下二横指,双下肢中度水肿。

【辅助检查】 肝功能:总胆红素105.0 μmol/L,直接胆红素89.0 μmol/L,谷丙转氨酶42 U/L,谷草转氨酶39 U/L,白蛋白29.7 g/L。HBV DNA定量检测为阴性。彩超检查提示符合肝硬化超声改变;胆囊壁水肿;门静脉、肠及膜上静脉、脾静脉增宽,脾大;中等量腹水。

【中医诊断】 臌胀;积聚。辨证:气虚血瘀水停证。

【西医诊断】 乙型肝炎肝硬化(活动性,失代偿期),脾大,脾功能亢进。

【入院治疗】

(1)西医常规治疗:入院给予常规利尿、保肝、补充白蛋白等。

(2)中医治疗:以健脾益气、化瘀利水为基本治法。给予汤药消臌方加减.茯苓

30 g,猪苓 15 g,黄芪 30 g,党参 15 g,泽泻 15 g,泽兰 15 g,白术 20 g,丹参 15 g,玉米须 30 g,大腹皮 12 g,车前子^(包煎)25 g,焦三仙各 18 g,沉香 4 g,7 剂,每日 1 剂,浓煎 100 mL,早晚饭后温服;另配合逐水膏外敷神阙穴。

【党中勤教授第一次查房】 2023 年 2 月 14 日。患者腹胀症状较前大有缓解,食欲明显改善,然自觉午后仍偶感腹胀乏力明显。效不更方,守上方加仙鹤草 15 g,枳壳 15 g,再予 7 剂,服法同前,配合逐水膏外敷神阙穴。

【党中勤教授第二次查房】 2023 年 2 月 21 日。患者诉午后腹胀及乏力等症状明显改善继续巩固治疗,中药守上方 7 剂,煎服法同前。

【党中勤教授第三次查房】 2023 年 2 月 28 日。患者诸症消失,考虑患者病情较长,病情易于反复,嘱院外继续口服中药以巩固治疗。中药调整如下:黄芪 30 g,党参 15 g,茯苓 30 g,白术 20 g,猪苓 15 g,泽泻 12 g,泽兰 15 g,丹参 15 g,玉米须 30 g,大腹皮 12 g,车前子^(包煎)20 g,仙鹤草 20 g,焦建曲 15 g,14 剂,每日 1 剂,水煎分服。

【结果】 随访半年,患者腹水未再发作。

【按语】 肝主疏泄,调畅气机,脾主运化,升降气机,党中勤教授之见,本病的治疗应以扶正祛邪,调整气、血、水的代谢平衡为法达到标本兼顾。本病患者既往慢性肝病病史,长此以往肝必失疏泄,横逆犯脾,脾失健运,水谷精微不得正化,清浊相混,积于腹中,而成邪实之证,故患者出现腹大胀满;肝脾失调,脾虚亏虚,气血生化乏源,故症见乏力、食欲缺乏等症。四证合参,均为肝郁脾虚之证。党中勤教授从肝脾二脏入手,肝脾同调,治以利气行水、疏肝健脾。第一次查房时因患者腹大胀满难忍、食欲缺乏、乏力明显,据《素问·至真要大论》载:"诸湿肿满,皆属于脾",中焦健运则气旺血生,气帅血行,气滞则血瘀。患者腹水既成,必因脏器先虚,故脾气复健,则水湿自除,通过补脾益气,以求扶正以祛邪,故消鼓方中黄芪加量,另加用沉香曲、焦三仙以健脾消胀。第二次查房时患者自觉午后仍偶感腹胀乏力明显,加仙鹤草以健脾补虚,枳壳宽中理气。第三次查房时诸症具减,效不更方,如此紧扣病机,药随证变,加减得宜,层次分明,疗效颇佳。

(刘思萌)

十一、原发性肝癌(肝积,正虚血瘀兼湿毒内蕴)

患者刘某,男,57 岁,自由职业。

【初诊时间】 2018 年 9 月 11 日。

【主诉】 肝癌介入术后 1 年余,间断性右胁部疼痛半个月。

【现病史】 2009 年发现乙型肝炎肝硬化活动性失代偿期,便血,血小板减少,行脾切手术,出院后规律口服恩替卡韦抗病毒治疗。2017 年 4 月无明显诱因出现右胁疼痛不适,就诊于当地市中心医院,查上腹部 MRI 发现肝细胞癌,排除相关禁忌证后,于当地行肝动脉化疗栓塞术(TACE),2017 年 5 月复查提示肝有新发病灶,于 6 月 1 日再次行 TACE 术,术后恢复良好。半个月前右胁间断性疼痛,为求诊治,遂来我院门诊。

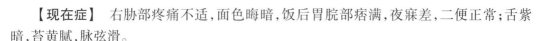

【现在症】　右胁部疼痛不适,面色晦暗,饭后胃脘部痞满,夜寐差,二便正常;舌紫暗,苔黄腻,脉弦滑。

【既往史】　有慢性乙型肝炎病史。

【辅助检查】　HBV DNA 定量检测提示 8.198E+002 IU/mL;肝功能示 ALT 41 U/L,AST 68 U/L,TBil 29.6 μmol/L,DBil 13.0 μmol/L,ALP 292 U/L,GGT 570 U/L。甲胎蛋白(AFP)19.34 ng/mL。上腹部 MRI(平扫+增强):①肝硬化、脾切除术后、肝癌介入术后复查,肝左叶栓塞术后改变,建议随访复查;②脾切除术后,种植脾;③符合肝硬化;④胰头旁及腹膜后小淋巴结;⑤胆囊小结石、胆囊炎。

【中医诊断】　肝积,积聚,胆胀。辨证:正虚血瘀兼湿毒内蕴证。

【西医诊断】　肝占位介入术后,乙型肝炎肝硬化失代偿期,胆囊结石并胆囊炎。

【治法】　健脾益气、化瘀散结、利湿解毒。

【方药】　肝积康方加减。

黄芪 25 g,麸炒白术 18 g,猪苓 18 g,炙淫羊藿 18 g,牡蛎 30 g,白花蛇舌草 30 g,醋莪术 12 g,预知子 15 g,蜂房 12 g,薏苡仁 30 g,菝葜 25 g,藤梨根 45 g,醋鳖甲 20 g,醋郁金 15 g,醋延胡索 15 g,茵陈 30 g,麸炒枳壳 15 g,姜厚朴 10 g。14 剂,每日 1 剂,水煎分服。鳖甲煎丸 2 盒,每次 3 g,每日 3 次,口服。恩替卡韦分散片 1 盒,每次 0.5 mg,每日 1 次,空腹口服。

【二诊】　2018 年 9 月 25 日。右胁疼痛减轻,面色晦暗,口干,偶感乏力,纳食一般,夜寐欠安;舌紫暗,苔黄腻,脉弦。复查肝功能正常。处方:黄芪 30 g,猪苓 25 g,茯苓 18 g,炙淫羊藿 18 g,牡蛎 30 g,白花蛇舌草 30 g,醋莪术 12 g,预知子 15 g,蜂房 12 g,薏苡仁 30 g,藤梨根 30 g,白芍 15 g,绞股蓝 18 g,红景天 15 g,麦冬 15 g,焦麦芽 15 g。14 剂,每日 1 剂,水煎分服。继续口服鳖甲煎丸及恩替卡韦分散片,用量用法同前。

【三诊】　2018 年 10 月 8 日。右胁疼痛明显减轻,乏力好转,饮食、睡眠尚可,二便正常;舌质暗,苔腻微黄,脉弦。处方:黄芪 30 g,茯苓 20 g,当归 15 g,炙淫羊藿 15 g,白花蛇舌草 30 g,牡蛎 30 g,菝葜 30 g,醋鳖甲 30 g,醋莪术 15 g,预知子 15 g,薏苡仁 30 g,蜂房 8 g,菝葜 25 g,猕猴桃根 30 g,山慈菇 6 g。14 剂,每日 1 剂,水煎分服。继续口服鳖甲煎丸及恩替卡韦分散片,用量用法同前。

【四诊】　2018 年 10 月 22 日。右胁疼痛基本消失,面色基本如常,未诉明显不适,饮食、睡眠可,二便正常;舌质暗,苔薄黄,脉弦。复查上腹部平扫+增强 CT 提示肝占位介入术后表现,无新发病灶;复查肝功能正常。汤药守上方加党参 15 g,枸杞子 15 g。14 剂,每日 1 剂,水煎分服。继续口服恩替卡韦,鳖甲煎丸,用量用法同前。此后患者在门诊就诊,间断口服中药巩固治疗,复查肝未见新发病灶。

【按语】　原发性肝癌(PLC)是原发于肝的上皮性恶性肿瘤,其中超过 80% 的肝癌为肝细胞癌,其余为胆管细胞性肝癌和混合型肝癌。在我国,肝癌的高危人群主要包括:乙型病毒性肝炎、丙型病毒性肝炎、非酒精性脂肪肝、过度饮酒、有肝癌家族史等人群。大多数肝癌患者在早期无明显症状,近 80% 患者确诊时已属中晚期,5 年以上长期生存率仅为 10% 左右。本病案患者为乙型肝炎病毒感染者,患病日久,正气亏虚,气血运行不畅,终致气滞血瘀,痰湿内蕴,日久形成积块。治疗上以扶正祛邪为治则,攻补兼施,给予肝积康方加减,并加服鳖甲煎丸以增软坚散结之功;继续口服恩替卡韦分散片抗乙型肝炎病毒治疗。鉴于患者右胁部疼痛,在原方基础上加上醋郁金、醋延胡索增强止痛功用;胃脘部痞满,加入姜厚朴、麸炒枳壳理中和胃消痞。二诊时患者症状较前减轻,出现口干,加入麦冬养阴生津,偶有乏力,面色仍晦暗,加入红景天、绞股蓝健脾益气、活血化瘀。三诊时患者诸症均有所缓解,故在扶正的基础上,专以消癥散结,清解癌毒,加入山慈菇解毒攻邪。四诊时,患者未诉明显不适,久病者需注重扶正,故加入党参、枸杞子健脾益气,滋补肝肾,扶助正气。此后患者间断门诊口服中药,巩固疗效,提高生活质量,至今已存活 4 年余,未见明显复发迹象。

(李梦阁)

十二、原发性肝癌(肝积,肝郁脾虚兼瘀血湿毒内蕴)

患者王某,男,52 岁,职员。

【入院时间】 2011 年 10 月 6 日。

【现病史】 患者于 2010 年 10 月发现肝癌,开始服用阿德福韦酯胶囊抗乙型肝炎病毒治疗,并在郑州某三甲医院行"肝癌切除术",并行多次经导管动脉化疗栓塞术(TACE),同时口服复方斑蝥胶囊及中药,鉴于患者肝脏时有新的病灶出现,故于今日来我院求中西医结合治疗。

【现在症】 面色晦暗,右胁胀痛时作,口苦,腹胀,饮食、睡眠差,乏力,大便黏滞,可见肝掌、蜘蛛痣;舌质暗;舌面有瘀斑,苔黄腻,脉弦滑。

【既往史】 有慢性乙型肝炎、结节性肝硬化、银屑病、糖尿病病史,有肝癌家族史;否认高血压、心脏病病史;发病前无服用损肝药物史;无外伤、中毒史;对磺胺类药物过敏。

【辅助检查】

(1)入院实验室检查:血常规示 WBC $4.24×10^9$/L,红细胞(RBC)$5.79×10^{12}$/L,血红蛋白(Hb)169 g/L,PLT $82×10^9$/L;尿常规示黄色,清晰,镜检无异常;凝血四项示均正常;肝功能 ALT 40 U/L,AST 30 U/L,TBil 17.7 μmol/L,TBA 21.1 μmol/L,AFU 50 U/L;肾功能、电解质均正常;乙肝五项定量示 HBsAg 247.38 ng/mL,HBeAb 86.64 NCU/mL,HBcAb 47.10 NC U/mL;HBV DNA 定量检测提示<5.00E+02 IU/mL;肿瘤标志物:CA125、CA199、CEA、AFP、CA153 均在正常范围。

(2)胸片:提示胸部未见明显异常。

(3)彩超检查:提示肝硬化,脾稍大,左肾囊肿伴钙化,腹腔大血管周围未见肿大淋巴结。

【中医诊断】 肝积,积聚,白疕,消渴。辨证:肝郁脾虚兼瘀血内结,湿毒内蕴证。

【西医诊断】 原发性肝癌手术、介入治疗后,乙型肝炎肝硬化活动性,银屑病,2 型糖尿病。

【入院治疗】

(1)西医常规治疗:给予护肝、抗病毒治疗。

(2)中医治疗:以疏肝健脾、化瘀解毒、软坚散结为基本治法。①中药汤药:黄芪25 g,白花蛇舌草30 g,叶下珠25 g,猪苓20 g,郁金15 g,生白术20 g,预知子15 g,生牡蛎30 g,茯苓30 g,淫羊藿15 g,菝葜30 g,藤梨根30 g,红景天18 g,莪术12 g,蜂房10 g,炙甘草6 g。7 剂,机器煎药,每次 200 mL,每日 2 次,口服。②中成药:鳖甲煎丸,每次3 g,每日 3 次,口服。

【结果】　患者一般情况良好,坚持口服抗病毒药物,间断口服中药治疗,定期复诊肝功能正常,随访 13 年,肝未发现新的病灶。

【按语】　患者有乙型肝炎、肝硬化病史,且有肝癌家族史,属于肝癌高危人群,并最终发展成肝癌。中医辨证属正虚瘀毒内结,治疗当以扶正化瘀、解毒散结为主,汤药予以肝积康方加减,中成药给予鳖甲煎丸,同时继续抗乙型肝炎病毒治疗。对于乙型肝炎、肝硬化、肝癌患者,病久往往不再适合手术切除治疗,多采用介入、射频联合中药等综合治疗方法治疗,而且可能需要多次的介入治疗。纵观此则医案,患者虽然经历了多次的TACE、射频治疗,但中药及抗病毒药物必须坚持应用,方能巩固疗效,防止肝癌复发。

(党志博)

十三、原发性肝癌(肝积,肝郁脾虚兼瘀毒内结)

患者杨某,男,48 岁,农民。

【入院时间】　2019 年 2 月 7 日。

【主诉】　右胁部疼痛不适 1 年余,加重伴恶心,腹泻 1 周。

【现病史】　患者 1 年前无明显诱因出现右胁部疼痛不适,伴食欲缺乏,腹胀,就诊于郑州某大学附属医院,诊断为"乙型肝炎肝硬化,肝占位",给予手术治疗,并给予恩替卡韦抗病毒治疗。2018 年 8 月患者再次出现上述症状,并逐渐加重,再次就诊于郑州某三甲医院,考虑肝癌复发,再次行手术治疗,术后好转出院,并规律服用抗病毒药物。2018 年 12 月 31 日因上述症状加重,就诊于郑州某三甲医院,行上腹部 CT 提示肝细胞癌、肝左外叶切除术后改变,术区低密度较 2018 年 11 月 27 日片缩小,肝内多发环形强化,考虑转移,较前新发。右侧肾上腺占位,考虑转移,较前片新发。肝硬化,脾大,肝右叶钙化灶、小囊肿。左肾囊肿。肝功能:ALT 74 U/L、AST 53 U/L、ALB 35.7 g/L、TBil 9 μmol/L、GGT 203 U/L、ALP 195 U/L、AFP 125.6 ng/mL,给予 TACE 并联合阿帕替尼抗肿瘤治疗。之后间断出现腹泻,恶心等症状,1 周前患者上述症状再次加重,为求进一步系统诊治,由门诊收入我科。

【现在症】　面色晦暗,右胁胀痛时作,口苦,恶心,食欲缺乏,腹胀,乏力,腹泻,可见肝掌、蜘蛛痣;舌质暗;舌面有瘀斑,苔黄腻,脉弦滑。

【既往史】 2018 年 1 月、8 月于郑州某三甲医院行"肝左叶占位切除术";否认"冠心病、糖尿病"病史,否认"肝炎、结核、伤寒"等传染病病史;否认外伤中毒及输血史等病史。否认药物、食物过敏史。

【个人史】 生长于原籍,无异地长期居留史,无不良生活习惯,有吸烟饮酒史,现已戒烟酒。无工业毒物、粉尘、放射性物质接触史,无冶游史。

【婚育史】 适龄结婚,配偶体健,育有 2 子,身体健康。

【家族史】 父亲已故,母亲体健,兄弟 4 人,有乙型肝炎病史,否认家族性遗传性疾病病史。

【辅助检查】 上腹部 CT 提示 HCC、肝左外叶切除术后改变,肝内多发环形强化,考虑转移,较前新发;右侧肾上腺占位,考虑转移,较前片新发;肝硬化,脾大,肝右叶钙化灶、小囊肿;左肾囊肿。肝功能检查:ALT 74 U/L、AST 53 U/L、ALB 35.7 g/L、TBil 9 μmol/L、GGT 203 U/L、ALP 195 U/L、AFP 125.6 ng/mL。

【中医诊断】 肝积,积聚。辨证:肝郁脾虚兼瘀毒内结证。

【西医诊断】 原发性肝癌手术、介入手术、靶向治疗后,乙型肝炎肝硬化(活动性、失代偿期)。

【入院治疗】

(1)西医常规治疗:给予保肝、抗病毒、抗感染、营养支持为主,药用复方甘草酸苷、还原型谷胱甘肽、复方氨基酸、左氧氟沙星等,继续口服甲磺酸阿帕替尼片抗肿瘤治疗。

(2)中医治疗:以疏肝健脾、解毒散结为基本治法。①中药汤药给予肝积康方加减:黄芪 25 g,白花蛇舌草 30 g,猪苓 20 g,郁金 15 g,炒白术 20 g,预知子 15 g,生牡蛎 30 g,茯苓 30 g,淫羊藿 15 g,菝葜 30 g,藤梨根 30 g,莪术 12 g,炒薏苡仁 25 g,蜂房 6 g,炙甘草 6 g。7 剂,机器煎药,每次 200 mL,每日 2 次,口服。②中成药:给予鳖甲煎丸口服,静脉滴注艾迪注射液以化瘀扶正、抗肿瘤。③中药硬膏热贴敷及中药热罨包治疗以健脾止泻、化瘀止痛。

【结果】 患者经住院治疗 4 周,右胁部无明显疼痛不适感,腹痛减轻,恶心、呕吐及腹胀、腹泻消失,饮食、睡眠尚可,二便调,病情好转出院。患者出院后至今,先后进行 4 次 TACE 治疗,因不能耐受自行停服靶向药物,抗病毒及中药一直坚持服用,目前情况良好。

【按语】 患者有乙型肝炎、肝硬化、肝癌手术病史,有乙型肝炎家族史。中医辨证属正虚瘀毒内结,治疗当以扶正化瘀、解毒散结为主,中药汤药给予肝积康方加减,中成药给予鳖甲煎丸、参甲荣肝丸,同时继续抗乙型肝炎病毒治疗。对于部分肝癌患者,往往不耐受靶向药物治疗,若有新的病灶出现,仍需及时采用介入、射频联合中药等综合方案治疗,患者可采用多次的介入治疗。纵观此则医案,虽停用靶向药物,但及时进行多次的 TACE 治疗,并坚持应用中药及抗病毒药物,仍然获得了满意疗效。

(李梦阁)

十四、原发性肝癌(肝积,正虚血瘀、湿毒内蕴)

患者王某,男,51岁,职员。

【入院时间】 2018年6月17日。

【主诉】 肝癌介入术后1年余,间断性右胁部疼痛2周。

【现病史】 患者于2008年发现乙型肝炎肝硬化活动性失代偿期,血小板减少,曾在当地市级医院行脾切手术,出院后坚持口服恩替卡韦抗病毒治疗。2017年4月无明显诱因出现右胁疼痛不适,就诊于河南省某三甲医院,查上腹部MRI发现肝细胞癌,排除相关禁忌证后,行经导管动脉化疗栓塞术(TACE),后于2017年9月复查肝MRI提示肝新发病灶,遂于2017年9月10日再次行TACE。近2周来患者出现右胁间断性疼痛,为求进一步诊治,遂来我院门诊。

【现在症】 右胁部疼痛不适,面色晦暗,饭后胃脘部痞满,夜寐差,二便正常;舌紫暗,苔黄腻,脉弦滑。

【既往史】 有慢性乙型肝炎肝硬化病史10年余。

【辅助检查】 HBV DNA定量检测:8.2E+002 IU/mL。肝功能检查:ALT 47 U/L,AST 72 U/L,TBil 31.4 μmol/L,ALB 33 g/L。甲胎蛋白(AFP):93.4 ng/mL。上腹部MRI(平扫+增强)检查:①肝硬化;②肝左叶栓塞术后改变;③肝右叶新发病灶(3 cm×2 cm);④脾切除术后,种植脾;⑤胰头旁及腹膜后小淋巴结;⑥胆囊小结石、胆囊炎;⑦附带所见,两肾小囊肿。

【中医诊断】 肝积,积聚,胆胀,不寐。辨证:正虚血瘀,湿毒内蕴。

【西医诊断】 肝占位介入术后复发,乙型肝炎肝硬化失代偿期,胆囊结石并胆囊炎。

【入院治疗】

(1)西医常规治疗:再次给予经导管动脉化疗栓塞术、恩替卡韦分散片抗病毒治疗及复方甘草酸苷护肝治疗3周出院。

(2)中医治疗:以健脾益肾、化瘀消癥、解毒散结为基本治法。①中医汤药:给予肝积康方加减治疗。黄芪25 g,麸炒白术18 g,猪苓18 g,炙淫羊藿18 g,牡蛎30 g,白花蛇舌草30 g,醋莪术12 g,预知子15 g,蜂房12 g,薏苡仁30 g,菝葜25 g,藤梨根45 g,醋鳖甲20 g,醋郁金15 g,醋延胡索15 g,茵陈30 g,麸炒枳壳15 g,姜厚朴10 g,炒酸枣仁30 g,茯神25 g。14剂,机器煎药,每次200 mL,每日2次,口服。②中成药:给予鳖甲煎丸(武汉中联药业集团股份有限公司,国药准字Z42020772),每次3 g,每日3次,口服。

【党中勤教授第一次查房】 2018年7月21日。服药后右胁疼痛减轻,面色晦暗,口干,偶感乏力,纳食一般,夜寐欠安,舌紫暗,苔黄腻,脉弦。复查肝功能正常。处方:黄芪30 g,猪苓25 g,茯苓18 g,炙淫羊藿18 g,牡蛎30 g,白花蛇舌草30 g,醋莪术12,预知子15 g,蜂房12 g,薏苡仁30 g,藤梨根30 g,赤芍15 g,白芍15 g,绞股蓝18 g,红景天15 g,麦冬15 g,焦山楂15 g,焦麦芽15 g,焦神曲15 g,炒酸枣仁30 g。14剂,每日1剂,水煎,早晚分服。继续口服鳖甲煎丸及恩替卡韦分散片,用量用法同前。

【党中勤教授第二次查房】 2018 年 8 月 4 日。患者右胁疼痛明显减轻,乏力好转,饮食、睡眠尚可,二便正常,舌质暗,苔腻微黄,脉弦。处方:黄芪 30 g,茯苓 20 g,当归 15 g,炙淫羊藿 15 g,白花蛇舌草 30 g 牡蛎 30 g,菝葜 30 g,醋鳖甲 30 g,醋莪术 15 g,预知子 15 g,薏苡仁 30 g,蜂房 8 g,菝葜 25 g,猕猴桃根 30 g,山慈菇 6 g,鬼箭羽 15 g,半边莲 25 g,半枝莲 25 g。14 剂,每日 1 剂,水煎,早晚分服。继续口服鳖甲煎丸及恩替卡韦分散片,用量用法同前。

【党中勤教授第三次查房】 2018 年 8 月 18 日。患者右胁疼痛基本消失,面色基本如常,未诉明显不适,饮食、睡眠可,二便正常。舌质暗,苔薄黄,脉弦。复查上腹部平扫+增强 CT 提示肝占位介入术后表现,无新发病灶。肝功能未见明显异常。汤药守上方加人参 10 g,枸杞子 15 g。14 剂,每日 1 剂,水煎,早晚分服。继续口服恩替卡韦及鳖甲煎丸。

【随访结果】 患者经门诊间断服药巩固疗效,复查肝脏彩超未见新发病灶,至今已无进展,未见复发迹象。

【按语】 大多数肝癌患者在早期无明显症状,近 80% 患者确诊时已属中晚期,5 年以上长期生存率仅为 10% 左右。本病案患者为乙型肝炎病毒感染者,患病日久,正气亏虚,气血运行不畅,终致气滞血瘀,痰湿内蕴,日久形成积块。治疗上以扶正祛邪为治则,攻补兼施,给予肝积康方加减。患者右胁部疼痛,在原方基础上加上醋郁金、醋延胡索增强止痛功用,胃脘部痞满,加入姜厚朴、麸炒枳壳理中和胃消痞,夜寐差,加入酸枣仁、茯神宁心安神。肝功能检查提示 TBil、DBil 稍高,故加入茵陈利湿退黄。第一次查房时患者症状较前减轻,出现口干,加入麦冬养阴生津,偶有乏力,加入红景天、绞股蓝益气补肾,面色仍晦暗,加入赤白芍活血散瘀。第二次查房时患者诸症均有所缓解,故在扶正的基础上,专以消癥散结,清解癌毒,加入半边莲、半枝莲、山慈菇、鬼箭羽解毒攻邪。第三次查房时患者未诉明显不适,久病者需注重扶正,故加入人参、枸杞子滋补肝肾,扶助正气。为延长生存期、提高患者的生活质量,嘱患者继续门诊间断口服中药,以防病情复发。

(李梦阁)

十五、肝硬化、原发性肝癌术后并腹水(臌胀、积聚,正虚血瘀水停)

患者代某,女,44 岁,农民。

【入院时间】 2017 年 2 月 20 日。

【主诉】 腹大胀满进行性加重 2 周。

【现病史】 患者于 3 个月前在某省级三甲医院发现乙型肝炎肝硬化、原发性肝癌,并行肿瘤切除术;近 2 周出现腹大胀满,经服中药及利尿剂效果不佳,为求进一步治疗,遂来我院。

【现在症】 腹大胀满,食欲缺乏,小便发黄,大便正常,双下肢水肿;舌质暗,苔腻微黄,脉弦滑数。

【既往史】 患者有慢性乙型肝炎、肝硬化病、原发性肝癌病史,目前口服阿德福韦酯抗病毒治疗。

【辅助检查】 白细胞(WBC)2.81×10^9/L,淋巴细胞数(LYMPH)0.53×10^9/L,中性粒细胞百分比(NEUT)75.8%,红细胞(RBC)3.32×10^{12}/L,血红蛋白(Hb)107.00 g/L,血小板(PLT)31.00×10^9/L;肝功能示天冬氨酸转氨酶(AST)43 U/L,总胆红素(TBil)33.4 μmol/L,直接胆红素(DBil)15.4 μmol/L,总胆汁酸(TBA)44.5 μmol/L,碱性磷酸酶(ALP)193 U/L,白蛋白(ALB)28 g/L,前白蛋白(PA)98 mg/L,视黄醇结合蛋白(RBP)8.13 mg/L;葡萄糖(GLU)7.41 mmol/L,腺苷脱氨酶(ADA)32.3 U/L;甲胎蛋白(AFP)正常;电解质正常;彩超检查提示肝癌术后,肝呈肝硬化超声改变,门静脉主干、左右分支及矢状部瘤栓形成,门静脉、肠系膜上静脉、脾门处脾静脉增宽,脾栓塞术后,脾大、部分脾实质呈栓塞后改变,胆囊炎并结石,腹腔大量积液。

【中医诊断】 臌胀,积聚。辨证:正虚血瘀水停证。

【西医诊断】 肝硬化(活动性,失代偿期)并腹水,门静脉高压。

【入院治疗】

(1)西医常规治疗:一级护理,告病重,完善相关检查;抗乙型肝炎病毒、护肝治疗、营养支持、扩容利尿、维持水电解质平衡。

(2)中医多途径给药治疗:以健脾益气、化瘀软坚、行气利水为基本治法。①中药口服:给予双味泽苓汤加减。黄芪45 g,茯苓45 g,白术30 g,盐车前子30 g$^{(包煎)}$,大腹皮30 g,猪苓25 g,泽兰20 g,冬瓜皮30 g,桂枝9 g,泽泻15 g,益母草18 g,葶苈子20 g$^{(包煎)}$,菝葜25 g,薏苡仁30 g,预知子15 g,蜂房6 g。3剂,机器煎药,每次200 mL,每日2次,口服。②中药逐水膏贴敷神阙穴:每日1次。

【结果】 治疗6周后,患者腹水逐渐消退,复查肝功能恢复正常,HBV DNA低于正常检测值下限;彩超提示腹水消失,显效出院。

【按语】 本例患者有乙型肝炎肝硬化、原发性肝癌手术史,既往口服阿德福韦酯抗乙型肝炎病毒治疗,此次出现腹大胀满不适,根据其症状、体征及检查结果,西医诊断为肝硬化、肝占位术后并腹水,中医诊断为臌胀、积聚。党中勤教授认为,本病主要由于感受湿热疫毒之邪,困遏脾胃,阻滞肝胆,导致肝失疏泄,脾失健运,肾失开阖,气、血、水停聚腹中而成本病。故治疗采用中西医结合、中医多途径给药治疗,中药给予经验方消鼓方随症加减,并配合逐水膏神阙穴贴敷,同时配合西医常规疗法,由于中西医合璧,药证相合,治疗得当,故能取得满意疗效。

(许向前)

十六、重型肝炎(急黄,湿热疫毒蒙蔽清窍)

患者秦某,男,38岁,农民。

【入院时间】 2003年5月9日。

【现病史】 患者于 3 周前出现发热恶寒,在当地医院按感冒治疗效果不佳,继而出现身、目、小便俱黄,且黄疸呈进行性加重,伴食欲缺乏、恶心、呕吐、大便秘结,近 2 日又出现神志不清,在当地某市级医院诊断为急性重型肝炎,已下病危通知,后转入我院求中西医结合治疗。

【现在症】 患者神志不清,躁动不安,抬入病房,身、目重度黄染,发热(38.2 ℃),恶心、呕吐,小便深黄,大便秘结;舌质暗红,苔黄腻,脉弦滑而数。

【既往史】 平素体健。

【体格检查】 全身皮肤黏膜重度黄染,全身浅表淋巴结未及肿大;肝掌(-),蜘蛛痣(-),巩膜重度黄染;双肺叩诊清音,双肺呼吸音清,未闻及干、湿啰音;心浊音界无扩大,心率 86 次/分,律齐,各瓣膜听诊区未闻及病理性杂音;腹部膨隆,腹壁静脉无曲张,肝脾肋下未触及,移动性浊音(+),肠鸣音正常。

【辅助检查】 肝功能示血清总胆红素 450 μmol/L,直接胆红素 199.4 μmol/L,丙氨酸转氨酶 1472 U/L,天冬氨酸转氨酶 176 U/L。凝血功能检查:凝血酶原活动度(PTA)36%;病原学检查:抗-HEV 阳性,余均阴性。彩超检查:肝实质呈弥漫性回声改变、胆囊壁水肿、中等量腹水。

【中医诊断】 急黄,臌胀。辨证:湿热疫毒蒙蔽清窍证。

【西医诊断】 病毒性肝炎,戊型,亚急性重型(中期)。

【治法与方药】

(1)西医常规治疗:特级护理,告病危,心电监护,完善相关检查;护肝治疗、营养支持、维持水电解质平衡;人工肝治疗。

(2)中医多途径给药治疗:以清热利湿、解毒通腑、醒脑开窍为基本治法。①中药口服:给予茵虎退黄方加减。茵陈 45 g,虎杖 30 g,赤芍 30 g,茯苓 30 g,猪苓 20 g,炒白术 20 g,郁金 20 g,车前子 30 g,栀子 12 g,大黄 9 g,玉米须 30 g。3 剂,机器煎药,每次 200 mL,每日 2 次,口服。②中药保留灌肠:醒脑灌肠方。生大黄 30 g,黄连 25 g,枳实 25 g,厚朴 15 g,大腹皮 45 g,乌梅 25 g。3 剂,机器煎药,每次 200 mL,每日 2 次,保留灌肠。③中成药静脉滴注:清开灵注射液 30 mL 加入 5% 葡萄糖溶液 250 mL 中,每日 2 次,静脉滴注。

【结果】 治疗 3 天后,患者神志清醒,大便通畅,体温正常,恶心呕吐止,能进少量流质饮食;继续中西医结合治疗 5 周;患者黄疸消退,肝功能恢复正常,痊愈出院。

【按语】 本例乃感受湿热疫毒之邪所致戊肝患者,曾在外院采用护肝治疗,效果不佳;考虑湿热疫毒炽盛,蒙蔽清窍,为急黄重症,故治疗上应采用中西医结合、中医多途径给药治疗,以尽快清除湿热疫毒之邪,恢复脏腑功能,使肝胆疏泄功能复常,脾胃运化得复;因治疗措施得当,中西医优势互补,故收到满意疗效。

(王宇亮)

十七、肝衰竭(急黄,湿热瘀毒)

患者吕某,男,年龄44岁,农民。

【入院时间】 2022年3月22日。

【主诉】 身、目黄染1个月,加重3天。

【现病史】 患者1个月前无明显诱因出现身、目黄染伴乏力,食欲缺乏,恶心,腹胀,就诊于许昌市某三甲医院,效果不佳,转入郑州市某省级三甲医院住院治疗,给予抗病毒、保肝、退黄、抑酸护胃、抗感染、人工肝血液置换等相关治疗,病情无明显改善。

【现在症】 神志清,精神差,身目小便重度黄染,乏力,食欲缺乏,恶心,腹胀,无呕吐,头晕,心慌,小便量可,大便正常;舌质暗,苔黄腻,脉弦滑。

【既往史】 有慢性乙型肝炎病史及饮酒史。

【辅助检查】

(1)实验室检查:肝功能示 TBil 424.3 μmol/L,DBil 346.2 μmol/L,ALT 88 U/L,TP 51.3 g/L,ALB 30.7 g/L,GGT 76 U/L,TBA 163.9 μmol/L,CHE 4.27 KU/L,PA 120 mg/L;急诊传染病定量检测示 qHBsAg 6817.000 COI,HBV DNA 定量检测示 6.64E+05 IU/mL;凝血功能检查示 PT 16.70 s、PTA 53.00%、INR 1.51;肿瘤标志物示 AFP 410.99 ng/mL,CA 125 280.40 U/mL,CA 199 38.22 U/mL。

(2)胸部、上腹部CT:①左肺及右下肺炎症,请结合临床;②左侧少量胸腔积液,双侧胸膜稍厚;③肝硬化、脾大,肝内钙化点;④少量腹水;⑤胆囊炎征象;⑥下腔静脉下段及右侧髂总静脉走行区结节状致密影。

【中医诊断】 黄疸,臌胀。辨证:湿热瘀毒证。

【西医诊断】 慢性乙型病毒性肝炎,慢加亚急性肝衰竭(早期)。

【入院治疗】

(1)西医常规治疗:特级护理,告病重,完善相关检查;抗乙型肝炎病毒、护肝治疗、营养支持、维持水电解质平衡;人工肝治疗。

(2)中医多途径给药治疗:以清热利湿、化瘀解毒为基本治法。①中药口服:给予茵虎退黄方加减。茵陈45 g,虎杖30 g,赤芍30 g,茯苓30 g,猪苓20 g,炒白术20 g,郁金20 g,丹参30 g,车前子30 g,栀子12 g,泽泻15 g,玉米须30 g。3剂,机器煎药,每次200 mL,每日2次,口服。②中药保留灌肠:退黄灌肠方。茵陈60 g,生大黄25 g,枳实25 g,厚朴15 g,赤芍45 g,虎杖45 g。3剂,机器煎药,每次200 mL,每日2次,保留灌肠。

【复查】 2022年5月13日:复查肝功能示 AST 44 U/L,总蛋白(TP) 55.0 g/L,ALB 28.9 g/L,TBil 56.7 μmol/L,DBil 35.7 μmol/L,TBA 83.4 μmol/L,CHE 2.62 KU/L,PA 88 mg/L,ADA 24.6 U/L;PTA 69.00%,TT 20.40 s。

【结果】 治疗7周后,患者黄疸消退,复查肝功能恢复正常,HBV DNA 低于正常检测值下限,彩超提示腹水消失,显效出院。

【按语】 本例乃感受湿热疫毒之邪所致乙型肝炎患者,曾在外院采用抗病毒、护肝治疗,效果不佳;考虑湿热疫毒炽盛,蒙蔽清窍,为急黄重症,故治疗上应采用中西医结合、中医多途径给药治疗,以尽快清除湿热疫毒之邪,恢复脏腑功能,使肝胆疏泄功能复常,脾胃运化得复;因治疗措施得当,中西医优势互补,故收到满意疗效。

(王宇亮)

十八、慢加急性肝衰竭(臌胀神昏,湿热瘀毒,蒙蔽清窍)

患者杨某,女,67岁,农民。

【入院时间】 2016年8月26日。

【现病史】 患者于2016年8月10日无明显诱因出现身、目、小便黄染,伴腹部胀满,在某市级医院检查:肝功能示 TBil 47.9 μmol/L,ALT 249 U/L,AST 189 U/L,GGT 47 U/L,ALP 188 U/L,LDH 309 U/L;HBV DNA 定量检测示 2.20E+08 IU/mL;乙肝五项定量示 HBsAg 298.83 ng/L,HBeAg 6.92PE IU/mL,HBcAb 4.27PE IU/mL。给予抗病毒(恩替卡韦0.5 mg/d)、保肝、降酶、退黄等治疗,病情无好转,遂来我院请中西医结合治疗。

【现在症】 身、目、小便黄染,腹胀,食欲缺乏,乏力,口苦,大便不畅;舌质暗,苔黄腻,脉弦滑数。

【既往史】 患者有乙型肝炎肝硬化腹水病史2年余,曾口服阿德福韦酯(10 mg/d)2年,HBV-DNA 转阴后自行停药4个月。

【辅助检查】

(1)入院后实验室检查:肝功能示 ALT 668 U/L,AST 641 U/L,ALB 29.1 g/L,TBil 133.9 μmol/L,DBil 78.0 μmol/L,TBA 167.2 μmol/L,ALP 237 U/L,GGT 106 U/L,CHE 3.04 KU/L,PA 18 mg/L,ADA 69.4 U/L;凝血功能检查示 PT 23.80 s,PTA 37.20%,INR 2.16,APTT 61.60 s;HBV DNA 定量检测示 9.131 E+002 IU/mL。

(2)彩超检查:提示肝实质弥漫性回声改变、萎缩性胆囊炎伴结石,脾大,大量腹水(10.5 cm)。

(3)入院第2天患者出现意识模糊,继而昏迷。复查肝功能示 ALT 234 U/L,AST 205 U/L,ALB 30.5 g/L,TBil 273.7 μmol/L,DBil 153.2 μmol/L,TBA 107.0 μmol/L,ALP 216 U/L,GGT 74 U/L,CHE 3.12 KU/L,PA 31 mg/L,ADA36.4 U/L;化验血氨示 AMON 74.80 μmol/L;凝血四项示 PT 29.40 s,PTA 27.90%,INR 2.68,APTT 83.50 s;TNF-α(化学发光法)示 609 pg/mL;IL-6(化学发光法)示 1000 pg/mL。

【中医诊断】 急黄,臌胀,神昏。辨证:湿热瘀毒,蒙蔽清窍证。

【西医诊断】 乙型病毒性肝炎,慢加急性肝衰竭(中期)。

【入院治疗】

(1)西医常规治疗:特级护理,告病危,心电监护,完善相关检查;抗乙型肝炎病毒、护肝治疗、营养支持、维持水电解质平衡;人工肝治疗。

（2）中医多途径给药治疗：以清热利湿、解毒通腑、醒脑开窍为基本治法。①中药口服：给予茵虎退黄方加减。茵陈45 g，虎杖30 g，赤芍30 g，茯苓30 g，猪苓20 g，炒白术20 g，郁金20 g，车前子30 g，丹参25 g，栀子12 g，石菖蒲10 g，大黄9 g，玉米须30 g。3 剂，机器煎药，每次200 mL，每日2次，口服。②中药保留灌肠：醒脑灌肠方。生大黄30 g，黄连25 g，枳实25 g，厚朴15 g，大腹皮45 g，乌梅25 g。3 剂，机器煎药，每次200 mL，每日2次，保留灌肠。

【结果】　治疗7周后，患者黄疸逐渐消退，复查肝功能及炎症细胞因子恢复正常，HBV DNA 定量检测低于正常检测值下限；彩超提示腹水消失，显效出院。

【按语】　本例患者有乙型肝炎肝硬化腹水病史2年余，既往口服阿德福韦酯，HBV DNA 定量检测结果转阴后自行停药4个月，致病毒学反弹，病情急剧恶化，在外院采用抗病毒、护肝治疗，病情仍持续加重；考虑湿热疫毒之邪"死灰复燃"，湿毒内蕴，蒙蔽清窍，发为臌胀神昏并急黄重症，故采用中西医结合、中医多途径给药、中医特色疗法与现代技术人工肝治疗，尽早清除湿热疫毒之邪，恢复肝胆疏泄之职、脾胃运化之能；因治疗措施得当，中西医相得益彰，故收到了满意疗效。

（李梦阁）

第五节　胆道疾病医案

一、慢性胆囊炎（胆胀，肝胃不和兼郁热）

患者申某，女，74岁，退休干部。

【初诊时间】　2018年5月10日。

【主诉】　右胁部胀痛不适伴胃脘部灼热感1个月余。

【现病史】　患者于1个月前出现右胁部胀痛不适，伴胃脘部灼热感，口苦口臭，曾在某三甲医院按胆囊炎治疗，口服消炎利胆片效果不佳，遂来我院诊治。

【现在症】　右胁部胀痛不适，胃脘部灼热感，口苦、口臭、口渴，时呕吐黄水，偶有头晕，饮食、睡眠尚可，二便正常；舌质淡红而暗，苔腻微黄，脉弦滑。

【既往史】　有乳腺癌手术史。

【辅助检查】　彩超检查提示胆囊壁增厚(4.1 mm)；检查胃功能正常。

【中医诊断】　胆胀，嘈杂。辨证：肝胃不和兼郁热证。

【西医诊断】　慢性胆囊炎，慢性胃炎。

【治法】　疏肝利胆，清热和胃。

【方药】 利胆和胃方加减。

广金钱草 60 g，青皮 15 g，麸炒枳壳 15 g，醋延胡索 18 g，木香 12 g，醋郁金 15 g，蒲公英 25 g，茵陈 18 g，生薏仁 30 g，葛根 25 g，芦根 18 g，炒内金 15 g，炒莱菔子 18 g，沉香曲 6 g，生甘草 6 g。7 剂，每日 1 剂，水煎分服。

【二诊】 2018 年 5 月 17 日。患者右胁胀痛减轻，偶觉烧心，饮食、睡眠可，二便正常；舌质淡红而暗，苔腻微黄，脉弦而滑。中药守上方去葛根、芦根，加栀子 10 g、白及 10 g，以利胆、清胃、和中。7 剂，每日 1 剂，水煎分服。

【三诊】 2018 年 5 月 24 日。患者偶觉烧心，口干口苦，口中异味，饮食、睡眠可，大便稍溏，小便可；舌淡红而暗，苔微黄腻，脉弦而滑。患者胆胀症状消失，目前主要表现为肝胃郁热之象，故治疗给予疏肝和胃清热为法，方药以理中和胃方加减：陈皮 15 g，姜半夏 12 g，海螵蛸 25 g，浙贝母 15 g，煅瓦楞子 30 g，煅蛤壳 30 g，茵陈 25 g，蒲公英 30 g，苍术 12 g，炒内金 18 g，炒莱菔子 25 g，黄芩 12 g，栀子 10 g。7 剂，每日 1 剂，水煎分服。

【四诊】 2018 年 5 月 31 日。患者偶觉反酸，烧心，大便稍溏；舌淡红而暗，苔微黄腻，脉弦滑。方药守上方加炒白术 20 g、黄连 6 g、吴茱萸 3 g，以制酸和胃、健脾止泻。7 剂，每日 1 剂，水煎分服。

【五诊】 2018 年 6 月 7 日。患者症状消失，饮食、睡眠可，二便正常；舌淡红稍暗，苔薄白微腻，脉弦而滑。方药守上方 7 剂，每日 1 剂，水煎分服，以巩固治疗。

【按语】 本例为老年女性患者，平素情绪不佳，肝郁气滞，失于疏泄，气机不畅，不通则痛，肝脉布两胁，故见右胁胀痛；肝气犯胃，肝胃不和则出现胃中嘈杂不适、有灼热感；肝失疏泄致胆汁排泄不畅，不降反逆出现口苦、呕吐黄水等症。根据其症、舌、脉表现，党中勤教授诊断为胆胀、嘈杂，辨证为肝胃不和兼郁热证，治疗以疏肝利胆、清热和胃为法，首诊方选利胆和胃方加减。二诊时患者右胁胀痛减轻，口渴、口臭消失，仍有烧心感觉，中药首诊方去葛根、芦根，加栀子、白及以利胆、清胃、和中；三诊时患者胆胀症状消失，主要表现为烧心、口干口苦、口中异味等肝胃郁热之象，故治疗给予疏肝和胃清热，方药以理中和胃方加减；四诊时患者偶觉反酸、烧心、大便稍溏，汤药则加入炒白术、黄连、吴茱萸以制酸和胃、健脾止泻；五诊时患者诸症消失，继续口服中药 1 周以巩固治疗。本例既用利胆和胃方以疏肝利胆、理气止痛、清热和胃；又用理中和胃方以疏肝理气、清解郁热、制酸和胃；两种治法分步使用，体现了党中勤教授谨遵仲景"知犯何逆，随证治之"之经旨，临证能够圆机活法，辨证施治，每每药证相符，故能取得满意疗效。

（刘晓慧）

二、慢性胆囊炎、胆石症（胆胀，肝胆湿热兼血瘀）

患者贾某，女，45 岁，自由职业。

【初诊时间】 2018 年 10 月 23 日。

【主诉】 右胁疼痛不适 2 年余，加重 2 周。

【现病史】 患者近 2 年来右胁疼痛不适间断发作,每因生气或进食油腻食物后加重,在当地县级医院查彩超提示"胆囊炎",给予中、西药物治疗,效果不佳,近 2 周来因饮食不当后右胁疼痛加重,经服"消炎利胆片、清肝利胆口服液"等药不效,遂来我院请党中勤教授诊治。

【现在症】 右胁疼痛不适,口干苦,烧心,食欲缺乏,厌油腻,夜寐可,大便偏干,3 天行 1 次,小便偏黄;舌质淡红而暗,苔厚腻微黄,脉弦滑。

【既往史】 有慢性胆囊炎病史。

【辅助检查】 肝胆脾胰彩超提示胆囊壁增厚(3.5 mm),胆囊内有泥沙样沉积物。

【中医诊断】 胆胀。辨证:肝胆湿热兼血瘀证。

【西医诊断】 胆囊结石,胆囊炎。

【治法】 清利肝胆湿热,佐以活血化瘀。

【方药】 利胆排石方加减。

广金钱草 60 g,青皮 15 g,枳壳 15 g,木香 12 g,延胡索 15 g,郁金 15 g,醋莪术 15 g,栀子 12 g,黄芩 12 g,炒苍术 12 g,鸡内金 18 g,焦三仙各 15 g,炒麦芽 15 g,酒大黄 6 g,玉米须 30 g。7 剂,每日 1 剂,水煎分服。

【二诊】 2018 年 10 月 30 日。患者症状明显减轻,偶有恶心欲呕症状;舌质淡红稍暗,苔腻微黄,脉弦滑。中药守上方去酒大黄,加生白术 25 g、竹茹 10 g。7 剂,每日 1 剂,水煎分服。

【三诊】 2018 年 11 月 6 日。患者症状消失,饮食、睡眠可,二便正常;舌质淡红稍暗,苔腻微黄,脉弦滑。复查彩超提示胆囊壁欠光滑,胆囊内未见沉积物。继续口服药治疗 2 周以巩固疗效。中药调整如下:广金钱草 30 g,陈皮 15 g,枳壳 12 g,木香 10 g,延胡索 15 g,郁金 15 g,醋莪术 10 g,栀子 10 g,炒苍术 10 g,鸡内金 18 g,焦三仙各 15 g,玉米须 25 g。14 剂,每日 1 剂,水煎分服。

【结果】 2 个月后随访患者未诉明显不适,复查肝胆脾胰彩超正常。

【按语】 本案系中年女性,平素性情急躁易怒,且饮食不规律,常未食早餐,夜间加餐,则肝之疏泄功能失常。而肝胆互为表里,生理上密切相关,病理上相互影响,且胆汁乃肝之余气所生,肝失疏泄,则胆汁的分泌及排泄受阻,日久发为本病。胆汁不能正常排入肠道,则脾胃运化及腐熟功能失常,出现纳食欠佳等消化不良症状。肝胆郁滞及脾胃运化失常日久,则易生湿热,出现口干口苦、烧心、小便色黄等症状,舌苔厚腻微黄均为湿热之象。湿热煎灼胆汁日久,易生砂石,出现本案中胆囊内泥沙样结石表现;气滞日久,易由气及血,出现舌质偏暗瘀血之象。根据临床症状及彩超等影像学检查,该病易于诊断。临床上本病当与慢性胃炎、消化性溃疡、慢性胰腺炎、心绞痛等相鉴别。通过四诊合参,辨证为肝胆湿热兼血瘀之证。治疗上给予清利肝胆湿热,佐以活血化瘀之法。党中勤教授采用其经验方利胆排石方加醋莪术、焦三仙、炒麦芽、黄芩、栀子、炒苍术。全方共奏疏肝利胆、通腑止痛、健胃消食之效。

(潘会珍)

三、胆石症（胁痛、黄疸，肝胆湿热）

患者王某，男，45 岁，农民工。

【入院时间】 于 2002 年 2 月 23 日。

【主诉】 间断性右胁胀痛 4 年，再发并加重伴身、目黄染 1 周。

【现病史】 患者 4 年前因右胁胀痛在当地医院按"胃痛"治疗，效果不佳，后在当地县人民医院做 B 超提示：胆囊萎缩，口服中西药（具体不详），治疗后胆囊萎缩好转。2000 年复查 B 超后诊断：胆囊结石，后右胁胀痛间断发作，疼痛向左肩背放射。在郑州某三甲医院检查 B 超后诊断：胆囊多发结石；双肾多发结石；右肾囊肿；前列腺体积增大伴小结石；胆囊萎缩并慢性胆囊炎。在门诊多次间断治疗，用药后效果欠佳。近 1 周来，患者右胁胀痛加重，并出现身目小便俱黄，在郑州某三甲院做 B 超提示：胆囊积液并沉积物；肝外胆管扩张并胆管内沉积物；准备住院手术治疗。因患者恐惧手术，经朋友介绍，来我院求中医药治疗。

【现在症】 神志清，精神差，右胁胀痛，痛引肩背，口苦咽干，腹胀，食欲缺乏，睡眠差，身、目、小便俱黄，色泽鲜明，便秘；舌质暗，苔黄腻，脉弦滑数。

【既往史】 "心肌缺血"病史 4 年，未予系统治疗，无手术外伤史，否认肝炎、结核等传染病史。

【过敏史】 否认药物及食物过敏史。

【体格检查】 面黄，全身皮肤黏膜中度黄染，腹部平坦，右上腹及剑突下有压痛，无反跳痛，肝脾肋下未触及，肝区叩击痛阳性，墨菲征阳性，移动性浊音阴性，肠鸣音减弱，双肾区无叩击痛，脊柱四肢无畸形，双下肢轻度水肿。

【辅助检查】 实验室检查：WBC $6.7×10^9$/L，RBC $4.48×10^{12}$/L，Hb 144 g/L。肝功能示：总胆红素 109 μmo/L，直接胆红素 57.4 μmo/L，丙氨酸转氨酶 354 U/L，天冬氨酸转氨酶 82 U/L，碱性磷酸酶 139.5 U/L，γ-谷氨酰转移酶 206.7 U/L。B 超检查：提示胆囊增大，胆囊结石，胆总管下段多发结石，肝内胆管扩张。心电图检查：未见异常。

【中医诊断】 胁痛，黄疸（阳黄）。辨证：肝胆湿热证。

【西医诊断】 胆石症，胆囊炎，胆汁性淤积性肝炎。

【入院治疗】

（1）西医常规治疗：一级护理，完善相关检查；护肝及对症治疗。

（2）中医多途径给药治疗：以清热利湿，利胆退黄为基本治法。①中药口服：给予大柴胡汤加减。柴胡 15 g，黄芩 15 g，枳实 15 g，姜半夏 12 g，赤芍 18 g，郁金 15 g，大黄 12 g，虎杖 20 g，金钱草 30 g，茵陈 25 g，木香 10 g，醋延胡索 15 g，炒鸡内金 20 g，炒莱菔子 25 g，桃仁 10 g，玉米须 25 g。3 剂，每日 1 剂，水煎分服。②中药保留灌肠：中药退黄灌肠液。茵陈 60 g，生大黄 25 g，枳实 25 g，厚朴 15 g，赤芍 45 g，虎杖 45 g。每日 1 剂，水煎，每次 200 mL，每日 1 次，保留灌肠。

【结果】 住院治疗 24 天，复查肝功能正常，彩超提示胆囊及胆总管结石消失，患者痊愈出院。

【按语】 患者有胆囊结石病史4年,经中西药治疗效果不佳;入院前2周右胁胀痛加重,伴口苦咽干,腹胀,食欲缺乏,身、目、小便俱黄,色泽鲜明,便秘。党中勤教授综合患者症、舌、脉表现,诊断为胁痛、黄疸,中医辨证考虑为少阳阳明合病,系湿热阻滞肝胆,煎熬胆液成石,结石、湿热之邪阻滞胆腑,影响肝胆疏泄,胆汁排泄异常,不循常道,外溢肌肤而成黄疸。治疗采用辨证与辨病相结合、内治与外治相结合,中药汤药给予大柴胡汤加减,并配合中药退黄灌肠液保留灌肠,中医多途径给药治疗;鉴于患者肝功能异常,并加用护肝药物治疗。由于方证相合、药症相符,故取得了非常满意的临床疗效。

（曹　鑫）

四、胆石症（胁痛、黄疸,肝胆湿热）

患者崔某,女,72岁,农民。

【初诊时间】 2018年8月6日。

【主诉】 间断右胁肋部疼痛1年。

【现病史】 患者1年前无明显诱因出现右胁肋部、右肩背部疼痛,曾于他院就医,诊断为"胆结石",经用中西药物治疗（具体治疗不详）,效差,遂来我院请党中勤教授诊治。

【现在症】 右胁肋部疼痛,牵引右肩背部,腰痛,伴恶寒,饮食一般,大便溏,小便正常,夜眠可;舌质淡红而暗,苔黄腻,脉弦滑。

【既往史】 既往有高血压、脑梗死病史。

【辅助检查】 彩超检查提示胆囊壁增厚(4 mm),胆囊内强回声(25 mm×17 mm),后伴声影。

【中医诊断】 胁痛,黄疸。辨证:气滞血瘀兼湿热内蕴证。

【西医诊断】 胆石症,胆囊炎。

【治法】 疏肝行气,活血祛瘀,清热利湿。

【方药】 利胆排石方加减。

金钱草60 g,青皮15 g,枳壳15 g,木香12 g,醋延胡索18 g,醋郁金15 g,徐长卿30 g,鸡矢藤30 g,沉香4 g,炒鸡内金30 g,狗脊15 g,乌药10 g,炒莱菔子25 g,香橼10 g。14剂,每日1剂,水煎分服。

【二诊】 2018年8月20日。患者胁痛、恶寒、腰痛等症状明显减轻,脘腹胀满,饮食可,大小便正常;舌质淡红稍暗,苔腻微黄,脉弦滑。中药予上方去狗脊、乌药,加天麻15 g,焦山楂、焦神曲、焦麦芽各15 g。14剂,每日1剂,水煎分服。

【三诊】 2018年9月13日。患者症状消失,饮食、睡眠可,二便正常;舌质淡红稍暗,苔腻微黄,脉弦滑。中药调整如下:金钱草30 g,青皮12 g,枳壳15 g,木香10 g,醋延胡索15 g,醋郁金15 g,徐长卿18 g,鸡矢藤25 g,炒鸡内金20 g,炒莱菔子20 g,玉米须20 g。14剂,每日1剂,水煎分服。

同时嘱患者注意饮食、精神等方面的调摄,保持良好心态,早餐必吃,忌暴饮暴食,适量运动。

【按语】 本案诊断为胁痛、黄疸,属于气滞血瘀兼湿热内蕴证。因肝气失于条达,郁阻于胁络,故出现胁肋疼痛;气属无形,时聚时散,走窜不定,循经放射至后腰背,出现右腰不适;气机郁结与情志变化密切相关,故疼痛会随患者情绪变化而有所增减;肝气横逆,侵犯脾胃,故患者饮食一般,大便溏;肝气郁结,气滞日久而成瘀,导致血管内形成栓塞,舌质暗、舌苔黄腻、脉弦滑均是肝胆湿热之象。党中勤教授用自拟利胆排石方去海金沙,加徐长卿、鸡矢藤、沉香曲、狗脊、乌药、炒莱菔子、香橼来治疗。徐长卿既活血止痛、利水消肿,又能行散温通,故能祛风散寒除湿、活血止痛,药理研究表明,其有镇痛、镇静和消炎等作用,党中勤教授在临床治疗各类疼痛时常加此药;鸡矢藤有祛风除湿解毒、消食散瘀止痛之功效,与徐长卿配合可以治疗多种疼痛;沉香曲具有疏肝和胃之效,常用于治疗表邪未尽,肝胃气滞;狗脊强腰膝、祛风湿、固肾气;乌药行气止痛,温肾散寒,与狗脊相伍温肾阳、祛风散寒,乌药又能加强全方行气止痛之效;莱菔子炒用具有消食下气化痰之功,消食下气以助通降;香橼有疏肝理气、健胃宽中、行气化痰之功,与沉香配合以增强全方疏肝理气和胃之功。复诊时患者自诉胁痛、腰痛、恶寒等症状明显好转,饮食可,大小便正常,仅腹胀满。党中勤教授予上方去狗脊、乌药,加天麻15 g以降血压,焦山楂、焦神曲、焦麦芽各15 g加强健脾消食和胃之力。上药合用,起到疏肝利胆、清热利湿、消石排石、行气消食通腑、活血化瘀止痛的作用。全方从肝入手,立足疏肝行气利胆,促使肝胆恢复正常疏泄功能,气机升降复于正常,可解除对脾胃和血行的影响,使脾胃功能恢复,血行通畅,则机体逐步恢复正常的生理功能,疾病得愈。

(梁慕华)

五、胆囊息肉(胆胀,肝郁气滞兼湿热瘀阻)

患者张某,男,32 岁,农民。

【初诊时间】 2017 年 12 月 6 日。

【主诉】 间断右胁肋胀满不适半年,加重 3 天。

【现病史】 患者近半年来出现有胁部胀满不适,未经治疗;3 天前因情志不遂,感觉右胁肋胀满不适加重,伴脘腹胀满,于今日来诊。

【现在症】 右胁肋胀满不适,脘腹胀满,口干口苦,急躁易怒,食欲缺乏,睡眠差,小便可,大便黏滞不爽,每日 1 次;舌质淡红,苔薄腻微黄,脉弦滑。

【既往史】 平素性情急躁易怒,饮酒偏多。

【辅助检查】 彩超检查提示胆囊壁毛糙,胆囊息肉样变(4 mm×3 mm)。

【中医诊断】 胆胀。辨证:肝郁气滞兼湿热瘀阻。

【西医诊断】 慢性胆囊炎,胆囊息肉。

【治法】 疏肝理气,利湿清热,化瘀散结。

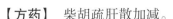

【方药】 柴胡疏肝散加减。

柴胡 15 g,枳实 15 g,白芍 15 g,郁金 15 g,川芎 10 g,青皮 10 g,金钱草 30 g,厚朴 10 g,延胡索 15 g,木香 9 g,莪术 12 g,蜂房 5 g,薏苡仁 30 g,虎杖 30 g,玉米须 30 g。7 剂,每日 1 剂,水煎分服。

【二诊】 2017 年 12 月 11 日。服药 7 剂后,右胁肋胀满不适好转,大便调。上方去厚朴、青皮,加茯苓 18 g、白术 18 g。14 剂,每日 1 剂,水煎分服。

【三诊】 2017 年 12 月 25 日。服药 3 周后,患者主症消失,复查彩超,胆囊壁厚 2 mm,光滑,囊内未见异常回声。中药继续口服以巩固疗效,并调整如下:柴胡 12 g,枳实 12 g,白芍 15 g,郁金 15 g,川芎 10 g,陈皮 10 g,金钱草 30 g,延胡索 15 g,木香 9 g,莪术 12 g,薏苡仁 30 g,茯苓 18 g,白术 18 g,炒鸡内金 15 g,炙甘草 6 g。14 剂,每日 1 剂,水煎分服。

【按语】 本病患者为青年男性,平素性情急躁,此次因情志不遂发病,肝失条达,疏泄不利,则气阻血络,发为胆胀。气机不畅,湿瘀内阻,胆腑失于通降,胆汁疏泄不畅,日久壅滞脉络,胆汁、湿浊、瘀血积于胆腑则成息肉。肝气郁久化火,熏蒸胆腑,上泛于口则口干口苦。病机总属肝郁气滞,湿热瘀血内阻。治疗当疏肝理气,利湿清热,化瘀散结。方中柴胡辛行苦泻,调达肝气,系疏肝要药;郁金、虎杖辛散苦泻,行气活血,清肝胆湿热;枳实、厚朴、青皮宽中理气,疏肝解郁,利胆通腑;莪术、蜂房破气消瘀散结;金钱草清利肝胆湿热,引邪外出;白芍健脾柔肝,防辛苦之品耗伤肝阴。全方疏肝兼顾补阴,理气兼顾利胆,利湿化瘀兼用。二诊,患者右胁胀满减轻,大便通,气机畅,原方去厚朴、青皮以防过用理气之品耗伤肝阴,加白术、茯苓健脾化湿,顾护脾胃。三诊诸症消失,中药调整以疏肝健脾、利湿清热、化瘀利胆为法以巩固疗效,纵观本案以辨证施治为主,同时病、证、症结合,方证对应,故能取得满意疗效。

(钤培国)

六、胆囊切除术后综合征(胁痛,肝郁脾虚兼气滞血瘀)

患者刘某,女,39 岁,职工。

【初诊时间】 2022 年 5 月 19 日。

【主诉】 右上腹疼痛不适 2 个月余。

【现病史】 患者于 2 个月以前出现右胁胀痛,在当地市级医院检查后诊断为胆囊结石并行胆囊切除术,术后右胁部仍觉胀痛不适,胃脘部嘈杂,食欲缺乏,便溏,遂来我院请中医治疗。

【现在症】 右胁胀痛,牵引后背,口苦,偶有烧心,反酸,食欲缺乏,夜寐欠安,腹胀,遇冷后大便溏泄;舌质稍暗,舌面有瘀点,苔白腻,脉弦滑。

【既往史】 有胆囊结石、胆囊切除术病史。

【辅助检查】 彩超提示胆囊切除术后,胆总管轻度扩张。

【中医诊断】 胆胀,嘈杂。辨证:肝郁脾虚兼气滞血瘀证。

【西医诊断】　胆囊切除术后综合征,慢性胃炎。

【治法】　疏肝健脾,理气化瘀,止痛。

【方药】　利胆和胃方加减。

广金钱草 30 g,陈皮 12 g,炒枳壳 15 g,木香 10 g,醋延胡索 15 g,醋郁金 15 g,半边莲 25 g,茯苓 25 g,炒白术 20 g,鸡矢藤 20 g,炒鸡内金 20 g,姜黄 10 g,麦芽 20 g,炒莱菔子 20 g,白及 10 g,炙甘草 6 g。7 剂,每日 1 剂,水煎分服。

【二诊】　2022 年 5 月 26 日。患者症状减轻,纳食可,睡眠改善,大便溏泄;舌质稍暗,苔白腻,脉弦滑。汤药守上方加炒薏苡仁 20 g、炒白扁豆 25 g 以健脾化湿止泻。7 剂,每日 1 剂,水煎分服。

【三诊】　2022 年 6 月 2 日。患者病情稳定,饮食、睡眠可,二便调;舌质稍暗,苔白腻,脉弦滑。中药继续守上方治疗。7 剂,每日 1 剂,水煎分服。

【四诊】　患者症状消失,饮食、睡眠可,二便正常;舌质淡红稍暗,苔薄白,脉弦滑。方药调整如下:广金钱草 25 g,陈皮 12 g,炒枳壳 12 g,木香 10 g,醋延胡索 15 g,醋郁金 15 g,茯苓 25 g,炒鸡内金 20 g,鸡矢藤 25 g,醋莪术 10 g,炒谷芽 25 g,焦麦芽 20 g,炙甘草 6 g。7 剂,每日 1 剂,水煎分服。

【五诊】　2022 年 6 月 9 日。患者无明显症状,舌质稍暗,苔薄白,脉弦而滑。中药汤药守上方继续口服 7 剂以巩固疗效,浓煎;并给予参苓白术胶囊 2 盒,每次 4 粒,每日 3 次,口服,健脾止泻,防止腹泻复发。

【按语】　胆囊切除术后综合征(PCS)系由于胆囊切除术后所出现的与胆系病变有关的临床症候群,主要表现为右季肋部疼痛不适,可伴有食欲不振,腹胀、腹泻等症状。根据本病的临床表现,本病可归属中医学"胆胀""胁痛"等疾病范畴。党中勤教授认为胆胀,胆是言体,胀是言病,胆囊胀大之义,病位虽然在胆,但是与肝脾胃功能的失调亦密切相关。胆腑内藏精汁,若胆道通降功能正常,在肝胆疏泄作用下,胆液经胆道排入肠中,助脾胃腐熟消化水谷。若因饮食偏嗜,忧思暴怒,外感湿热,胆石等原因导致胆腑气机郁滞,或郁而化火,胆液失于通降即可发生胆胀。其基本病因病机为肝胆气机紊乱和整体功能失调是发病的内因,而饮食失节、情志刺激等因素是本病的外因。本病发病后,病机发展变化多端,常是气郁、湿热和实结 3 个病理环节互相兼夹,互相转化,并多反复发作,迁延缠绵。本例患者因胆囊结石行胆囊切除术,消化功能减弱,首诊党中勤教授辨证为肝郁脾虚兼气滞血瘀证,治疗给予疏肝健脾、理气化瘀、止痛,方选经验方利胆和胃方加减;二诊患者右胁胀痛减轻,大便溏泄,故方中加入炒薏苡仁、炒白扁豆以健脾化湿止泻;三诊患者病情稳定,继续守方治疗;四诊、五诊患者症状消失,均给予疏肝健脾、化湿止泻之剂,并序贯给予参苓白术胶囊口服以健脾止泻,防止腹泻复发。利胆和胃方(利胆排石方)是党中勤教授根据慢性胆囊炎、胆囊切除术后综合征的病因病机及临床特点,参考众多名家经验,并结合自己多年的临床体会,研制出治疗慢性胆囊炎、胆囊切除术后综合征的经验效方,药物组成为:广金钱草、青皮、枳壳、木香、醋延胡索、郁金、鸡内金、酒大黄、玉米须等。方中广金钱草清利肝胆湿热,排石退黄;青皮归肝胆胃经,味辛苦性温,具疏肝破气、消积化滞之效,二者共为君药;枳壳破气宽中除胀、化痰除积;木香行气止痛、健脾消食;醋延胡索行气、活血、止痛;郁金行气解郁、利胆退黄、破血消瘀,四者共为臣药;鸡内金健胃消食,酒大黄通腑降浊,二者共为佐药;玉米须清利肝胆湿热,引药入胆,为佐使药。全方共奏疏肝利胆、通腑止痛、健胃消食之效。临床上根据慢性胆囊炎的具体临床表现,若辨证属于肝郁气滞证者,加柴胡、香附;肝郁脾虚证者,加茯苓、白术;肝胆湿热证者,加溪黄草、龙胆草;瘀血阻络证者,加莪术、姜黄;肝阴不足证者,加白芍、当归。在辨证与辨病治疗的基础上,还需针对患者的主要症状进行灵活加减用药,如胁痛较甚者,加徐长卿、鸡矢藤;痛引后背者,加姜黄、路路通;脘腹胀满者,加厚朴、炒莱菔子、大腹皮;食欲缺乏,加焦三仙、炒谷芽;大便溏泻者,加炒薏苡仁、车前子、泽泻;恶心呕吐者,加姜半夏、姜竹茹、紫苏梗;口苦明显者,加黄芩、栀子;大便干结者,加火麻仁、芒硝、决明子。纵观本例诊疗过程,党中勤教授可谓精准辨证施治,同时病、证、症结合,药症相符,故取良效。

(曹　鑫)

第六节　胰病医案

一、重症急性胰腺炎(胰瘅,湿热中阻兼瘀毒内结)

患者杨某,男,59岁,干部。

【入院时间】　2015年10月6日02时14分。

【主诉】　腹痛、腹胀伴呕吐4小时。

【现病史】　4小时前饮酒、饮食不当后出现腹痛,呈持续性加重,伴腹胀、恶心、呕吐,呕吐物为胃内容物,遂来我院急诊科就诊,急诊医师检查后以"腹痛、急性胰腺炎"收入我科。

【现在症】　神志清,精神差,表情痛苦,体态适中,查体合作,推入病房;腹痛,呈持续性加重,伴腹胀、恶心、呕吐,便秘;舌质暗红,苔黄厚腻,脉沉弦。

【既往史】　2012年行心脏支架植入术;有高血压病史3年,平素规律口服降压药及肠溶阿司匹林,血压控制尚可;否认"糖尿病"等其他慢性病史;否认肝炎、结核等传染病史。

【个人史】　生长于原籍,否认疫区、疫地、疫情、疫水接触史,无矿山、牧区、高氟区、低碘区居住史;平素嗜烟酒。

【婚育史】　适龄结婚,爱人及女儿均健康。

【家族史】　否认有家族遗传病史。

【过敏史】 否认食物及药物过敏史。

【体格检查】 腹部稍膨隆,腹肌紧张,上、中腹部压痛明显,无反跳痛,肝脾肋下未触及,墨菲征阳性,腹部叩诊呈鼓音,移动性浊音弱阳性,肝区叩击痛阴性,双肾无叩击痛,肠鸣音消失。

【辅助检查】

(1)实验室检查:血常规示 WBC $18.64×10^9$/L、中性粒细胞百分比92%。急查胰腺功能:血淀粉酶1300 U/L,血脂肪酶1220 U/L。肝功能:ALT 496 U/L,AST 876 U/L,ALP 115 U/L,GGT 720 U/L,TBil 23.0 μmol/L,DBil 9.2 μmol/L。

(2)上腹部 CT 检查:提示急性胰腺炎,胰腺肿大渗出合并感染,腹腔少量积液,胆总管及胆囊结石伴胆管扩张、胆囊炎。

【中医诊断】 胰瘅,肝著,胆胀,胸痹,风眩。辨证:湿热中阻兼瘀毒内结,腑气不通。

【西医诊断】 重症急性胰腺炎,急性肝损伤,高血压病 3 级(极高危),急性胆囊炎,胆总管、胆囊结石,胆道梗阻,冠心病,心脏支架植入术后。

【入院治疗】

(1)西医常规治疗:特级护理,告病重,心电监护,禁食水,胃肠减压,完善相关检查;抑酸、抑酶、保护胃黏膜、抗感染、护肝保肾、抗感染、营养支持、维持水电解质平衡。

(2)中医多途径给药治疗:以泄热通腑,行气导滞,荡涤肠胃积热为基本法。①中药口服:Ⅰ.清胰利胆方加减。金钱草45 g,枳实15 g,厚朴12 g,木香12 g,醋延胡索15 g,柴胡15 g,败酱草30 g,芒硝9 g（冲服）,半边莲30 g,鸡矢藤30 g,蒲公英30 g,丹参30 g,鸡内金20 g,桃仁10 g。3 剂,机器煎药,每次 200 mL,每日 2 次,口服。Ⅱ.生大黄30 g,加开水100 mL 浸渍,每日分 3 次,口服。②中药保留灌肠:通腑灌肠方。大黄30 g,枳实25 g,厚朴25 g,大腹皮30 g,黄芩20 g,黄连15 g,桃仁15 g。3 剂,机器煎药,每次 200 mL,每日 2 次,保留灌肠。③中药塌渍:芒硝1000 g,研成细粉,装入专用外敷药袋,大小以能覆盖腹部为宜;用时将装有芒硝的外敷药袋均匀的敷于患者腹部,待芒硝结晶变硬后及时更换。

【3 天后复查相关实验室指标】 血常规:WBC $18.98×10^9$/L,NEUT 89.6%,RBC $4.94×10^{12}$/L,Hb 150 g/L,PLT $177×10^9$/L,降钙素原(PCT) 0.48 ng/mL。C 反应蛋白(CRP)>160 mg/L。血淀粉酶:420 U/L。尿淀粉酶:1178 U/L;脂肪酶1080 U/L。肝功能:ALT 329 U/L,AST 138 U/L,ALP 130 U/L,GGT 880 U/L,TP 58.3 g/L,ALB 28.1 g/L,TBil 18.0 μmol/L,DBil 8.1 μmol/L,非结合胆红素(IBil) 9.9 μmol/L。电解质:钾 3.68 mmol/L,钠 134 mmol/L,钙 1.72 mmol/L,磷 0.63 mmol/L。

【进一步治疗】

(1)继续给予西医常规疗法:吸氧,加强机械深度排痰、促进痰液引流;因全身炎症反应及脏器多功能损害进行性加重,给予床旁血液净化治疗;加强抗感染、抑酸、抑酶、保护胃黏膜、抗炎、抗氧化、保护肝肾等重要脏器功能;营养支持、积极补充蛋白质、电解质,维持内环境稳定。

（2）中医多途径给药治疗：继续给予中药口服、灌肠、芒硝塌渍。

【4周后复查相关实验室指标】 复查血常规提示正常。肝功能：ALT 46 U/L，AST 52 U/L，ALB 38 g，TBil 8.8 μmol/L，DBil 3.3 μmol/L。肾功能、电解质、胰腺功能、尿淀粉酶检查均未见异常。上腹部CT平扫示：原胰腺炎治疗后；胆囊结石并胆囊炎。

【结果】 经过中西医结合治疗5周，患者病情逐渐稳定，症状消失，临床治愈出院。

【按语】 急性胰腺炎（AP）是消化系统常见的急危重症，总死亡率约5%，其中重症急性胰腺炎（SAP）患者病死率更高，已成为严重危及我国人民健康和生命的重大疾病之一。AP病情进展迅速，特别是进展到SAP阶段，常并发全身炎症反应综合征及多器官功能障碍，病死率高达20%。疾病过程中体内大量炎性介质失控释放，会诱发多个胰外器官的损伤。2013年美国亚特兰大国际AP专题研讨会对AP的分类进行了修订，将急性胰腺炎按照临床表现和预后的不同，分为以下3类：轻症AP（MAP）、中度重症AP（MSAP）及重症AP（SAP）。根据SAP的临床表现将其归属于中医学"胰瘅""腹痛""脾瘅""脾热病"等范畴。党中勤教授认为，SAP的基本病机为湿、热、瘀、毒互结，治疗应以清热利湿、化瘀解毒、通腑止痛为法。本例患者有胆石症、高血压、冠心病等多种疾病，且嗜烟酒，素体湿热内蕴；此次饮酒、高脂饮食后发病，湿热瘀毒阻滞胰胆，气机不畅，腑气不通，故发为胰瘅重症；党中勤教授首诊辨证为湿热中阻、瘀毒内结、腑气不通；治疗上明确指出本病须中西医合璧、联合救治。西医给予常规疗法，中医采用多途径给药治疗，中药汤剂予清胰通腑、利湿清热、解毒化瘀、通腑止痛之清胰利胆方，同时配合中药芒硝塌渍、中药通腑灌肠方保留灌肠，经中西医结合、中医多途径给药治疗，患者病情逐渐稳定，并终获痊愈。对于急危重症的治疗，党中勤教授强调中医辨证与辨病相结合、内治与外治相结合、中医特色疗法与现代技术相结合、中西医结合以及多学科会诊（MDT），方能最大限度提高临床疗效。本案因治疗原则正确，措施得当，药证相符，故取得了非常满意的疗效。

（党志博）

二、中度重症急性胰腺炎（胰瘅，湿热瘀毒阻滞）

患者李某，男，46岁，职工。

【入院时间】 2015年12月10日。

【现病史】 患者于2小时前无明显诱因出现腹部疼痛，以左中腹疼痛为著，疼痛呈持续性，门诊以"腹痛、急性胰腺炎"收入病房。

【现在症】 神志清，精神差，痛苦面容，左中上腹部疼痛，呈持续性，伴恶心，食欲缺乏，小便黄，大便不畅，夜寐欠佳；舌质暗稍红，苔黄腻，脉弦滑稍数。

【既往史】 有高脂血症病史，间断服用降脂药物（具体不详），血脂控制不理想；4年前曾因胰腺炎于我科住院治疗后痊愈；2015年3月因急性胆囊炎于某省级三甲医院行腹腔镜下胆囊切除治疗。

【体格检查】　上腹部疼痛位置固定,压痛明显,无转移性疼痛,局部腹肌轻度紧张。

【辅助检查】

(1)实验室检查:入院后查血淀粉酶 627 U/L,血脂肪酶 1880 UL;尿淀粉酶(UAMY) 8827 U/L;血常规示 WBC 12.54×10⁹/L,中性粒细胞百分比 81%;肝功能示 TBil 36 μmol/L,ALT 59 U/L,AST 57 U/L;血糖示 Glu 6.29 mmol/L;血脂示血清总胆固醇 7.50 mmol/L,甘油三酯 22.99 mmol/L,高密度脂蛋白胆固醇 0.62 mmol/L,低密度脂蛋白胆固醇 3.50 mmol/L。

(2)腹部 CT 检查:提示胰腺尾部周围、腹腔肝周围脂肪间隙略显模糊,附带所见双侧胸膜增厚。

【中医诊断】　胰瘅。辨证:湿热瘀毒阻滞,腑气不通。

【西医诊断】　中度重症急性胰腺炎,高脂血症。

【入院治疗】

(1)西医常规治疗:一级护理,告病重,心电监护,禁食水,胃肠减压,完善相关检查;降脂、抑酸、抑酶、保护胃黏膜、抗感染、护肝保肾功能、抗感染、营养支持、维持水电解质平衡。

(2)中医多途径给药治疗:以清胰通腑,解毒化湿,化瘀止痛为基本治法。①中药口服:给予清胰利胆方加减。金钱草 45 g、半边莲 30 g、鸡矢藤 30 g、公英 30 g、败酱草 30 g、枳实 15 g、厚朴 12 g、生大黄 15 g⁽ᵒ下⁾、芒硝 12 g⁽冲服⁾、木香 12 g、延胡索 15 g、玉米须 30 g。4 剂,机器煎药,每次 200 mL,每日 2 次口服。②中药保留灌肠:给予通腑灌肠方。大黄 30 g,枳实 25 g,厚朴 25 g,大腹皮 30 g,黄芩 20 g,黄连 15 g,桃仁 15 g。3 剂,机器煎药,每次 200 mL,每日 2 次,保留灌肠。③中药塌渍:芒硝 1000 g,研成细粉,装入专用外敷药袋,大小以能覆盖腹部胰腺体表投影区为宜;用时将装有芒硝的外敷药袋均匀的敷于患者腹部,待芒硝结晶变硬后及时更换。

【结果】　经过中西医结合治疗 3 周,患者症状消失,复查血常规、血尿淀粉酶、脂肪酶及肝功能恢复正常,血脂明显下降;CT 检查示中度脂肪肝,胰腺、脾脏未见异常;临床治愈出院。嘱其出院后继续口服疏肝健脾、化瘀降浊中药调理血脂,并忌酒、避免高脂饮食以防止疾病复发。

【按语】　本病患者有高脂血症、胆囊手术切除以及既往胰腺炎发作史等,患者素体湿浊内蕴,郁久化热,湿热瘀毒阻滞胰胆,气机不畅,腑气不通,故发为胰瘅;党中勤教授首诊辨证为湿热瘀毒阻滞、腑气不通;治疗上明确指出本病须中西医结合治疗。西医给予常规疗法,中医采用多途径给药治疗,中药汤药予清胰通腑、解毒化湿、化瘀止痛之清胰利胆方,同时配合中药通腑灌肠方保留灌肠、中药芒硝塌渍;经中西医结合、中医多途径给药治疗,患者病情逐渐稳定,并终获临床治愈。对于急危重症的治疗,党中勤教授强调中医辨证与辨病相结合、内治与外治相结合、中医特色疗法与现代技术相结合、中西医结合,以最大限度提高临床疗效。本案因治疗措施得当,药证相符,故取得了满意的临床疗效。

(铃培国)

三、中度重症急性胰腺炎(胰瘅,湿热瘀毒阻滞)

患者刘某,男,48岁,工人。

【入院时间】 2018年8月21日。

【主诉】 中上腹疼痛2小时。

【现病史】 患者于2小时前因进食油腻食物出现中上腹疼痛,伴恶心、呕吐,故速来我院诊治,党中勤教授查看患者后考虑为"急性胰腺炎",故紧急安排住院治疗。

【现在症】 上腹部疼痛,恶心呕吐,腹胀,发热,大便不通;舌质淡红,苔黄腻,脉弦滑。

【既往史】 患者有胆囊结石并胆囊炎病史。

【查体】 神志清,精神差,痛苦面容。皮肤黏膜无黄染,心肺听诊未见异常,上腹部偏左压痛明显,腹肌稍紧张,腹部未触及包块,移动性浊音阴性。

【辅助检查】 实验室检查提示血淀粉酶512 U/L,血脂肪酶2285 U/L,尿淀粉酶2000 U/L;CT检查提示胰腺肿大,胰腺周围少量渗出。

【中医诊断】 胰瘅。辨证:湿热瘀阻证。

【西医诊断】 中度重症急性胰腺炎。

【入院治疗】

(1)西医常规治疗:一级护理,告病重,心电监护,禁食水,胃肠减压,完善相关检查;降脂、抑酸、抑酶、保护胃黏膜、抗感染、护肝肾功能、抗感染、营养支持、维持水电解质平衡。

(2)中医多途径给药治疗:以清胰通腑,解毒化湿,化瘀止痛为基本治法。①中药口服:给予清胰利胆方加减。金钱草45 g,半边莲30 g,鸡矢藤30 g,蒲公英30 g,败酱草30 g,枳实15 g,厚朴12 g,生大黄15 g$^{(后下)}$,芒硝12 g$^{(冲服)}$,木香12 g,延胡索15 g,玉米须30 g,沉香4 g$^{(后下)}$。4剂,机器煎药,每次200 mL,每日2次口服。②中药保留灌肠:大黄30 g,枳实25 g,厚朴25 g,大腹皮30 g,黄芩20 g,黄连15 g,桃仁15 g,此为通腑灌肠方。3剂,机器煎药,每次200 mL,每日2次,保留灌肠。③中药塌渍:芒硝1000 g,研成细粉,装入专用外敷药袋,大小以能覆盖腹部胰腺体表投影区为宜;用时将装有芒硝的外敷药袋均匀的敷于患者腹部,待芒硝结晶变硬后及时更换。

【结果】 治疗5天后,患者腹痛明显减轻,体温恢复正常,但患者仍觉腹胀,口干不欲饮,大便稍溏。汤药守上方加茯苓20 g,泽泻15 g,继续治疗10天,患者诸症减轻,体征消失,胰腺功能恢复正常。

【按语】 本病患者饮食肥甘厚腻损伤脾胃,运化失司,肝失疏泄,气滞血瘀,湿浊内生,郁而化热,形成湿热内蕴、阻滞肝胆、煎熬成石之证,胆石阻塞、湿热结聚不散则酿生热毒,湿热瘀毒及胆石阻滞,不通则痛,故发为"胰瘅"。其中湿热瘀毒及胆石既是病理产物,又是胰腺炎的致病因素。故用清胰利胆方加减以清利肝胆胰腺湿热,通腑止痛,从而使病因得除,腑气得通,腹痛自止。本案根据患者病情变化随症加减、中医多途径给药治疗,并联合西医常规疗法,治疗紧扣病机,层次分明,逐步跟进,方取良效。

(徐璐一)

第四章 研究成果

第一节 精选论文

一、甘草泻心汤治疗难治性口腔溃疡（艾滋病并发症）25 例

难治性口腔溃疡是艾滋病患者常见的并发症之一，常因剧烈的烧灼样疼痛影响进食，严重影响患者的生活质量，且缠绵难愈。目前尚无特效疗法，西药多采用制霉菌素、维生素 B_2 等药物治疗，疗效欠佳。笔者采用甘草泻心汤治疗本病 25 例，疗效满意，现总结如下。

（一）资料与方法

1. 一般资料 本组艾滋病合并难治性口腔溃疡患者 25 例，所有病例均经过省级专家确诊，其中男 14 例，女 11 例；年龄最小 17 岁，最大 56 岁；艾滋病经血传播 12 例，性传播 2 例，母婴传播 1 例；口腔溃疡病程最短 2 个月，最长 4 个月；口腔单个溃疡 6 例，多发溃疡 19 例，所有病例中医辨证均属脾胃虚弱、气血亏虚、湿毒内蕴、虚火上炎。

2. 治疗方法 根据临床辨证结果，治疗采用健脾和中、益气养血、燥湿解毒、引火归原之法，给予甘草泻心汤加味：生甘草 25 g，黄连 9 g，黄芩 12 g，半夏 12 g，干姜 6 g，党参 15 g，黄芪 18 g，当归 15 g，肉桂 3 g，白及 15 g。口苦、便秘者去干姜加制大黄 9 g、栀子 10 g；疮面周围红肿明显者加蒲公英 25 g、连翘 15 g；食欲缺乏、腹胀者加枳实 12 g、生白术 18 g；便溏或腹泻者加车前子 30 g^{（包煎）}、芡实 25 g。2 周为 1 个疗程，连续治疗 2 个疗程。

3. 疗效判定 治愈：溃疡面愈合，局部灼痛感消失，饮食、说话正常。好转：溃疡面部分愈合，局部灼痛感减轻，饮食、说话基本正常。无效：溃疡面无改善，局部灼痛无减轻，不能正常饮食、说话。

（二）结果

本组 25 例患者中,溃疡治愈 22 例,好转 3 例,全部有效,其中 2 周治愈 9 例,4 周治愈 13 例。

（三）讨论

口腔溃疡属中医学"口疮""口糜""口疳"等范畴,是发病率最高的口腔黏膜疾病。难治性口腔溃疡是指经中西药物治疗 4 周溃疡不愈者,是艾滋病常见的并发症。艾滋病即指获得性免疫缺陷综合征,属中医学"虚劳""疫病"范畴,是由于人体正气不足,感受疫毒之邪,耗伤正气,使人体气血阴阳亏虚、五脏虚损,同时兼有疫毒内蕴、痰瘀内阻,为本虚标实、虚实夹杂之证。笔者认为,艾滋病并发难治性口腔溃疡的病因病机为患者气血阴阳亏虚,脾虚不能化湿,日久内蕴成毒,胃虚不能降浊,阴虚而致火旺,湿热疫毒之邪及虚火循经上熏于口,则发生口疮,常伴食欲缺乏、乏力、腹胀、便溏等脾虚湿阻症状。《医贯》云:"口疮上焦实热,中焦虚寒,下焦虚火,各经传遍所致。"治疗当健脾和中,益气养血,燥湿解毒,引火归元。方中生甘草健脾和中解毒,为君药;党参、黄芪、当归益气养血,为臣药;黄芩、黄连、干姜、半夏辛开苦降、燥湿解毒;白及收敛生肌,为佐药;肉桂引火归元且能助阳补虚,为使药。本方寒热并用,攻补兼施,共奏扶正祛邪、标本同治之功,用之于临床均获良效。

（四）典型病案

耿某,男,58 岁,确诊艾滋病 2 年,于 2009 年 6 月 13 日初诊。症见形体消瘦,面色无华,不能说话,口腔上颌、颊及舌根部多处溃疡,最大溃疡面直径 1.2 cm,基底深凹,边缘水肿、微红、灼痛难忍,伸舌、吞咽、说话困难,伴神疲乏力、食欲缺乏、腹胀、便溏,舌质淡暗、苔厚腻微黄,脉滑而无力。诊断为艾滋病合并难治性口腔溃疡,中医辨证脾胃虚弱、气血亏虚、湿毒内蕴、虚火上炎,治宜健脾和中、益气养血、燥湿解毒、引火归原,方选甘草泻心汤加减。服药 2 周,患者口腔溃疡面明显缩小,疼痛减轻,能进食半流质饮食;守方再服 2 周患者口腔溃疡愈合,能正常饮食,体力大增,体质量增加,面转红润,大便成形,并能从事一般体力劳动,随诊 3 个月未见复发。

（党中勤　刘世龙）

二、加味桔梗枳壳汤对胃食管反流病患者食管运动功能及胃肠激素水平的影响

胃食管反流病是消化系统常见疾病之一,其以烧心、胸骨后灼痛、吐酸、反胃等为主要症状表现,中医将胃食管反流病归于"噎膈""吐酸""食管瘅"等范畴,由各种因素导致脾胃升降失常,肝不随脾升,胆不随胃降,以致胃气上逆,上犯食管而形成本病,肝胆失于

疏泄,胃失和降,胃气上逆为其主要发病病机,故中医治疗应以理气和胃、行气止痛为主。加味桔梗枳壳汤主要由枳壳、延胡索、桔梗、瓜蒌、半夏等中药组成,具有和胃、止痛、降逆的良好功效,可用于治疗痰气交阻证。但目前临床关于加味桔梗枳壳汤对胃食管反流病患者食管运动功能及胃肠激素水平的影响仍需探究。基于此,本研究选取 60 例胃食管反流病患者进行前瞻性研究,旨在进一步探讨胃食管反流病患者经加味桔梗枳壳汤治疗的疗效。

(一)资料与方法

1. 一般资料　试验设计经河南省中医院医学研究伦理委员会审核并批准后,按随机数字表法分配原则将 60 例 2021 年 6 月—2022 年 6 月河南省中医院肝胆脾胃病科收治的胃食管反流病患者分为对照组(30 例)和治疗组(30 例)。其中对照组年龄 22 ~ 57 岁,平均(39.74±5.56)岁;男 16 例,女 14 例;体质量指数(BMI)19 ~ 26 kg/m²,平均(22.67±0.55)kg/m²;病程 1 ~ 3 年,平均(1.62±0.20)年;胃镜分级:Ⅰ级 10 例,Ⅱ级 14 例,Ⅲ级 6 例。治疗组年龄 22 ~ 58 岁,平均(39.78±5.61)岁;男 17 例,女 13 例;BMI 19 ~ 26 kg/m²,平均(22.71±0.61)kg/m²;病程 1 ~ 4 年,平均(1.65±0.23)年;胃镜分级:Ⅰ级 9 例,Ⅱ级 16 例,Ⅲ级 5 例。两组年龄、性别、BMI、病程、胃镜分级比较,差异无统计学意义($P>0.05$),组间可比。

2. 纳入、排除、脱落与剔除标准

(1)纳入标准:西医诊断符合《中国胃食管反流病共识意见》中关于胃食管反流病的相关诊断标准者;中医诊断属于痰气交阻证,具体参照《中医病证诊断疗效标准》,主要症状表现为烧心、胸骨后灼痛、吐酸反胃、食少呃逆、咽喉不适如有痰梗等;胃镜分级Ⅰ ~ Ⅲ级者;年龄超过 18 周岁者;治疗依从性良好者;视听及精神正常,能够简单交流者;对本研究知情同意者等。

(2)排除标准:对雷贝拉唑钠肠溶片、加味桔梗枳壳汤存在相关禁忌者;伴有糜烂性食管炎者;近 1 个月内应用过非甾体抗炎药、胃动力药、抑酸剂及激素治疗者;既往伴有胃肠道、食管或其他腹部手术史者;合并全身感染性疾病、严重恶性肿瘤及自身免疫性疾病者;心、肝、肾等重要器官严重损害,且存在血液系统疾病,并伴有凝血功能异常者;伴有酒精依赖史、滥用药物史及吸毒史者;妊娠期及哺乳期妇女等。

(3)脱落与剔除标准:治疗期间发生严重不良事件者;中途退出研究者;参与其他相关试验者等。

3. 方法　对照组给予江苏豪森药业股份有限公司生产的雷贝拉唑钠肠溶片(20 mg,国药准字 H20020330)进行治疗,口服,每次 20 mg,每天 1 次。治疗组在对照组基础上给予加味桔梗枳壳汤进行治疗,组方:煅瓦楞子、海螵蛸各 15 g,枳壳、延胡索各 12 g,桔梗、瓜蒌、半夏各 10 g,黄芩 9 g,黄连 5 g,甘草 3 g。咽部异物感严重者加厚朴 8 g、苏叶 6 g;嗳气严重者加旋覆花 8 g、沉香 5 g;反酸严重者加刺猬皮、浙贝母各 10 g;胸骨后疼痛严重者加川楝子 12 g,没药 10 g。上述中药加水 1000 mL 煎煮收汁 300 mL,每天

1 剂,分早晚 2 次温服。两组均持续治疗 8 周。

4.观察指标

(1)疗效标准:两组治疗 8 周后的疗效按《临床疾病诊断与疗效判断标准》进行评估,其中患者反食、反酸、烧心、非心源性胸痛等症状消失评估为痊愈;患者反食、反酸、烧心、非心源性胸痛等症状基本缓解评估为显效;患者反食、反酸、烧心、非心源性胸痛等症状有所改善评估为有效;患者反食、反酸、烧心、非心源性胸痛等症状未改善,甚至加重评估为无效。总有效率=1-无效率。

(2)临床症状改善情况:两组治疗前、治疗 8 周后的临床症状改善情况予以反流性疾病问卷(RDQ)评分进行评估,RDQ 评分含反食、反酸、烧心、非心源性胸痛 4 项,各项总分均为 0~5 分,分值高低与患者临床症状改善情况成反比。

(3)食管运动功能:治疗前、治疗 8 周后,予以南京恒腾电子科技有限公司生产的CV-170CF-H170I/L 电子胃肠镜测定两组食管体部上段和下段蠕动波压力、非传导波、反向蠕动波、顺行性蠕动波。

(4)胃肠激素:采集两组治疗前、治疗 8 周后的空腹静脉血 6 mL,离心(3 000 r/分,离心半径 8 cm,10 分钟),取血清 3 mL 予以酶联免疫吸附试验(试剂盒均购自美国贝克曼库尔特有限公司)测定血清血管活性肠肽(VIP)、胃动素(MTL)、胃泌素(GAS)水平。

(5)疾病相关因子:血液采集、血清制备及检测试剂盒厂家均同"(4)胃肠激素检测项目",取剩余 3 mL 血清予以酶联免疫吸附试验测定血清 5-羟色胺(5-HT)、降钙素基因相关肽(CGRP)、P 物质(SP)水平。

(6)安全性:记录两组治疗期间出现的皮疹、腹痛、腹泻、胀气、恶心呕吐、转氨酶增高等情况。

5.统计学方法 应用 SPSS 21.0 软件对数据进行统计,计数资料以例(%)表示,χ^2检验进行比较;根据 K-S 法检验符合正态分布的计量资料,以($\bar{x}\pm s$)表示,组内比较予以配对 t 检验,组间比较予以独立样本 t 检验,以 P<0.05 表示差异具有统计学意义。

(二)结果

1.两组临床疗效比较 见表 4-1。

表 4-1 两组临床疗效比较(n=30)

组别	痊愈/例	显效/例	有效/例	无效/例	总有效率/%
对照组	10	6	5	9	70.00
治疗组	14	8	6	2	93.33#

注:#与对照组比较,P<0.05。

2.两组临床症状改善情况比较 见表 4-2。

表4-2　两组临床症状改善情况比较（$\bar{x}\pm s, n=30$）

组别	时间	反食	反酸	烧心	非心源性胸痛
对照组	治疗前	4.21±0.67	4.53+0.44	4.42+0.37	4.39±0.45
	治疗8周后	2.25±0.43#	2.08+0.37#	2.15±0.22#	2.11+0.35#
治疗组	治疗前	4.19±0.71	4.55±0.45	4.38±0.41	4.42+0.51
	治疗8周后	1.09±0.24#△	1.11±0.33#△	1.24±0.19#△	1.13±0.32#△

注:#与治疗前比较,$P<0.05$;△与对照组比较,$P<0.05$。

3. 两组食管运动功能比较　见表4-3。

表4-3　两组食管运动功能比较（$\bar{x}\pm s, n=30$）

组别	时间	食管体部上段			
		蠕动波压力/kPa	非传导波/%	反向蠕动波/%	顺行性蠕动波/%
对照组	治疗前	1.09±0.33	23.54+4.57	3.56+0.97	63.54±8.11
	治疗8周后	2.47±1.29#	19.75+3.61#	2.12±0.44#	76.21±15.24#
治疗组	治疗前	1.11+0.42	23.61±4.62	3.61±0.99	63.61±8.07
	治疗8周后	6.22±1.58#△	7.54+2.35#△	0.98±0.22#△	89.55±17.59#△

组别	时间	食管体部下段			
		蠕动波压力/kPa	非传导波/%	反向蠕动波/%	顺行性蠕动波/%
对照组	治疗前	1.21+0.19	25.82±5.11	2.87±0.68	59.89±7.89
	治疗8周后	4.12+2.54#	18.77+3.54#	1.58+046#	71.38±11.25#
治疗组	治疗前	1.17+0.22	25.84±5.09	2.91+0.72	59.86±7.92
	治疗8周后	9.45±1.22#△	4.56±1.66#△	0.78±0.22#△	94.56±10.55#△

注:#与治疗前比较,$P<0.05$;△与对照组比较,$P<0.05$。

4. 两组胃肠激素比较　见表4-4。

表4-4　两组胃肠激素水平比较（$\bar{x}\pm s, n=30$）　　　　　　　单位:pg/mL

组别	时间	VIP	MTL	GAS
对照组	治疗前	65.09±8.77	187.96±20.45	43.15±5.22
	治疗8周后	57.23±6.19#	211.72±23.68#	52.12±6.47#
治疗组	治疗前	64.98±8.81	188.01±19.67	43.21±5.17
	治疗8周后	46.87±5.24#△	259.65±26.54#△	67.98±7.22#△

注:#与治疗前比较,$P<0.05$;△与对照组比较,$P<0.05$。

5.两组疾病相关因子比较 见表4-5。

表4-5 两组疾病相关因子比较($\bar{x}\pm s,n=30$)

组别	时间	5-HT/(ng/mL)	CGRP/(pg/mL)	SP/(pg/mL)
对照组	治疗前	107.89±25.41	4.15±1.01	9.76±2.48
	治疗8周后	75.24±18.55[#]	1.85±0.67[#]	6.37±0.99[#]
治疗组	治疗前	108.07±24.97	4.16±1.04	9.81±2.52
	治疗8周后	52.33±16.67[#△]	0.98±0.43[#△]	5.21±0.84[#△]

注:#与治疗前比较,$P<0.05$;△与对照组比较,$P<0.05$。

6.两组不良反应发生率比较 见表4-6。

表4-6 两组不良反应发生率比较($n=30$)

组别	皮疹/例	腹痛/例	腹泻/例	胀气/例	恶心呕吐/例	转氨酶增高/例	不良反应总发生率/%
对照组	1	0	1	0	1	1	13.33
治疗组	0	1	0	0	1	0	6.67[#]

注:#与对照组比较,$P<0.05$。

(三)讨论

中医上本无胃食管反流病病名,中医学家根据其症状表现将其归于"反胃""吐酸""嘈杂""食痹""胃脘痛"等范畴。中医治疗胃食管反流病宜以理气和胃、行气止痛为主。加味桔梗枳壳汤主要由煅瓦楞子、海螵蛸、枳壳、延胡索、桔梗、瓜蒌、半夏、黄芩、黄连、甘草组成,其中煅瓦楞能入胃、肝经,可发挥消痰化瘀、软坚散结、制酸止痛之功效,用于治疗胃疼泛酸;海螵蛸归肝、肾经,具有制酸止痛之功效,可用于吞酸嗳气、胃脘刺痛、脘闷不舒;枳壳归脾、胃经,能行滞消胀、理气宽中;延胡索入肺、脾、心、胃经,具有活血、行气、止痛之功效;桔梗归肺经,具有祛痰排脓、开宣肺气之功效;瓜蒌归胃、肺、大肠经,具有宽胸散结之功效;半夏主入脾、胃经,兼入肺经,具有降逆止呕之功效;黄芩归肺、胆、脾等经,黄连归心、脾、胃、胆等经,二者均具有清热燥湿、泻火解毒的功效;甘草调和诸药共奏理气和胃、行气止痛之功效;同时针对咽部异物感严重者加厚朴、苏叶,可发挥行气消积之功效;嗳气严重者加旋覆花、沉香,可发挥降逆止呕、降气化痰之功效;反酸严重者加刺猬皮、浙贝母,可发挥酸之效;胸骨后疼痛严重者加川楝子、没药,可发挥行气止痛之效,诸味合用可调节脾胃气机,进而可有效改善胃食管反流病患者临床症状。本研究中,与对照组比较,治疗组治疗8周后的反食、反酸、烧心、非心源性胸痛评分及食管体部上段和下段非传导波、反向蠕动波较低,而食管体部上段和下段蠕动波压力、顺行性蠕动波及总有效率较高,表明加味桔梗枳壳汤可有效调节胃食管反流病患者食管运动功能,促进患者临床症状的缓解,疗效显著。

胃食管反流病患者病情发生发展过程中多伴有不同程度的胃肠激素和疾病相关因子水平紊乱。VIP、MTL、GAS 作为常见的评估机体胃肠功能的指标,高水平的 VIP,低水平的 MTL、GAS 提示机体胃肠功能受损;5-HT 是一种重要的神经递质,其参与机体胃肠动力的调节过程,高水平的 5-HT 可加重机体胃肠功能受损,刺激病情发展;CGRP、SP 作为神经肽类物质,可参与胃食管反流病的发生发展过程,高水平的 CGRP、SP 可刺激机体病情进一步发展。本研究中,与对照组比较,治疗组治疗 8 周后的血清 VIP、5-HT、CGRP、SP 水平较低,血清 MTL、GAS 水平较高,进一步提示加味桔梗枳壳汤可有效调节胃食管反流病患者疾病相关因子和胃肠激素水平,改善胃肠功能,进而有助于控制患者病情进展。现代药理研究证明,加味桔梗枳壳汤中的枳壳具有调节胃肠平滑肌的作用;半夏具有减少胃液分泌量,发挥胃黏膜保护的作用;黄芩中的黄芩素具有抗炎作用,可减轻食管炎症反应,进而有助于改善胃肠功能,控制胃食管反流病患者病情进展。本研究中,治疗组治疗期间的不良反应总发生率与对照组比较,差异无统计学意义,说明加味桔梗枳壳汤治疗胃食管反流病具有良好的安全性,考虑其原因可能与加味桔梗枳壳汤对机体产生的刺激性较小有关。

综上,加味桔梗枳壳汤可有效调节胃食管反流病患者疾病相关因子和胃肠激素水平,改善胃肠功能,并可改善患者食管运动功能,进而可促进临床症状的缓解,疗效显著,且安全性良好。值得注意的是,本研究为样本量有限的单中心研究,可能导致研究结果存在偏倚,因此为提高研究结果的可靠性,临床可扩大样本量进行多中心研究以明确加味桔梗枳壳汤对胃食管反流病患者食管运动功能及胃肠激素水平的影响。

(党中勤　于　鲲)

三、加味四逆散治疗功能性消化不良伴抑郁症 40 例

功能性消化不良(FD)是临床上常见的功能性胃肠疾病,患者多有上腹部胀满疼痛、早饱、嗳气、食欲减退、恶心、呕吐等症状,且多伴有情绪低落等抑郁症状,严重影响患者的生活质量,目前尚无特效疗法。笔者自 2008 年 2 月至 2010 年 10 月,采用加味四逆散治疗 FD 伴抑郁症患者 40 例,疗效满意,现将结果报道如下。

(一)资料与方法

1. 诊断及纳入、排除标准　所有病例符合中华中医药学会内科脾胃病专业委员会制定的《功能性消化不良中医诊疗规范(草案)》标准,西医诊断符合罗马Ⅲ标准,中医辨证属肝胃不和、脾虚气滞证,且汉密尔顿抑郁量表(HAMD)评分>8 分者为纳入标准。所有病例均行胃镜检查,排除上消化道器质性病变,并排除伴有严重心、肝、肾、造血系统和内分泌系统等原发性疾病者,以及妊娠期和哺乳期妇女,年龄>65 岁或<18 岁者。

2.**一般资料** 所有患者均来源于河南省中医院肝胆脾胃科门诊,将 78 例患者按就诊顺序随机分为治疗组 40 例与对照组 38 例。治疗组中男 12 例,女 28 例;年龄(46.15±6.83)岁;病程(11.25±4.82)年。对照组中,男 11 例,女 27 例;年龄(45.32±7.15)岁;病程(10.84±5.10)年。经统计学处理,两组基线值一致,无显著性差异($P>0.05$),具有可比性。

3.**治疗方法** 治疗组给予加味四逆散,药用:柴胡 12 g,枳实 12 g,白术 18 g,白芍 10 g,陈皮 12 g,大腹皮 20 g,石菖蒲 10 g,郁金 12 g,茯神 20 g,甘草 6 g。加减:胃气上逆明显者,加旋复花 12 g、姜半夏 12 g 以和胃降逆;兼有湿热内蕴者,加黄连 6 g、土茯苓 15 g 以清热燥湿;若肝气郁结甚者,加青皮 12 g、香附 10 g 以疏肝理气;有湿浊中阻者,加藿香 10 g、白豆蔻 6 g 以渗湿化浊;有气滞血瘀者加广木香 12 g、丹参 20 g 以活血化瘀;有胃阴不足者,加麦冬 10 g,石斛 10 g 以滋养胃阴;腹胀甚者,加厚朴 6 g,沉香 2 g 以行气消胀;反酸者,加煅瓦楞子 15 g、浙贝母 10 g 以制酸和胃;胃痛甚者,加蒲黄 12 g、五灵脂 10 g 以和胃止痛;食欲缺乏明显者,加炒内金 10 g、炒六神曲 10 g 以消食和胃。该配方颗粒由深圳三九医药贸易有限公司生产,每日早晚分 2 次温开水冲服。

对照组口服多潘立酮片(商品名:吗丁啉,由西安杨森制药有限公司生产)每次 10 mg,每日 3 次,餐前 30 分钟口服;氟哌噻吨美利曲辛片(商品名:黛力新,由丹麦灵北制药有限公司生产)每次 1 片,每日 1 次,口服。两组疗程均为 30 天。

4.**疗效标准** 参考《中药新药临床研究指导原则(试行)》"痞满"疗效标准,并制定如下标准。临床痊愈:症状、体征消失,HAMD 评分<8 分。显效:症状、体征明显改善,HAMD 评分下降>7 分。有效:症状、体征均有好转,HAMD 评分下降>3 分。无效:未达到上述标准者。

5.**统计学方法** 计量数据以表示,计数资料用 χ^2 检验,计量资料用 t 检验,等级资料用 *Ridit* 分析。

(二)治疗效果

1.**两组总体疗效比较** 见表 4-7。

表 4-7 两组总体疗效比较

组别	总例数	临床痊愈/例	显效/例	有效/例	无效/例	总有效率/%
治疗组	40	10	20	7	3	92.50▲
对照组	38	3	15	11	9	76.32

注:▲与对照组比较差异有显著性意义,$P<0.05$。

2.**两组患者 HAMD 评分改善情况** 见表 4-8。

表4-8　两组患者 HAMD 评分改善情况（$\bar{x}\pm s$）

组别	例数	治疗前/分	治疗后/分
治疗组	40	27.46±6.85△	11.02±5.63▲
对照组	38	26.80±7.14	14.52±6.71

注：治疗前，△与对照组比较差异无显著性意义（$P>0.05$）；治疗后，▲与对照组比较差异有显著性意义（$P<0.05$）。

3.安全性评价　治疗组所有患者均未出现不良反应，对照组有3例患者出现头晕，2例患者出现口干、便秘，均经对症处理后症状消失。

（三）体会

功能性消化不良（FD）又称非器质性消化不良，为一组胃肠综合征的总称，发病原因较多。西医学认为其发病可能与精神因素、胃动力障碍、幽门螺杆菌感染等有关，治疗上多局限于对症处理，缺乏持续有效的治疗方法。根据其临床表现，本病可归属中医学痞满、胃脘痛、泄泻、郁证等疾病范畴。笔者认为，本病发生与七情内伤密切相关。特别是当今社会人们生活节奏加快，学习、就业、工作、生活等方面的压力无处不在，因此情志因素在本病的发生、发展和转归中，有着重要的作用。本病的发病部位在胃，与肝脾心密切相关，其主要病机为木郁乘土，脾运无权，胃失和降，心神失养。因此，在治疗上应以疏肝解郁、健脾理气、和胃降逆、宁心安神为基本治法。加味四逆散由柴胡、枳实、白术、白芍、陈皮、大腹皮、石菖蒲、郁金、茯神、甘草组成，方中柴胡、枳实、白术疏肝健脾和胃，为君药；陈皮、白芍、大腹皮理气、柔肝、宽中为臣药；石菖蒲、郁金、茯神化湿和胃、行气解郁、健脾安神为佐药；甘草健脾益气、调和诸药为使药。诸药合用，共奏疏肝解郁、健脾理气、和胃降逆、宁心安神之功。现代药理研究表明，方中柴胡能够兴奋肠平滑肌；枳实可使胃肠收缩节律增加；白术对肠管活动有双向调节作用，并能防止实验性胃溃疡发生；大腹皮有兴奋胃肠平滑肌、促胃肠动力作用；郁金煎剂能刺激胃酸及十二指肠液分泌；石菖蒲煎剂可促进消化液分泌，制止胃肠的异常发酵；甘草有抗溃疡、促进胰液分泌作用。临床上我们体会到治疗本病应采取辨证论治原则，重视精神调养，注意饮食调节，倡导劳逸结合，采取个体化治疗措施，可取得满意疗效。

（党中勤　王宇亮）

四、理中和胃方联合三联疗法治疗幽门螺杆菌相关性胃炎临床观察

幽门螺杆菌（HP）相关性胃炎是指与 HP 感染相关的胃黏膜急、慢性炎症或萎缩性病变。HP 是引起慢性胃炎的主要病因，HP 可导致上皮细胞损伤并释放炎症介质等多重机制使炎症反应迁延或加重，研究表明，80%～95% 的慢性胃炎患者胃黏膜中有 HP 感染，根除 HP 在相关性胃炎的治疗起着重要作用。传统标准三联抗 HP 治疗在临床上取

得了一定疗效,但随着抗生素耐药率的增高,导致 PPI 三联疗法根除率下降。根据本病的病因病机和临床特点,结合党中勤教授多年临床经验,本文主要研究理中和胃方联合标准三联疗法对治疗幽门螺杆菌性胃炎的临床疗效,现报道如下。

(一)资料与方法

1. 一般资料 2015 年 12 月—2016 年 6 月在河南省中医院肝胆脾胃科门诊确诊为幽门螺杆菌相关性胃炎的患者共 84 例,按随机数字表法将患者随机分为治疗组和对照组,每组各 42 例,治疗组中男性 27 例,女性 15 例;年龄 18 ~ 65 岁,平均(40.20±10.32)岁;病程最短 7 月,最长 3 年,平均(1.36±0.42)年;对照组中,男性 26 例,女性 16 例;年龄 19 ~ 64 岁,平均(41.10±11.04)岁;病程最短 6 月,最长 3.1 年,平均(1.37±0.43)年。2 组患者在年龄、性别、病程等一般资料方面比较差异无统计学意义($P >$ 0.05),具有可比性。

2. 诊断标准 参照《慢性胃炎中西医结合诊疗共识意见》中相关标准,胃镜检查及病理切片检查诊断为慢性非萎缩性胃炎,可见红斑(点状、片状和条状)、黏膜粗糙不平、出血点(斑)、黏膜水肿、出血等基本表现,临床表现胃脘部疼痛、痞满、伴嗳气、嘈杂泛酸等。^{13}C-尿素呼气试验(UBT)检测阳性,即可诊断为幽门螺杆菌相关性胃炎。

3. 纳入与排除标准

(1)纳入标准:①符合 HP 相关性胃炎诊断标准;②年龄 18 ~ 65 岁,男女不限;③既往未予系统抗 HP 治疗。④患者知情同意并签署知情同意书。

(2)排除标准:①就诊前 1 个月内服用 PPI、抗菌药物、H_2 受体阻滞剂、铋剂等药物;②有慢性萎缩性胃炎、胃溃疡、幽门梗阻、消化道出血及胃手术史的患者;③合并心脑肝肾、肿瘤、内分泌及精神疾病等其他系统疾病;④妊娠及哺乳期患者;⑤依从性差及药物过敏患者。

4. 治疗方法

(1)对照组:给予标准三联疗法。奥美拉唑肠溶胶囊(常州四药制药有限公司,国药准字 H10950086,20 mg/粒)20 mg,2 次/日,克拉霉素(扬子江药业,国药准字 H19990376,0.25 g/粒)0.5 g,2 次/日,阿莫西林胶囊(珠海联邦制药股份有限公司中山分公司,国药准字 H20003263,0.5 g/粒)1.0 g,2 次/日。

(2)治疗组:在对照组的基础上给予理中和胃方(陈皮 15 g,姜半夏 12 g,乌贼骨 25 g,浙贝母 15 g,煅瓦楞子 30 g,煅蛤壳 25 g,蒲公英 30 g)加减:若烧心、反酸者加黄连、吴茱萸,肝郁胁痛者加香橼、柴胡,胃痛甚者加蒲黄、五灵脂,胃热明显者加连翘,脾虚便溏者加白术,腹胀痞满加焦三仙、枳实、大腹皮。中药饮片由河南省中医院药品采购中心统一采购,采用 YFY13/3A 型号的机器煎药,每次煎煮 7 剂,加水 4000 mL,密闭煎煮 30 分钟,取汁 2800 mL,在无菌条件下密封,每袋 200 mL,每次 200 mL,每日 2 次,早晚 2 次温服。2 组均以 2 周为 1 个疗程,治疗 1 个疗程后停药,停药后 4 周后判定疗效,嘱患者服药期间禁烟酒,不食辛辣、刺激、生冷、油腻之品。

5. 疗效判定方法

（1）总体疗效评价标准。治愈：胃镜检查炎症消失或好转达轻度，临床症状消失，HP检测转阴。显效：胃镜检查炎症基本消失或好转，临床症状基本消失，HP检测转阴。有效：胃镜检查炎症有所减轻，临床症状有所减轻，HP检测转阴。无效：胃镜检查及临床症状均无明显改善甚至加重，HP检测阳性。总有效率=(治愈+显效+有效)例数/总例数×100%。

（2）HP根除率：研究采用^{13}C-尿素呼气试验（UBT）检测HP，治疗后HP由阳性转为阴性判定为HP根除，HP根除率=根除例数/总例数×100%。

6. 统计学方法 采用SPSS 20.0软件进行数据分析，计数资料对比均采用χ^2检验，$P<0.05$，差异具有统计学意义。

（二）结果

1. 两组患者临床疗效比较 统计结果显示，治疗组总有效例数为42例，总有效率为95.42%，对照组总有效例数为42例，总有效率为76.19%，两组间比较具有显著差异性（$P<0.05$），表明治疗组优于对照组，见表4-9。

表4-9 两组治疗疗效比较

组别	总有效例数	治愈/例	显效/例	有效/例	无效/例	总有效率/%
治疗组	42	31	6	3	2	40(95.24)▲
对照组	42	25	5	2	10	32(76.19)

注：▲与对照组比较差异有显著性意义，$P<0.05$。

2. HP复查结果 复查结果显示，治疗组其中HP阴性38例，阳性4例，HP根除率达90.48%，对照组其中HP阴性30例，阳性12例，HP根除率达71.43%，明显高于对照组，两组比较具有显著差异（$P<0.05$）。见表4-10。

表4-10 两组患者HP根除率比较

组别	总例数	根除/例	根除率/%
治疗组	42	38	90.48▲
对照组	42	30	71.43

注：▲与对照组比较差异有显著性意义，$P<0.05$。

3. 不良反应发生情况 治疗期间，治疗组发生轻微腹泻1例，未予特殊治疗。对照组发生不良反应共3例，2例有轻微恶心呕吐症状，1例腹泻，及时给予对症治疗。3例均可耐受并完成后续治疗。两组不良反应发生率无统计学意义。

（三）讨论

HP 是导致慢性胃炎、消化性溃疡的重要微生物,它能产生毒素及一些生物因子,引起胃肠黏膜炎症,近年来的综合研究证实,该菌的感染率与胃炎及十二指肠溃疡密切相关。根除 HP 为治疗 HP 相关性胃炎的关键,目前主要采用含有质子泵抑制剂、铋剂和两种抗生素的四联疗法。但是久用则易使致病菌产生严重的抗药性并出现双重、多重耐药菌株。幽门螺杆菌相关性胃炎在传统医学中可归属为"嘈杂""胃痛""痞满"等范畴。中医认为该病由"湿热邪气"所致,《湿热病篇》曰:"太阴内伤,湿热停聚,客邪再至,内外相引,故为湿热。"《医学正传·胃脘痛》言:"致病之由多由纵恣口腹,喜好辛酸,恣饮热酒煎煿,复餐寒生冷,朝伤暮损,日积月深……故胃脘疼痛。"幽门螺杆菌相关性胃炎主要由于感受外邪、饮食不节、情志失调、脾胃素虚等导致脾胃受损,脾虚不运,湿浊自生,日久化热,致湿热蕴结脾胃,病程迁延日久,或反复发作,出现寒热虚实错杂,升降失司等一系列病理变化。治宜平调寒热、理气和中。理中和胃方中姜半夏为君,辛、温,归脾、胃、肺经,可健脾燥湿、消痞散结,以除中焦氤氲之湿;陈皮为臣,味苦、辛,性温,理气健脾,燥湿化痰;余为佐药,浙贝苦泄清热毒,开郁散结,疗腹中结实、心下满,配合乌贼骨兼有乌贝散制酸止痛之义;煅蛤壳清热祛湿;煅瓦楞子、乌贼骨和胃制酸止痛;蒲公英可清热解毒,药理研究表明,蒲公英提取物中含有蒲公英固醇、蒲公英素,均有抗 HP 的作用,具有提高机体免疫功能的作用,从而对抗 HP 感染。诸药相伍,清热祛湿,抑菌杀毒,斡旋气机,平衡阴阳,则脾胃调和,气得升复。

本究结果表明,治疗组和对照组总有效率分别是 95.24% 和 76.19%,治疗组临床疗效优于对照组（$P<0.05$）;同时,HP 清除率治疗组 90.48% 亦优于对照组 71.43%（$P<0.05$）。本观察结果提示,理中和胃方加减经临床观察,能够有效提高幽门螺杆菌的根除率,标本兼治,改善患者临床症状,患者依从性良好,值得临床推广。

（党中勤　王　露）

五、利胆和胃汤治疗胆汁反性胃炎 46 例

胆汁反流性胃炎是临床常见的消化系疾病,自 2000 年 9 月至 2002 年 4 月,笔者采用免煎中药利胆和胃汤治疗胆汁反流性胃炎 46 例,疗效满意,现报道如下。

（一）临床资料

本组 78 例均为门诊病例,治疗前经胃镜检查均被确诊为胆汁反流性胃炎,符合《实用消化病学》胆汁反流性胃炎诊断标准。将所选病例随机分为观察组 46 例,对照组 32 例。观察组中男 19 例,女 27 例;年龄 20～56 岁,平均 38 岁;病程 3 个月～5 年;其中轻度 12 例,中度 18 例,重度 16 例。对照组中男 14 例,女 18 例;年龄 21～56 岁,平均为 38.5 岁;病程 2 个月～6 年;其中轻度 8 例,中度 13 例,重度 11 例。两组性别、年龄、病程

及病情分布无显著性差异（$P>0.05$），具有可比性。

（二）治疗方法

观察组：口服中药利胆和胃汤。药物组成：金钱草 15 g，枳壳、木香、陈皮、姜半夏各 12 g，白术 20 g，延胡索、槟榔各 10 g，大黄、甘草各 6 g。脘腹痛甚加乌药 10 g；腹胀加厚朴 12 g；食欲缺乏加鸡内金 10 g；烧心加乌贼骨 20 g；胃黏膜糜烂加白及 10 g。采用中药配方颗粒剂，每日 1 剂，分 2 次温开水冲服。

对照组：给予丙谷胺 0.4 g，吗丁啉 10 mg，均每日 3 次，餐前口服。

两组均服用 4 周为 1 个疗程，6 周后复查胃镜判断疗效。

（三）疗效标准

治愈：临床症状消失，胃镜提示无胆汁反流入胃，胃黏膜病变恢复正常。显效：临床症状基本消失，胃镜提示无胆汁反流入胃，胃黏膜病变基本恢复正常。有效：临床症状减轻，胃镜检查仍可见到淡黄色胃液，胃黏膜病变减轻。无效：临床症状无改善，胃镜检查胃黏膜病变无变化或加重。

（四）治疗结果

观察组 46 例中，治愈 12 例，显效例，有效 9 例，无效 3 例，总有效率 93.48%。对照组 32 例中，治愈 6 例，显效 1 例，有效 7 例，无效 8 例，总有效率为 75.00%。经统计学处理，两组总有效率比较有显著性差异（$\chi^2 = 5.319$，$P<0.05$），观察组疗效明显优于对照组。

（五）讨论

胆汁反流性胃炎又称碱性反流性胃炎，多因幽门功能不全，胆汁反流入胃，引起胃黏膜充血、水肿，甚至糜烂的炎性病变。根据本病的临床表现，可归属中医"胃脘痛""痞证""嘈杂"等范畴。中医认为，六腑以通为用，胆、胃同属六腑，以通降下行为顺，情志失调，或饮食不节，脾胃虚弱，土壅木郁，致使肝失疏泄，气机不畅，导致胃失和降，胆气上逆，胆胃不和，故出现胃痛、痞满、嘈杂诸症，治疗当疏肝利胆、健脾和胃、行气导滞。方中金钱草、枳壳、木香、延胡索疏肝利胆、理气止痛；陈皮、姜半夏、白术、甘草健脾和胃；槟榔、大黄行气导滞。现代药理研究表明：木香能加速胃排空钡剂的时间，促进内源性胃动素的释放；白术水煎剂能促进动物的胃肠运动，且随剂量加大而作用加强；槟榔碱可兴奋 M-胆碱受体，引起胃肠蠕动增强；大黄对应激性胃溃疡大鼠的胃黏膜有明显的保护和治疗作用。本方标本兼顾，虚实并调，共奏疏肝利胆，健脾和胃，行气导滞之功，故能取得满意疗效。

（党中勤　杨　韧）

六、健脾清肠汤内服联合愈疡灌肠方保留灌肠治疗慢性持续型溃疡性结肠炎活动期患者 31 例临床观察

溃疡性结肠炎(UC)又称慢性非特异性溃疡性结肠炎,系原因不明的人肠黏膜的慢性炎症和溃疡形成为主要病理特点,有腹痛、腹泻及黏液脓血便等主要临床表现,常反复发作,缠绵难愈,并与结肠癌的发病有关,被 WHO 列为现代难治病之一。根据本病的病因病机特点,结合多年的临床经验,采用中医多途径给药(中药健脾清肠汤内服联合愈疡灌肠方保留灌肠)治疗脾虚湿热证慢性持续型溃疡性结肠炎患者 31 例,现总结如下。

(一)临床资料

1. 诊断标准

(1)西医诊断标准:参照《对我国炎症性肠病诊断治疗规范的共识意见》所定标准。①临床表现:有持续或反复发作的腹泻、黏液脓血便伴腹痛、里急后重和不同程度的全身症状,病程多在 4～6 周以上。可有关节、皮肤、眼、口和肝胆等肠外表现。②结肠镜检查:病变多从直肠开始,呈连续性、弥漫性分布。表现为黏膜血管纹理模糊、紊乱或消失、充血、水肿、易脆、出血和脓性分泌物附着,亦常见黏膜粗糙,呈细颗粒状;病变明显处可见弥漫性、多发性糜烂或溃疡。③黏膜组织学检查:活动期,固有膜内有弥漫性、慢性炎症细胞和中性粒细胞、嗜酸性粒细胞浸润;隐窝有急性炎症细胞浸润,尤其是上皮细胞间有中性粒细胞浸润和隐窝炎,甚至形成隐窝脓肿,可有脓肿溃入固有膜;隐窝上皮增生,杯状细胞减少;可见黏膜表层糜烂、溃疡形成和肉芽组织增生。

(2)中医诊断标准:参照 2010 年中华中医药学会脾胃病分会《溃疡性结肠炎中医诊疗共识意见》所定脾虚湿热证标准。主症:腹泻,腹痛,脓血便。次症:腹胀,食欲缺乏,里急后重,舌质淡红,舌苔黄腻,脉濡数。

2. 纳入和排除标准

(1)纳入标准:①符合 UC 西医诊断标准且临床类型为慢性持续型。②病情为轻度、中度、重度。③疾病分期为活动期的患者。④年龄 18～66 岁。⑤患者签署知情同意书。

(2)排除标准:①有严重并发症如局部狭窄、肠梗阻、肠穿孔、中毒性巨结肠、大出血以及结肠癌、直肠癌患者。②妊娠期、哺乳期妇女。③有严重的原发性心、肝、肺、肾及血液系统疾病患者。

3. 一般资料 选择河南省中医院肝胆脾胃病科 2012 年 1 月至 2014 年 10 月住院的脾虚湿热证慢性持续型溃疡性结肠炎患者共 62 例,采用随机数字表法分为治疗组和对照组各 31 例。治疗组中男 12 例,女 19 例;年龄 26～47 岁,平均(36.32±10.25)岁;病程 0.5～7.0 年,平均(5.26±3.81)年;病情程度:轻度 11 例,中度 17 例,重度 3 例。对照组中男 11 例,女 20 例;年龄 25～48 岁,平均(37.41±12.62)岁;病程 1～6 年,平均(5.60±4.12)年;病情轻度 13 例,中度 14 例,重度 4 例。两组患者一般资料比较差异无统计学差异($P>0.05$)。

（二）方法

1. 治疗方法

（1）对照组：给予美沙拉秦肠溶片（每片 0.25 g，葵花药业集团佳木斯鹿灵制药有限公司生产，批准文号：国药准字 H19980148），每次 1 g，每日 4 次，口服。以 12 周为 1 个疗程。

（2）治疗组：采用中医多途径给药。①给予中药健脾清肠汤内服。药物组成：黄芪 25 g，败酱草 25 g，炒白术 25 g，茯苓 30 g，炒苍术 15 g，木香 12 g，防风 10 g，炒白芍 30 g，徐长卿 25 g，黄连 9 g，仙鹤草 30 g，炙甘草 10 g。加减：腹痛明显者加醋延胡索 15 g、生蒲黄 15 g（包煎）、五灵脂 12 g（包煎）；腹胀明显者加枳实 12 g、厚朴 10 g、炒莱菔子 18 g；便血重者加地榆炭 15 g、茜草炭 15 g、藕节炭 15 g；滑脱不禁者加乌梅 15 g、赤石脂 25 g、禹余粮 25 g；湿热明显者加黄芩 12 g、黄连 9 g、白头翁 15 g；若假性息肉形成者加生牡蛎 30 g、露蜂房 12 g、莪术 15 g。中药饮片由河南省中医院药品采购中心统一购置，采用 YFY13/3A 型号的机器煎药，每次煎煮 7 剂，加水 4000 mL，密闭煎煮 30 分钟，取汁 2800 mL，在无菌条件下密封，每袋 200 mL，每次 200 mL，每日 2 次，口服。②愈疡灌肠方保留灌肠。药物组成：苦参 30 g，地榆炭 25 g，白及 15 g，煅龙骨 30 g，煅牡蛎 30 g，五倍子 15 g，三七粉 10 g。药物制备方法同上。用时每次 200 mL，每日 1 次，保留灌肠，连续灌肠 14 天后停灌 1 天。灌肠方法：灌肠液温度以（39.0±0.5）℃为宜，先取左侧卧位，充分暴露臀部，铺治疗巾，抬高臀部约 10 cm，润滑肛管前端，肛管插入直肠 15 cm，视患者的耐受情况，调整灌肠给药速度，通常为 80 滴/分。体位调整：若直肠、乙状结肠和左半结肠溃疡，取左侧卧位，并尽可能延长灌肠液保留时间；若溃疡面广泛或波及全结肠，则依次取左侧卧位、平卧位及右侧卧位各 20 分钟，然后取舒适体位静卧。疗程同治疗组。

2. 观察指标和方法

（1）主要症状（腹痛、腹泻、脓血便）分级量化标准：参考《中药新药临床研究指导原则（试行）》中 UC 症状分级量化标准。按 Baron 内镜评分标准对结肠黏膜溃疡情况进行评分：正常黏膜图像计 0 分；轻度病变（血管纹理模糊，黏膜充血但无出血）计 1 分；中度病变（黏膜呈颗粒样变化，中度接触性出血）计 2 分；重度病变（黏膜溃疡并自发性出血）计 3 分。

（2）不良反应：两组治疗前后分别检测血、尿、大便常规，心电图及肝、肾功能，并观察可能出现的不良反应，疗程结束后进行安全性评价。

3. 疗效标准

临床疗效标准。参照《对我国炎症性肠病诊断治疗规范的共识意见》，制定如下标准。完全缓解：主要症状消失；结肠镜复查结肠黏膜大致正常，Baron 内镜评分减少≥95%。显效：主要症状基本消失，证候疗效指数≥95%；结肠镜复查结肠黏膜炎症明显减轻，Baron 内镜评分减少≥70% 但<95%。有效：主要症状明显改善，证候疗效指数≥70%；结肠镜复查黏膜轻度炎症或假息肉形成，Baron 内镜评分减少≥30% 但<70%。无效：主要临床症状以及内镜检查结果均无改善。

证候疗效指数计算按照尼莫地平法公式:疗效指数=[(治疗前积分-治疗后积分)÷治疗前积分]×100%。

4.统计学方法 所有数据均采用 SPSS 15.0 统计分析软件处理。计数资料采用 χ^2 检验,计量资料采用 t 检验,等级资料采用 $Ridit$ 分析,以 $P<0.05$ 表示差异具有显著性统计学意义。

(三)结果

1.两组患者临床疗效比较(核对数据及百分比) 治疗组完全缓解 20 例,显效 5 例,有效 4 例,无效 2 例,总有效率 93.55%;对照组完全缓解 17 例,显效 4 例,有效 5 例,无效 5 例,总有效率 83.87%,治疗组综合疗效优于对照组,两组比较差异有显著性统计学意义($P<0.05$)。

2.两组患者主要症状积分改善情况 表 4-11 示两组治疗后主要症状腹痛、腹泻及脓血便积分均有明显改善,与治疗前比较均有显著性差异($P<0.01$);其中治疗组对主要症状腹痛、腹泻的积分改善均优于对照组,两组比较差异有显著性统计学意义($P<0.05$)。

表 4-11 两组治疗前后主要症状积分改善比较($\bar{x}\pm s$)

组别	时间	总例数	腹痛/分	腹泻/分	脓血便/分
治疗组	治疗前	31	3.12±0.76	3.05±0.71	2.36±0.52
	治疗后	31	0.96±0.38*△	1.02±0.65*△	1.02±0.35*
对照组	治疗前	31	3.09±0.81	2.89±0.67	2.25±0.38
	治疗后	31	1.75±0.42*	1.81±0.73*	1.18±0.32*

注:*与本组治疗前比较,$P<0.01$;△与对照组比较,$P<0.05$。

3.两组患者 Baron 内镜评分变化比较 表 4-12 示,治疗后,两组患者肠黏膜病变 Baron 内镜评分积分均有显著改善($P<0.01$),其中治疗组优于对照组,两组比较差异有显著性统计学意义($P<0.05$)。

表 4-12 两组治疗前后 Baron 内镜评分变化情况比较($\bar{x}\pm s$)

组别	例数	治疗前/分	治疗后/分
治疗组	31	2.46±0.52	1.27±0.39*△
对照组	31	2.43±0.48	1.76±0.42*

注:*与本组治疗前比较,$P<0.01$;△与对照组比较,$P<0.05$。

4.不良反应 治疗组无不良反应发生。对照组有 3 例患者出现不良反应,其中 2 例出现恶心、呕吐,1 例出现头晕不适,均经对症治疗后缓解。

(四)讨论

溃疡性结肠炎是一种以结肠黏膜及黏膜下层形成慢性炎症和溃疡为主要病理特点的肠道疾病,主要以腹痛、腹泻、黏液脓血便为主要临床表现,其病程长,易反复,西医治疗药物主要有氨基水杨酸类、皮质激素类、免疫抑制剂等,尽管其短期缓解率高,但需长期服用,疗效不稳定,不良反应较大,患者耐受性差,并且 5-氨基水杨酸价格昂贵,限制了其在溃疡性结肠炎中的广泛运用。

根据本病的临床表现,属于中医学"久痢""肠风""久泻"等疾病范畴。笔者经过多年临床研究,认为本病以脾虚失运为本,湿热阻滞为标,诚如《医宗金鉴》所云:"泻成于湿,湿皆成于脾虚"。《景岳全书·泄泻》云:"泄泻之本,无不由于脾胃",湿浊困遏脾阳,脾失健运,湿滞愈发严重,湿浊与脾虚互为因果,于是久泻乃成。倘清阳得升,湿浊得降,中气行其斡旋之能,则久泻可止。脾虚运化失常,湿邪客于肠道,壅塞气机,故见腹痛、里急后重;湿滞肠道,郁久化热,与气血相搏,肠腑血络受损,瘀血阻滞,血败肉腐终成脓血,故下利赤白脓血;同时湿邪日久,化热入里,蕴结大肠,水谷传导失司,清浊不分,故泄泻日久不愈。正如《素问·阴阳应象大论》所云:"清气在下,则生飧泄。"久之,湿邪困阻气机,则气机郁滞,肝失疏泄,木郁乘脾,脾失健运,而使湿邪更为难除;久泻、久痢不止,久病及肾,终导致脾肾阳虚。

故治疗本病重在健脾化湿,兼顾理气、清肠,日久则温肾、涩肠、止泻。健脾清肠汤中黄芪健脾益气,败酱草解毒清肠,共为君药;炒白术、茯苓、炒苍术健脾化湿,黄连清热解毒,共为臣药;木香、防风理气,徐长卿、炒白芍止痛,仙鹤草止血,共为佐药;炙甘草调和诸药,与白芍配伍有缓急止痛作用,为佐使药,诸药合用,共奏健脾化湿、清肠止泻之功。时箐静等研究认为,灌肠疗法是治疗慢性溃疡性结肠炎的有效方法。愈疡灌肠方中苦参、地榆炭、白及、煅龙牡、五倍子、三七粉合用有清肠、止血、止泻作用,可加速结肠黏膜局部炎症修复、溃疡面愈合。中药内服、灌肠联合应用,可内外并治、标本兼顾,故收效桴鼓。

本项研究结果表明,中医多途径给药(健脾清肠汤内服联合愈疡灌肠方保留灌肠)治疗脾虚湿热证 UC 安全可靠,患者依从性良好,对其作用机制有待于进一步研究。

(党中勤　李梦阁)

七、加味赤石脂禹余粮汤治疗艾滋病顽固性腹泻 56 例

腹泻是艾滋病发病期最常见的临床症状,顽固性腹泻是艾滋病病情进一步加重或死亡的主要因素之一,目前尚缺乏令人满意的治疗方法。自 2007 年 6 月至 2011 年 12 月,笔者采用加味赤石脂禹余粮汤治疗艾滋病相关性腹泻 56 例,疗效满意,现总结如下。

（一）一般资料

本组 56 例患者均为门诊患者,其中男 30 例,女 26 例;年龄最小 19 岁,最大 61 岁;病程 2~13 个月;CD4$^+$ 细胞<50/μL 者 1 例,CD4$^+$ 细胞 51~100/μL 者 6 例,CD4$^+$ 细胞 101~150/μL 者 15 例,CD4$^+$ 细胞 151~200/μL 者 18 例,CD4$^+$ 细胞>200/μL 者 16 例。其中 40 例患者同时服用抗病毒药物(去羟肌苷、奈韦拉平及齐多夫定)。

（二）纳入标准

①艾滋病确诊患者,慢性腹泻持续 30 天以上,且每日腹泻多于 3~5 次。②参照国家中医药管理局《中医病证诊断疗效标准》:久泻不止,或反复发作,大便稀薄,或呈水样,色褐而臭,可有黏液,肛门灼热,小便短赤,神疲纳呆,面色少华,舌质淡红,苔薄黄腻,脉细数而无力。③患者出现腹泻后常规应用各种抗生素及止泻药无效者。符合以上 3 条即可入选本组治疗。

（三）治疗方法

所有病例采用加味赤石脂禹余粮汤:赤石脂 25 g,禹余粮 25 g,乌梅 15 g,芡实 30 g,党参 15 g,炒白术 18 g,茯苓 18 g,炒山药 30 g,炒薏苡仁 30 g,炒白芍 18 g,炙甘草 6 g。每日 1 剂,早晚水煎分服。肛门灼热者加白头翁、马齿苋;湿热明显者加炒黄连、广木香;腹痛者加蒲黄、五灵脂;大便黏滞不爽者加槟榔、厚朴;大便夹有脓血者加地榆炭、仙鹤草;大便稀如水样者加藿香、车前子。当患者出现脱水、电解质紊乱、代谢性酸中毒或营养不良时,可给予补液、补充电解质和纠正酸中毒及营养支持治疗。

（四）疗效标准

参考《中医病证诊断疗效标准》。临床治愈:腹泻消失,其他症状明显改善,大便常规检查正常。好转:腹泻减轻,大便次数明显减少,其他症状相对改善。未愈:未达到以上标准者。

（五）结果

本组 56 例患者中,临床治愈 20 例,好转 30 例,未愈 6 例,总有效率为 89.29%。

（六）典型验案

患者范某,男,57 岁,2008 年 6 月 13 日就诊。自述 2008 年 2 月起间断腹泻,大便每日 6~9 次,严重时达 15 次,伴食欲缺乏,乏力,腹部隐痛,便后肛门有坠胀感,体质量明显下降,面色萎黄,畏寒,舌淡红稍暗,苔厚腻微黄,脉细滑无力。曾用抗生素及常规止泻治疗无效,体重从 65 kg 减至 52 kg。就诊时 CD4$^+$ 细胞 52/uL,外周血象 WBC 4.2×10^9/mm^3,N 69.2%;大便常规:WBC 2~3/HP,RBC 3/HP。诊断艾滋病并发顽固性腹泻,中医辨证为脾肾两虚、湿浊内蕴、升降失调,给予加味赤石脂禹余粮汤以健脾益肾、化湿降浊、涩肠止泻。用药:赤石脂25 g,禹余粮25 g,炒黄连6 g,广木香10 g,乌梅15 g,车前子30 g^(包煎),芡实30 g,党参15 g,炒白术18 g,茯苓18 g,炒山药30 g,炒薏苡仁30 g,炒白芍18 g,炙甘草6 g。7剂水煎服,每日1剂,早晚2次。同时给予静脉营养支持疗法。6月20日复诊:患者腹泻次数明显减少,每日3~5次,食欲缺乏、乏力、腹痛等症状明显减轻,再守原方7剂。6月27日三诊:患者大便每日1~2次,粪质成形,饮食如常,乏力、腹痛感消失。守上方再服14剂,同时服益艾康胶囊,大便恢复正常,体质量增加至63 kg。

(七)讨论

艾滋病(AIDS)顽固性腹泻病程长,复发率高,是引起患者死亡的主要原因之一。西医学认为,腹泻的严重程度及持续时间与机体的免疫功能及感染的病原体相关,在治疗上,多采用抗感染、应用各种止泻药及肠道微生态制剂治疗,效果不佳。本病根据其临床表现可归属中医学"疫病""虚劳""泄泻"范畴。中医认为,艾滋病的发生、发展是一个邪气逐渐亢盛、正气逐渐衰败的过程。患者受疫毒之邪侵袭日久,脏腑受损,功能失调。若再遇调摄失宜,或饮食不节,或情志失调,或劳倦过度,使脾失健运、清浊不分、湿浊内盛,致大肠传导失司引起泄泻。病久则脾阳亏虚,损及肾阳,命门火衰,脾更失温煦,气机紊乱,腹泻反复发作,迁延难愈,甚至脏腑功能衰竭,气血阴阳俱亏,阴阳离决而死亡。总之,艾滋病腹泻主要责之于脾、肾,以脾虚湿盛为关键,为本虚标实之证。治疗上当标本兼治,以健脾益肾、化湿和中、涩肠止泻为主,并根据病情辨证施治。笔者在对艾滋病患者进行关爱治疗过程中,发现脾肾两虚型腹泻最为多见,部分患者表现为虚实夹杂或寒热错杂。我们采用标本同治的原则给予加味赤石脂禹余粮汤治疗,并根据病情进行加减。赤石脂禹余粮汤源自汉代张仲景《伤寒杂病论》,方中赤石脂甘酸、性温,禹余粮甘涩、性平,二药皆入胃与大肠经,合用有收涩固脱效用,善治久泻久痢、滑脱不禁之证,用于艾滋病顽固性腹泻具有急则治标、防止正气虚脱之意,为君药;党参、炒白术、茯苓、炒山药、炒薏苡仁健脾益肾、化湿止泻,共为臣药;乌梅、芡实、炒白芍收敛止泻,共为佐药;炙甘草调和诸药,为使药。诸药合用,标本兼治,共奏健脾益肾、化湿和中、涩肠止泻之功。我们在临床中发现,对于艾滋病表现为脾肾两虚为主的顽固性腹泻,应用加味赤石脂禹余粮汤可取得满意的疗效。此外,对于伴有肠道严重感染、脱水、电解质紊乱及代谢性酸中毒的患者,应同时给予相应西药治疗,并告诫患者注意饮食调理,避免生冷油腻和辛辣刺激食物。腹泻治愈后,尚需继续调理脾胃功能,以善其后,巩固疗效。

（党中勤 党志博）

八、华春肝胆灵治疗脂肪肝65例临床观察

自1994年12月至1996年6月,笔者用华春肝胆灵水丸(本院制剂室加工)治疗脂肪肝65例疗效较好,介绍如下。

(一)临床资料

治疗组 65 例中,男 38 例,女 27 例;年龄最小者 26 岁,最大者 68 岁;病程最短 3 个月,最长 10 年;全部病例中,有高脂血症者 44 例,冠心病 15 例,胆囊炎、胆结石 26 例,病毒性肝炎 32 例;中医辨证肝郁脾虚型 25 例,痰瘀内阻型 34 例,湿热阻滞型 7 例。对照组 30 例中,男 19 例,女 11 例;年龄最小 28 岁,最大 65 岁;病程最短 3 个月,最长 9 年;其中高脂血症 20 例,冠心病 6 例,胆囊炎、胆结石 13 例,合并病毒性肝炎者 17 例,中医辨证肝郁脾虚型 8 例,痰瘀内阻型 19 例,湿热阻滞型 3 例。

(二)诊断标准

①B 超查出"明亮肝"及回声衰减;②肝大;③肝区胀满、疼痛及压痛;④血脂增高:血清总胆固醇(TC)≥6.0mmol/L,甘油三酯(TG)≥1.8 mmol/L;⑤肝功能轻度异常或明显异常。须具备上述标准中第 1 项与后 4 项中任何 1 项。

(三)治疗方法

治疗组:口服华春肝胆灵水丸,每次 6 g,每日 3 次,连服 4 周,休息 1 周为 1 疗程,共治疗 3 个疗程。对照组:口服东宝肝泰片(中国通化东宝药业股份有限公司生产),每次 3 片,每日 3 次,疗程同治疗组。

两组均停用其他降血脂药物,病毒性肝炎患者,两组均给予相同的常规保肝药物。用药前后化验血脂、肝功,作 B 超检查,治疗结束后评定疗效。

(四)疗效标准

治愈:症状及体征消失,血脂、肝功能检查正常,B 超检查肝形态及实质恢复正常。显效:症状消失,肝大明显缩小,血脂、肝功能检查正常或明显好转,B 超检查肝形态及实质明显好转。有效:症状消失或明显减轻,肝功能相对恢复,高血脂相对下降,B 超检查肝形态及实质相对好转。无效:未达以上标准或加重者。

(五)疗效结果

治疗组 65 例中,治愈 22 例,显效 24 例,有效 15 例,无效 4 例,总有效率为 93.85%。对照组 30 例中,治愈 2 例,显效 13 例,有效 5 例,无效 6 例,总有效率 80.0%。经统计学处理,两组总有效率比较有显著性差异($x^2 = 4.178, P < 0.05$)。

(六)体会

中医学认为,脂肪肝是由于患者嗜食肥甘厚味,脾运不及,或肝病日久,致脾失健运,水湿不化,凝聚为痰浊停聚中焦,壅塞气机,土壅木郁,肝胆失疏,气血运行不畅,痰瘀膏浊沉积于肝而成。对本病治疗当疏肝健脾、化痰祛瘀、利胆降浊。华春肝胆灵由金钱草、青皮、茯苓、半夏、泽泻、大黄、三七、姜黄、山楂等药物组成,方中青皮、茯苓疏肝健脾,半夏、泽泻化痰利湿降浊,三七、姜黄活血化瘀,山楂化瘀消积,金钱草、大黄通腑利胆,有推陈至新之功。现代药理研究表明,方中姜黄主要成分姜黄素能够减少肝中甘油三酯、游离脂肪酸及磷脂含量,降低血清总胆固醇及甘油三酯。大黄有效成分蒽醌类、儿茶素类化合物及白藜芦醇能够抑制胆固醇吸收,促进胆固醇的排泄,降低血清及肝的胆固醇含量。泽泻、山楂均有明显的降血脂、抗脂肪肝作用,全方合用有降低血脂、清除肝脂肪、促进胆汁分泌与排泄、恢复肝功能作用。

(党中勤　郭彪彪)

九、十味肝脂康胶囊治疗非酒精性脂肪肝痰瘀内阻型临床观察

脂肪肝是临床常见病,其发病率有增高趋势。2003 年 5 月—2005 年 5 月,采用十味肝脂康胶囊治疗非酒精性脂肪肝患者 50 例,并与东宝肝泰片作对照研究,现总结如下。

(一)研究对象与一般资料

所有病例均来自河南省中医院消化科门诊及住院患者,符合非酒精性脂肪肝临床诊断标准,且中医辨证属痰瘀内阻型者,除外心、肝、肾、血液、内分泌等系统疾病,年龄在 18～60 岁。治疗组 50 例,对照组 50 例,采用随机数字表来确定患者的分组。治疗组中男 39 例,女 11 例;年龄(38.22±7.68)岁;病程(5.24±4.36)年;病情轻度 7 例,中度 42 例,重度 1 例;其中合并慢性胆囊炎 41 例,胆石症 20 例,2 型糖尿病 7 例,原发性高血压 11 例。对照组中男 36 例,女 14 例;年龄(38.64±8.30)岁;病程(5.68±3.99)年;病情轻度 9 例,中度 40 例,重度 1 例;其中合并慢性胆囊炎 39 例,胆石症 18 例,2 型糖尿病 9 例,原发性高血压 10 例。两组患者经检验,在性别、年龄、病程、病情轻重、合并症等方面均无显著性差异($P>0.05$),具有可比性。

(二)治疗与观察方法

1. 治疗方法　对照组服用东宝肝泰片(吉林通化东宝药业股份有限公司生产),每次 4 片,每日 3 次;治疗组用十味肝脂康胶囊(由河南省中医院制剂室提供,60 粒/瓶,每粒含提取物 0.34 g,相当于生药 3.75 g),每次 4 粒,每日 3 次。每组均以服药 3 个月为 1 个疗程,1 个疗程后统计疗效。

2. 观察指标　①治疗前后空腹检查 B 超、肝功能、血脂四项、血糖、血常规、尿常规、便常规及心电图,计算体重指数(体重除以身高的平方,即 kg/m²),当天收集检查结果。②症状、体征分级评分标准参照中华人民共和国药品监督管理局(2002 年)制定的《中药新药临床研究指导原则》。③B 超、血常规、尿常规、便常规及肾功能、心电图治疗前后测定;症状、体征、肝功能、血脂、血糖、体重指数每月检查 1 次;疗程结束后统计结果。

(三)疗效标准及结果

1.疗效标准 参考《中药新药临床研究指导原则》所定标准。痊愈:症状体征消失,实验室及 B 超检查正常。显效:症状体征明显减轻,肝功能正常,血脂下降达到以下任 1 项者:TC 下降>20%、TG 下降>30%,B 超检查肝形态及实质明显改善。有效:症状体征减轻,肝功能好转,血脂下降达到以下任 1 项者:TC 下降≥10%、TG 下降≥20%,B 超检查肝形态及实质相对改善。无效:未达到以上标准者。

2.治疗结果

(1)两组总体疗效比较:见表4-13。

表4-13 两组患者治疗后综合疗效 *Ridit* 分析比较

组别	例数	痊愈/例(%)	显效/例(%)	有效/例(%)	无效/例(%)	有效率	R 值	95% 置信区间
治疗组	50	19(38)	23(46)	5(10)	3(6)	94%*	0.420	(0.340,0.500)
对照组	50	11(22)	17(34)	9(18)	13(26)	74%	0.583	(0.503,0.583)

注:*与对照组比较,$P<0.05$。

(2)两组治疗前后肝功能变化比较:见表4-14。

表4-14 两组治疗前后肝功能变化比较($\bar{x}\pm s$) 单位:U/L

组别	时间	ALT	AST	GGT	ALP
治疗组	治疗前	49.04±11.23	34.56±6.78	60.82±27.70	121.93±17.86
	治疗后	13.82±4.21★*	21.71±11.53★△	14.58±4.84#*	73.58±19.67★*
对照组	治疗前	49.14±12.15※	30.23±11.35※	62.76±22.95※	124.01±12.02
	治疗后	19.00±6.77*	26.01±14.97	59.02±6.06	93.25±13.34*

注:※与治疗组治疗前比较,$P>0.05$;★组间治疗后比较,$P<0.05$;#组间治疗后比较,$P<0.01$;△组内治疗前、后比较,$P<0.05$;*组内治疗前、后比较,$P<0.01$。

(3)两组治疗前后血脂变化:见表4-15。

表4-15 两组治疗前后血脂变化比较($\bar{x}\pm s$)

组别	例数	时间	TC/(mmol/L)	TG/(mmol/L)	HDL-C/(mmol/L)
治疗组	50	治疗前	5.66±0.83	3.18±2.40	1.68±0.31
		治疗后	4.09±0.87★△	1.20±0.43#*	1.96±0.22#*

续表 4-15

组别	例数	时间	TC/(mmol/L)	TG/(mmol/L)	HDL-C/(mmol/L)
对照组	50	治疗前	4.95±0.73※	4.96±0.91※	1.43±0.24※
		治疗后	4.65±0.51	1.28±1.19*	1.58±0.55△

注:※与治疗组治疗前比较,P>0.05;★组间治疗后比较,P<0.05;#组间治疗后比较,P<0.01;△组内治疗前、后比较,P<0.05;*组内治疗前、后比较,P<0.01。

(4)两组治疗后体重指数改善情况:见表 4-16。

表 4-16　两组患者治疗后体重指数比较

组别	恢复正常/例	明显下降/例	有所下降/例	下降不明显/例	有效率	R 值	95%置信区间
治疗组	23	15	11	2	96%#	0.345	(0.265,0.425)
对照组	6	7	16	21	58%	0.631	(0.551,0.711)

注:#组间治疗后比较,P<0.01。

3.安全性指标观察　两组治疗前后血、尿、大便常规、心电图及肾功能均未见异常变化,异常的肝功能明显好转,说明两种药物对周围血象及心、肾功能无明显影响,且有护肝作用。

4.不良反应　治疗组有 1 例患者服药后出现腹泻,对照组 1 例服药后出现恶心,均经对症处理后消失。未发现其他不良反应。

(四)讨论

非酒精性脂肪肝是西医学概念,中医学没有此病名。根据本病的临床表现,如右胁胀满、隐痛不适、乏力、肝大等,可将其归属中医学"肥气""湿阻""积聚""痰证""胁痛"等病证中,常与肥胖、消渴等并见。中医认为本病主要由于患者嗜食肥甘厚味,脾运不及,或肝病日久,致脾失健运,水湿不化,凝聚为痰,痰浊停聚中焦,壅塞气机,土壅木郁,肝胆失疏,气机不畅,血行瘀滞,痰瘀膏浊沉积于肝而成。病位在肝,与脾、肾、胆关系密切。笔者认为,脂肪肝主要是痰瘀膏浊沉积于肝而成,治疗上除疏肝健脾、化痰祛瘀外,还应利胆、降浊;因肝胆互为表里,肝肾同源,胆属六腑之一,肾通过膀胱与六腑相通,因此利胆降浊(泄肾浊)可去肝之脂肪沉积。十味肝脂康胶囊中姜黄活血、化瘀、消积;海藻化痰软坚,二者合用,活血化痰共为君药。泽泻利水、渗湿、降浊;山楂消食化积、活血化瘀;三七活血化瘀共为臣药。青皮疏肝破气,散结消滞;茯苓利水渗湿,健脾安神;金钱草、大黄通腑利胆降浊,决明子清肝、润肠,共为佐使药。全方合用,共奏活血化痰、疏肝健脾、利胆降浊之功。经临床观察表明,十味肝脂康胶囊具有护肝、调脂、减肥作用,对非酒精性脂肪肝疗效显著,观察期间未发现明显不良反应。

(党中勤 赵长普)

十、十味肝脂康胶囊对脂肪肝大鼠肝组织生化学及超微结构影响

十味肝脂康胶囊(活血化痰方)由金钱草、姜黄、海藻、三七、生山楂、茯苓、决明子、泽泻、青皮等组成,具有活血化痰、疏肝健脾、利胆降浊之功,用于治疗痰瘀内阻型非酒精性脂肪肝。本实验观察了十味肝脂康胶囊对脂肪肝大鼠的防治作用,以探讨十味肝脂康胶囊治疗脂肪肝的作用机制,为其更广泛的临床应用提供实验依据。

(一)材料

1. **药品与试制** 十味肝脂康胶囊:由河南省中医院制剂室提供,批号为031025。东宝肝泰片:中国通化东宝药业股份有限公司生产,批号为011106;用生理盐水配成所需浓度的混悬液。十味肝脂康胶囊临床成人日服用量为4.08 g。东宝肝泰片临床成人日用量1.935 g。胆固醇(分析纯):北京市海淀区微生物培养基制品厂生产,批号为020520。丙基硫氧嘧啶:上海集成药厂生产,批号为H31021236。甲醛(分析纯):上海博世化学品有限公司,批号为020322。戊二醛:上海博世化学品有限公司,批号为020321。TG、TC等测定试剂盒均由南京建成生物医学研究所生产,批号为020610。

2. **实验动物** Wistar 大鼠60 只,雌雄各半,体重(130±10)g,由郑州大学医学院动物实验中心提供。动物合格证号:医动字 410116 号,本批动物编号:2004LA-073。室温(20±2)℃,相对湿度65% ~70%,分笼喂养。

3. **动物饲料** 普通饲料由郑州大学实验动物中心提供,合格证号为医动字 41010号,编号为2004SL-059。高脂饲料配制:高脂饲料配方参照文献,86.3%基础饲料,1.5%胆固醇,7%猪油,0.2%丙基硫氧嘧啶,5%蛋黄粉。

4. **主要仪器** 日立 H-7500 型透射电子显微镜:日本日立公司生产。光学显微镜PM-10AD:olym Pus OPtical Co. LTD,JaPan 生产。

(二)方法

1. **动物分组** 将60 只大鼠以普通饲料适应性喂养1 周后,按体重随机分为6 组,即正常组10 只,模型组10 只,东宝肝泰组10 只,十味肝脂康胶囊高剂量组10 只、中剂量组10 只、低剂量组10 只。6 组大鼠饲养环境、条件一致。

2. **药液制备** 取十味肝脂康胶囊,除去囊壳,将内容物加生理盐水溶解,配制成每毫升含药1 g 的液体;取东宝肝泰片除去糖衣,研细粉,加生理盐水配制成每毫升含药1 g 的液体。冰箱储存备用。

3. **动物模型的制备与给药方法** 依文献复制大鼠脂肪肝模型,除正常组给以普通饲料外,其余各组均饲以高脂饲料。给药组同时按0.1 mL/100 g 体重的体积灌服相应剂量

的药物,每日1次,连续8周。十味肝脂康胶囊高剂量组每天1.4 g/kg体重,中剂量组每天0.7 g/kg体重,低剂量组每天0.35 g/kg体重,分别约相当于临床成人日服剂量的20、10、5倍。东宝肝泰对照组0.35 g/kg体重,约相当于临床成人日服剂量的10倍。正常组、模型组灌服等体积生理盐水。实验动物自由进水和进食,每周称重1次,并相应调整给药量。

4.取材与处理 末次给药后,禁食12 h,于次日清晨处死动物,迅速摘取肝脏,用滤纸吸干后称重,并取肝左叶组织0.1 cm×0.1 cm×0.2 cm经4%戊二醛固定,备作超薄切片、透射电镜观察肝组织超微结构变化;另取肝左叶小块组织以10%甲醛溶液固定,酒精逐级脱水,石蜡包埋,切片,常规苏木精-伊红(HE)染色后,在光学显微镜下观察病理形态变化;再取肝左叶组织0.3 g,置于预冷的异丙醇中,冰浴匀浆为10%的匀浆液,4 ℃离心(3500 r/分,10分钟),提取上清液,测定肝组织中的TG、TC及FFA含量。

5.电镜标本的制作 取约0.1 cm×0.1 cm×0.2 cm的肝组织块,浸入到4%戊二醛(PH7.2)中,固定48 h,送河北医科大学电镜教研室制成超薄切片(厚度60nm)。日立H-7500型透射电子显微镜照相,观察肝细胞、线粒体等的超微结构和脂肪滴的形态。

6.指标的测定

(1)一般情况观察:实验前称重1次,实验期间观察大鼠的饮食、行为、状态、毛发及死亡情况,实验结束后处死动物时称体重、肝湿重。计算肝指数,即肝湿重(g)与体重(g)的百分比。

(2)生化学指标:用酶法测定肝TG、TC,单位以mmol/L表示;FFA单位以μmol/L表示。

(3)形态学指标:在光镜和电镜下观察肝大体组织形态和超微结构变化。肝脂肪变性程度分级标准如下。无脂肪变性(-):肝小叶结构完好,基本无脂肪变性。轻度(+):光镜下每单位面积见1/3～2/3的肝细胞发生脂肪变性。中度(++):即2/3以上的肝细胞发生脂肪变性。重度(+++):即几乎所有肝细胞均发生脂肪变性。

7.统计学处理方法 病理学半定量等级资料采用 *Ridit* 分析。各组数据计量资料采用均数±标准差($\bar{x}\pm s$)表示,应用SPSS 11.0 forwindows统计分析软件进行数据分析,组间比较采用 *t* 检验。

(三)结果

1.对脂肪肝模型大鼠一般情况的影响 正常组大鼠皮毛光泽,体态活泼,反应敏捷,食量、粪便均正常。实验过程中正常组大鼠因误伤死亡2只。实验早期,模型组大鼠体重与正常组相比增长迅速,食欲良好且性学情较温顺,不喜动;后期,模型组大鼠出现皮毛凌乱,精神不振,活动减少,食量及体重减少等情况。各治疗组大鼠较模型组异常反应为轻,尤以十味肝脂康胶囊中剂量组最好。

2.对脂肪肝模型大鼠的体重和肝指数的影响 高脂饲料造模大鼠体重较正常组增高,肝指数升高显著($P<0.05$)。给予东宝肝泰片、十味肝脂康胶囊,可明显降低高脂饲

料大鼠体重,同时使肝指数值下降,其中尤以东宝肝泰组和十叶肝脂康胶囊中剂量组作用显著。见表4-17。

表4-17 脂肪肝大鼠体重肝指数的变化($\bar{x}\pm s$)

组别	例数	体重/g	肝指数/%
正常组	8	253.87±18.35	2.413±0.271
模型组	10	266.20±24.93	3.050±0.550△△
东宝组	10	230.70±22.96*	2.700±0.334*
高剂量组	10	231.40±26.24*	2.720±0.454
中剂量组	10	217.50±11.70*	2.585±0.204**
低剂量组	10	235.90±20.41*	2.807±0.305

注:△△与正常组相比,$P<0.01$;*与模型组相比,$P<0.05$;**与模型组相比,$P<0.01$。

3.对脂肪肝模型大鼠肝脂的影响 高脂饲料造模组大鼠肝TG、TC、FFA较正常组显著升高;给予东宝肝泰片、十味肝脂康胶囊,可明显降低高脂饲料大鼠肝组织TG、TC、FFA水平。其中尤以东宝肝泰组和十味肝脂康胶囊中剂量组作用显著。见表4-18。

表4-18 脂肪肝大鼠肝组织 TG、TC、FFA 的变化($\bar{x}\pm s$)

组别	例数	TG/(mmol/L)	TC/(mmol/L)	FFA/(mmol/L)
正常组	8	1.512±0.164	0.550±0.106	120.895±18.857
模型组	10	2.130±0.149△△	1.040±0.183△△	218.300±44.042△△
东宝组	10	1.750±0.320**	0.650±0.158	175.185±37.069*
高剂量组	10	1.880±0.257*	0.900±0.216	183.785±45.208*
中剂量组	10	1.530±0.156**※	0.700±0.141**	145.863±32.585**
低剂量组	10	1.940±0.236	0.930±0.115	199.714±34.931

注:△△与正常组相比,$P<0.01$;*与模型组相比,$P<0.05$;**与模型组相比,$P<0.01$;※与东宝组相比,$P<0.05$。

4.对脂肪肝模型大鼠肝组织形态的影响

(1)肉眼观察:正常组大鼠肝外观无异常。模型组大鼠肝体积明显增大,包膜紧张,边缘圆钝,质软,切面油腻,甚者呈奶黄色,见典型肝脂肪变性。其他各治疗组大鼠肝色泽、质地、外观基本介于正常组与模型组之间。尤其是中剂量组,其肝外观基本与正常组一致。

（2）光镜观察

1）正常组:肝结构正常,肝窦清晰可见,肝索排列整齐,肝小叶轮廓清晰,肝细胞呈现多边形,细胞边界清,核圆而清晰,位于细胞中央,胞质丰富。

模型组:肝索紊乱,大量肝细胞肿胀、水样变性;胞质内见大小不等的圆形脂滴,即肝脂肪变性,核被挤向边缘;肝窦受压变窄甚至消失,肝索排列紊乱,有的尚可见肝细胞水肿、点状坏死、炎症细胞浸润等表现。

2）治疗各组肝细胞结构:十味肝脂康中剂量组与东宝肝泰组大鼠肝脂肪变性程度明显减轻,肝细胞结构完整,细胞水样变性消失,脂肪空泡变小或消失,可见肝血窦狭窄;高、低剂量组大鼠肝细胞内可见大量大小不等的圆形脂滴、肝细胞水样变性及点状坏死,汇管区偶有炎症细胞浸润。

按肝脂肪变性程度分级标准统计分析发现,给予高脂饲料各组均有肝脂变的发生。其中以模型组肝脂变程度严重,多呈现中、重度病理改变;十味肝脂康胶囊中剂量组与东宝肝泰组大鼠病变较轻,多呈现轻度病理改变;其中以十味肝脂康胶囊病变为轻。见表4-19。

表4-19　脂肪肝大鼠肝细胞病理变化（*Ridit*分析法）

组别	各组肝组织病理变化分级					
	n	0	I	II	III	R
正常组	8	8	0	0	0	0.000
模型组	10	0	0	3	7	0.745
东宝组	10	0	3	5	2	0.465 *
高剂量组	10	0	3	4	3	0.500 *
中剂量组	10	0	5	4	1	0.360 *
低剂量组	10	0	1	6	3	0.570

注:＊中剂量组、高剂量组、东宝组与模型组比较,$P<0.05$。

（3）对超微结构的观察:电镜示正常对照组大鼠肝细胞大小正常,细胞核规整,线粒体数量多,成群分布于细胞质内,粗面内质网未见异常;模型组肝细胞明显增大且不规整,细胞质内有大量脂滴,甚至有些脂滴融在一起,细胞核被推向细胞壁内侧边缘。线粒体水肿,部分嵴排列紊乱,部分嵴消失,粗面内质网有脱颗粒现象。各给药组介于模型组与正常组之间,特别是中剂量组肝细胞质内脂滴明显减少,线粒体内嵴排列较整齐,内嵴较清晰,基本接近正常组水平。

（四）小结

本实验用高脂饲料成功诱导出大鼠脂肪肝病变。在该病理模型上观察到,十味肝脂康胶囊能明显抑制大鼠肝脂肪变性的病变程度,具有防治脂肪肝的作用,作用强度优于东宝肝泰组。十味肝脂康胶囊干预脂肪肝形成的机制与调整脂质代谢,减少脂质在肝中的沉积,减轻肝脂肪变性;促进肝内微循环,修复和保护肝细胞质膜、线粒体膜,从而改善肝组织病理形态结构变化,促使肝细胞功能恢复有关。中医认为,脂肪肝的形成主要由于患者嗜食肥甘厚味,脾运不及,或肝病日久,致脾失健运,水湿不化,凝聚为痰,痰浊停聚中焦,壅塞气机,土壅木郁,肝胆失疏,气机不畅,血行瘀滞,痰瘀膏浊沉积于肝而成。病位在肝,与脾、肾、胆关系密切。笔者认为痰瘀内阻为本病的主要病机所在。治疗上除疏肝健脾、化痰祛瘀外,应利胆降浊、泄肾浊;因肝胆相为表里,肝肾同源,胆属六腑之一,肾通过膀胱与六腑相通,因此利胆降浊、泄肾浊可去肝之膏浊沉积。据此笔者采用活血化痰法组方治疗,方中姜黄活血、化瘀、消积,海藻化痰软坚,二者合用,活血化痰,共为君药。泽泻利水、渗湿、降浊;山楂消食化积、活血化瘀;三七活血化瘀;共为臣药。青皮疏肝破气、散结消滞;茯苓利水渗湿、健脾、安神;金钱草、大黄通腑利胆降浊,决明子清肝、润肠,共为佐使药。全方合用,共奏活血化痰、疏肝健脾、利胆降浊之功。实验观察活血化痰方(十味肝脂康胶囊)疗效可靠,为中医药开展脂肪肝的防治提供了行之有效的方法。

(党中勤 赵会茹)

十一、中药配合小剂量激素治疗重型肝炎倾向 60 例

重型肝炎倾向是指在肝炎病程中黄疸迅速加深,症状迅速加重,若不及时控制病情易向重型肝炎发展的状态。一旦发生重型肝炎则病死率高达 70% 左右,因此早期发现和积极治疗重型肝炎倾向是防止重型肝炎发生的重要措施之一。自 2002 年 3 月至 2005 年 5 月,笔者采用中药配合小剂量激素为主治疗重型肝炎倾向患者,并同时与单纯西药治疗的本病患者作对照观察,结果报道如下。

(一)临床资料

1. **诊断标准** 观察病例参考 2000 年 9 月中华医学会传染病与寄生虫病学分会、肝病学分会联合修订的诊断标准,并且血清总胆红素每天增加 >23 μmol/L,血清谷丙转氨酶升高,可有胆酶分离现象,凝血酶原活动度 $<80\%$ 但 $>40\%$。符合上述诊断标准且无肝性脑病、出血倾向及腹水等并发症,无糖尿病、消化性溃疡病史的患者作为观察对象。

2. **一般资料** 观察病例共 118 例,随机分为 2 组。治疗组 60 例,男 38 例,女 22 例;年龄 18~65 岁,平均(41.8±20.5)岁;其中急性黄疸型肝炎 24 例,慢性肝炎 36 例(中度 12 例、重度 24 例);甲型肝炎 8 例,乙型肝炎 42 例,戊型肝炎 2 例,药物性肝炎 5 例,不明原因肝炎 3 例;中医辨证均属阳黄。对照组 58 例,男 37 例,女 21 例;年龄 19~65 岁,平均(42.0±20.6)岁;其中急性黄疸型肝炎 24 例,慢性肝炎 34 例(中度 12 例、重度 22 例);甲型肝炎 7 例,乙型肝炎 40 例,戊型肝炎 1 例,药物性肝炎 5 例,不明原因肝炎 5 例;中医辨证均属阳黄。

（二）治疗方法

1. 对照组　给予保肝西药、小剂量激素及支持疗法：如静脉滴注维生素 C、维生素 K_1、门冬氨酸钾镁、甘利欣等。给予小剂量激素及胃黏膜保护剂：地塞米松 5 mg，加入 5% GS 100 mL 中静脉滴注，连用 3 天后改为每天 2.5 mg，共用 7 天停药；硫糖铝片，每次 1 g，每天 3 次，空腹嚼碎口服。慢性肝炎（中度、重度）静脉输注新鲜血浆或人血清白蛋白。

2. 治疗组　在对照组治疗的基础上给予中药治疗。口服茵陈赤虎汤。处方：茵陈 90 g$^{(后下)}$，赤芍、虎杖、车前子$^{(包煎)}$、玉米须各 30 g，大黄 15 g$^{(后下)}$。每天 1 剂，水煎取药液 400 mL，分早晚 2 次口服。清开灵注射液（北京中医药大学实验药厂生产），每次 50 mL，加入 5% 葡萄糖注射液 500 mL 中静脉滴注，每天 1 次。

两组均以治疗 1 个月为 1 个疗程，2 个疗程后统计疗效。

（三）疗效标准与治疗结果

1. 疗效标准　临床治愈：症状体征消失，黄疸消退，肝功能恢复正常，血清总胆红素（TBil）<23 μmol/L。显效：症状明显减轻，黄疸明显消退，肝功能显著恢复，TBil 23～46 μmol/L，或下降值超过原值的 50% 以上。好转：症状减轻，黄疸相对消退，肝功能相对恢复 TBil 下降值超过 69 μmol/L 以上。无效：未达到以上标准，病情无改善、恶化。

2. 治疗结果　治疗组临床治愈 41 例，显效 10 例，好转 7 例，无效 2 例，总有效率为 96.67%。对照组临床治愈 20 例，显效 17 例，好转 12 例，无效 9 例，总有效率为 84.48%。两组总有效率比较，差异有显著性意义（$P<0.05$），治疗组疗效优于对照组。

3. 重型肝炎发生情况　治疗组无 1 例发生重型肝炎；对照组发生重型肝炎 5 例。

4. 不良反应　对照组中有 2 例停用激素后黄疸轻度反跳，其他患者未发现不良反应。

（四）体会

无论何种肝炎在发病过程中若出现重型肝炎倾向，多提示肝细胞大量破坏，病情危重，应及时采取有效措施，迅速保护肝功能，消退黄疸，阻止向重型肝炎发展。本病依临床表现，可归属中医学"黄疸（阳黄）"范畴，其病机多为湿热疫毒之邪阻滞中焦，熏蒸肝胆，致肝胆失疏，胆汁排泄失常，内渗入血，外溢肌肤，下注膀胱而成。治以清利湿热，解毒活血，通腑利胆。茵陈赤虎汤中，茵陈清利湿热，为治疗黄疸主药；赤芍活血凉血，虎杖解毒活血，利湿退黄；大黄通腑利胆，车前子清热利尿，使湿邪从大小便而解；玉米须清利湿热，引药入胆，有使药之意。清开灵注射液由水牛角、牛黄、栀子、板蓝根、金银花等组成，有清热解毒、凉血化瘀、利胆退黄等功效。现代药理研究表明，清开灵有抗菌、抗病毒、降低血清胆红素及谷丙转氨酶、解毒、利尿等作用。一般认为黄疸急剧加深与机体免疫功能亢进、毛细胆管炎症有关，而激素具有抑制免疫反应、抗炎、抗毒作用，可以保护肝细胞、减轻肝细胞坏死、减轻毛细胆管炎症。此外,使用激素后患者消化道症状明显改善,恶心、呕吐减轻或消失,食欲增加。经临床观察表明,茵陈赤虎汤等配合小剂量激素治疗本病,能够顿挫病势,迅速消退黄疸,恢复肝功能,阻断其向重型肝炎发展,并可预防停用激素后黄疸反跳发生。本研究所选病例中医辨证均属湿热阳黄,对赤芍、虎杖、大黄等耐受力较强,没有发生严重腹泻现象,若病程超过 2 个月,或证型发生改变,可随证加减治疗。

(党中勤　党志博)

十二、中医多途径给药对乙型肝炎慢加急性肝衰竭西医常规疗法增效作用研究

肝功能衰竭(肝衰竭)是临床常见的严重肝病症候群,病情进行性恶化,病死率较高,在我国主要的病因是乙型肝炎病毒,临床上以乙型肝炎慢加急性肝衰竭(HBV-ACLF)最为常见,目前仍无特效疗法,多采用综合方法治疗。我们前期大量的研究工作已初步证实,对于湿热毒盛证 HBV-ACLF,若在西医常规疗法的基础上加用辨证中药口服及高位保留灌肠,可显著提高抢救成功率。为了进一步探讨中医多途径给药治疗HBV-ACLF 的作用机制,为临床推广应用提供循证医学依据,笔者自 2008 年 12 月至2011 年 12 月,采用中医多途径给药联合西医常规疗法治疗本病 42 例,现将结果报告如下。

(一)临床资料

1. 诊断标准　HBV-ACLF 西医诊断标准:参照《肝衰竭诊疗指南》中乙型肝炎慢加急性肝衰竭诊断标准制定。①有慢性乙型肝炎病史;②极度乏力,有明显的消化道症状;③黄疸迅速加深,血清总胆红素大于正常值上限 10 倍或每日上升≥17.1 μmol/L;④凝血酶原时间明显延长,凝血酶原活动度(PTA)≤40%并排除其他原因者。

中医辨证标准:参照《中药新药临床研究指导原则》黄疸阳黄之湿热毒盛证制定。①主症:发病急骤,黄疸深重,或见神昏谵语,或有出血表现(吐血、衄血、便血、肌肤瘀斑)。②次症:极度乏力,极度纳差,恶心呕吐,高热烦渴。③舌象:舌质红绛,苔黄而腻;④脉象:脉弦滑数。具备第①项及②、③、④项中任何 1 项,即可确诊。

2. 纳入标准　①符合慢加急性肝衰竭西医诊断标准和中医辨证标准;②年龄 18 ~65 岁;③病程 6 个月 ~20 年;④签署知情同意书。

3. 排除标准　①妊娠期或哺乳期妇女;②合并心血管、肺、肾和造血系统等严重原发性疾病以及精神病患者;③亚急性肝衰竭晚期、慢性肝衰竭及肝癌患者;④对本治疗方案不能耐受者。

4. 一般资料　该研究通过河南省中医院伦理委员会认证(伦理证号:LL-08012)。病例来源于河南省中医院、河南中医学院第一附属医院及郑州人民医院消化科住院患

者,共84例。通过SAS 9.1.3统计软件将病例随机分为治疗组和对照组各42例,在治疗过程中治疗组脱落1例,对照组脱落2例。治疗组41例中,男性29例,女性12例;年龄(39.6±8.5)岁;病情分期:HBV-ACLF早期16例,中期25例;病程(12.6±3.5)年。对照组中男性27例,女性13例;年龄(40.3±9.2)岁;病情分期:HBV-ACLF早期16例,中期24例;病程(12.0±3.8)年。两组患者性别、年龄、病情分期、病程等差异均无统计学意义($P>0.05$)。

(二)方法

1.治疗方法

(1)对照组:应用西医常规疗法。①营养支持疗法:静脉输注血制品,如同型血浆200 mL,20%人血清白蛋白(华兰生物工程股份有限公司生产,国药准字S19993024)50 mL,均每周2次静脉滴注。②护肝治疗:复方甘草酸苷注射液(日本米诺发源制药株式会社生产,国药准字J20080079)100 mL、门冬氨酸钾镁注射液(杭州民生药业有限公司生产,国药准字H33020038)20 mL、注射用促肝细胞生长素(威海赛洛金药业有限公司生产,国药准字H20010003)120 μg,分别加入5%葡萄糖注射液250 mL静脉滴注,每日1次。③人工肝支持治疗(血浆置换),每次置换新鲜同型血浆2000 mL,每周1次,若血清总胆红素低于正常高限值10倍,即停止人工肝治疗。若患者血清HBV DNA定量检测>1000 IU/mL者,加用恩替卡韦片(中美上海施贵宝制药有限公司生产,国药准字H20052237)0.5 mg,口服,每日1次。

(2)治疗组:在以上治疗的基础上,加用中医多途径给药。①茵虎颗粒,组成:茵陈45 g,虎杖25 g,赤芍60 g,大黄12 g,栀子12 g,车前子30 g,茯苓30 g,猪苓25 g,三七粉3 g$^{(冲服)}$,玉米须30 g,每日1剂,加温开水400 mL冲服,每次200 mL,早晚2次。②退黄灌肠液,组成:大黄30 g,金钱草60 g,枳实25 g,厚朴25 g,黄连25 g,大腹皮30 g,乌梅25 g,每日1剂,加温开水400 mL冲服,每次200 mL,每日2次高位保留灌肠。以上中药配方颗粒由三九医药股份有限公司生产,产品批号为0810062。

两组均以1个月为1个疗程,观察2个疗程。

2.观察指标和方法

(1)观察指标。①肝功能:总胆红素(TBil)、谷丙转氨酶(ALT)、谷草转氨酶(AST)、白蛋白(ALB)、胆碱酯酶(CHE)。②凝血酶原活动度(PTA)。③血氨(AMON)。④乙型肝炎病毒DNA定量。⑤难治性并发症发生情况。⑥住院时间。⑦人工肝治疗次数。

(2)检测方法。①肝功能测定:采用酶化学法,用自动生化仪(型号OLYMPUS 640)检测。②凝血酶原活动度:采用比浊法检测,机器型号SYSMEX7000。③血氨:采用干化学试纸法,机器型号VITROS 350。以上指标于治疗前、治疗开始后每隔2周检测1次。④乙型肝炎病毒DNA定量检测:采用实时荧光定量PCR检测技术(仪器型号STRATAGENE MX3000P,检测下限值为500 IU/mL),于治疗前后各检测1次。

3.疗效标准
参考《中药新药临床研究指导原则》制定。显效:症状、体征消失或基本消失,并发症治愈,肝功能明显好转,血清总胆红素(TBil)小于正常值上限的 5 倍,凝血酶原活动度(PTA)>40%,随访 3 个月,病情稳定。有效:症状、体征减轻,并发症明显好转,TBil 较原值下降 50% 以上,PTA 较原值升高 15% 以上。无效:未达以上标准或者死亡。

4.统计学方法 采用 SPSS 13.0 统计软件分析数据。两组率的比较用 χ^2 检验;计量资料用($\bar{x}\pm s$)表示,组间比较采用 t 检验。

(三)结果

1.两组患者临床疗效比较 治疗组 41 例,显效 16 例,有效 18 例,无效 7 例,总有效率为 82.93%;对照组 40 例,显效 9 例,有效 16 例,无效 15 例,总有效率为 62.50%。治疗组明显优于对照组($P<0.05$)。

2.两组患者治疗前后肝功能、PTA 及 AMON 变化情况比较 表 4-20 示,治疗后两组肝功能、PTA 及 AMON 均有明显改善($P<0.01$ 或 $P<0.05$),治疗组对各项指标的改善明显优于对照组($P<0.01$ 或 $P<0.05$)。

表 4-20　两组患者治疗前后肝功能、PTA 及 AMON 变化情况比较($\bar{x}\pm s$)

组别	时间	例数	TBil/(μmol/L)	ALT/(U/L)	AST/(U/L)	ALB/(g/L)	CHE/(KU/L)	PTA/%	AMON/(μmol/L)
治疗组	治疗前	41	358.3±126.3	324.2±182.1	246.2±152.4	30.2±4.6	2.64±0.55	26.4±7.5	97.5±31.5
	治疗后	41	106.5±72.5 ***##	72.6±28.5 *#	94.8±24.6 *#	39.8±1.9 *#	5.85±1.90 ***#	67.5±18.4 ***#	60.3±21.8 ***#
对照组	治疗前	40	356.4±108.4	320.5±186.4	251.6±157.3	30.8±4.5	2.57±0.64	27.1±7.8	96.5±32.1
	治疗后	40	162.4±77.1 *	98.4±32.2 *	106.2±28.5 *	37.2±2.1 *	3.90±1.76 *	60.2±18.6 *	75.2±22.4 *

注:* 与本组治疗前比较,$P<0.01$;** 与本组治疗前比较,$P<0.05$;# 与对照组治疗后比较,$P<0.05$;## 与对照组治疗后比较,$P<0.01$。

3.两组患者难治性并发症发生率比较 表 4-21 示,治疗后治疗组患者难治性并发症感染、出血、肝性脑病及肝肾综合征发生率均明显低于对照组($P<0.05$)。

表 4-21　两组患者治疗后难治性并发症发生率比较

组别	例数	感染/例(%)	出血/例(%)	肝性脑病/例(%)	肝肾综合征/例(%)
治疗组	41	6(14.6)#	7(17.1)#	6(14.6)#	3(7.3)#
对照组	40	10(25.0)	11(27.5)	10(25.0)	7(17.5)

注:# 与对照组比较,$P<0.05$。

4.两组患者住院时间及人工肝治疗次数比较 表 4-22 示,治疗组住院时间及人工肝治疗次数均明显低于对照组($P<0.05$)。

表4-22　两组患者住院时间及人工肝治疗次数比较($\bar{x}\pm s$)

组别	例数	住院时间/天	人工肝治疗/次
治疗组	41	52.0±18.2#	3.2±2.3#
对照组	40	56.8±17.4	4.5±2.7

注:#与对照组比较,$P<0.05$。

(四)讨论

HBV-ACLF病情危笃,按其临床表现,可归属中医"肝瘟""急黄""血证""臌胀"等范畴,中医认为其病因为感受湿热疫毒之邪,主要病机为毒热炽盛,湿浊内闭,脉络瘀阻。湿热疫毒阻滞中焦,则熏蒸肝胆,或热毒炽盛,内陷心包,或湿热疫毒化火,灼伤血络,迫血妄行,甚者肝、脾、肾俱伤,肝失疏泄,脾失健运,肾失开阖,气、血、水及湿热浊邪停聚腹中而形成臌胀,进而气机升降失常,上下不通而出现关格危象。

茵虎颗粒是我们针对HBV-ACLF的治疗而总结的经验方,具有清热利湿、化瘀解毒、利胆退黄的作用。既往研究资料显示茵虎颗粒对于重型肝炎的治疗具有显著疗效。另有研究表明,退黄灌肠液高位保留灌肠在黄疸性肝炎的治疗中具有独特疗效,能够起到通腑泄浊、利湿解毒及退黄醒脑作用。史文丽等研究亦认为,解毒通腑中药灌肠能够抑制肠道菌群生长,减少内毒素、血氨等毒素的生成与吸收,从而达到"通腑保肝、通腑开窍"的作用。

本研究将茵虎颗粒口服和退黄灌肠液保留灌肠两种方法同时运用在HBV-ACLF治疗中,结果表明,中医多途径给药配合西医常规疗法治疗HBV-ACLF,能够顿挫病势,阻止肝细胞进一步坏死,促进肝功能(TBil、ALT、AST、CHE)的恢复,加速黄疸消退,降低血氨并改善凝血功能;可以显著改善患者的临床症状及体征,提高患者的生存质量;减少患者难治性并发症的发生率,提示中医多途径给药对于西医常规疗法治疗HBV-ACLF有明显的增效作用。此外,与对照组比较,该方案能够减少人工肝治疗次数,节省血浆,缩短患者住院治疗时间,降低医疗费用,是值得推广的优化治疗方案。

(党中勤　党志博)

十二、荣肝化瘀解毒丸治疗慢性乙型肝炎肝纤维化62例

肝纤维化是指肝脏的局限性或弥漫性纤维增生,是慢性肝病向肝硬化发展的必经阶段。对本病的治疗目前尚无理想药物。笔者自1997年以来应用自制荣肝化瘀解毒丸治疗慢性乙型肝炎肝纤维化患者62例,疗效满意,现总结如下。

(一)对象与方法

1.病例选择与分组　按照文献诊断标准,同时肝纤维化血清指标(HA、PCⅢ)高于正常,中医辨证属脾虚、血瘀、湿热内蕴者。排除肝硬化及肝占位性病变,随机选择符合标

准的 92 例患者分两组治疗。观察组 62 例,男 50 例,女 12 例;年龄 18 ~ 67 岁;病程 2 ~ 10 年 3 个月;其中慢性肝炎轻度 5 例,中度 40 例,重度 17 例。对照组 30 例,男 23 例,女 7 例;年龄 21 ~ 65 岁;病程 1 年 10 个月 ~ 11 年;其中慢性肝炎轻度 2 例,中度 19 例,重度 9 例。

2. 方法 观察组给予荣肝化瘀解毒丸(由黄芪 30 g,姜黄 15 g,虎杖 20 g,白术 15 g,丹参 30 g,参三七 10 g,白芍 15 g,女贞子 15 g,鸡内金 15 g,柴胡 10 g 组成),每次 6 g,温开水送服,每日 3 次,连服 3 个月。对照组给予护肝片(黑龙江五常制药有限公司生产),每次 5 片,每日 3 次,疗程同治疗组。两组除统一服用肌苷片、多维元素片(21)外,不加用其他抗肝纤维化药物。

3. 观察指标 采用单盲法,填写统一观察记录表。观察项目包括主要症状及体征(肝区痛、食欲缺乏、腹胀、乏力、黄疸、脾大)、肝功能(TBil、ALT、A/G)、肝纤维化血清指标(HA、PCⅢ)及乙型肝炎标志物(HBsAg、HBeAg 及抗-HBc)等治疗前后变化情况。

4. 疗效判定标准 主要症状、体征消失,脾大回缩,肝功能及肝纤维化血清指标恢复正常,并稳定 1 年以上为显效;主要症状基本消失,体征明显减轻,脾大稳定不变,A/G>1.5,其余各项指标高出正常值部分下降 50% 以上,并持续稳定 3 个月为有效;疗程结束后,未达以上标准者为无效。

5. 统计学处理 计数资料用 χ^2 检验,计量资料用 t 检验。

(二)结果

1. 症状及体征改善情况 见表 4-23。

表 4-23 两组患者治疗前后症状、体征改善情况

组别	n	肝区痛		食欲缺乏		腹胀		乏力		黄疸		脾大	
		治疗前	治疗后	治疗前	治疗后	治疗前	治疗后	治疗前	治疗后	治疗前	治疗后	治疗前	治疗后
观察组	62	41	7	38	6	41	9	58	10	35	5	60	12
对照组	30	20	9	17	6	21	10	27	12	17	6	28	14

2. 肝功能改善情况 见表 4-24。

表 4-24 两组患者治疗前后肝功能变化($\bar{x}\pm s$)

组别	n	TBil/(μmol/L)		ALT/(U/L)		A/G	
		治疗前	治疗后	治疗前	治疗后	治疗前	治疗后
观察组	62	51.12±31.43	14.30±11.92	83.52±35.26	34.78±8.46	1.08±0.27	1.42±0.21**
对照组	30	52.63±32.85	20.72±13.14	81.85±33.94	43.96±10.07	1.11±0.29	1.3±0.25

注:** 与对照组比较,$P<0.01$。

3.肝纤维化血清指标变化　见表4-25。

表4-25　两组患者治疗前后血清 HA、PCⅢ变化（$\bar{x}\pm s$）

组别	n	HA		PCⅢ	
		治疗前/（μg/L）	治疗后/（μg/L）	治疗前/（μg/L）	治疗后/（μg/L）
观察组	62	411.42±215.28	118.58±96.32[**]	316.24±217.25	137.42±81.75[**]
对照组	30	406.38±219.35	214.52±101.73	309.82±220.61	186.37±74.29

注：**治疗后与对照组比较，$P<0.01$。

4.乙型肝炎病毒血清标志物变化　见表4-26。

表4-26　两组患者治疗后 HBV 血清标志物阴转率比较

组别	HBsAg/例（％）	HBeAg/例（％）	抗-HBc/例（％）
观察组	6/62（9.68）	19/48（39.48）	2/62（3.23）
对照组	2/30（6.67）	6/23（26.09）	0/30（0）

注：观察组与对照组比较，$P>0.05$。

5.总体疗效评价　观察组中显效 36 例，有效 22 例，无效 4 例，总有效率93.55％；对照组中显效 9 例，有效 14 例，无效 7 例，总有效率76.67％。两组显效率及总有效率比较均有显著性差异。

（三）讨论

慢性乙型肝炎肝纤维化可归属中医胁痛、积聚、黄疸等范畴。根据其临床表现，结合中医学理论，笔者认为，本病乃因湿热邪毒侵袭人体，阻滞肝胆，致肝失疏泄，气机不畅，气滞血瘀，湿热邪毒与气血相搏结，阻于胁下，形成痞块，日久损伤正气，导致肝脾肾阴阳气血亏损，最终发展成正虚邪实、本虚标实的慢性顽固性疾病。究其病机比较复杂，其中以脾虚、血瘀、湿毒内蕴为主，兼有肝郁及肾虚。因此，治疗当扶正祛邪，标本兼治，以疏肝健脾、化瘀软坚、利湿解毒、滋肾养肝为法。据此，笔者自拟荣肝化瘀解毒丸，方中黄芪益气健脾，姜黄化瘀软坚，虎杖利湿解毒，兼能化瘀，三者谨切病机，共为君药；白术健脾益气，丹参、参三七活血化瘀，栀子清利湿热，共为臣药；女贞子、白芍滋肾养肝，鸡内金健脾和胃，共为佐药；柴胡疏肝解郁，引药入肝经，为佐使药。诸药合用，共奏疏肝健脾、化瘀软坚、利湿解毒、滋肾养肝之功。

西医学认为，肝纤维化是由于肝内炎症、坏死、淤血及病毒复制，引起肝内纤维组织增生的结果。药理研究表明，黄芪可使大鼠肝纤维化程度及超微结构的病理改变明显减轻，并能减少总胶原及Ⅰ、Ⅲ、Ⅴ型胶原在肝内的沉积。姜黄对肝炎病毒有抑制作用，并且能够改善肝实质病理性损伤。黄芪、丹参、柴胡等对 HBV DNA 有明显抑制作用。丹参、参三七能够改善肝微循环,丹参可抑制体外培养的成纤维细胞,并可激活胶原酶,促进胶原蛋白的降解,有防治肝纤维化作用。柴胡、姜黄富含微量元素锌,女贞子含有齐墩果酸,参三七含有三七总皂苷等,均有保肝、促进肝细胞再生作用。因此,本品具有控制慢性乙型肝炎肝纤维化的病情发展作用。两组患者均未出现不良反应。

(党中勤　许向前)

十三、黄芪泽苓颗粒口服并逐水膏脐贴治疗中重度肝硬化腹水 48 例临床观察

肝硬化腹水是肝病终末期的主要临床表现,为肝硬化失代偿期最常见的并发症之一,属于疑难危重疾病,目前尚无理想的治疗方法。笔者自 2015 年 3 月至 2017 年 10 月,在西医常规疗法的基础上,采用中药黄芪泽苓颗粒口服联合逐水膏脐贴治疗中、重度乙型肝炎肝硬化腹水患者 48 例,并与同期单纯采用西医常规疗法治疗的 48 例本病患者作随机对照研究,现将结果总结如下。

(一)临床资料

1. **诊断标准**　西医诊断标准:肝硬化腹水诊断标准参考中国中西医结合学会消化系统疾病专业委员会修订的《肝硬化腹水的中西医结合诊疗共识意见》,并可协助估计腹水量。腹水量程度如下。轻度:彩超检查腹水最大深度<3 cm。中度:腹水最大深度≥3 cm 但<10 cm。重度:腹水最大深度≥10 cm。

中医病证诊断标准:参照中华中医药学会脾胃病分会制定的《肝硬化腹水中医诊疗规范专家共识意见》。基本证型气虚血瘀水停证。主症:腹大胀满,腹壁青筋暴露,神疲乏力,纳差,头颈胸臂或有红痣赤缕。次症:食后腹胀,面色晦暗,小便不利。舌脉象:舌质暗淡,脉弦细。

2. **纳入标准**　符合西医诊断标准及中医病证诊断标准,中医疾病诊断为臌胀,辨证为气虚血瘀水停证;年龄 30 ~ 68 岁;受试者知情同意,并签署知情同意书。

3. **排除标准**　合并肝衰竭、肝癌、肝肾综合征、消化道出血及严重心、肺、脑、肾脏疾病的患者。

4. **一般资料**　选择 2015 年 3 月—2017 年 10 月河南省中医院肝胆脾胃病科住院的乙型肝炎肝硬化并腹水患者为研究对象,将符合纳入标准的 96 例患者采用随机数字表法分为治疗组与对照组各 48 例。治疗组中,男 30 例,女 18 例;年龄 32 ~ 63 岁,平均(51.26±8.42)岁;体重 62 ~ 85 kg,平均(72.35±12.51)kg;病程(12.38±4.56)年;腹水程度:中度腹水 32 例,重度腹水 16 例。对照组中,男 31 例,女 17 例;年龄 31 ~ 64 岁,平均(52.83±9.25)岁;体重 61 ~ 85 kg,平均(71.85±13.18)kg;病程(11.92±4.75)年;腹水程度:中度腹水 33 例,重度腹水 15 例。两组患者一般资料比较无统计学差异($P>0.05$),具有可比性。

（二）方法

1. 治疗方法

（1）对照组：采用西医常规疗法：给予护肝、营养支持及利水治疗；若聚合酶链式反应（PCR）检测乙型肝炎病毒 DNA 定量>5.00E+002 IU/mL 者，加用恩替卡韦分散片（每片 0.5 mg，润众，正大天晴药业股份有限公司生产，批准文号为国药准字 H20100019），每次 0.5 mg，每日 1 次，口服；重度腹水（腹水最大深度大于 10 cm）患者加用腹水超滤浓缩回输治疗。

（2）治疗组：在对照组治疗基础上，加用中药内服及脐贴治疗。①黄芪泽苓颗粒（药物组成：黄芪 30 g，泽泻 20 g，泽兰 20 g，茯苓 30 g，猪苓 20 g，白术 18 g，益母草 20 g，大腹皮 30 g，车前子 30 g，玉米须 30 g）。配方颗粒由深圳三九医药股份有限公司提供，每日 1 剂，加温开水 300 mL，每次 150 mL，早晚分 2 次冲服。②逐水膏脐贴（药物组成：大戟 15 g，甘遂 15 g，芫花 15 g，牵牛子 25 g，小茴香 25 g，冰片 5 g），将药物研为细末，过 100 目筛，密封备用，使用时每次取 50 g，用蜂蜜适量调成膏状，摊于 5 cm×5 cm 专用纱布上，局部皮肤用安尔碘消毒后贴敷神阙穴，胶布固定，24 h 换药 1 次。

两组均治疗 8 周为 1 个疗程。

2. 观察指标和方法

比较两组患者治疗前后临床症状、体重、腹围、24 h 尿量、肝功能、血氨（AMON）、内毒素、内皮素-1（ET-1）、一氧化氮（NO）及彩超检查腹水深度、门静脉内径、脾厚度的变化。并观察两组在治疗过程中不良反应发生情况。肝功能指标如总胆红素（TBil）、丙氨酸转氨酶（ALT）、天冬氨酸转氨酶（AST）、白蛋白（ALB）、前白蛋白（PA）采用 olymPus2700 全自动生化分析仪常规方法测定；血清 AMON 检测采用比色法，试剂盒购于强生（上海）医疗器材有限公司；血清 LPS 检测采用显色法，试剂盒购于丹娜（天津）生物科技有限公司；血清 ET-1 检测采用放射免疫分析法，试剂盒购于上海研卉生物科技有限公司；血清 NO 检测采用硝酸盐还原酶法，试剂盒购于上海华壹生物科技有限公司；彩超型号为 PHILIP IU22；以上检查均由专人严格按照说明书及操作规程完成检测。

3. 疗效标准

参照中华中医药学会脾胃病分会制定的《肝硬化腹水中医诊疗规范专家共识意见》，制定如下综合疗效评价标准。腹水及肢体水肿完全消退，彩超检查阴性。主要症状消失，每日尿量 1200 mL 以上，体重、腹围恢复至腹水出现前水平，并能稳定 3 个月及以上。显效：腹水及肢体水肿大部分消退，彩超检查腹水减少≥50%；症状明显改善，腹胀明显减轻，每日尿量≥1000 mL，体重减轻≥2 kg，或腹围缩小>5 cm。有效：腹水及肢体水肿有所消退，彩超检查腹水减少<50%；症状略有改善，腹胀略减轻，24 h 尿量不足 1000 mL，体重有所减轻但<2 kg，或腹围缩小>3 cm 但<5 cm。无效：腹水、体重、腹围、症状无改善或加重者。

4. 统计学方法

应用 SPSS 19.0 统计软件进行数据处理，计量资料以（$\bar{x}\pm s$）表示，组间比较采用 t 检验（或校正 t 检验），计数资料以百分率表示，组间比较采用 χ^2 检验，等级资料比较采用秩和检验，以 $P<0.05$ 为差异有统计学意义。

（三）结果

治疗组有2例重度腹水患者因不坚持口服中药而脱落,脱落率为4.17%;对照组有3例重度腹水患者因病情无明显改善,自动出院而脱落,脱落率为6.25%,两组脱落率比较无统计学差异($P>0.05$);所有脱落病例均按无效病例统计。

1. 两组乙型肝炎肝硬化腹水患者综合疗效比较 治疗组48例中,临床缓解13例,显效20例,有效12例,无效3例,总有效率为93.75%;对照组48例中,临床缓解8例,显效9例,有效18例,无效13例,总有效率72.92%。两组比较有统计学差异($P<0.05$),治疗组优于对照组。

2. 两组乙型肝炎肝硬化腹水患者肝功能疗效比较 表4-27示,两组患者治疗后,肝功能ALT、AST、TBil较治疗前明显降低,ALB、PA明显升高,与治疗前比较均统计学差异(均$P<0.05$)。两组治疗后比较,治疗组ALT、AST、TBil、明显降低,而ALB、PA明显升高(均$P<0.05$)。

表4-27 两组乙型肝炎肝硬化腹水患者肝功能指标疗效比较($\bar{x}\pm s$)

组别	时间	例数	ALT/(U/L)	AST/(U/L)	TBil/(μmol/L)	ALB/(g/L)	PA/(mg/L)
治疗组	治疗前	48	157.64±53.28	162.75±65.48	52.76±17.43	24.32±3.15	97.62±18.51
	治疗后	48	46.32±13.76*△	48.32±15.41*△	25.73±9.84*△	34.86±3.24*△	175.40±21.63*△
对照组	治疗前	48	159.23±55.21	164.38±67.22	53.49±18.12	24.83±3.46	98.16±20.14
	治疗后	48	65.83±14.58*	68.65±16.42*	38.16±11.23*	30.25±3.77*	152.47±22.21*

注:*与本组治疗前比较,$P<0.05$;△与对照组治疗后比较,$P<0.05$。

3. 两组乙型肝炎肝硬化腹水患者治疗前后AMON、内毒素、ET-1及NO改善情况比较 表4-28示,治疗后两组患者AMON、内毒素、ET-1及NO均较治疗前明显降低($P<0.05$);治疗组治疗后均低于对照组($P<0.05$)。

表4-28 两组乙型肝炎肝硬化腹水患者AMON、LPS、ET-1及NO改善情况比较($\bar{x}\pm s$)

组别	时间	例数	AMON/(μmol/L)	内毒素/(Eu/mL)	ET-1/(ng/L)	NO/(μmol/L)
治疗组	治疗前	48	69.55±21.87	0.158±0.062	103.54±13.48	97.23±8.75
	治疗后	48	26.82±9.45*△	0.047±0.032*△	71.38±11.65*△	67.42±9.51*△
对照组	治疗前	48	70.28±22.34	0.162±0.057	105.12±14.25	96.84±9.06
	治疗后	48	38.63±10.25*	0.094±0.041*	89.43±12.16*	86.17±10.33*

注:*与本组治疗前比较,$P<0.05$;△与对照组治疗后比较,$P<0.05$。

4. 两组乙型肝炎肝硬化腹水患者治疗前后腹水深度及肝脾彩超改善情况比较

表4-29示,两组患者治疗后与治疗前比较,除门静脉内径外,腹水深度及脾厚度彩超检查均降低明显($P<0.05$),门静脉内径无统计学差异($P>0.05$);治疗组治疗后较对照组减低明显($P<0.05$)。

表4-29 两组乙型肝炎肝硬化腹水患者治疗后腹水深度及肝脾指标彩超改善情况比较($\bar{x}\pm s$)

组别	时间	例数	腹水深度/mm	门静脉内径/mm	脾厚度/mm
治疗组	治疗前	48	89.34±18.65	15.21±1.25	52.63±7.12
	治疗后	48	27.34±11.28*△	13.52±1.43	45.28±7.35*△
对照组	治疗前	48	88.72±19.15	15.46±1.38	52.87±7.43
	治疗后	48	53.61±12.37*	14.63±1.55	50.64±7.52

注:*与本组治疗前比较,$P<0.05$;△与对照组治疗后比较,$P<0.05$。

5. 两组乙型肝炎肝硬化腹水患者并发症发生率比较 表4-30示,在治疗过程中主要并发症如感染、消化道出血、肝性脑病及肝肾综合征等发病率,治疗组均明显低于对照组($P<0.05$)。

表4-30 两组乙型肝炎肝硬化腹水患者并发症发病率比较

组别	例数	感染/例(%)	消化道出血/例(%)	肝性脑病/例(%)	肝肾综合征/例(%)	并发症总例次/例(%)
治疗组	48	6(12.50)△	1(2.08)△	2(4.17)△	0	9△
对照组	48	13(27.08)	6(12.50)	11(22.92)	2(4.17)	32

注:△与对照组治疗后比较,$P<0.05$。

6. 两组乙型肝炎肝硬化腹水患者腹水超滤治疗次数及住院时间比较 表4-31示,治疗组有22例患者采用腹水超滤治疗(其中6例入组时为中度腹水患者住院后曾经进展成重度腹水),对照组有24例患者采用腹水超滤治疗(其中9例入组时为中度腹水患者住院后曾经进展成重度腹水);治疗组腹水超滤治疗次数及住院时间均少于对照组($P<0.05$)。

表4-31 两组乙型肝炎肝硬化腹水患者腹水超滤治疗次数及住院时间比较($\bar{x}\pm s$)

组别	例数	腹水超滤治疗/次	例数	住院时间/天
治疗组	22	3.13±1.25*	48	44.36±10.72*
对照组	24	4.87±1.46	48	53.65±11.24

注:*与对照组比较,$P<0.05$。

7.两组乙型肝炎肝硬化腹水患者发生不良反应比较 治疗组有2例患者出现腹泻；对照组有3例患者出现便秘，均经对症处理后缓解，两组均未发现其他不良反应。

（四）讨论

肝硬化腹水是指由于肝脏疾病导致肝脏持续炎症，形成纤维化及肝硬化后因多种病理因素引起腹腔内积液的临床表现。本病预后较差，若得不到及时有效的治疗，对患者生存质量将造成严重影响，甚至出现感染、肝性脑病、消化道出血、肝肾综合征等难治性并发症而危及生命。目前认为，导致肝硬化的主要原因是乙型肝炎病毒的持续感染，而门静脉高压、肝功能不全及低白蛋白血症等是形成肝硬化腹水的基本因素。研究发现，内毒素、ET-1及NO升高在肝硬化病程进展中起重要作用，是形成腹水的主要因素，三者相互依赖、相互影响的协同作用是肝硬化进展的重要机制。循证医学研究表明，中医药在抗肝纤维化、护肝、控制腹水以及防治并发症等方面有一定优势，但对于中重度肝硬化腹水患者来讲，单纯用西药或口服中药难以迅速控制病情，特别是重度腹水，患者往往难以进食，且口服药物困难，常需采用中西医结合、中医多途径给药方案治疗。

根据本病的临床表现，可归属中医"臌胀"范畴，系因病久肝脾肾俱伤、疏运失常、开阖失度、气血交阻、水气内停所致，为本虚标实之证。治疗当标本兼顾，以行气利水、健脾益肾、活血化瘀、通腑降浊为法。本研究采用中药内服并脐贴的方法，应用中药黄芪泽苓颗粒口服和逐水膏贴敷神阙穴治疗肝硬化腹水，观察其临床疗效，探讨其作用机制。黄芪泽苓颗粒由黄芪、泽泻、泽兰、猪苓、茯苓、白术、益母草、大腹皮、车前子、玉米须等药物组成，其中黄芪健脾益气为君药；泽泻、茯苓、白术健脾利水为臣药；猪苓、泽兰、益母草、大腹皮、车前子行气、活血、利水，共为佐药；玉米须淡渗利水，为佐使药，诸药合用，共奏益气健脾、活血利水之功。既往临床研究表明，黄芪泽苓颗粒具有健脾、活血利水的作用，经临床证实具有保肝利尿、提高血浆白蛋白、降低门静脉压的作用。由于中、重度腹水患者大多腹胀难忍，严重影响生活质量，常需"急则治标"，而本病患者多属本虚标实，口服峻下逐水药恐伤正气，故在口服黄芪泽苓颗粒基础上加用逐水膏脐贴以"峻药缓图"，标本兼治。逐水膏方中大戟、芫花、甘遂均为峻下逐水药物，既往临床观察表明，外用贴敷神阙穴后，可使药物缓慢吸收，并有效发挥通利二便的作用。

本研究结果提示，中药内服并脐贴治疗肝硬化腹水具有以下作用：能够加速腹水消退，有效缓解患者的临床症状及体征，提高患者的生存质量；能够改善患者的肝脏生化学指标，提示具有较好的护肝作用，能够改善肝脏的合成功能，提高患者血浆白蛋白水平，纠正低白蛋白血症；能够降低患者血氨及内毒素水平，可以效防治并发症发生；能够降低血浆ET-1及NO水平，提示具有改善肝微循环、逆转腹水形成的作用；彩超检查显示患者治疗后门静脉内径及脾厚度缩小，提示有一定的降低门静脉高压作用。

总之，中药内服并脐贴能够明显增强肝硬化腹水西医常规疗法的临床疗效，其作用机制可能与中药内服并脐贴能够减少肝细胞损伤、改善肝功能、纠正低白蛋白血症、改善肝脏微循环、降低门静脉压力等作用有关。该疗法安全可靠,无明显不良反应,为中医药治疗肝硬化腹水的有效方案。

(党中勤　党志博)

十四、中西医结合治疗顽固性肝硬化腹水56例疗效观察

顽固性腹水是中、晚期肝硬化的主要临床表现,也是影响肝硬化患者生活质量乃至疾病预后的重要因素,目前对本病的治疗仍较棘手。我们采用中西医结合方法治疗顽固性肝硬化腹水56例,疗效满意,现总结如下。

(一)临床资料

观察病例共86例,为近5年来住院治疗的肝硬化失代偿期患者,符合1995年全国传染病与寄生虫病学术会议修订的诊断标准,且腹水持续3个月以上,常规利尿剂治疗无效者。将86例随机分为2组,治疗组56例,男45例,女11例;年龄28~70岁,平均49岁;病程2.5~19.0岁,平均10.75年;其中乙型肝炎肝硬化48例,丙型肝炎肝硬化5例,酒精性肝硬化2例,血吸虫肝硬化1例;中医辨证分型:气滞湿阻型16例,湿热蕴结型20例,肝脾血瘀型11例,脾肾阳虚型4例,肝肾阴虚型5例。对照组30例,男24例,女6例;年龄26~69岁,平均47.5岁;病程2~20年,平均11年;其中乙型肝炎肝硬化25例,丙型肝炎肝硬化3例,酒精性肝硬化2例;中医辨证分型:气滞湿阻型8例,湿热蕴结型12例,肝脾血瘀型5例,脾肾阳虚型2例,肝肾阴虚型3例。

(二)治疗方法

1. 对照组　给予西医保肝、利尿及支持疗法。若腹水量过大,有压迫症状(如呼吸困难等)时,配合腹水超滤浓缩回输治疗,每次滤出腹水5000~10000 mL。

2. 治疗组　基础治疗同对照组,加用中药治疗。①双味泽苓汤口服。处方:泽泻、丹参、黄芪各25 g,泽兰、玉米须各15 g,茯苓、猪苓、白术、大腹皮、车前子^(包煎)各30 g。加减:气滞湿阻型加陈皮、厚朴;湿热蕴结型加茵陈、半边莲;肝脾血瘀型加益母草、莪术;脾肾阳虚型加制附子、桂枝;肝肾阴虚型加枸杞子、生地黄。水煎,每天1剂。②消鼓方高位保留灌肠。处方:大黄25 g,黄连、乌梅各20 g,牡蛎30 g,水煎,每次用药液200 mL,每天1~2次。③逐水膏贴穴:药用大戟、甘遂、芫花等,共为细末。每次6 g,蜂蜜适量调敷神阙穴,每天1次,每次贴敷12小时。

两组均以治疗1个月为1个疗程,2个疗程后统计疗效。

(三)疗效标准与治疗结果

1. 疗效标准　参照国家中医药管理局发布的《中医病证诊断疗效标准》。治愈:腹水(经B超检查证实)及全身症状缓解或消失,肝功能基本恢复正常。好转:腹水及其他症

状明显好转,实验室检查有改善。未愈:腹水未见减轻,其他症状及肝功能无改善或恶化。

2.**治疗结果** 治疗组治愈 32 例,好转 16 例,未愈 8 例,总有效率 85.7%;对照组治愈 7 例,好转 11 例,未愈 12 例,总有效率 60.0%。两组总有效率比较,差异有非常显著性意义($\chi^2 = 7.24, P < 0.01$),治疗组疗效优于对照组。

3.**证型与疗效关系** 治疗组 56 例中,气滞湿阻型 16 例,治愈 13 例,好转 1 例,未愈 2 例;湿热蕴结型 20 例,治愈 15 例,好转 3 例,未愈 2 例;肝脾血瘀型 11 例,治愈 2 例,好转 7 例,未愈 2 例;脾肾阳虚型 4 例,治愈 1 例,好转 2 例,未愈 1 例;肝肾阴虚型 5 例,治愈 1 例,好转 3 例,未愈 1 例。经统计学处理,各证型之间疗效差异无显著性意义($P > 0.05$)。

4.**两组治疗前后实验室结果比较** 两组肝功能指标均有改善,治疗组改善程度优于对照组,见表 4-32。

表 4-32 肝硬化腹水治疗前后实验室结果比较($\bar{x} \pm s$)

组别	时间	例数	TBil/(μmol/L)	ALT/(U/L)	Alb/(g/L)
治疗组	治疗前	56	122.40±86.35	163.42±1.25	32.54±5.12
	治疗后	56	48.63±24.28 ** △△	72.33±38.46 * △	41.85±4.72 * △△
对照组	治疗前	30	120.92±84.63	158.46±92.74	33.06±4.98
	治疗后	30	66.48±26.51 *	91.58±43.62	36.27±4.81

注:*与本组治疗前比较,$P < 0.05$;**与本组治疗前比较,$P < 0.01$;△与对照组比较,$P < 0.05$;△△与对照组比较,$P < 0.01$。

5.**两组治疗前后 B 超检查结果比较** 治疗前后 B 超检查腹水深度及脾厚度,治疗组改善程度优于对照组($P < 0.01$),见表 4-33。

表 4-33 两组治疗前后 B 超检查结果比较

组别	时间	n	腹水深度/mm	脾厚度/mm
治疗组	治疗前	56	13.86±6.24	5.62±1.28
	治疗后	56	5.43±2.82 ** △△	4.16±0.66 * △△
对照组	治疗前	30	12.97±6.72	5.49±1.30
	治疗后	30	7.29±2.65 *	5.14±0.82

注:*与本组治疗前比较,$P < 0.05$;**与本组治疗前比较,$P < 0.01$;△与对照组比较,$P < 0.05$;△△与对照组比较,$P < 0.01$。

6.**不良反应观察** 治疗过程中每日大便次数 3 次以内为正常反应,超过 3 次应作对症处理。经观察,治疗组中有 5 例患者出现明显腹泻;对照组中 1 例患者出现明显腹泻,均口服小檗碱及消旋山莨菪碱片后缓解,两组均未发现其他不良反应。

(四)讨论

顽固性肝硬化腹水为难治性疾病,临床上多表现为腹大胀满,二便不利,根据其临床表现,多归属中医学"臌胀"范畴。因病久肝脾肾俱伤,疏运失常,开阖失度,气血交阻,水气内停所致,为本虚标实之证。治法当标本兼顾,以行气利水、健脾益肾、活血化瘀、通腑降浊为法。双味泽苓汤中泽泻、猪苓、茯苓渗湿利水;泽兰活血利水;黄芪、白术健脾益气;丹参活血化瘀;大腹皮下气利水;车前子、玉米须利湿清热。现代药理研究表明:泽泻有降低门静脉高压作用;茯苓、猪苓有保肝、利尿作用,黄芪、白术有保肝、促进肝细胞再生,促进白蛋白合成及增强机体免疫力等作用;丹参有抗肝纤维化、改善肝微循环作用;白术、车前子有持久的利尿作用,促使水钠排出。消鼓方中大黄通腑泻下;黄连燥湿解毒;乌梅、牡蛎酸敛防止泻下太过伤及正气。实验研究表明,大黄能够加速肠道毒素排泄;黄连抑制肠道细菌生长,减少自发性腹膜炎发生;乌梅酸化肠道,减少氨的生成和吸收,预防肝性脑病;牡蛎能使药物在肠道中呈高渗状态,对肠黏膜有保护作用。因此,消鼓方灌肠后具有"透析样作用",能通利大便,减轻腹胀,排出毒素,消除腹水。逐水膏中大戟、甘遂、芫花均为峻下逐水药,恐口服伤正,故外用贴敷神阙穴,使药性缓慢吸收而发挥通利作用。临床观察表明:中西医结合治疗顽固性肝硬化腹水具有保肝、降低门静脉高压、通便降浊及利尿作用,是行之有效的方法。

(党中勤　党志博)

十五、中药逐水膏穴位贴敷治疗肝硬化并顽固性腹水、胸腔积液42例疗效观察

顽固性腹水(或合并胸腔积液)是肝硬化失代偿期最常见的难治性并发症之一,目前尚无理想疗法。笔者2005年3月至2009年7月,采用中药逐水膏穴位贴敷治疗本病42例,疗效满意,现将结果报告如下。

(一)资料与方法

1.一般资料　将83例肝硬化并顽固性腹水患者(其中22例合并有胸腔积液)随机分为两组,治疗组42例,其中男27例,女15例;年龄(54.2±13.8)岁;病程(11.4±2.6)年;乙型肝炎后肝硬化32例,丙型肝炎后肝硬化7例,酒精性肝硬化3例,均为活动性肝硬化,合并胸腔积液12例。对照组41例,其中男26例,女15例;年龄(53.5±14.2)岁;病程(11.8±2.4)年;乙型肝炎后肝硬化30例,丙型肝炎后肝硬化7例,酒精性肝硬化4例,均为活动性肝硬化,其中合并胸腔积液10例。所有病例中医辨证均为肝脾血瘀、脾虚湿阻证,彩超检查具备肝硬化特征,且具有腹水,部分患者合并有胸腔积液。两组一般资料比较无显著性差异($P>0.05$),具有可比性。若为妊娠妇女、肝癌、肝功能

严重损害[总胆红素(TBil)>85.5 μmol/L],或并发消化道出血者,不作为观察对象。

2.治疗方法 两组患者均给予自拟经验方双味泽苓汤(药物组成:泽泻25 g,泽兰25 g,茯苓30 g,猪苓30 g,白术30 g,黄芪25 g,丹参25 g,大腹皮30 g,车前子30 g[包煎],玉米须15 g)口服,中药饮片由河南省中医院药品采购中心统一购置,每次煎煮7剂,加水4000 mL,密闭煎煮40分钟,取汁2800~3000 mL,在无菌条件下,密封,每袋200 mL,每次200 mL,每日2次,口服。西药均每日给予静脉滴注支链氨基酸250 mL、还原型谷胱甘肽1.2 g,若实验室检查血浆白蛋白<28 g/L者则静脉输注人血清白蛋白10 g,每周3次。治疗组在以上治疗基础上加用逐水膏(由大戟、甘遂、芫花、牵牛子、小茴香、冰片组成,粉碎后过100目筛,密封备用),每次20 g,用蜂蜜适量调成膏状,摊于5 cm×5 cm专用纱布上,局部用安尔碘消毒后贴敷神阙穴,胶布固定,24 h换药1次。若合并胸腔积液者,再用逐水膏50 g,以蜂蜜适量调成膏状,摊于10 cm×10 cm专用纱布上,局部清洗后贴敷右侧日月、期门穴部位,胶布固定,24 小时换药1次。两组均以30天为1个疗程。

3.疗效判定标准 临床治愈:症状消失,体征明显减轻,实验室检查肝功能恢复正常,B超检查腹水、胸腔积液消失。显效:症状、体征明显减轻,肝功能明显改善,B超检查腹水、胸腔积液深度下降>70%。好转:症状、体征减轻,肝功能改善,B超检查腹水、胸腔积液深度下降>50%。无效:未达到以上标准者。

(二)结果

治疗组42例中,临床治愈20例,显效12例,好转7例,无效3例,总有效率92.86%;对照组41例中,临床治愈11例,显效10例,好转12例,无效8例,总有效率80.49%;经*Ridit*分析,两组疗效比较差异有显著性意义(*P*<0.05),治疗组疗效优于对照组。治疗组有12例合并有胸腔积液,其中有10例患者胸腔积液消失,占83.33%;对照组10例中,有5例胸腔积液消失,占50.00%。两组比较差异无显著性意义(*P*>0.05),考虑与样本量偏少有关。

(三)不良反应及处理

治疗组中有3例患者出现腹泻,1例脐周局部出现皮疹;对照组中1例出现腹泻,均经对症处理后症状消失。

(四)典型病例

患者李某,男,71岁,退休干部。患者于2009年5月13日以反复腹大胀满3年,加重伴胸闷2天为主诉由门诊收入我科。患者既往有肝硬化、上消化道大出血、腹水、脾切除病史。入院时症见:神清,精神差,腹大胀满,胸闷,食欲缺乏,乏力,口干,二便尚可,睡眠欠安;舌质暗稍红,苔薄白,脉弦稍细。化验肝功能:ALT 40 U/L, AST 43 U/L, ALB 33.0 g/L, TBil 32.2 μmol/L, TBA 80.4 μmol/L;CA125 554 U/mL。64排CT检查:提示右侧胸腔积液并右下肺叶不张。彩超提示：肝硬化、肝囊肿、胆囊小并胆囊壁增厚、腹水；右侧胸腔大量积液。入院中医诊断：臌胀，悬饮；西医诊断：肝硬化活动性失代偿并腹水、胸腔积液。治疗给予逐水膏、双味泽苓汤及护肝西药，患者症状逐渐减轻；6月4日复查彩超提示腹水明显减轻，X射线胸片提示右侧少量胸腔积液；6月17日复查彩超未见腹水及胸腔积液，临床治愈。

（五）讨论

肝硬化并顽固性腹水、胸腔积液为临床常见难治性疾病，临床上多表现为腹大胀满，胸闷不舒，二便不利，根据其临床表现可归属中医"臌胀""悬饮"等疾病范畴，系因肝病日久，肝脾肾俱伤，肝失疏泄，脾失健运，肾失开阖，导致气血水停聚腹中，或水饮停聚胸胁所致，为本虚标实之证。治疗当标本兼顾，以行气利水、健脾益肾、活血化瘀、通腑降浊为法。逐水膏中大戟、甘遂、芫花均为峻下逐水药，用其符合"中满者泻之于内""大小不利治其标"等经训，但恐口服伤正，故外用贴敷神阙、日月、期门等穴位使其缓慢吸收，并通过穴位刺激而发挥逐水、通利二便作用。双味泽苓汤中，泽泻、猪苓、茯苓渗湿利水；泽兰活血利水；黄芪、白术健脾益气；丹参活血化瘀；大腹皮下气利水；车前子、玉米须利湿清热，防治水湿蕴久化热。现代药理研究表明：泽泻有降低门静脉高压作用；茯苓、猪苓有保肝、利尿作用；黄芪、白术有保肝、促进肝细胞再生、促进白蛋白合成及增强机体免疫力等作用；丹参有抗肝纤维化、改善肝脏微循环作用；白术、车前子具有持久的利尿作用，能够促使水钠排出。临床观察表明：中药逐水膏加服双味泽苓汤具有改善肝功能、降低门静脉高压、通便排浊及利尿作用，因此可用于肝硬化并顽固性腹水、胸腔积液的治疗。

（党中勤　钤培国）

十六、紫军醒脑液灌肠治疗肝性脑病48例

笔者近3年来采用自拟紫军醒脑液灌肠为主，治疗肝性脑病48例，与同期单纯西药治疗的25例本病患者相比较，疗效显著，现总结如下。

（一）临床资料

观察组48例中，男39例，女9例；年龄22～68岁；发生肝性脑病最短5小时，最长3天。其中急性重症肝炎6例，亚急性重症肝炎4例，肝硬化（失代偿期）38例，经病原学检测，其中甲型肝炎1例，乙型肝炎42例，丙型肝炎5例。肝性脑病分期：Ⅰ期8例，Ⅱ期19例，Ⅲ期16例，Ⅳ期5例。对照组25例中，男20例，女5例；年龄24～70岁；发生肝性脑病最短6小时，最长4天。其中急性重症肝炎1例，亚急性重症肝炎2例，肝硬化（失代偿期）22例，经病原学检测，其中甲型肝炎1例，乙型肝炎23例，丙型肝炎1例。肝性脑病分期：Ⅰ期5例，Ⅱ期8例，Ⅲ期9例，Ⅳ期3例。

（二）治疗方法

1. **西药**　两组均静脉滴注支链氨基酸、门冬氨酸钾镁注射液、肌苷注射液、能量合剂、维生素 C 注射液、精氨酸（或谷氨酸钠），加强支持疗法，维持水、电解质及酸碱平衡，防治感染。

2. **中药**　观察组加用紫军醒脑液。药物组成：紫雪丹 6 g、川军 30 g（后下）、虎杖 30 g、公英 30 g、黄连 30 g、大腹皮 30 g、乌梅 50 g。每次加水 800 mL，水煎 2 次，共取汁400 mL，每次 200 mL，每日 2 次，保留灌肠。5 天为 1 个疗程。

（三）结果

1. **疗效标准**　显效：神志清醒，无精神神经症状，血氨正常，脑电图正常。有效：神志相对清醒，精神神经症状相对减轻，血氨正常或下降50%以上，脑电图正常或轻度异常。无效：未达以上标准，病情加重或死亡者。

2. **治疗结果**　观察组中显效 33 例，有效 10 例，无效 5 例，总有效率89.58%。对照组中显效 10 例，有效 6 例，无效 9 例，总有效率64.00%，经统计学处理，两组疗效有极显著性差异（$\chi^2 = 6.9413, P < 0.01$）。

（四）典型病例

患者方某，男，23 岁，司机。有乙型肝炎肝硬化病史 3 年。1 周前因饮食不慎出现吐血、便血，在当地县级医院治疗后吐血止，继而出现神志异常，并逐渐昏迷，经抢救 2 天无效，随即转入我院。现症见：神志不清，面色晦暗，呼吸急促，喉中痰鸣，腹大胀满，目黄，小便黄赤，大便色黑，时有躁动及抽搐；舌质淡红，苔厚腻呈灰黑色，脉濡数。查体：巩膜黄染，肝掌、蜘蛛痣明显；心肺听诊未见异常；腹部膨隆，腹壁静脉明显曲张，肝肋下未触及，双下肢呈凹陷性水肿；腱反射亢进，肌张力增加，踝阵挛阳性，未引出扑翼样震颤。化验血常规示 Hb 95 g/L，RBC 3.2×10^{12}/L，WBC 3.9×10^9/L，N 0.78，L 0.22；血小板 50×10^9/L；大便色黑，隐血试验阳性；肝功能示 TBil 69.0 μmol/L，AST 92 U/L，ALT76 U/L，TP 57.2 g/L，ALB 25.0 g/L，GLB 32.2 g/L；血氨 102 μmol/L；B 超检查提示肝硬化、胆囊壁水肿、脾大、腹水；脑电图提示双侧出现对称 δ 波。入院西医诊断：肝炎后肝硬化（失代偿期）、上消化道出血、肝性脑病（Ⅳ 期）；中医诊断：臌胀、积聚、血证、昏迷，辨证属肝郁脾虚、瘀血内结、湿毒内蕴、蒙蔽清窍。治疗当急则治标，中药以通腑泻浊、解毒开窍为法，予紫军醒脑液 200 mL，每日 2 次，保留灌肠。同时配合西医保肝、抗感染、止血及支持疗法。治疗 3 天，患者神志渐清，治疗 5 天后神志完全清醒，记忆力、计算力恢复正常。复查血氨 64 μmol/L，脑电图基本正常，后经中、西药治疗 5 周，腹水消失，肝功能恢复正常出院。

（五）体会

肝性脑病又称肝昏迷，是严重肝病引起的，以代谢紊乱为基础，以意识改变和昏迷为主要表现的中枢神经系统功能紊乱的综合病征。病情危急,常见于重症肝炎及肝硬化失代偿期,死亡率极高。因此,及时有效地治疗,对抢救患者生命、延长患者生存期有重要意义。中医认为,本病主要病机为肝脾功能失调,气机不畅,湿毒内蕴,蒙蔽清窍。故当急则治标,以通腑泄浊、解毒开窍为法。故拟紫军醒脑液,方中紫雪丹解毒镇痉、醒脑开窍;川军、虎杖、黄连、公英通腑泻浊、利湿解毒;大腹皮行气消胀;乌梅酸温,能够涩肠、止血,即防止苦寒通下太过,又止便血。诸药合用,共奏通腑泄浊、醒脑开窍之功。

现代药理研究表明,紫雪丹有醒脑镇静作用;川军、虎杖有保肝、利胆、通大便作用,能够清除肠中积水及毒素;黄连、公英能够抑制肠道细菌生长,减少氨的产生;乌梅可酸化肠道,减少氨的吸收。经研究表明,药物灌入结肠后,即可在肠道局部发挥作用,又可经结肠黏膜吸收,通过直肠上静脉、肠系膜下静脉进入门静脉,不经胃酸及消化酶破坏,直达肝脏并进入体循环而发挥全身治疗作用。

肝性脑病患者意识障碍,口服给药困难,本疗法更适合于本病患者。经临床观察,紫军醒脑液灌肠疗效显著,应用方便,无不良反应,为治疗肝性脑病的理想方法。

(党中勤　梁慕华)

十七、针刺涌泉、水沟穴控制肝性脑病惊厥 18 例疗效观察

肝性脑病是严重肝病引起的以代谢紊乱为基础,以意识改变和昏迷为主要表现的危重病症。本病晚期常出现频繁惊厥,既消耗能量,又易诱发呼吸及循环衰竭而危及生命,应及时控制。笔者采用针刺疗法控制肝性脑病惊厥,疗效满意,并发现取穴不同,止惊效果不同。近 3 年来为了寻求最佳治疗方案,将收治的肝性脑病惊厥患者随机分两组进行观察,现将结果报告如下。

(一)临床资料

本研究共纳入肝性脑病惊厥病例 35 例,随机分为 2 组:针刺涌泉穴组(简称 A 组)18 例,其中男 16 例,女 2 例;年龄最小 27 岁,最大 62 岁;肝性脑病病程最短 7 小时,最长5 天。其中急性重型肝炎 1 例,亚急性重型肝炎 2 例,肝硬化(失代偿期)15 例。针刺水沟穴组(简称 B 组)17 例,其中男 16 例,女 1 例;年龄最小 25 岁,最大 65 岁;肝性脑病病程最短 10 小时,最长 4 天。其中急性重型肝炎 1 例,亚急性重型肝炎 1 例,肝硬化(失代偿期)15 例。

(二)治疗方法

A 组:取涌泉穴(蜷足时在足心前 1/3 的凹陷处)。常规消毒局部皮肤,直刺1.0 cm,强刺激,行针 1~3 分钟,惊厥缓解后,留针 10 分钟。

B 组:取水沟穴(在人中沟中央的上 1/3 与下 2/3 交界处)。常规消毒局部皮肤,向上斜刺 1.0 cm,强刺激,行针 1~3 分钟,惊厥缓解后,留针 10 分钟。

(三)疗效观察

1. 疗效标准　显效:针刺 1~3 分钟后,惊厥停止,24 小时内未再发作。有效:针刺 1~3 分钟后,惊厥停止,24 小时内惊厥再发。无效:针刺 3 分钟,惊厥未被控制。

2. 治疗结果　A 组 18 例中,显效 12 例,有效 4 例,无效 2 例,总有效率为 88.89%。B 组 17 例中,显效 7 例,有效 3 例,无效 7 例,总有效率 58.82%。经统计学处理,两组疗效差异有显著性意义($\chi^2 = 4.137$, $P < 0.05$),针刺涌泉穴疗效明显优于针刺水沟穴。A 组中无效 2 例,经加刺水沟穴后全部显效。B 组中无效 7 例,经加刺涌泉穴后全部有效,其中显效 5 例。

(四)典型病例

湛某,男,53 岁,教师。病史:乙型肝炎、肝硬化 3 年余。3 周前因右眼视网膜炎入住我院眼科病区,治疗 3 周后,又因腹水、精神障碍转入我科。现症见:意识模糊,嗜睡,时有躁动,谵语,两目发黄,二便失禁,小便色黄;舌质鲜红,少苔,脉弦细而数。体检:肝掌、蜘蛛痣明显,巩膜黄染,心、肺听诊未见异常,腹部膨隆,腹壁静脉轻度曲张,肝脾肋下未触及,腹水征阳性,双下肢呈轻度凹陷性水肿。腱反射亢进,可引出扑翼样震颤。化验乙型肝炎标志物示 HBsAg 及抗-HBc 阳性;肝功能示 TBil 67.4 μmol/L,AST 86 U/L,ALT 74 U/L,TP 52.5 g/L,ALB 24.3 g/L,GLB 28.2 g/L;血氨 98 μmol/L;B 超提示肝硬化、胆囊壁水肿、脾大、腹水;脑电图示双侧节律变慢、可见 δ 波。中医诊断:臌胀、昏迷,辨证属肝肾阴虚、水湿停聚、阴虚阳亢、痰湿蒙窍。西医诊断:肝硬化(失代偿期)、肝性脑病(Ⅲ期)。治疗中药以滋养肝肾、育阴利水、化痰开窍为法,汤药以一贯煎合猪苓汤加减,另服安宫牛黄丸。西药静滴支链氨基酸、精氨酸、维生素 C 及门冬氨酸钾镁等,应用抗生素,维持水、电解质及酸碱平衡。入院 10 小时,患者突然出现惊厥,四肢抽搐,考虑肝功能异常,未用西药镇静止惊剂,选用针刺疗法。先取水沟穴,强刺激 3 分钟无效,再加刺涌泉穴,强刺激,行针 1 分钟抽搐即止,留针 10 分钟后起针,惊厥未再发作。经中西药治疗 3 日后患者神志清醒,精神神经症状消失。

(五)体会

肝性脑病惊厥常表现为四肢抽搐、牙关紧闭、角弓反张、神志不清,属中医学"痉证""惊厥"范畴。究其病机,多为阴虚阳亢,阳化风动,挟痰挟火,蒙蔽清窍,壅阻经络而成。正如《素问·至真要大论》所云:"诸暴强直,皆属于风。"故治疗当急则治标,以熄风化痰、醒脑开窍为法。涌泉穴是足少阴肾经之井穴,功能开窍、泄热、醒神,主治晕厥、中风、惊厥诸症。水沟穴是督脉、手足阳明之会穴,功能清热开窍、回阳救逆,主治惊风、昏迷诸症。故取涌泉、水沟穴均可治疗肝性脑病之惊厥。经临床观察表明,针刺涌泉穴疗效优于水沟穴($P < 0.05$),两穴同取后,可明显增强醒脑开窍功效。肝性脑病惊厥是肝脏功能严重损害的结果,常规西药镇静止惊剂有肝脏毒性,多不能选用。中药安宫牛黄丸、紫雪

丹、醒脑静等起效缓慢,不能迅速控制惊厥。相比之下,针刺涌泉、水沟穴不失为控制肝性脑病惊厥的理想方法。

(党中勤 梁慕华)

十八、中医综合疗法治疗乙型肝炎病毒相关性肾炎 30 例疗效观察

乙型肝炎病毒相关性肾炎是临床难治性疾病。笔者自 1997 年 3 月至 2002 年 3 月,采用中医综合疗法治疗本病患者 30 例,并与单纯西药治疗的 20 例本病患者作对照观察,现将结果总结如下。

(一)临床资料

所选病例符合 1995 年北京第 5 次全国传染病与寄生虫病学术会议修订的诊断标准,同时患肾小球肾炎、排除狼疮性肾炎等继发性肾小球疾病。将 50 例患者按就诊顺序随机分为两组。治疗组 30 例,其中男 21 例,女 9 例;年龄 5～32 岁;病程 6 个月～5 年;慢性乙型肝炎轻度 17 例,中度 11 例,重度 2 例;尿蛋白(+)6 例,(++)14 例,≥(+++)10 例。对照组 20 例中,男 14 例,女 6 例;年龄 4～33 岁;病程 4 个月-5 年;慢性乙型肝炎轻度 11 例,中度 7 例,重度 2 例;化验尿蛋白(+)4 例,(++)9 例,≥(+++)7 例。两组资料相近,具有可比性。

(二)治疗方法

治疗组采用中医综合疗法。①利湿解毒汤:茯苓 25 g,猪苓 30 g,泽泻 25 g,土茯苓 30 g,蒲公英 30 g,苍术 12 g,黄柏 15 g,大腹皮 25 g,玉米须 15 g。每日 1 剂,每日 2 次,水煎服。②大黄䗪虫丸,每次 3 g,每日 3 次,口服;六味地黄丸,每次 10 粒,每日 3 次,口服。③黄芪注射液 30 mL,复方丹参注射液 30 mL,加入 10% 葡萄糖注射液 250 mL 中静脉滴注,每日 1 次。对照组给予保肝、抗凝、扩张血管、免疫调节及对症治疗,如应用强力宁注射液、门冬氨酸钾镁注射液、潘生丁片等。两组均以 1 个月为 1 个疗程,2 个月后统计疗效。

(三)治疗结果

1.疗效判定标准　完全缓解:症状体征消失,肝、肾功能恢复正常,尿蛋白完全转阴。大部分缓解:症状体征基本消失,肝肾功能明显好转,尿蛋白减少至±。部分缓解:症状体征明显减轻,肝、肾功能好转,尿蛋白减少至+～++。无效:尿蛋白≥+++或无变化。

2.治疗结果　治疗组完全缓解 14 例(46.7%),大部缓解 11 例(36.7%),部分缓解 3 例(10.0%),无效 2 例(6.7%),总有效率 93.33%;对照组中完全缓解 4 例(20.0%),大部缓解 7 例(35.0%),部分缓解 3 例(15.0%),无效 6 例(30.0%),总有效率 70.00%。治疗组明显优于对照组($\chi^2=4.62$,$P<0.05$)。

（四）体会

乙型肝炎病毒相关性肾炎是指乙型肝炎病毒抗原所形成的免疫复合物在肾脏沉积而导致的肾小球肾炎。对于本病的治疗,西医多采用保肝、抗病毒、消除抗原抗体免疫复合物、调节机体免疫功能、改善微循环及控制继发感染等综合治疗措施,但疗效不够理想。中医认为,本病乃湿热疫毒之邪内侵,致肝脾肾俱伤,导致肝失疏泄、脾失健运、肾失开阖,形成气滞、血瘀、湿阻、水停而为病,为本虚标实之证。治疗当标本兼顾,以行气利湿、化瘀解毒、调理肝脾肾为法。利湿解毒汤中茯苓、猪苓、泽泻、苍术、土茯苓、蒲公英、大腹皮、玉米须等共奏行气利湿解毒之功;大黄䗪虫丸及复方丹参注射液活血化瘀;黄芪注射液及六味地黄丸健脾益肾。现代药理研究表明:黄芪注射液有抗病毒、抗缺氧、增加肾上腺皮质功能、改善肾小球滤过膜的通透性、减少尿蛋白及调节机体免疫等作用。复方丹参注射液具有解除微血管痉挛,改善微循环,恢复肝、肾功能作用。总之,中医综合用药后,肝、肾同治,所以能够取得满意疗效。

（党中勤 党志博）

十九、肝苏颗粒为主治疗慢性乙型肝炎合并糖尿病38例

慢性乙型肝炎合并糖尿病的治疗十分棘手,目前尚无理想疗法。笔者应用由单味中草药扯根菜提炼精制而成的治疗肝病新药肝苏颗粒（无糖型）为主治疗本病患者38例,疗效满意,现总结报告如下。

（一）临床资料

所选病例符合1995年北京第5次全国传染病与寄生虫病学术会议修订的慢性乙型肝炎诊断标准（乙型肝炎病毒标志阳性,肝功能异常）,同时符合WHO糖尿病诊断标准（空腹血糖>7.8 mmol/L）,不伴有酮症酸中毒。将68例本病患者随机分为2组,治疗组38例,男性26例,女性12例;年龄最小36岁,最大64岁,平均年龄（49±11.6）岁;其中慢性乙型肝炎轻度10例,中度21例,重度5例;乙型肝炎病程最短2年,最长12年,平均（7.0±4.2）年;糖尿病病程最短3个月,最长3年,平均（1.6±1.1）年;空腹血糖最低为7.8 mmol/L,最高为18.8 mmol/L,平均（13.2±5.3）mmol/L。对照组30例中,男21例,女9例;年龄最小38岁,最大63岁,平均年龄（50±12.5）岁;其中慢性乙型肝炎轻度8例,中度19例,重度3例;乙型肝炎病程最短1.5年,最长13年,平均（6.8±4.6）年;糖尿病病程最短2个月,最长2.5年,平均（1.4±1.0）年;空腹血糖最低为7.4 mmol/L,最高为18.5 mmol/L,平均（13.0±5.8）mmol/L。两组一般情况比较（χ^2检验）无显著性差异（$P>0.05$）,具有可比性。空腹血糖测定采用葡萄糖氧化酶法,正常参考值3.89~6.11 mmol/L。

（二）治疗方法

治疗组给予无糖型肝苏颗粒冲剂（四川郎中药业有限公司生产，批号001202），每次1包（每包3 g，含原药材16.7 g），每日3次，口服。六味地黄丸（河南宛西制药厂生产，批号001184），每次12粒，每日3次，口服；盐酸小檗碱片（成都锦华药业有限责任公司生产，批号001014），每次0.4 g，每日3次，口服。对照组给予护肝片（哈尔滨华雨制药厂生产，批号20001012），每次4片，每日3次，口服；六味地黄丸及盐酸小檗碱的来源、用量及用法同上。两组均以1个月为1个疗程，2个疗程后统计疗效。

观察指标：血清总胆红素（TBil）、谷丙转氨酶（ALT），空腹血糖（BG）。

统计学处理：计数资料采用χ^2检验，计量资料采用t检验。

（三）治疗结果

1. 疗效标准　参考卫生部发布的《中药新药临床研究指导原则》所定标准。临床治愈：症状、体征消失，肝功能恢复正常，空腹血糖低于6.1 mmol/L。显效：症状、体征基本消失，肝功能基本恢复正常（TBil < 34.2 μmol/L，ALT < 60 U/L），空腹血糖低于7.8 mmol/L。有效：症状、体征明显减轻，肝功能好转（TBil、ALT 较原值下降50%以上），空腹血糖低于8.3 mmol/L。无效：空腹血糖无变化或未达到以上标准者。

2. 治疗结果　治疗组38例中，临床治愈7例，显效15例，有效10例，无效6例，总有效率88.89%；对照组30例中，临床治愈2例，显效8例，有效6例，无效14例，总有效率53.3%。两组总有效率比较有极显著性差异（$P<0.01$）。两组肝功能及空腹血糖改善情况见表4-34。

表4-34　两组肝功能及空腹血糖改善情况（$\bar{x}\pm s$）

组别	时间	例数	TBil/（μmol/L）	ALT/（U/L）	BG/（mmol/L）
治疗组	治疗前	38	98.6±43.2＊	264.6±75.2＊	14.2±6.8＊
	治疗后	38	19.6±22.1△	48.5±29.4△	6.2±2.5△
对照组	治疗前	30	95.4±41.4	256.8±72.0	13.8±7.2
	治疗后	30	38.4±25.2	86.2±33.6	8.1±3.0

注：＊治疗前与对照组比较，$P>0.05$；△治疗后与对照组比较，$P<0.01$。

（四）讨论

慢性乙型肝炎合并糖尿病的机制目前还不十分清楚，可能与以下因素有关：乙型肝炎病毒侵犯胰腺引起胰岛损伤，继发性胰岛素分泌减少；乙型肝炎患者因肝功能异常，不能及时将血中葡萄糖转变成肝糖原，造成血糖升高；原来有糖尿病或隐性糖尿病，因肝病而加重。常规的口服降糖药物均有不同程度的肝损害，应用胰岛素又给患者的生活带来很大不便,尤其是农村的患者更难以接受。对于本病的治疗笔者主张肝、糖同治,应适当限制糖的摄入量,重点治疗原发的肝病,同时辅以降血糖药物,经观察发现,若肝炎好转后,糖尿病可随之好转。肝苏颗粒系单味中草药扯根菜经提炼加工而成;扯根菜又名珍珠菜,味辛、涩,性平,具有清热解毒、活血调经、利水消肿等作用。实验研究表明肝苏颗粒具有抗鸭乙型肝炎病毒作用;孙氏等研究认为肝苏颗粒有降酶及明显的保肝、利胆、解毒作用,因此肝苏颗粒可用于慢性乙型肝炎的治疗。糖尿病属中医"消渴"范畴,乃肺、胃、肾三脏阴虚燥热所致,六味地黄丸有滋阴补肝益肾之效,故可用于肝病日久及肾而引起的糖尿病;小檗碱能够降低血糖,且作用温和而持久,对 2 型糖尿病有显著疗效。本临床观察表明,肝苏颗粒(无糖型)联合六味地黄丸及小檗碱能够有效地降低乙型肝炎合并糖尿病患者的血清转氨酶及胆红素,有稳定血糖作用,对慢性乙型肝炎合并糖尿病的治疗具有显著疗效。

(党中勤 李梦阁)

二十、肝积康方辅助治疗正虚血瘀型乙型肝炎相关性原发性肝癌的回顾性队列研究

原发性肝癌(PLC)是消化系统常见的恶性肿瘤之一,死亡率高,预后差,严重影响患者的生存。我国 2015 年癌症数据显示肝癌的新发病例达 46.61 万人,新增肝癌死亡病例达 42.21 万人,发病率居第 4 位,死亡率居第 3 位。其主要与乙型肝炎病毒(HBV)、丙型肝炎病毒(HCV)感染,黄曲霉菌、饮水污染、酒精、肝硬化、性激素、亚硝胺类有关,其中80% 以上患者由 HBV 感染引起。随着医疗技术的进展,肝癌的预后有了一定的改善,但死亡率仍较高。中医药作为一项辅助治疗方式被证明可以改善患者的症状并延长生存时间。本研究对比使用肝积康方与未使用肝积康方患者的生存时间,探讨其对乙型肝炎相关性 PLC 的影响,以期指导临床。

(一)临床资料

1. **诊断标准** PLC 西医诊断标准参照《原发性肝癌诊疗规范(2017 年版)》。

肝癌复发及进展标准:随访过程中发现原病灶增大,或其周围或肝内其他地方出现新发病灶,且符合原发性肝癌的影像学表现。

中医辨证标准参考吴勉华、王新月主编的《中医内科学》(第 3 版)中正虚血瘀型,症见神疲乏力,少气懒言,形体消瘦,胸胁胀痛或刺痛,痛处不移,舌质晦暗或有瘀斑,脉沉弦。

2. **纳入标准** 年龄 18~80 岁;符合上述西医诊断标准与中医辨证标准者;HBsAg 为阳性者;随访时间至少 5 年,临床资料完善者。

3. **排除标准** ①合并人类免疫缺陷病毒(HIV)、甲型肝炎病毒(HAV)、HCV、丁型肝炎病毒(HDV)、戊型肝炎病毒(HEV)等病毒感染者;②合并严重心、脑、肺、肾等重要脏

器严重疾病伴功能不全者;③合并严重精神疾病者;④妊娠期及哺乳期女性。

4. 一般资料 回顾性收集河南省中医院 2010 年 1 月至 2014 年 9 月首次确诊为乙型肝炎相关性 PLC 并使用肝积康方辅助治疗超过 3 个月以上的患者 80 例(中药组),并根据年龄及性别用倾向性评分法(PS)按照 1∶2 的比例匹配未使用肝积康方的患者 160 例(对照组)。

(二)方法

1. 治疗方法 对照组根据患者病情选择内科常规对症治疗、外科手术治疗、介入治疗、射频治疗,以及手术联合射频或介入治疗。

中药组在对照组治疗的基础上加用肝积康方治疗。肝积康方药物组成:黄芪 30 g,猪苓 20 g,茯苓 25 g,麸炒白术 20 g,白花蛇舌草 30 g,预知子 15 g,蜂房 10 g,莪术 12 g,淫羊藿 15 g,菝葜 30 g,藤梨根 30 g,薏苡仁 30 g。配方颗粒由深圳三九医药股份有限公司提供,每日 1 剂,加水 300 mL,早晚分 2 次口服。1 个疗程为 3 个月,治疗满 1 个疗程即纳入中药组。

2. 观察指标及方法

(1)实验室指标:血常规示白细胞计数(WBC)、血小板计数(PLT)、血红蛋白(Hb)。生化指标:丙氨酸转氨酶(ALT)、天冬氨酸转氨酶(AST)、总胆红素(TBil)、白蛋白(ALB)、肌酐(Cr)。凝血功能:凝血酶原活动度(PTA)。乙型肝炎定量检测:乙型肝炎 e 抗原(HBeAg)、乙型肝炎病毒定量(HBV-DNA)。肿瘤标志物:甲胎蛋白(AFP)。

(2)影像学:肝脏 B 超、CT、核磁共振(MRI)。

3. 统计学方法 采用 SPSS 22.0 进行统计分析。符合正态分布的定量资料采用均数±标准差($\bar{x}\pm s$)表示,两组均数比较采用 t 检验;不符合正态分布的计量资料采用中位数四分位数$[M(Q_{25},Q_{75})]$表示,两组之间比较采用 Mann-Whitney U 检验。计数资料用频数表示,采用 χ^2 检验。采用 COX 回归单因素、多因素回归分析筛选出影响结局的独立危险因素。采用 K-M 法绘制患者生存曲线,Log-rank 检验法比较生存率。$P<0.05$ 为有统计学意义。

(三)结果

1. 两组患者基线数据比较 表 4-35 示,两组患者基线数据比较,除 Hb 及 ALT 外,其余差异均无统计学意义($P>0.05$)。

表 4-35　两组正虚血瘀型乙型肝炎相关性原发性肝癌患者基线数据比较

变量	中药组(80 例)	对照组(160 例)	统计值	P 值
性别(例,男/女)	60/20	112/48	0.657	0.418
年龄[岁,$M(Q_{25},Q_{75})$]	57(52,67)	58(53,63)	0.533	0.623

续表 4-35

变量	中药组(80例)	对照组(160例)	统计值	P值
乙型肝炎家族史(例,有/无)	29/51	64/96	0.319	0.853
吸烟史(例,有/无)	36/44	59/101	1.472	0.225
饮酒史(例,有/无)	30/50	53/107	0.451	0.502
BCLC分期			1.960	0.161
0-B期(例)	61	108		
C-D期(例)	19	52		
肿瘤(例,单发/多发)	43/37	85/75	0.008	0.927
HBV-DNA			0.035	0.852
≥500(例)	47	96		
<500(例)	33	64		
HBeAg(例,阳性/阴性)	50/30	90/70	0.857	0.355
WBC$[\times10^9/L,M(Q_{25},Q_{75})]$	4.05(2.79,5.23)	4.45(3.05,5.77)	-1.424	0.154
Hb$[g/L,M(Q_{25},Q_{75})]$	127.05(110.38,141.93)	117.85(105.85,134.38)	2.358	0.018
PLT$[\times10^9/L,M(Q_{25},Q_{75})]$	81.80(53.01,120.25)	85.00(55.55,128.43)	-0.973	0.330
Cr$[\mu mol/L,M(Q_{25},Q_{75})]$	65.50(54.25,78.80)	66.80(56.00,78.00)	-0.462	0.644
ALT$[U/L,M(Q_{25},Q_{75})]$	34.45(23.03,47.18)	35.05(22.93,61.63)	-2.088	0.037
AST$[U/L,M(Q_{25},Q_{75})]$	40.40(29.73,62.08)	48.15(32.00,79.65)	-1.006	0.314
TBil$[\mu mol/L,M(Q_{25},Q_{75})]$	19.40(12.43,26.25)	22.00(12.75,37.35)	-1.260	0.208
ALB$[g/L,M(Q_{25},Q_{75})]$	34.40(30.40,39.30)	33.10(29.03,37.80)	1.698	0.089
PTA$[\%,M(Q_{25},Q_{75})]$	75.05(62.45,86.00)	71.00(56.03,82.60)	1.742	0.082

注:WBC为白细胞计数;PLT为血小板计数;Hb为血红蛋白;ALT为丙氨酸转氨酶;AST为天冬氨酸转氨酶;TBil为总胆红素;ALB为白蛋白;Cr为肌酐;PTA为凝血酶原活动度;HBeAg为乙型肝炎e抗原;HBV DNA为乙型肝炎病毒定量。

2. 肝积康方的使用对不同肝癌亚组结局的影响 表4-36示,由多因素回归分析得出使用肝积康方为正虚血瘀型乙型肝炎相关性原发性肝癌5年生存的保护因素。进而分析使用肝积康方对不同肝癌亚组的结局的影响,具体分为HBeAg(阳性/阴性)、BCLC分期、不同治疗方法。结果得出肝积康方的使用对不同分组患者均为保护因素,风险比(HR)值均小于1,有统计学意义(P<0.05)。

表4-36　肝积康方的使用对不同肝癌亚组结局的影响

变量	HR	95% CI	P 值
BCLC 分期			
0-B 期	0.378	(0.256,0.558)	<0.001
C-D 期	0.419	(0.238,0.740)	0.003
治疗方法			
内科常规治疗	0.389	(0.154,0.984)	0.046
微创治疗	0.456	(0.319,0.651)	<0.001
切除治疗	0.079	(0.069,0.698)	0.022
HBeAg 阳性	0.452	(0.281,0.727)	0.001

注:HR 为风险比;HBeAg 为乙型肝炎 e 抗原。

3. 影响患者 5 年生存率的 COX 回归结果　表4-37 示,进一步分析影响患者生存的因素,使用 COX 回归分析得出性别、饮酒史、肿瘤单发/多发、肿瘤体积(<3 cm、3~5 cm、5~10 cm、>10 cm)、BCLC 分期、肝积康方的应用、治疗方法(内科常规治疗、微创治疗、切除治疗、微创+切除治疗)、Cr、ALT、AST、ALB、AFP 及 HBV DNA 定量均为影响结局的单因素。为进一步降低交互及混杂因素,将 $P<0.05$ 的单因素纳入多因素分析,结果显示,饮酒史、肿瘤单发/多发、肿瘤体积(<3 cm、3~5 cm、5~10 cm、>10 cm)均为 5 年生存的危险因素;肝积康方的应用、治疗方法(内科常规治疗、微创治疗、切除治疗、微创+切除治疗)为 5 年生存的保护因素。

表4-37　影响正虚血瘀型乙型肝炎相关性原发性肝癌 5 年生存率的 COX 回归结果

变量	单因素分析			多因素分析		
	P 值	HR	95% CI	P 值	校正 HR	95% CI
性别(男/女)	0.037	0.712	(0.517,0.980)			
年龄	0.424	1.006	(0.991,1.021)			
乙型肝炎家族史	0.579	1.079	(0.826,1.409)			
吸烟史	0.129	1.245	(0.938,1.653)			
饮酒史	0.011	1.459	(1.091,1.951)	0.032	1.430	1.032,1.982
肿瘤单发/多发	<0.001	1.897	(1.429,2.519)	0.017	1.460	1.069,1.993
肿瘤体积	<0.001	1.431	(1.238,1.653)	<0.001	1.363	1.164,1.596
BCLC 分期	<0.001	1.843	(1.370,2.479)			
肝积康方的应用	<0.001	0.381	(0.276,0.525)	<0.001	0.416	0.295,0.586
治疗方法	<0.001	0.571	(0.444,0.732)	<0.001	0.588	0.420,0.767

续表 4-37

变量	单因素分析			多因素分析		
	P 值	HR	95% CI	P 值	校正 HR	95% CI
WBC(×10⁹/L)	0.122	1.048	(0.987,1.113)			
Hb(g/L)	0.152	0.996	(0.990,1.002)			
PLT(×10⁹/L)	0.574	1.001	(0.999,1.002)			
Cr(μmol/L)	0.033	1.002	(1.000,1.004)			
ALT(U/L)	0.018	1.003	(1.000,1.005)			
AST(U/L)	<0.001	1.003	(1.002,1.005)			
TBil(μmol/L)	0.061	1.002	(1.000,1.005)			
ALB(g/L)	0.003	0.969	(0.949,0.989)			
PTA(%)	0.078	0.993	(0.986,1.001)			
AFP(>350 ng/mL)	0.002	1.812	(1.233,2.663)			
HBV DNA(>500)	0.038	1.354	(1.016,1.804)			
HBeAg 阳性	0.096	0.788	(0.595,1.043)			

注:HR 为风险比;WBC 为白细胞计数;PLT 为血小板计数;Hb 为血红蛋白;ALT 为丙氨酸转氨酶;AST 为天冬氨酸转氨酶;TBil 为总胆红素;ALB 为白蛋白;Cr 为肌酐;PTA 为凝血酶原活动度;HBeAg 为乙型肝炎 e 抗原;HBV DNA 为乙型肝炎病毒定量;AFP 为甲胎蛋白。

4. 两组 5 年生存率比较 绘制 K-M 曲线,Log-rank 检验法比较 5 年生存率。中药组的中位生存时间为 28.58 个月,5 年生存率为 35.00%;对照组的中位生存时间为 9.95 个月,5 年生存率为 8.80%。中药组 5 年生存率及中位生存时间均高于对照组,差异有统计学意义(P<0.01),具体见图 4-1。进一步分析使用肝积康方的时间对患者生存时间的影响,结果提示使用中药的时间越长,生存时间越长,差异有统计学意义(P<0.01)。具体见图 4-2。

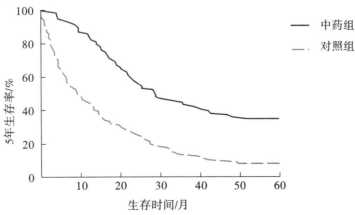

图 4-1 两组正虚血瘀型乙型肝炎相关性原发性肝癌患者 5 年生存曲线

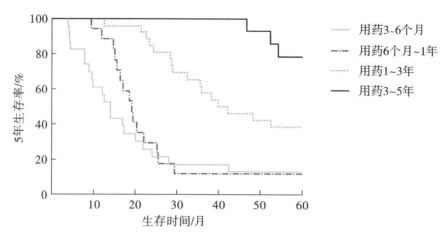

图4-2　肝积康方不同用药时间的5年生存曲线

（三）讨论

中国古代医学文献中无"肝癌"病名的记载。结合其临床症状的表现可归属于中医学"积聚""癥瘕""臌胀""肝积""胁痛"等范畴。中医学认为,肝癌的病因分为内因和外因。外因主要是由于湿热、疫毒之邪等侵犯肝胆,久而化生癌毒,进一步伤肝;内因则主要是思虑劳倦过度而伤脾,或年老脾肾亏虚,脾失健运,或情志抑郁,使肝气失于疏泄,不能条达。病机为本虚标实、正虚邪实,本虚为正气不足,邪实多为痰湿瘀血毒聚。

本研究肝积康方中黄芪、白术健脾气以促运化,为君药;薏苡仁、猪苓、茯苓利湿健脾,合用既健脾益气又祛湿防止困脾,淫羊藿补肾壮阳,祛风除湿,既可温补肾元以扶正气,又可温化湿邪,以防痰邪聚积形成有形之邪加重病情,以上四药成补益正气之效,为臣药;白花蛇舌草、藤梨根、蜂房能够攻解癌毒之势,使癌毒得以清除,预知子、莪术、菝葜,活血消癥、行气止痛,使有形之癥瘕得以消散,直达病所,防止病理产物进一步聚积,六者共为佐药;薏苡仁药食同源,健脾渗湿,兼有使药之意。

药理学研究表明,黄芪的主要成分黄芪多糖（APS）是一种具有多重功效的天然提取物,有抗炎、抗肿瘤的作用;其抗肿瘤作用主要表现在抑制肿瘤细胞的生长、增殖、细胞自噬及诱导肿瘤细胞的凋亡。杜芳等研究发现APS通过增加细胞自噬和抑制蛋白激酶B（PKB）通路抑制人肝癌细胞增殖,提示靶向细胞自噬和PKB可成为增强抗肝癌药物敏感性的潜在靶点。朱云等研究发现白术的主要成分白术多糖（PAM）对肝癌细胞的体外增殖和侵袭能力具有抑制作用,PAM通过抑制PKB/糖原合成酶激酶3（GSK-3β）的磷酸化,降低β-catenin蛋白在肝癌细胞中的积累,从而抑制其下游靶分子基质金属蛋白酶2（MMP2）的基因转录和蛋白表达。薏苡仁的主要活性成分为薏苡仁油,含薏苡仁酯、薏苡内酯等多种酯类,注射用薏苡仁油即康莱特注射液可抑杀癌细胞,并减少西医手段引起的不良反应,提高疗效,改善肿瘤患者的生存质量。尹蓓珮等研究发现,薏苡仁油通过将 SMMC-7721 细胞停滞在 G2/M 期,使有丝分裂减少,从而抑制肝癌细胞的增殖。研究显示,白花蛇舌草可通过多种途径起到抗肿瘤作用。另有研究显示,白花蛇舌草通过提高荷瘤小鼠体内 IgG、IgM 及干扰素(INF-γ)、白细胞介素 12(IL-12)的分泌水平,降低血清中甲胎蛋白(AFP)含量,增强机体细胞免疫及体液免疫能力,使机体有效识别并清除肿瘤细胞。菝葜的主要成分菝葜皂苷及乙酸乙酯提取物具有抗肿瘤作用,菝葜的醋酸乙酯部位在抗炎和抗肿瘤方面有疗效。藤梨根主要成分白藤梨根乙酸乙酯提取物具有较好的体内外抗肿瘤活性,其抗肿瘤作用主要通过降低 B 淋巴细胞瘤 2 基因(Bcl-2)蛋白的表达,升高 Bcl-2 相关 x 蛋白(Bax)蛋白的表达,使 Bax/Bcl-2 升高,促进肿瘤细胞凋亡。本研究结果显示,肝积康方可以改善患者生存情况,作用机制可能与其抗肿瘤、增强免疫功能相关。

本研究结果显示,肝积康方可以明显延长患者中位生存时间及提高患者 5 年生存率,且无论是肝癌早期患者或是晚期患者均有疗效。另外,经过对比用药时间对生存曲线的影响,结果显示随着用药时间的延长患者生存时间也延长,提示肝积康方辅助治疗正虚血瘀型乙型肝炎相关性原发性肝癌可以提高临床疗效、改善患者预后。本研究为临床回顾性研究,虽然可能存在选择差异,但是经过对病例进行匹配研究,极大地降低了选择差异影响,且为临床大样本研究,统计结果具有一定的参考价值。

（党中勤　李梦阁）

二十一、消癥止痛膏穴位贴敷不同时间对肝胆疾病胁痛疗效的影响

胁痛是指一侧(右侧偏多)或两侧胁肋部疼痛为主要表现的病症,多由肝胆疾病引起,是患者常见的自觉症状,严重影响其生活质量。笔者在内科综合治疗的基础上,采用自制消癥止痛膏对患者进行穴位贴敷,在缓解患者胁痛、促进肝功能恢复等方面取得了满意疗效。笔者观察消癥止痛膏穴位贴敷不同时间对肝胆病患者胁痛及综合疗效的影响,以找出最佳贴敷时间。

(一)资料与方法

1. 病例选择标准

(1)纳入标准:西医诊断为急慢性胆囊炎、慢性乙型及丙型肝炎患者,临床以胁肋疼痛为主要症状者;根据吴勉华、王新月主编的《中医内科学》(第 3 版)诊断标准确定为胁痛,辨证为肝郁气滞证者。主症:胁肋部胀痛不适,游走不定,甚则引及胸背肩臂疼痛,且疼痛每因情志变化而有增减;次症:胸闷腹胀,嗳气频作,得嗳气则胀痛稍舒,纳少口苦,舌苔薄白,脉弦。

(2)排除标准:患者无心脑血管及血液系统原发病,无因肋间神经痛、胆结石嵌顿所致急性胁痛伴有高热或外科急腹症、肝癌等引起的胁痛,并排除其他证型胁痛者。

2. 一般资料　选择自 2011 年 2 月至 2014 年 6 月在我科室住院的肝胆病胁痛患者

180 例,按 1:1:1 的原则随机分为穴位贴敷 4 小时组、8 小时组及 12 小时组,每组 60 例。4 小时组中男 31 例,女 29 例;年龄(43.8±10.8)岁;病程(7.1±4.2)年;其中急性胆囊炎 6 例,慢性胆囊炎 10 例,慢性乙型肝炎 33 例,慢性丙型肝炎 11 例。8 小时组中男 36 例,女 24 例;年龄(45.6±11.2)岁;病程(6.4±3.5)年;其中急性胆囊炎 7 例,慢性胆囊炎 11 例,慢性乙型肝炎 32 例,慢性丙型肝炎 10 例。12 小时组中男 26 例,女 34 例;年龄(46.1±12.0)岁,病程(6.8±3.7)年;其中急性胆囊炎 9 例,慢性胆囊炎 10 例,慢性乙型肝炎 33 例,慢性丙型肝炎 8 例。3 组一般资料经统计学处理,差异无统计学意义($P>0.05$)。

3. 治疗方法

(1)基础治疗:3 组患者均给予相同的西医常规疗法;均口服中药柴胡疏肝颗粒(柴胡 12 g,枳壳 12 g,白芍 20 g,川芎 12 g,香附 12 g,陈皮 12 g,炙甘草 6 g,中药配方颗粒由深圳三九医药贸易有限公司提供),每次 200 mL,每日 2 次,口服。

(2)消癥止痛膏穴位贴敷治疗:消癥止痛膏为笔者科室自制方药,方药组成为乳香、没药、莪术、广木香、延胡索、红花、血竭等,上述药物共为细末,过 100 目筛装瓶备用。用时取药粉 50 g,以蜂蜜适量调成膏状,将药膏涂在 5 cm×5 cm 大小的纱布上,药膏直径大小约为 4 cm,厚 0.5 cm,贴敷于右侧的日月穴、期门穴,每日 1 次。其中 4 小时组贴敷 4 小时后揭除,8 小时组贴敷 8 小时后揭除,12 小时组贴敷 12 小时后揭除。3 组均治疗 4 周为 1 个疗程。

4. 疗效标准评定

(1)止痛疗效评定标准:参考中华医学会临床诊疗指南,采用 0～10 数字疼痛强度量表法(NRS)。将疼痛的程度以数字 0～10 为标准,使患者表达出最能代表自己疼痛程度强度的数字。结合 VAS 加权法,确定疼痛差值百分数 $=(A-B)/A×100\%$,其中 A 为治疗前 NRS 评分,B 为治疗后 NRS 评分。制定止痛疗效评定标准:①临床治愈:疼痛差值百分数≥75%;②显效:疼痛差值百分数≥50% 并<75%;③有效:疼痛差值百分数≥25% 并<50%;④无效:疼痛差值百分数<25%。

(2)证候疗效评定标准:参考国家药品监督管理局发布的 2002 版《中药新药临床研究指导原则(试行)》,制定证候疗效评定标准。①临床治愈:症状体征消失或基本消失,证候积分减少≥95%。②显效:症状体征明显改善,证候积分减少≥70%。③有效:症状体征均有好转,证候积分减少≥30%。④无效:症状体征均无明显好转,甚或加重,证候积分减少不足 30%。采用尼莫地平法,计算公式为:(治疗前积分-治疗后积分)/治疗前积分×100%。

5. 统计学方法 采用 SPSS 15.0 软件 χ^2 检验、t 检验、$Ridit$ 分析。

(二)结果

1. 止痛疗效比较 4 小时组临床治愈 8 例,显效 16 例,有效 26 例,无效 10 例;8 小时组分别为 13、32、14、1 例;12 小时组分别为 15、28、15、2 例。8 小时组、12 小时组患者缓解胁痛总有效率[59 例（98.33%）、58 例（96.67%）]明显优于 4 小时组[50 例（83.33%）]（P<0.001）;8 小时组与 12 小时组比较差异不显著（P>0.05）。

2.证候疗效比较 4 小时组临床治愈 7 例,显效 16 例,有效 25 例,无效 12 例;8 小时组分别为 12、32、14、2 例;12 小时组分别为 14、28、16、2 例。8 小时组患者证候疗效总有效率[58 例（96.67%）]明显优于 4 小时组[48 例（80.00%）]（P<0.001）,与 12 小时组[58 例（96.67%）]比较无统计学差异（P>0.05）。

3.肝功能疗效比较 3 组中肝炎患者在肝功能（ALT、AST、TBil）改善方面,治疗后与治疗前比较均有显著差异（P<0.01）。其中在改善 ALT、AST 方面,8 小时组及 12 小时组疗效均优于 4 小时组（P<0.05）。见表 4-38。

表 4-38 3 组肝炎患者治疗前后 ALT、AST、TBil 水平比较（$\bar{x}\pm s, n=60$）

组别	时间	ALT/（U/L）	AST/（U/L）	TBil/（μmol/L）
4 小时组	治疗前	136.47±28.52	124.36±16.48	38.64±7.28
	治疗后	39.31±9.82[a]	41.25±9.34[a]	23.75±6.37[a]
8 小时组	治疗前	138.25±27.36	125.16±15.87	39.18±8.16
	治疗后	28.63±8.35[ab]	31.48±10.12[ab]	17.82±5.73[a]
12 小时组	治疗前	135.92±27.56	12484±17.15	37.85±8.22
	治疗后	29.72±8.23[ab]	32.17±9.63[ab]	18.30±6.13[a]

注:a 与治疗前比较,P<0.01;b 与 4 小时组比较,P<0.05。

4.肝胆脾彩超病变改善比较 在降低门静脉内径、脾厚度及胆囊壁厚度方面,8 小时组、12 小时组与 4 小时组比较均有显著性差异（P<0.05）,8 小时组与 12 小时组比较无显著性差异（P>0.05）。见表 4-39。

表 4-39 3 组肝炎患者治疗前后肝胆脾彩超病变改善情况比较（$\bar{x}\pm s, n=60$）

组别	时间	门静脉内径/cm	脾厚度/cm	胆囊壁厚度/cm
4 小时组	治疗前	1.46±0.25	4.65±0.92	0.65±0.18
	治疗后	1.38±0.14[a]	4.26±0.78[a]	0.48±0.17[a]
8 小时组	治疗前	1.48±0.27	4.72±0.95	0.68±0.21
	治疗后	1.22±0.15[ab]	3.84±0.82[ab]	0.35±0.15[ab]
12 小时组	治疗前	1.46±0.24	4.80±0.94	0.70±0.19
	治疗后	1.28±0.16[ab]	3.76±0.81[ab]	0.36±0.17[ab]

注:a 与治疗前比较,P<0.01;b 与 4 小时组比较,P<0.05。

5.3 组患者不良反应发生情况比较　12小时组患者发生的不良反应［药物过敏3例（5.0%）、胶布过敏8例（13.33%）、皮肤破损6例（10.00%）］明显多于4小时组［仅胶布过敏1例（1.67%）］和8小时组［药物过敏、皮肤破损各1例（1.67%），胶布过敏2例（3.33%）］（$P<0.05$）。

（三）讨论

穴位贴敷是中医外治疗法中独具特色的一种疗法，它通过对人体穴位的刺激，能够激发经络的功能，疏通经络，调和气血，调整人体自我的免疫功能，促进机体正气，提高抗病能力，以达到内病外治的目的。朱晓龙等认为穴位贴敷疗法是根据中医基础理论，以整体观念和辨证论治为原则，结合经络学说，在机体相应的腧穴上，选用适当的药物制成药饼或膏状等剂型直接贴敷于穴位，通过穴位与药物的相互作用以达治疗疾病的目的。清代名医徐灵胎有云："用膏贴之，闭塞其气，使药性从毛孔而入其腠理，通经贯络，或提而出之，或攻而散之，较之服药尤有力，此至妙之法也。"胁痛多见于肝胆疾病，中医历代文献对胁痛的记载颇丰，最早的记载见于《黄帝内经》，并明确指出胁痛的发生与肝胆密切相关，如《素问·脏气法时论》所云："肝病者，两胁下痛引少腹，令人善怒"。《灵枢·经脉》记载："胆足少阳之脉……是动则病口苦，善太息，心胁痛，不能转侧。"严用和在《济生方·胁痛评治》中说"夫胁痛之病……多因疲极嗔怒，悲哀烦恼，谋虑惊忧，致伤肝脏。肝脏既伤，积气攻注，攻于左，则左胁痛；攻于右，则右胁痛；移逆两胁，则两胁俱痛"，认为胁痛主要是由于情志不遂、肝郁气滞所致。

本研究所用柴胡疏肝散为治疗肝郁气滞性胁痛常用的有效方剂，由柴胡、枳壳、香附、白芍、川芎、炙甘草等药物组成，临床应用起到疏肝解郁、理气止痛之功。消癥止痛膏为党中勤教授科室长期应用的经验方，主要由乳香、没药、莪术、广木香、延胡索、红花、血竭等组成。方中乳香辛苦温，活血行气止痛；没药辛苦平，活血止痛；莪术辛苦温，破血行气，消积止痛；广木香辛苦温，行气止痛；延胡索辛苦温，活血、行气、止痛；红花辛温，活血通经止痛；血竭甘咸平，活血化瘀定痛。诸药合用共奏疏肝理气，通络止痛之功。本治疗方法中，通过药物对所贴敷腧穴的刺激及药理作用，以激发经络之气从而对人体起到整体的调节作用。药物贴敷腧穴发挥了对刺激和中药疗效的双重作用，集中药和经穴刺激于一体。该方中的主药乳香、没药是临床常用的一种药对，《医学衷中参西录》中曰："乳香、没药，二药并用，为宣通脏腑、流通经络之要药，故凡心胃胁腑肢体关节诸疼痛皆能治之。"现代药理研究认为：乳香、没药止痛的有效成分为挥发油。桂莪术醇提取物及挥发油对小鼠由CCl_4和对硫代乙酰胺（TAA）引起的实验性肝损伤有保护作用，使实验动物升高的血清谷丙转氨酶有明显的降低作用，使对磺溴酞钠潴留量减少，相应肝组织病变减轻。红花黄色素对小鼠有较强而持久的镇痛效应，对锐痛（热刺痛）及钝痛（化学性刺痛）均有效。清代吴师机提出外治之理即内治之理，外治之药亦内治之药的理论。因此，在内用药物的基础上加用外治法，能够起到协同作用，明显改善胁痛症状。当外治药物通过腧穴皮肤吸收时，其产生的作用已不仅仅是药物对穴位的刺激和药物吸收产生作用的简单叠加,而是穴位刺激和药物吸收作用两者之间相互激发、相互作用所产生的整体疗效,可以达到单纯用药或者单纯穴位贴敷所不能取得的治疗效果。因此笔者科使用消癥止痛膏配合柴胡疏肝颗粒以增强其疏肝止痛的疗效。有研究表明,外治法通过施药于外而力远于内,施药于外可先使药物在局部(皮肤、孔窍、腧穴)组织内形成较高的浓度,将邪毒驱而出之或攻而散之,局部气血得以疏通,痛症缓解;通过皮肤的吸收、经络的传输使药物直达病所,以发挥疏通经络、解毒祛瘀、调和气血的整体治疗效应。且药物外用,避免了胃肠道对药物的破坏和肝脏首过效应,具有使用方便、药物作用时间延长等优点。消癥止痛膏所选药物多为辛香走窜的药物,其主要作用成分多具有挥发性,其气味易于挥发,通过皮肤作用于人体,可起到理气止痛之功。因其气味缓缓挥发,若使用时间过短,气味尚未充分挥发渗透,不能充分发挥止痛之效;而使用时间过长,其气味大多散尽,不仅不能增强疗效,反而增加局部不良反应的发生。本研究结果表明,消癥止痛膏穴位贴敷配合柴胡疏肝颗粒口服能够有效地缓解肝胆病患者的右胁疼痛,穴位贴敷时间既不能过短,也不宜过长,以 8 h 为宜。该疗法安全可靠,具有临床推广价值。

(党中勤　党志博)

二十二、药物性肝损伤研究及治疗进展

药物性肝损伤(DILI)是指患者在服用中药、西药、保健品等而引起肝脏损伤的一类疾病。因为药物本身或其代谢产物不同而肝损伤的程度亦不同,急性肝损伤最常见,病情迁延可形成慢性肝损伤,严重者可致肝衰竭甚至危及生命。目前,DILI 分类仍不明确,根据发病机制可分为固有型、代谢异质型、过敏型。根据病理类型可分为肝细胞性肝炎、胆汁淤积性肝炎、混合性肝炎。研究表明目前常用且明确可以引起 DILI 的药物已经超过 1100 种,已成为一项重点关注的世界医疗安全问题。相关流行病学研究显示,DILI 年发病率为每 10 万居民中有 14~19 例,占整个药物不良反应的 10%~15%,死亡病例数位居世界第五。在美国和欧洲,DILI 已超过病毒性肝炎成为发生急性肝衰竭的主要原因。本文综合相关文献,重点介绍 DILI 的发病机制、临床表现和治疗方法,以加强对DILI 认识,提高临床诊疗水平。

(一)DILI 的发病机制

1. 药物直接肝毒性　研究显示,经肝代谢 50% 以上的药物要比其他药物更易致肝损伤。肝脏是药物代谢的重要器官,亦是药物毒性产物产生的主要场所。药物经过 I 相(活性药物形成)、II 相(结合或解毒)及 III 相(排泄)反应代谢。通常,毒物经过肝解毒作用而失活,但产生的毒物数量远超肝脏解毒功能或无该毒物的解毒功能时,能改变细胞功能,导致肝细胞损伤,最终引起细胞凋亡或坏死。最常见的就是对乙酰氨基酚的肝毒性,其在治疗量时是无毒性的,当过量时可使肝细胞胞质内和线粒体内的谷胱甘肽损耗并产生肝毒性,其代谢产物 N-乙酰醌亚胺就是毒性产物,能直接损伤肝细胞,损伤严重

的肝细胞通过胞内应激原级联放大效应,协同促凋亡蛋白的作用,进一步导致线粒体膜通透性改变,从而引起肝细胞死亡。

2. 药物特异质肝毒性 特异质肝毒性主要是免疫相关性损伤,也被称为间接性损伤,在部分特异性个体中出现,发病率极低。患者的 CYP 酶基因多异常,最终导致基因产物(多为药物代谢酶)功能下降,而引起药物和代谢物储存积蓄于体内损伤肝脏。目前认为特异质性 DILI 多由药物代谢相关酶缺损、活性低及免疫应答异常所致。临床最常见的药物是抗微生物剂,如阿莫西林、硝基呋喃糖、磺胺甲噁唑、环丙沙星和异烟肼,可以激活体液免疫完成免疫应答,进一步造成肝细胞损害。特异性肝毒性的发生与剂量无关,服药后不会即刻发生,损害不重复出现,其发病与宿主受体遗传变异、免疫应答和代谢途径异常有关,其他理论包括半抗原假说、非免疫性炎症反应及药理学相互作用等。

3. 线粒体损伤机制 线粒体损伤是肝细胞坏死型 DILI 主要原因。线粒体是物质氧化和能量转换场所,是除细胞核外唯一含有 DNA 的细胞器。线粒体在机体的氧化和调节细胞凋亡中起主要作用。线粒体损伤可通过促使药物堆积,阻止电子传递,脂肪酸过氧化及抗氧化物的消耗等机制造成细胞死亡。众多研究表明,药物及其代谢产物可促使线粒体产生大量活性氧,进一步导致线粒体功能受损。药物对线粒体的损伤是多途径、多机制、多靶点共同作用的。研究发现:线粒体超氧化物酶歧化酶 2 及谷胱甘肽过氧化物酶 1 基因与胆汁淤积或混合型 DILI 患者的易感性密切相关,表明线粒体基因多态性亦与 DILI 发病相关,但尚需更多的研究给予证实。

(二)DILI 的临床表现

DILI 可以是无症状肝功异常或急、慢性肝损伤。临床上可表现为非特异性症状,如恶心、乏力、腹痛,或特异性肝损伤症状,如黄疸、瘙痒、肝性脑病、腹水。此外,特异性肝毒性患者还可出现发热、皮疹、嗜酸性粒细胞增多,甚至出现药物超敏反应综合征。多数为自限性,较少发展为慢性。

DILI 常见的临床表现如下。①胆汁淤积:多为一过性,与剂量密切相关。患者多表现为黄疸,但该症状有自限性,药物停用后一般 10 余天消失或减轻;而一旦继续使用,症状可再出现,组织活检没有炎症只有胆汁淤积。②急性肝炎:在药物使用 7 ~ 28 天出现,可持续数周或数月,和剂量大多无明显的相关性,同时伴有体温上升、皮疹等,再度用药可再发生,组织活检可提示炎症即肝内胆汁淤积。③亚急性肝衰竭:临床表现以肝炎多见,于中毒后 1 周最明显,然后进展为肝衰竭、肝性脑病,甚至严重凝血障碍。

(三)DILI 的治疗

1. 停用和清除相关药物 发生肝损伤时应及时停用可疑和相关药物,立即清除和排泄体内药物。Fisher 等最新研究表明,DILI 一旦确诊,应及时停用肝损伤相关性药物,尽可能避免使用属于同一生化家族的药物,并及早治疗。这对 DILI 预后起至关重要的作用。大多数患者停药后可恢复,少数发展为慢性,极少进展至肝衰竭。清除体内药物可通过催吐、洗胃、导泻、利尿等方法,必要时进行血液透析或灌注、腹腔透析、血浆置换等方法。

2.一般治疗 卧床休息,避免体力活动,清淡饮食,适当补充高蛋白易消化食物,补充各种维生素及微量元素,同时注意维持水、电解质及酸碱平衡,以加强药物排泄。避免再次使用致肝损伤药物或进行激发试验。密切监测肝功能、凝血等指标。

3.西医治疗

(1)解毒药物的应用:乙酰半胱氨酸、硫普罗宁、谷胱甘肽、葡醛内酯因含巯基可结合毒性产物而对肝脏有解毒作用。硫普罗宁在人体内经酰胺酶水解生成甘氨酸系脂肪族氨基,其与人体嘌呤类核苷酸的合成有关,能够促进肝细胞再生。还原型谷胱甘肽是由谷氨酸、半胱氨酸和甘氨酸构成的三肽,其所含巯基可保护肝细胞膜,促进代谢、解毒、排泄胆汁并清除自由基,增强肝细胞膜的稳定性,起到保肝作用,同时还可减轻氧化应激对肝组织学的影响,参与体内糖类代谢及三羧酸循环,而增强肝氧化、还原及水解能力。

(2)保肝利胆退黄药物应用:当患者出现转氨酶升高或白蛋白降低、胆汁淤积等肝功能受损等征象时,可酌情予保肝退黄药。可选择的治疗药物有抗氧化剂(促进反应性代谢产物清除)、保护性物质的前体、阻止损伤发生过程的干预剂或膜损伤的修复剂。轻中度肝细胞损伤型和混合型 DILI,炎症较轻可用水飞蓟素,炎症较重可用双环醇。研究表明,S-腺苷蛋氨酸可提高胆汁淤积型 DILI 疗效。甘草酸二铵肠溶胶囊、异甘草酸镁是甘草酸的第 4 代制剂,目前我国 CFDA 批准可治疗急性 DILI,用于治疗 ALT 急剧升高的急性肝细胞型或混合型 DILI,能有效减轻炎性细胞浸润、肝细胞变性坏死。熊去氧胆酸有稳定细胞膜、免疫调节及线粒体保护作用,可缓解患者疲劳和瘙痒感,用于胆汁淤积性 DILI。

(3)糖皮质激素类药物的应用:主要用于免疫反应介导的药物反应,但并非所有的过敏反应都对糖皮质激素敏感。研究表明早期用小剂量糖皮质激素治疗有重症倾向的 DILI 患者,能够保护肝细胞膜,增强肝脏解毒功能,可较快控制病情发展,缓解症状,降低重症肝炎发生率。2014 年美国胃肠病学会提出的 DILI 指南指出,糖皮质激素可用于药物引起的肝衰竭治疗,但很少有证据支持它,且目前尚缺乏随机、对照临床试验。短期激素冲击或规律减量可有效降低胆红素及转氨酶水平,但因激素应用可导致多种严重并发症,临床应用糖皮质激素应选择合适治疗时机,严格把握适应证。

药物选择和联合一般原则是:①病情较轻的患者通常选用 1 种抗炎保肝药物即可;②如需联合用药,应当结合不同药物所致 DILI 发病机制的特点选用抗炎保肝机制不同的药物进行联合治疗,但联用通常不应超过 2 种药物。

(4)人工肝支持治疗的应用:人工肝支持治疗在药物性肝病治疗中已取得显著疗效,甚至优于急性病毒性肝功能衰竭的治疗。其目的是及时减少体内的毒性药物和毒性代谢产物,减少炎症介质,减轻"炎症风暴",提高救治成功率。非生物型人工肝支持治疗主要用于清除毒性药物和各种毒素,包括血液透析、血液滤过、血浆置换等。血浆置换还能补充白蛋白、凝血因子等生物活性物质。不仅解毒,还可提供生物转化、生物合成等功能,更好地代替功能衰竭的肝,降低患者在等待移植过程和移植后危险期的死亡率,为肝细胞再生赢得时间。人工肝治疗广泛用于肝功能衰竭、重型肝炎、高胆红素血症、肝肾综合征等。

(5)肝移植的应用:肝移植被认为是药物性肝衰竭最有效的治疗方式。重症药物性肝病导致肝衰竭、重度胆汁淤积和慢性肝损伤进展到肝硬化时,亦可考虑做肝移植。中毒与药物性肝衰竭,肝移植后生存率较高,为 60% ~ 90% 。对于合并肝性脑病或严重凝血障碍的肝衰竭、失代偿期肝硬化,可考虑肝移植。

4. 中医治疗

(1)单味中药治疗:中药五味子不仅有补肝益肾、益气养阴之效,而且其中五味子乙素能显著降低 ALT、AST、ALP 水平,还能增加肝细胞内蛋白质合成,促进肝细胞修复再生。长期临床用药中发现,五味子相关制剂有明确降低血清 ALT 作用,被广泛用于治疗各类肝病引起转氨酶升高。丹参有很强的抗氧化能力,吴百灵以 CCl_4 诱导大鼠急性肝损伤,并予丹参灌胃治疗,结果显示丹参可抑制 ALT、AST 酶活性增高并提高超氧化物歧化酶(SOD)活性,降低丙二醛(MDA)含量。这种保护肝细胞作用的机制之一是其有显著抗脂质过氧化作用。Chen 等以天花粉为保护药物,实验采用 3 种提取手段乙酸乙酯部分、正丁醇部分以及两者混合部分提取天花粉,并通过体内体外来进行实验对比哪种对 CCl_4 急性肝损伤有更好的修复作用。具体的从自由基清除能力、还原能力、细胞毒性效应及其他生化指标来进行评估。总体结果来看,正丁醇提取部分对抗肝脏氧化损伤有较好的潜力。刘伟等建立雷公藤多苷致小鼠肝损伤模型,研究阿魏酸钠(SF)对其所致肝损伤的影响,结果显示与雷公藤多苷组相比,小、中剂量 SF 对雷公藤多苷所致小鼠肝损伤无显著性差异,但大剂量组 SF 能显著逆转血清 ALT 及 AST 升高。

(2)中药复方治疗:吴桂生研究表明柴胡疏肝汤可显著降低患者血 ALT、AST 及 TBil 含量。方中茵陈清泻肝胆使肝细胞肿胀、脂变及坏死程度减轻,参与酶的组成,调节酶的活性,促进肝细胞增生。陆秋静等主张用六经辨证论治体系分析 DILI,认为该病当属阳明湿热兼证,即阳明湿热兼太阴血虚范畴,给予清泄阳明、温补太阴之法,治以黄芪芍药桂枝苦酒汤,方中苦酒即陈醋,可达去阳明湿热之效,余兼证皆随证选取伤寒经方治之,疗效显著。邹士辉将 120 例 DILI 患者随机分为对照组与治疗组各 60 例,对照组给予西医常规保肝药物治疗,治疗组予茵栀黄颗粒治疗,两组疗程均为 8 周,结果显示治疗组在肝功能改善方面明显优于对照组($P<0.05$)。林辉等研究一贯煎合丹参对 CCl_4 慢性肝损伤大鼠的治疗作用,结果发现模型组及各药物组与空白组相比 AST、ALT 显著升高,SOD 显著降低,MDA 显著升高,各药物组中以一贯煎合丹参组效果最好。

(3)中医外治法:目前对 DILI 外治法的研究主要围绕刺激穴位以及中药灌肠两方面,疗效显著,且有使药物在肝外通过肠黏膜充分吸收、不增加肝脏负担等优点,对存在胃纳减退等不同程度的消化道症状的 DILI 患者尤为适宜。言枫等探讨经皮穴位电刺激对雷公藤甲素致大鼠急性肝损伤的保护作用,发现经皮穴位电刺激"足三里"各组大鼠与模型组比较,肝功能等指标明显降低或呈降低趋势,经皮穴位电刺激对大鼠肝细胞有一定保护作用。中医外治法需在中医基础理论上辨证施治,方取得一定疗效,其机制有待进一步研究。

随着社会不断发展进步,人们接触肝毒性物质的机会逐渐增多,DILI 的发病率也逐渐增高。DILI 是多种肝病的起始环节,对其进行早期干预,防止其进一步发展成重型不可逆转的肝病有重要意义。但迄今仍缺乏对 DILI 特异治疗,主要以预防为主,治疗为辅。在使用药物前,应详细询问患者病史、药物过敏史、药物不良反应史等,对于肝功能不良患者、老年人及儿童,应慎用或减量使用具有肝毒性药物,选择合适药物及剂量,密切监测患者的肝生化指标。相信随着对肝损伤疾病的进一步研究,将有利于开发更多更有效的中药制剂,为患者提供更有效、经济的治疗药物和方案。

(党中勤　李梦阁)

二十三、加味赤石脂禹余粮汤联合热敏灸治肝硬化腹水并顽固性腹泻疗效观察

腹泻是肝硬化腹水患者最常见的并发症,顽固性腹泻可使患者病情进一步加重甚至死亡,目前尚无特效疗法。自 2011 年 7 月至 2014 年 7 月,笔者采用加味赤石脂禹余粮汤联合热敏灸治疗肝硬化腹水并顽固性腹泻 30 例,取得了较好疗效,现将结果报道如下。

(一)对象与方法

1. 研究对象　本研究所有病例均为自 2011 年 7 月至 2014 年 7 月河南省中医院收治的肝硬化腹水并顽固性腹泻患者共 60 例。采用随机数字表法将患者随机分为治疗组和对照组,每组各 30 例。

2. 病例选择标准　根据《肝硬化中西医结合诊治方案(草案)》所定临床诊断标准,并结合本研究方案,制定如下诊断标准。①有慢性肝病或肝硬化病史;②临床表现:腹部胀满,腹水征阳性,或伴有腹壁静脉曲张,脾大,蜘蛛痣、肝掌;③实验室检查肝功能异常;④腹部彩超检查提示肝硬化、门静脉高压,腹水;⑤患者出现腹泻后常规应用抗生素及止泻药无效者;⑥中医辨证属臌胀之脾肾阳虚、气滞湿阻证;⑦排除合并肝衰竭、肝癌、肝肾综合征、消化道出血及严重心、肺、脑、肾疾病患者。

3. 治疗方法

(1)对照组:给予西医常规处理加中药加味赤石脂禹余粮汤治疗。①西医常规处理,包括护肝、营养支持、利水及止泻剂治疗;若为乙型肝炎肝硬化,加用核苷类药物抗病毒治疗;若腹水深度大于 10 cm 者,可配合腹水超滤浓缩回输。②中药治疗。加味赤石脂禹余粮汤的组成为赤石脂 20 g、禹余粮 20 g、制附子 6 g、炮姜 6 g、黄芪 20 g、党参 20 g、芡实 20 g、炒白术 20 g、茯苓 20 g、猪苓 20 g、泽泻 20 g、车前子 30 g。中药配方颗粒由三九医药股份有限公司生产。用法:每剂药加温开水 400 mL 溶化,每次 200 mL,每日 2 次,口服。以 4 周为 1 个疗程。

（2）治疗组：在对照组治疗的基础上加用腧穴热敏化艾灸。取神阙、关元、气海、足三里、三阴交及肝俞、脾俞、肾俞等穴。操作：①神阙穴、关元穴、气海穴等分别给予回旋灸2分钟、雀啄灸1分钟、循经往返灸2分钟，最后行单点温和灸25分钟，使患者温热感扩散至满腹部。②肝俞穴、脾俞穴、肾俞穴等的操作同上，使患者温热感扩散至腰背部。③足三里、三阴交穴等行双点温和灸，使患者的感传到达腹部。每天治疗1次，共治疗4周。

4. 观察指标　①两组患者的腹泻疗效及腹水疗效；②两组患者治疗前后肝功能指标［总胆红素（TBil）、丙氨酸转氨酶（ALT）、天冬氨酸转氨酶（AST）、白蛋白（ALB）、前白蛋白（PA）］的变化情况；③不良反应及随访情况。

5. 疗效判定标准　参考《中医病症诊断疗效标准》，制定如下腹泻疗效标准。①临床治愈：腹泻消失，其他症状明显改善，大便常规检查正常。②显效：腹泻明显减轻，大便次数明显减少，其他症状显著改善。③有效：腹泻减轻，大便次数减少，其他症状相对改善。④无效：未达到以上标准者。

6. 统计学方法　采用 SPSS 15.0 统计分析软件进行数据的统计分析，计量资料用均数±标准差（$\bar{x}\pm s$）表示，自身前后比较采用配对 t 检验，组间比较采用独立样本 t 检验；计数资料用率或构成比表示，组间比较采用 χ^2 检验。以 $P<0.05$ 表示差异有统计学意义。

（二）结果

1. 一般资料　治疗组 30 例患者中，男 17 例，女 13 例；平均年龄（47.3±11.2）岁；平均病程（12.5±3.2）年；乙型肝炎肝硬化患者 25 例，丙肝肝硬化患者 3 例，酒精性肝硬化患者 2 例。对照组 30 例患者中，男 19 例，女 11 例；平均年龄（50.1±10.2）岁；平均病程（11.8±3.6）年；乙型肝炎肝硬化患者 24 例，丙肝肝硬化患者 4 例，酒精性肝硬化患者 2 例。两组患者的性别、年龄、病程等方面资料比较，差异均无统计学意义（$P>0.05$），表明两组的基线值基本一致，具有可比性。

2. 两组腹泻疗效比较　表 4-40 结果显示：治疗 4 周后，治疗组总有效率为 100.0%，对照组为 86.67%，治疗组的腹泻疗效显著优于对照组，差异有统计学意义（$P<0.05$）。

表 4-40　两组腹泻疗效比较

组别	总例数	临床治愈/例（%）	显效/例（%）	有效/例（%）	无效/例（%）	总有效/例（%）
治疗组	30	21（70.00）	6（20.00）	3（10.00）	0（0.00）	30（100.00）[①]
对照组	30	15（50.00）	6（20.00）	5（16.67）	4（13.33）	26（86.67）

注：①与对照组比较，$P<0.05$。

3. 两组腹水疗效比较　表 4-41 结果显示：经彩超测量，治疗前两组腹水深度比较,差异无统计学意义(P>0.05);治疗后,两组的肝硬化腹水均有显著改善(P<0.05),且治疗组在改善肝硬化腹水方面疗效优于对照组(P<0.05)。

表4-41 两组治疗前后彩超测量腹水深度比较($\bar{x}\pm s$)

组别	总例数	治疗前/cm	治疗后/cm
治疗组	30	12.45±4.26	4.52±1.210[①②]
对照组	30	12.73±4.48	6.82 1.530

注:①与治疗前比较,P<0.05;②与对照组比较,P<0.05。

4.两组治疗前后肝功能变化情况比较 表4-42结果显示:治疗前,两组TBil、ALT、AST、ALB、PA等肝功能指标比较,差异均无统计学意义(P>0.05);治疗后,两组上述各项肝功能指标均显著改善(P<0.05),且治疗组的改善作用均优于对照组(P<0.05)。

表4-42 两组患者治疗前后肝功能变化情况比较($\bar{x}\pm s$)

组别	时间	总例数	TBil/(μmol/L)	ALT/(U/L)	AST/(U/L)	ALB/(g/L)	PA/(mg/L)
治疗组	治疗前	30	51.49±27.43	96.47±21.36	101.63±34.28	29.12±3.25	73.16±15.45
	治疗后	30	28.65±12.63[①②]	35.72±18.55[①②]	43.52±31.76[①②]	34.66±2.45[①②]	152.33±42.38[①②]
对照组	治疗前	30	52.41±29.15	94.87±22.16	103.15±35.42	29.63±3.47	74.35.±16.22
	治疗后	30	39.28±14.12[①]	49.62±20.17[①]	58.42±32.38[①]	31.14±2.96[①]	141.36±44.12[①]

注:①与治疗前比较,P<0.05;②与对照组比较,P<0.05。

5.不良反应及随访情况 在治疗过程中,治疗组与对照组均未发生明显不良反应。3个月后随访,对照组腹泻治愈患者中复发5例,治疗组腹泻治愈患者中无复发病例。

(三)讨论

肝硬化腹水是一种常见的慢性进行性、弥漫性肝病,可由病毒性肝炎、酒精性肝炎、非酒精性脂肪性肝炎、自身免疫性肝病、遗传代谢性肝病、血吸虫病以及药物性肝炎等引起,当腹腔内出现过多游离液体(≥200 mL)时称为腹水,是导致肝硬化患者住院最常见的并发症之一。倪若愚认为,此类患者多伴有门静脉高压性胃肠病,因肠蠕动减弱、肠黏膜瘀血以及迷走神经张力低下等因素,可导致消化吸收障碍,肠道菌群因此上移,造成小肠内细菌过度生长增殖,并分解食物残渣,产生有害气体及毒素,刺激小肠分泌增加和不规则收缩,从而出现腹泻、腹胀、营养不良等现象。

根据本病的临床表现,可归属中医"臌胀""泄泻"等范畴。党中勤、王宇亮等认为:本病乃肝脾肾俱伤,肝失疏泄,脾失健运,肾失开阖,气、血、水交阻,停聚腹中所致,为本虚标实之证。因此,对于该病的治疗,本研究标本兼顾,以健脾温肾、行气利水、化瘀软坚、渗湿止泻为法,采用加味赤石脂禹余粮汤联合穴位热敏灸治疗。

加味赤石脂禹余粮汤由赤石脂、禹余粮、芡实、制附子、炮姜、黄芪、党参、炒白术、茯苓、猪苓、泽泻、车前子等组成。赤石脂禹余粮汤源自汉代张仲景《伤寒杂病论》,方中赤石脂甘酸性温,禹余粮甘涩性平,二药皆入胃与大肠经,合用有收涩固脱效用,善治久泻久痢、滑脱不禁之证,用于各种原因引起的顽固性腹泻,具有急则治标、防止正气虚脱之意,为君药;制附子、炮姜、黄芪、党参健脾温肾,共为臣药;芡实、炒白术、茯苓、猪苓、泽泻健脾利水、渗湿止泻,共为佐药;车前子利湿止泻、引水湿下行,并能清热、反佐姜附,为佐使药。诸药合用,标本兼治,共奏健脾温肾、行气利水、渗湿止泻之功。

陈日新、何凌等研究认为,腧穴热敏化艾灸是基于腧穴热敏化理论的一种新型的艾灸疗法,它进一步完善、发展了传统的"刺之要,气至而有效"的针灸学理论,可显著提高传统艾灸的临床疗效,继承发展了中医学的针灸理论。本研究采用艾灸神阙、关元、气海、足三里、三阴交、肝俞、脾俞、肾俞等穴位治疗肝硬化腹水并顽固性腹泻患者,取得较好疗效。隋胜莲等认为,神阙穴属于任脉,为五脏六腑之本,元气归藏之根,与督脉相表里,共司机体诸经百脉。关元是足三阴与冲任的交会穴,为生命之所系,一身元气之所在。气海为元气之海,可补益气血,振奋阳气。足三里为足阳明胃经之合穴,能改善脾胃功能,健脾益气、渗湿止泻。三阴交是足太阴脾经穴,又是肝脾肾经的交会穴,此穴有健脾利水、调补肝肾、调和气血之功效。肝俞、脾俞、肾俞为足太阳膀胱经腧穴,肝俞有疏肝理气之功,脾俞健脾化湿,肾俞为血之会,能疏通全身经脉,补肾利水。数穴合用,共奏健脾温肾、行气利水、渗湿止泻之功。

本研究结果提示:对于肝硬化腹水合并顽固性腹泻患者,在西医常规疗法及辨证汤药治疗的基础上,加用穴位热敏灸治疗,能够迅速控制腹泻,并且能够加速腹水消退及肝功能恢复,显著提高肝硬化腹水患者的生活质量。该疗法安全可靠,患者易于接受,适合各级各类医院开展,有临床推广价值。

(党中勤 党志博)

二十四、参芪复肝颗粒加热敏灸对慢性丙型肝炎干扰素+利巴韦林治疗的减毒增效作用

目前国内外公认有效的慢性丙型肝炎(CHC)抗病毒治疗方案是干扰素(IFN)+利巴韦林(RBV),但该方案疗效有限,且部分患者因其存在不良反应不能耐受治疗。参芪复肝颗粒是我院肝胆脾胃病科治疗 CHC 的协定处方,腧穴热敏化艾灸(热敏灸)是常用的中医特色疗法,初步临床观察表明二者联合应用具有护肝、增强抗病毒作用及有效减轻 IFN+RBV 的不良反应等功效。本文拟进一步探讨参芪复肝颗粒联合热敏灸对 IFN+RBV 治疗 CHC 的减毒增效作用。

（一）资料与方法

1. **对象**　我院肝胆脾胃病科 2010 年 1 月至 2013 年 6 月收治的住院患者 70 例。随机分成治疗组与对照组各 35 例。治疗组男 20 例,女 15 例;年龄(36.13±10.28)岁;病程(3.23±1.07)年;基因分型:1b 型 16 例,2a 型 19 例。对照组男 19 例,女 16 例;年龄(35.98±11.89)岁;病程(3.06±1.27)年;基因分型:1b 型 17 例,2a 型 18 例。两组患者基线资料比较无显著性差异,具有可比性。

2. **诊断标准**

(1)西医诊断标准:参照《病毒性肝炎防治方案》及《丙型肝炎防治指南》所定 CHC 临床诊断标准;除外其他型肝炎;血清抗-丙型肝炎病毒(HCV)及 PCR HCV-RNA 阳性。

(2)中医疾病及证候诊断标准:参考《中药新药临床研究指导原则》所定病毒性肝炎肝郁脾虚证标准。肝郁脾虚证主症:右胁胀痛,纳差,腹胀,乏力;次症:恶心嗳气,大便稀溏或时溏时干,烦躁易怒,舌质淡(暗),脉弦或弦细。

3. **纳入标准**　年龄 18～65 岁;符合 CHC 西医诊断标准;符合中医辨证标准;签署知情同意书。

4. **排除标准**　不符合 CHC 诊断标准者;合并肝功能失代偿及肝癌患者;由药物中毒、乙醇中毒等因素所致的肝炎及自身免疫性肝炎、肝硬化者;妊娠期及哺乳期妇女;患有严重心脑血管疾病及肺、肾、造血系统和内分泌等原发性疾病;精神病患者。

5. **研究方法**

(1)治疗方法

1)对照组:①注射用重组人干扰素 α2a(迪恩安,辽宁卫星生物制品研究有限公司,批准文号:国药准字 S10980104)600 万 IU 皮下注射,1 次/天,4 周后改为 600 万 IU 皮下注射,隔日 1 次;②口服 RBV 片(北京市双鹭药业有限公司生产,批准文号:国药准字 H20054218),早晨 300 mg、中午 300 mg、晚上 400 mg,用温开水送服。③保肝治疗:甘草酸二铵注射液(甘利欣注射液,江苏正大天晴药业股份有限公司提供,批准文号:国药准字 H10940190)150 mg,加入 5% 葡萄糖注射液 250 mL,静脉滴注,1 次/天,应用 4 周后,序贯用甘草酸二铵胶囊(甘利欣胶囊,江苏正大天晴药业股份有限公司提供,批准文号:国药准字 H10940191),3 粒/次(150 mg),3 次/天,用温开水送服,序贯治疗 4 周后停药。

2)治疗组:在以上用药基础上,加用以下治疗。①参芪复肝颗粒(深圳三九医药贸易有限公司提供,生产批号为 1003062):人参 10 g,黄芪 20 g,柴胡 12 g,郁金 20 g,茯苓 20 g,猪苓 20 g,白术 20 g,丹参 20 g,虎杖 30 g,白花蛇舌草 30 g;每日 1 剂,早晚分 2 次温开水溶化后口服。②腧穴热敏化艾灸:取肝俞、脾俞、膈俞、神阙、足三里、三阴交、血海。操作方法为先对腧穴行回旋灸 2 分钟,继而行雀啄灸 1 分钟,再循经往返灸 2 分钟,后施以温和灸。其中对肝俞、脾俞、膈俞穴施以温和灸,灸至患者自觉热感透至深部并扩散至整个背部乃至感传消失为止。对神阙穴施以单点温和灸,灸至患者自觉热感透至腹腔内并扩散至整个腹部乃至感觉完全消失为止。对足三里、三阴交穴施以双点温和灸,使患者的感传到达腹部,灸至感传完全消失为止。1 次/天,共治疗 8 周。两组其他治疗以 24 周为 1 个疗程。

(2)观察指标及其检测方法

1)安全性指标:包括血、尿及大便常规,肾功能[血尿素氮(BUN)、肌酐(Cr)]及心电图等,用药前后各检查 1 次。认真观察并详细记录患者治疗后有无不良反应。

2)疗效性指标:肝功能[丙氨酸转氨酶(ALT)、天冬氨酸转氨酶(AST)、总胆红素(TBil)]、HCV RNA 定量、肝脾彩超。

3)检测方法:肝功能、HCV RNA 定量及肝脾彩超,分别于治疗前、治疗期间的第 12、24 周各查 1 次。HCV 基因分型:治疗前检查 1 次。HCV RNA 定量、HCV 基因分型及肝功能测定均由河南省中医院检验中心完成,严格按说明书进行操作。肝脾彩超由河南省中医院超声室检查。

(3)疗效评定标准:参考《中药新药临床研究指导原则》所定标准。

1)总体疗效标准。显效:症状体征消失,肝功能恢复,HCV RNA 阴转,彩超肝脾指标恢复正常或明显好转。有效:症状体征明显减轻或消失,肝功能检查较治疗前异常值下降 50% 以上,HCV RNA 定量下降≥2log10 IU/mL,彩超肝脾指标稳定不变。无效:未达到上述标准者。

2)证候疗效标准。临床治愈:症状体征消失,总积分减少≥95%。显效:症状体征明显改善,总积分减少≥70%。有效:症状体征好转,总积分减少≥30%。无效:未达到上述标准者。

3)血清病毒学指标疗效标准。血清 HCV RNA 抑制情况如下。①血清 HCV RNA 转阴:血清 HCV RNA 定量<3log10 IU/mL。②血清 HCV RNA 有效抑制:与基线相比,血清 HCV RNA 定量下降≥2log10 IU/mL。③无效:未能达到以上标准者。

4)彩超肝脾指标评定标准。①正常:肝脾各项指标均无异常。②轻度异常:肝体积大小正常,形态规整,表面欠光滑,肝实质回声光点增粗增强、密集,分布均匀,血管纹理欠清晰,门静脉内径<1.3 cm,脾厚度<4.0 cm,脾静脉宽度<0.9 cm。③中度异常:肝体积大小基本正常或轻度增大,形态欠规整,表面粗糙,肝实质回声光点明显粗大密集,分布欠均匀,血管纹理欠清晰,门静脉内径 1.3～1.4 cm,脾厚度 4.0～4.5 cm,脾静脉宽度 0.9～1.0 cm。④重度异常:肝体积大小基本正常或增大,形态欠规整或不规整,表面不光滑,肝实质回声光点粗大密集,分布不均匀,血管纹理不清晰,门静脉内径>1.4 cm,脾脏厚度>4.5 cm,脾静脉宽度>1.0 cm。

6.统计学方法 采用 SPSS 13.0 软件,数据以($\bar{x}\pm s$)表示,等级资料行 *Ridit* 分析,计量资料行 *t* 检验,计数资料行 χ^2 检验。

(二)结果

1.两组总体疗效比较 治疗组总有效率(94.29%,显效 22 例,有效 11 例,无效

2 例)显著高于对照组(65.71%,显效 10 例,有效 13 例,无效 12 例,P<0.05)。

2.两组证候疗效比较 治疗组证候疗效总有效率(97.14%,临床治愈 16 例,显效 13 例,有效 5 例,无效 1 例)显著高于对照组(71.43%,临床治愈 4 例,显效 8 例,有效 13 例,无效 10 例,P<0.05)。

3.两组患者治疗前后 ALT、AST、TBil 比较 治疗组治疗后肝功能恢复明显优于对照组(P<0.05)。见表 4-43。

表4-43 两组治疗前后 ALT、AST、TBL 比较($\bar{x}±s$,n=35)

组别	时间	ALT/(U/L)	AST/(U/L)	TBil/(μmol/L)
治疗组	治疗前	146.32±28.54	112.46±18.52	20.66±9.30
	治疗后	28.36±9.45[ab]	26.53±11.24[ab]	21.78±6.52
对照组	治疗前	148.27±29.16	109.85±19.27	19.78±8.95
	治疗后	36.78±10.23[a]	39,48±12.05[a]	22.65±7.14

注:a 与治疗前比较,P<0.05;b 与对照组比较,P<0.05。

4.两组抗病毒疗效比较

(1)两组治疗前后血清 HCV RNA 定量比较:治疗前,治疗组 HCV RNA 为(6.85±1.28)log10 IU/mL,对照组为(6.76±1.35)log10 IU/mL;治疗后治疗组[(3.15±21)log10 IU/mL]低于对照组[(4.22±1.25)log10 IU/mL](P<0.05)。

(2)治疗后两组不同基因型患者 HCV RNA 抑制情况:治疗组 1b 型总有效率显著高于对照组(P<0.05)。见表 4-44。

表4-44 两组不同基因型患者治疗后血清 HCV-RNA 抑制情况比较(n=35)

组别	基因型(例)	转阴/例(%)	有效抑制/例(%)	无效/例(%)	总有效/例(%)
治疗组	1b 型(16)	5(31.25)	9(56.25)	2(12.5)	14(87.5)[①]
	2a 型(19)	15(78.95)	4(21.05)	0(0.0)	19(100.0)
对照组	1b 型(17)	3(17.65)	7(41.18))	7(41.18)	10(58.82)
	2a 型(18)	7(38.89)	10(55.56)	1(5.56)	17(94.44)

注:①与对照组比较,P<0.05。

5.两组治疗前后肝脾彩超情况比较 治疗组好转率显著高于对照组(P<0.05)。见表 4-45。

表 4-45　两组治疗前后肝脾彩超情况比较(*n*=35)

组别	时间	基本正常	轻度异常	中度异常	重度异常	好转率/例(%)
治疗组	治疗前	0	14	16	5	27(77.14)[a]
	治疗后	11	16	8	0	
对照组	治疗前	0	13	16	6	12(34.29)
	治疗后	6	15	11	3	

注:a 与对照组比较,*P*<0.05。

6. 两组患者不良反应发生率比较　治疗组流感样症状(20 例)、胃肠道症状(6 例)、白细胞减少(3 例)、精神抑郁(1 例)及甲状腺疾患(0 例)发生率均低于对照组(29、21、26、5、2 例,*P*<0.05,*P*<0.01)。

(三)讨论

循证医学资料表明,CHC 若得不到及时有效的治疗,大部分患者终将发展成肝硬化甚至肝细胞癌,而目前仍无特效疗法。在 CHC 的治疗中,抗病毒治疗是最关键的环节之一,而 IFN+RBV 是目前国际上认可的有效方案,但仍然存在疗效不高、不良反应明显等弊端。

根据 CHC 的临床表现,本病可归属中医学"肝著""胁痛""积聚"等疾病范畴。多数学者认为湿热毒邪内侵、正气亏虚为其主要病因,湿热毒邪壅滞于体内,导致肝脾肾等脏器功能失调为其主要病机。殷杰等认为 CHC 的主要病机是热毒瘀结,肝脾失调,既有邪实,又有正虚,治疗应以凉血解毒,调肝运脾为大法。笔者认为,CHC 多由于人体正气不足,感受湿热疫毒之邪所致,其主要病机为肝失疏泄、脾失健运、湿毒内蕴、淤血阻滞,治疗当疏肝健脾、利湿解毒、化瘀软坚。方中人参、黄芪益气健脾,为君药;茯苓、白术、猪苓健脾祛湿,柴胡疏肝解郁,郁金、丹参化瘀软坚,共为臣药;虎杖、白花蛇舌草解毒祛邪,共为佐药;柴胡引药入肝经,兼为使药。全方合用有疏肝健脾、利湿解毒、化瘀软坚之功。

陈日新等研究发现,在疾病发生发展过程中,相应腧穴对艾灸非常敏感,会出现"小刺激大反应",表现为透热、扩热、传热、局部不热(或微热)远部热、表面不热(或微热)深部热、非热感觉(酸、胀、压、重、麻、冷)等反应,即腧穴热敏化现象。腧穴热敏化艾灸可大幅度提高灸疗的临床疗效。本研究采用艾灸神阙、足三里、三阴交、血海、脾俞、膈俞等。IFN+RBV 治疗 CHC 的主要不良反应之一是导致白细胞减少,中医认为与脾肾气虚关系密切。神阙穴属于任脉,为五脏六腑之本,元气归藏之根,与督脉相表里,共司机体诸经百脉。足三里为足阳明胃经之合穴,能改善脾胃功能,益胃气而化生气血;三阴交与血海为足太阴脾经腧穴,有健脾益气之功,善于生血充脉;脾俞、膈俞为足太阳膀胱经腧穴,脾俞健脾生血,膈俞为血之会,能疏通全身经脉。数穴合用可健脾益胃,化生气血,调畅血脉,进而恢复脏腑功能。

本研究结果提示,参芪复肝颗粒加腧穴热敏化艾灸联合 IFN+RBV 是治疗 CHC 的优化方案之一。

(党中勤 许戈林)

二十五、基于真实世界研究复方斑蝥胶囊辅助治疗乙型肝炎相关性原发性肝癌的临床疗效

原发性肝癌是消化系统常见的恶性肿瘤之一,因其早期无明显临床症状,病情进展迅速、容易复发及转移,所以,大多数患者发现时已处于晚期,死亡率高,预后差,严重影响患者的生存。据 2018 年发布的《全球癌症报告》结果显示,2018 年全球新发肝癌居癌症发病的第 7 位,死亡患者居全球癌症死亡的第 4 位。我国 2015 年癌症数据显示的新发肝癌病例达 46.61 万人,新增死亡病例达 42.21 万人,发病率居第 4 位,死亡率局第 3 位。其主要病因与嗜肝病毒的感染如 HBV、HCV、黄曲霉菌、酒精、肝硬化、亚硝胺类等相关,其中我国 80% 以上的肝癌患者是由慢性乙型肝炎病毒(hepatitis B virus,HBV)感染引起。近年来,随着微创治疗经导管动脉化疗栓塞术(TACE)、射频消融(RFA)及靶向治疗的发展,肝癌的预后有了一定的改善,但死亡率仍较高。有研究表明中医药治疗可以改善患者的症状并延长肝癌患者的生存时间,本研究采用回顾性研究的方法,基于真实世界对乙型肝炎相关性原发性肝癌的患者进行随访,对比使用复方斑蝥胶胶囊与未使用复方斑蝥胶囊患者的生存时间及肿瘤无进展生存时间,并对不同分组的患者进行比较,了解其对乙型肝炎相关性原发性肝癌的影响,以期指导临床。

(一)研究对象

回顾性收集河南省中医院和河南中医药大学第一附属医院 2010 年 1 月至 2015 年 6 月初次诊断为肝癌者 1758 例,排除继发性肝癌者 52 例,随访过程中失访者 121 例,临床资料不完整者 140 例,合并其他嗜肝病毒感染者 93 例。合并重要脏器严重疾病者 41 例,使用其他中成药 543 例。最终收集到符合纳排标准的 728 例患者,其中服用复方斑蝥胶囊的患者 141 例,未服用中成药 619 例。

根据年龄及性别按照 1∶4 的比例匹配未使用复方斑蝥胶囊及其他中成药的患者 564 例。

(二)研究方法

1. **诊断标准** 原发性肝癌的诊断标准:根据国家卫生和计划生育委员会制定的《原发性肝癌诊疗规范(2017 年版)》规定,肝癌的诊断标准如下。

(1)有乙型肝炎或丙型肝炎,或者有任何原因引起肝硬化者,至少每隔 6 个月进行 1 次超声及 AFP 检测,发现肝内直径≤2 cm 结节,动态增强 MRI、动态增强 CT、超声造影及普美显动态增强 MRI 4 项检查中至少有 2 项显示有动脉期病灶明显强化、门静脉或延

迟期强化下降的"快进快出"的肝癌典型特征,则可做出肝癌的临床诊断;对于发现肝内直径>2 cm 的结节,则上述 4 种影像学检查中只要有 1 项有典型的肝癌特征,即可临床诊断为肝癌。

(2)有乙型肝炎或丙型肝炎,或者有任何原因引起肝硬化者,随访发现肝内直径≤2 cm 结节,若上述 4 种影像学检查中无或只有 1 项检查有典型的肝癌特征,可进行肝穿刺活检或每 2~3 个月密切的影像学随访以确立诊断;对于发现肝内直径>2 cm 的结节,上述 4 种影像学检查无典型的肝癌特征,则需进行肝穿刺活检以确立诊断。

(3)有乙型肝炎或丙型肝炎,或者有任何原因引起肝硬化者,如 AFP 升高,特别是持续增高,应该进行上述 4 种影像学检查以确立肝癌的诊断,如未发现肝内结节,在排除妊娠、活动性肝病、生殖胚胎源性肿瘤以上消化道癌的前提下,应该密切随访 AFP 水平以及每隔 2~3 个月 1 次的影像学复查。

肝癌复发及进展标准:随访过程中发现原病灶增大或其周围、肝内其他地方出现新发病灶,且符合原发性肝癌的影响学表现。

2. 纳入标准

(1)年龄 18~80 岁,性别不限。

(2)符合原发性肝癌的诊断标准者。

(3)随访时间大于 5 年,临床数据完善者。

3. 排除标准

(1)继发性肝癌患者。

(2)合并 HIV、HAV、HCV、HDV、HEV 等嗜肝病毒及非嗜肝病毒感染者。

(3)合并重要脏器严重疾病且伴有功能不全者。

(4)合并严重精神疾病患者。

(5)妊娠期及哺乳期女性。

(三)临床资料收集

(1)患者姓名、确诊时间、性别、年龄、既往史、家族史、现病史、治疗方法、复方斑蝥胶囊用药史。

中成药应用定义:连续使用复方斑蝥胶囊(贵州益佰制药有限公司,国药准字 Z52020238)用法:0.75 g,每天 2 次,超过 3 个月以上者。

(2)实验室指标:血常规,WBC、PLT、Hb;生化指标,ALT、AST、TBil、ALB、Cr、Glu;凝血指标,PTA;病毒学指标,HBsAg、HBeAg、HBV DNA;肿瘤指标,AFP。

(3)影像学:肝脏 B 超、CT、MRI。

(四)统计学方法

(1)本文为回顾性研究,研究对象为符合入组标准的患者,根据临床干预方法分为中药组及对照组对比二者基线,根据随访结果将其分为生存组和死亡组进行对比分析,采用 SPSS 22.0 进行统计分析,$P<0.05$ 为有统计学意义。

(2)数据分析符合正态分布的定量资料使用均数±标准差($\bar{x}\pm s$)表示,比较统计学差异时采用 t 检验;不符合正态分布的计量资料使用中位数(M,QR)表示,比较统计学差异时采用 Mann-Whitney U 检验。

(3)计数资料用频数表示,采用 χ^2 检验。

(4)分析危险因素时使用 COX 单因素、多因素回归分析。

(5)使用 K-M 曲线绘制生存曲线,比较两组差异时使用 Log-rank 检验法。

(五)结果

(1)经筛选,符合纳排标准者使用复方斑蝥胶囊组即中药组($n=141$ 例),对照组($n=564$ 例)。分析结果显示,所有入组患者的中位生存时间为 7.17 个月,其 5 年生存率为 12.03%,中药组的中位生存时间为 22.50 个月,5 年生存率为(31.50%),对照组的中位生存时间为 5.53 个月,5 年生存率为(7.20%),对比两者基线数据,结果见表 4-46,两组基线年龄及性别均无差异。

表 4-46 中药组及对照组基线数据表

变量	中药组($n=141$ 例)	对照组($n=564$ 例)	统计值	P 值
性别			1.073	0.332
男	110	423		
女	31	141		
年龄	57(51,65)	58(53,64)	0.001	0.981
WBC($\times10^9$/L)	4.13(3.25,5.50)	4.88(3.17,6.14)	17.942	0.005*
Hb(g/L)	128.55(114.60,142.30)	121.00(105.20,137.00)	11.162	0.001*
PLT($\times10^9$/L)	86.35(55.00,133.50)	93.10(60.40,144.00)	2.646	0.104
Cr(μmol/L)	66.10(56.00,78.00)	65.00(56.00,75.00)	0.012	0.912
Glu(mmol/L)	5.71(5.12,6.83)	5.73(4.97,7.45)	1.371	0.242
ALT(U/L)	33.50(22.00,50.30)	36.70(25.40,59.10)	0.133	0.716
AST(U/L)	39.20(27.10,57.40)	55.70(34.90,92.30)	5.703	0.017*
TBil(μmol/L)	18.40(12.80,27.60)	23.00(14.90,37.30)	4,782	0.029*
ALB(g/L)	36.10(30.80,40.00)	33.10(29.40,37.80)	8.867	0.003*
PTA(%)	76.05(64.80,88.00)	71.00(61.00,82.00)	7.076	0.008*

注:*$P<0.05$。

（2）进一步分析发生结局的患者的危险因素，COX 回归分析结果显示：肿瘤的单发/多发、肿瘤大小（<3 cm、3~5 cm、5~10 cm、>10 cm）、BCLC 分期、中药的使用、治疗方法（内科保守治疗、微创治疗、切除治疗、微创+切除治疗）、WBC、Hb、PLT、Cr、AST、TBil、ALB、PTA、AFP 及 HBV DNA 定量均为影响结局的单因素，为进一步降低交互及混杂因素，将 $P<0.2$ 的单因素纳入多因素分析，结果显示肿瘤大小（<3 cm、3~5 cm、5~10 cm、>10 cm）、BCLC 分期、PLT、AST、AFP（>350 ng/mL）均为 5 年死亡的危险因素；中药的使用、治疗方法（内科保守治疗、微创治疗、切除治疗、微创+切除治疗）、ALB 为 5 年生存的保护因素。结果见表 4-47。

表 4-47　影响原发性肝癌 5 年生存的 COX 回归结果

变量	单因素分析			多因素分析		
	P 值	HR	95% CI	P 值	校正 HR	95% CI
性别	0.181	0.882	(0.735,1.060)			
年龄	0.208	1.006	(0.997,1.015)			
吸烟史	0.362	1.077	(0.918,1.264)			
乙型肝炎家族史	0.444	0.943	(0.811,1.096)			
肿瘤单发/多发	0.000*	1.555	(1.325,1.826)			
肿瘤大小	0.000*	1.505	(1.394,1.626)	0.002*	1.174	(1.063,1.297)
BCLC 分期	0.000*	1.447	(1.348,1.554)	0.000*	1.384	(1.218,1.573)
中药应用	0.000*	0.346	(0.278,0.431)	0.000*	0.385	(0.294,0.505)
治疗方法	0.000*	0.576	(0.503,0.661)	0.020*	0.825	(0.702,0.971)
WBC(×10⁹/L)	0.000*	1.081	(1.048,1.115)			
Hb(g/L)	0.010*	0.996	(0.993,0.999)			
PLT(×10⁹/L)	0.003*	1.002	(1.001,1.003)	0.001*	1.002	(1.001,1.003)
Cr(μmol/L)	0.037*	1.001	(1.000,1.002)			
Glu(mmol/L)	0.778	1.004	(0.979,1.029)			
ALT(U/L)	0.032	1.001	(1.000,1.002)			
AST(U/L)	0.000*	1.002	(1.002,1.003)	0.000*	1.002	(1.001,1.003)
TBil(μmol/L)	0.000*	1.002	(1.001,1.003)			
ALB(g/L)	0.000*	0.973	(0.961,0.985)	0.021*	0.976	(0.956,1.996)
PTA(%)	0.000*	0.992	(0.988,0.998)			
AFP(>350 ng/mL)	0.000*	2.165	(1.830,2.560)	0.000*	1.753	(1.412,2.176)
HBV DNA(>500)	0.001*	1.346	(1.125,1.610)			

注：*$P<0.05$。

（3）由多因素回归分析得出使用复方斑蝥胶囊为乙型肝炎相关性原发性肝癌5年生存的保护因素。进一步分析不同分组的患者使用复方斑蝥胶囊的影响，具体分组为：HBeAg（阳性/阴性）、BCLC分期、不同治疗方法、AFP（>350 ng/mL或<350 ng/mL）。结果得出复方斑蝥胶囊复方斑蝥胶囊对不同分组患者均为保护因素 HR 值均小于1，结果有统计学意义，*P*<0.05，结果如图4-3。

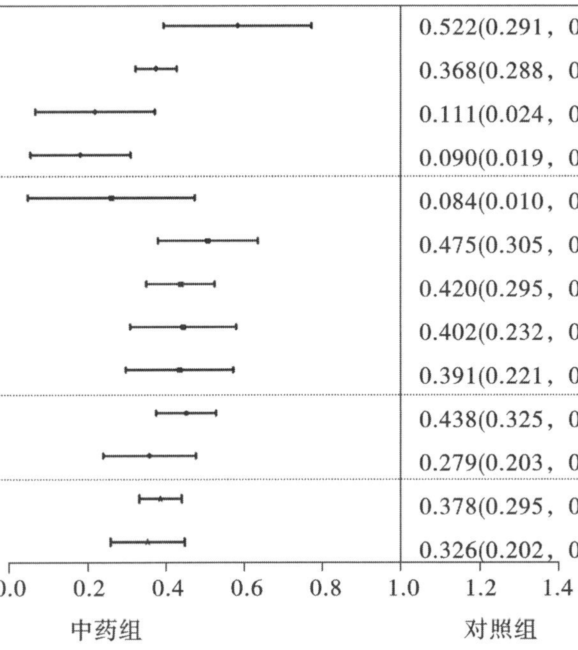

变量	HR(95%*CI*)	*P* 值
保守治疗	0.522(0.291，0.938)	0.030
微创治疗	0.368(0.288，0.470)	0.000
切除治疗	0.111(0.024，0.520)	0.005
微创+切除	0.090(0.019，0.434)	0.003
BCLC-O期	0.084(0.010，0.685)	0.021
BCLC-A期	0.475(0.305，0.743)	<0.0001
BCLC-B期	0.420(0.295，0.597)	0.001
BCLC-C期	0.402(0.232，0.698)	0.001
BCLC-D期	0.391(0.221，0.692)	0.001
e抗原阴性	0.438(0.325，0.591)	<0.0001
e抗原阳性	0.279(0.203，0.386)	<0.0001
AFP≤350 ng/mL	0.378(0.295，0.484)	<0.0001
AFP>350 ng/mL	0.326(0.202，0.528)	<0.0001

中药组　　　　　　　　对照组

图4-3　中药的使用对不同分组结局的影响

（4）为进一步了解复方斑蝥胶囊对整体生存及肿瘤复发时间的影响，绘制 K-M 曲线，*Log-rank* 检验法比较生存率见图4-4、图4-5，进一步分析使用复方斑蝥胶囊的时间对生存及肿瘤复发时间的影响，绘制 K-M 曲线，*Log-rank* 检验法比较生存率，结果见图4-6、图4-7。结果均有统计学意义 *P*<0.0001。

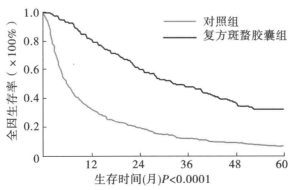

图4-4　复方斑蝥胶囊组及对照组的5年生存曲线

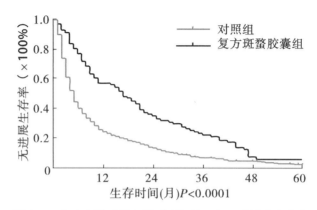

图 4-5　复方斑蝥胶囊组及对照组的 5 年无进展生存曲线

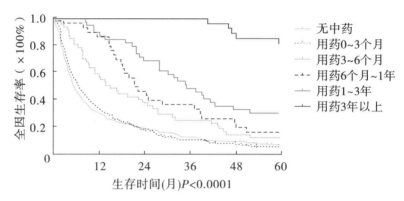

图 4-6　复方斑蝥胶囊不同用药时间的 5 年生存曲线

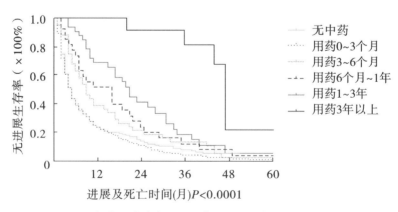

图 4-7　复方斑蝥胶囊不同用药时间的 5 年无进展生存曲线

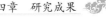

（六）讨论

原发性肝癌因其发病率及死亡率均较高，且严重影响患者生存质量而得到临床医生的重视。因其早期多无特异性的临床症状，因此大部分患者发现时已处于晚期，失去手术机会。目前原发性肝癌处于晚期时无特效治疗方法，生存时间短，预后差。原发性肝癌的治疗方法主要分为两类，即手术治疗和非手术治疗。因大部分患者发现是处于疾病晚期，不符合手术适应证，因此只能使用内科保守治疗。目前内科治疗手段较多，主要包括微创治疗、化疗、生物靶向治疗及中医药辅助治疗。关于中医药治疗的研究现在也越来越多，且目前有大量研究证明中医药得辅助治疗可以改善患者预后及生存质量。现代中药制剂、中医传统辨证论治属于晚期肝细胞癌的一种治疗策略。国家药品监督管理局已批准诸如槐耳颗粒、华蟾素及金龙胶囊、肝复乐胶囊等现代中药制剂用于肝癌治疗。这些药物在临床的应用，已经积累了大量的临床经验，其可以减轻患者癌痛并延长生存期，可以提高患者的依从性、耐受性。本研究就本院常用的中成药复方斑蝥胶囊进行回顾性分析研究其对原发性肝癌的预后的影响，以期指导临床。

中国古籍中无"原发性肝癌"的病名，结合其临床症状的表现可归属于中医学"积聚""癥瘕""臌胀""肝积"等疾病范畴。祖国医学认为，肝癌的病因主要由内因和外因联合作用。外因主是由湿、热、毒邪等侵犯肝胆，毒邪化湿生热蕴毒，病理产物蓄积于肝胆久而化生癌毒；内因则主要是思虑劳倦过度而伤脾，或年老脾气亏虚，脾脏失于健运，或情志抑郁，使肝气失于疏泄，不能调达。病机为本虚标识、正虚邪实，本虚为肝肾不足，邪实多为气滞血瘀毒聚，部分尚兼有痰阻。

复方斑蝥胶囊的组成是：斑蝥、三棱、莪术、刺五加、山茱萸、女贞子、半枝莲、黄芪、人参、熊胆粉及甘草。其主要作用是：破血消瘀，攻毒蚀疮。临床常用于治疗原发性肝癌。该药的主要成分斑蝥性热，有毒，中医功效为破血逐瘀、散结消肿、攻毒蚀疮。现代药理研究表明，其主要成分斑蝥素及去甲斑蝥素具有抗肿瘤、增强免疫及升高白细胞的作用。半枝莲性凉，具有清热解毒、散瘀利尿的功效。现代药理学研究表明其具有抑制肿瘤细胞增殖、增强机体免疫及抑制肿瘤血管生成的作用。三棱具有破血逐瘀兼行气之功效；莪术性温，与三棱功效类似，临床上常作为药对，相须为用。现代药理研究表明，二者药理作用为止痛、抗肿瘤、升高白细胞及抗血栓的作用。诸药合用共奏破积消癥、攻毒蚀疮之效。孟慧研究团队对复方斑蝥胶囊治疗原发性肝癌的疗效进行了分析，发现其能够改善患者的生活质量、提高 1 年生存率、增强患者的免疫功能且降低肝损害及白细胞减少的发生率，认为复方斑蝥胶囊辅助西医治疗的疗效优于仅西医治疗。赵士冲等在对80 例原发性肝癌患者的研究中发现，复方斑蝥胶囊可以提高患者的免疫功能、降低 AFP且降低原癌基因的表达，推测其作用机制也许与复方斑蝥胶囊调节患者免疫功能相关。靳松研究团队发现，复方斑蝥胶囊辅助恩替卡韦治疗 TACE 术后的原发性肝癌患者，可以降低患者血清 VEGF、增强免疫功能、提高患者生存率且降低其复发率。我们的研究结果与上述研究结果相符，表明复方斑蝥胶囊可以提高患者生活质量、改善预后，作用机制与其抗肿瘤、增强免疫功能相关。

本研究基于真实世界研究,分析我院临床常用的中成药复方斑蝥胶囊辅助治疗原发性肝癌的疗效,回顾性收集近 5 年所有使用复方斑蝥胶囊且随访满 5 年的符合研究纳排标准的病例,并匹配对照组病例进行对比,结果显示复方斑蝥胶囊的使用可以明显延长患者中为生存时间及提高患者 5 年生存率,且无论是肝癌早期患者或是晚期患者均有效,结果均有统计学意义,另外经过对比用药时间对生存曲线的影响,结果显示随着用药时间的延长患者生存时间也延长,结果有统计学差异。本研究的为临床回顾性研究,虽然可能存在选择差异但是经过对病例进行匹配极大地降低选择差异,且为临床大样本研究,所以统计结果可靠,可供临床参考。

综上,笔者推荐在患者符合相关临床辨证的前提下,将复方斑蝥胶囊作为原发性肝癌的辅助治疗用药,或可以提高原发性肝癌的临床效果、延长其生存期。

(党中勤　李梦阁)

二十六、华春肝胆舒治疗慢性胆囊炎 120 例疗效观察

笔者自 1999 年 3 月至 2002 年 10 月,采用院内制剂华春肝胆舒浓缩丸治疗慢性胆囊炎 120 例,同时与消炎利胆片治疗的 60 例作对照,疗效满意,现报告如下。

(一)一般资料

按照中药新药治疗慢性胆囊炎临床研究指导原则所定标准,选择 180 例门诊治疗的慢性胆囊炎患者随机分为两组,观察组 120 例用华春肝胆舒治疗,对照组 60 例用消炎利胆片治疗。观察组 120 例中男 69 例,女 51 例;年龄最小 7 岁,最大 62 岁,平均($46±$15.2)岁;病程最短 1 年,最长 11 年,平均($7±5.6$)年;中医辨证气滞型 71 例,湿热型 49 例。对照组 60 例中男 34 例,女 26 例;年龄最小 28 岁,最大 60 岁,平均($45±14.6$)岁;病程最短 1 年,最长 10 年,平均($6±4.8$)年;中医辨证气滞型 35 例,湿热型 25 例。两组病例一般资料比较无显著性差异($P>0.05$),具有可比性。

(二)治疗方法

观察组给予华春肝胆舒丸(由金钱草 30 g、广木香 15 g、青皮 20 g、枳实 15 g、厚朴 15 g、郁金 15 g、栀子 15 g、大黄 10 g 等组成,由本院制剂室加工制成水丸),每次 6 g,每日 3 次口服。对照组给予消炎利胆片(广州白云山中药厂生产),每次 6 片,每日 3 次口服。两组均以 1 个月为 1 个疗程。

统计学方法:等级资料采用 *Ridit* 分析检验。

(三)结果

1.疗效标准　临床治愈:症状、体征完全消失,胆囊影像学检查正常。显效:症状、体

征基本消失,胆囊影像学检查明显改善。有效:症状、体征减轻,胆囊影像学检查有改善。无效:症状、体征及胆囊影像学检查无改善。

2.疗效结果

(1)总体疗效比较,见表4-48。

表4-48 两组总体疗效比较

组别	总例数	临床治愈/例	显效/例	有效/例	无效/例	总有效/例(%)
治疗组	120	48	36	28	8	112(93.33)[①]
对照组	60	18	16	14	12	48(80.00)

注:①与对照组比较,$P<0.05$。

由表4-48可见,观察组120例中,总有效率93.33%;对照组60例中,总有效率80%。两组疗效比较有显著性差异,观察组疗效明显优于对照组($P<0.05$)。

(2)证型与疗效的关系,见表4-49。

表4-49 证型与疗效的关系

组别	总例数	证型(例数)	临床治愈/例	显效/例	有效/例	无效/例	总有效/例(%)
治疗组	120	气滞型(71)	30	22	14	5	66(92.96)
		湿热型(49)	18	14	14	3	46(93.88)
对照组	60	气滞型(35)	8	8	10	9	66(74.29)[①]
		湿热型(25)	10	8	4	3	22(88.00)

注:①对照组气滞型与湿热型比较,$P<0.05$。

由表4-49可知,观察组中气滞型和湿热型均有显著疗效,两者比较无显著性差异,$P>0.05$;对照组中湿热型疗效优于气滞型,两者比较有显著性差异,$P<0.05$。

3.不良反应 两组均未发现明显不良反应。

(四)讨论

慢性胆囊炎多有胁痛、口苦、厌油腻等临床表现,可归属中医"胁痛""胆胀"等疾病范畴。本病病变部位在胆,涉及肝、脾、胃、肠等脏腑。多因情志不遂,肝气郁滞;或饮食失调,脾失健运,湿浊不化,土壅木郁,导致肝胆失疏,气机不畅,胆腑不通,故见胁肋疼痛。若气滞日久,瘀血内阻,或湿郁化热,湿热阻滞肝胆,可使胁痛加重。中医认为,胆属六腑,以通降下行为顺,故治疗当疏肝利胆、行气化瘀、利湿清热、通腑止痛。华春肝胆舒中广木香、青皮疏肝理气,延胡索、郁金行气化瘀止痛,金钱草、栀子清利湿热,大黄、枳实、厚朴通腑利胆。现代药理研究表明,金钱草有显著的抗炎、利胆作用,大黄有镇痛、抗炎、通便及保肝、利胆作用;栀子、枳实有利胆、镇痛、抗菌作用。诸药合用,可使气机调畅,湿热清除,胆腑得通,故能取得良好疗效。

(党中勤　郑璐璐)

二十七、中医多途径给药对重症急性胰腺炎常规疗法增效作用研究

自 2004 年 3 月至 2008 年 3 月,我们采用中医多途径给药配合西医常规疗法治疗重症急性胰腺炎(SAP)患者 18 例,并与同期采用西医常规疗法治疗的 17 例本病患者作随机对照研究,现将结果报告如下。

(一)资料与方法

1. 诊断标准　按照中华医学会消化病学分会胰腺疾病学组 2003 年制定的中国急性胰腺炎诊治指南(草案),具备急性胰腺炎的临床表现和生化改变,且具有下列之一者诊断为 SAP:APACHE 评分≥8 分;Balthazar CT 分级为 D、E 级;有局部并发症(胰腺坏死、假性囊肿、胰腺脓肿);或伴有器官衰竭。

2. 一般资料　将 35 例重症急性胰腺炎患者,按入院时间先后随机分为对照组 17 例和治疗组 18 例。对照组中男性 11 例,女性 6 例;平均年龄为(42.8±5.4)岁;发病至就诊时间平均 8.6 小时;按 Balthazar 的 CT 分级标准,其中 D 级患者 12 例,E 级 5 例;严重度Ⅰ级 13 例,Ⅱ级 4 例;病程分期均为Ⅰ期(急性反应期);发病诱因中,胆道疾病 10 例,饮酒、暴饮暴食 5 例,高脂血症 2 例。治疗组中男性 12 例,女性 6 例;平均年龄为(43.2±6.1)岁;发病至就诊时间平均 8.8 小时;按 Balt-hazar 的 CT 分级标准,其中 D 级患者 13 例,E 级 5 例;严重度Ⅰ级 14 例,Ⅱ级 4 例;病程分期均为Ⅰ期;发病诱因中,胆道疾病 11 例,饮酒、暴饮暴食 6 例,高脂血症 1 例。两组患者入院时一般情况比较无显著差异($P>0.05$)。

3. 治疗方法　两组均给予西医内科常规治疗。①一级护理,禁食,重症监护,持续低流量吸氧,胃肠减压,静脉输液维持水、电解质及酸碱平衡。②静脉滴注复方氨基酸。③抑制胰腺分泌:醋酸奥曲肽注射液 0.1 mg 皮下注射,每 6 小时 1 次。④奥美拉唑针 40 mg 加入 0.9% 氯化钠注射液 100 mL 静脉滴注,每 12 小时 1 次。⑤抗感染治疗:头孢曲松钠针 2.0 g 加入 0.9% 氯化钠注射液 100 mL 静脉滴注,每 12 小时 1 次。⑥左氧氟沙星注射液 100 mL,静脉滴注,每日 2 次。治疗组在上述治疗的基础上,加用中医多途径给药治疗。①静脉滴注:复方丹参针 30 mL、清开灵针 50 mL 分别加入 5% 葡萄糖注射液 250 mL 中静脉滴注,每日 1 次。②中药鼻饲:生大黄 100 g 加开水 250 mL,浸渍 0.5 h,取汁 100 mL,从胃管注入,夹管 2 小时,每日 2 次。③中药高位保留灌肠:自拟清胰解毒汤。药物组成为生大黄 30 g(后下),芒硝 15 g(溶化),枳实、厚朴、黄连各 25 g,蒲公英 30 g,桃仁 12 g,柴胡 10 g,延胡索 15 g。上方加水 800 mL,煎至 400 mL,每次 200 mL,冷却后高位保留灌肠,每日 2 次。④中药外敷:消癥止痛膏(由青皮、郁金、三棱、莪术、血竭、乳香、没

药、三七、大黄、白芷、冰片等组成粉碎后过 100 目筛,密封备用),每次 100 g,用蜂蜜适量调成膏状,摊于 10 cm×8 cm 纱布上,贴敷胰腺体表投影区,胶布固定,24 小时换药 1 次。两组均以 7 天为 1 个疗程,2 个疗程后统计疗效。

4. 疗效判断 参考《常见病诊断依据与疗效判断标准》。显效:腹痛、腹胀等症状及腹膜炎体征消失,化验血、尿淀粉酶等恢复正常,CT 检查胰腺形态恢复正常。有效:腹痛、腹胀等症状及腹膜炎体征消失,血、尿淀粉酶等逐日下降,接近正常或稳定于略高水平,CT 检查胰腺形态基本恢复正常。无效:症状无改善,或腹痛、腹胀加重,血、尿淀粉酶等持续增高,CT 检查胰腺周围边缘不规则,并较入院时加重,或胰腺坏死组织较入院时增加,病情呈加重趋势甚至死亡,或合并有严重并发症的发生,或转外科手术治疗者。

5. 统计学处理 采用 Ridit 分析及 t 检验。

(二)结果

1. 两组总体疗效比较 对照组显效 12 例,有效 3 例,无效 2 例(转外科治疗,其中合并胰腺假性囊肿 1 例,胰腺脓肿 1 例),总有效率 88.23%;治疗组显效 15 例,有效 2 例,无效 1 例(因胰腺脓肿转外科治疗),总有效率 94.44%,两组疗效比较有显著性差异($P<0.05$)。两组均无死亡病例。

2. 两组相关指标比较 见表 4-50。

表 4-50 两组相关指标比较

组别	总例数	腹痛缓解 时间/天	发热时间 /小时	血淀粉酶恢复 时间/天	转手术例数	住院时间/天
对照组	17	6.0±1.0	145±12.3	7.6±2.3	2	28±2.5
治疗组	18	3.5±2.0*	105±13.0*	5.6±2.5*	1	21±3.5*

注:*与对照组比较,$P<0.05$。

(三)讨论

重症急性胰腺炎(SAP)占急性胰腺炎的 15%～20%,是临床上常见的消化系统急危重症之一,病死率高达 40%,当前总的治疗趋势是采用非手术综合治疗。根据其临床表现,本病属中医学"结胸""腹痛"等病症范畴。中医认为胰腺在生理上与肝、胆、脾、胃关系密切,功能类似于脾。笔者认为 SAP 的发病机制在于湿热毒邪内蕴、气机不畅、瘀血内阻、腑气不通,治疗当通腑行气、活血化瘀、清热利湿、解毒祛邪。鉴于 SAP 患者在治疗时须禁食、胃肠减压,口服中药剂量不宜过大,故给予单味大黄用开水浸渍后鼻饲,药专力宏,以通腑导滞、泻火解毒、化瘀止痛。因感药力不够,故又拟清胰解毒汤高位保留灌肠,通过结肠吸收而发挥作用,方中重用大黄为君药,配以芒硝、枳实、厚朴即大承气汤,以荡涤肠腑,峻下热结,配以柴胡疏肝理气、通腑泄热寓大柴胡汤之意,加用桃仁、延胡索以活血祛瘀、散结止痛;黄连、公英清热解毒,全方共奏通腑行气、活血化瘀、利湿解毒之功。在临床运用时,我们的体会是大黄的用量以每天大便 2～3 次为度,如果超过 3 次可以减少鼻饲大黄剂量。现代药理研究表明,大黄治疗急性腺炎的机制在于其能够促进肠道蠕动,解除肠麻痹,降低奥狄括约肌张力,并且可以改善胃肠黏膜血流灌注,此外还有抑菌、改善细菌移位及减少内毒素,避免肠衰竭和继发感染发生等作用。SAP 常伴有胰腺微循环障碍,丹参具有扩张微血管、改善微循环等药理学效应。临床研究证实加用丹参的综合疗法可减少 SAP 并发症的发生率,降低患者病死率,缩短疗程,提高治愈率。清开灵注射液的主要成分有牛黄、水牛角、黄芩、栀子、金银花、板蓝根等,具有清肝、利胆、解毒、开窍等作用。清开灵注射液对急性胰腺炎引起的发热、腹痛具有明显缓解作用。消止痛膏中,青皮破气散结;三棱、莪术、郁金、血竭、三七、乳香、没药、大黄活血化瘀、软坚消积;冰片、白芷辛香走窜,通经达络,引药入里,诸药合用,共奏行气活血、化瘀止痛、软坚消积之功。局部贴敷后,药物可直达病所而发挥作用。醋酸奥曲肽是生长抑素的衍生物,具有抑制胰腺分泌、松弛奥狄括约肌、刺激网状内皮系统、保留细胞功能等作用,可减少间质内胰酶的聚集,减少"自我消化"效应。质子泵抑制剂奥美拉唑可通过抑制胃酸分泌而间接抑制胰腺分泌,还可以预防应激性溃疡的发生。胰腺坏死组织继发感染是 SAP 的主要死因,而感染 90% 以上是肠源性的,头孢曲松钠联合左氧氟沙星能够较好地预防和控制感染。本研究结果表明,在西医内科常规治疗的基础上配合静脉滴注、鼻饲、高位保留灌肠、穴位贴敷等中医多途径给药治疗重症急性胰腺炎疗效显著,该方案能明显减轻患者的临床症状、体征,减少并发症,降低病死率,明显缩短患者的住院治疗时间,值得临床推广应用。

(党中勤　李梦阁)

二十八、清胰解毒方对内镜逆行胰胆管造影术术后胰腺炎模型大鼠的改善作用

内镜逆行胰胆管造影术(ERCP)是目前诊疗胆胰疾病的关键手段,术后胰腺炎为常见及严重并发症。其发病机制不明确,多认为与乳头插管所致胆胰壶腹括约肌痉挛、乳头水肿引起胰液排除受阻,造成胰腺内胰酶激活引起胰腺组织自身消化有关。且造影剂的使用也是诱发 ERCP 术后胰腺炎的重要原因,造影剂渗透压、离子浓度均与造影后不良反应的发生有关联。此外,操作者技术因素、肠道菌群失调亦与 ERCP 术后胰腺炎发病有关。目前,西医方面常采用抑制胰酶分泌类药物及生长抑素药物治疗 ERCP 术后胰腺炎,但效果并不理想。中医学观点则认为,热毒不泄、脾胃功能紊乱、湿热郁结、肝胆不利、气滞血瘀、脏腑不畅均与胰腺炎发病相关,其以腹痛为主症,治疗应以疏肝理气、清热解毒、活血化瘀为主,以抗感染、抑菌、利胆为辅。且中医药治疗 ERCP 术后胰腺炎具有多环节、多靶点综合优势,在保护肠道屏障、下调炎症因子表达方面有重要作用。

清胰解毒方为河南省中医院研制而成的中药复方制剂,由生大黄、柴胡、蒲公英、黄

连、厚朴、白芍、芒硝、桃仁等 8 味药材组成,具有清热解毒、通里攻下、疏肝解郁之效,对重症急性胰腺炎疗效明显,但是尚未见其用于 ERCP 术后胰腺炎的研究。鉴于此,本实验拟建立 ERCP 术后胰腺炎大鼠模型,以清胰解毒方进行治疗,采用免疫组化法、病理组织形态观察来评价该方对大鼠 ERCP 术后胰腺炎的改善作用,为其临床上用于治疗 ERCP 术后胰腺炎提供实验依据。

(一)材料

1. 仪器　CX23 光学显微镜(日本 Olympus 公司);Ventana-ES 全自动免疫组化仪(美国 Ventana 公司);Q500MC 图像分析软件(德国 Leica 公司);低速台式平衡离心机(德国西门子公司)。

2. 药品与试剂　清胰解毒方[生大黄 30 g、蒲公英 30 g、厚朴 25 g、黄连 25 g、白芍 15 g、芒硝 15 g、桃仁 12 g、柴胡 10 g,由河南省中医院制剂室制备,批号为 0309147,规格为 1 g(生药)/mL];奥曲肽注射液(江苏奥赛康药业股份有限公司,批号为 090602,规格为 1 mL : 0.1 mg);泛影葡胺注射液(西安力邦制药有限公司,批号为 88604,规格为 1 mL : 0.3 g);肿瘤坏死因子 α(TNF-α)酶联免疫吸附(ELISA)试剂盒(上海美轩生物科技有限公司,批号 MHT056);白细胞介素 10(IL-10)ELISA 试剂盒(上海依科赛生物科技有限公司,批号为 ER004);胃动素试剂盒(上海樊克生物科技有限公司,批号为 FK-NB1505);淀粉酶试剂盒(上海晶抗生物工程有限公司,批号为 JKSJ2381);其余试剂均为分析纯。

3. 动物　健康清洁级 SD 大鼠,60 只,雌雄各半,体质量(185±15)g,购于上海斯莱克实验动物有限公司[使用许可证号 SCXK(沪)2004-0012]。

(二)方法

1. 分组、造模与给药

(1)分组:所有大鼠均在 20 ℃环境下适应性饲养 1 周后用于实验,实验前禁食 24 小时,自由饮水。实验时,将 60 只大鼠按随机数字表法分为正常组、模型组、阳性对照组与清胰解毒方低、中、高剂量组,每组 10 只。

(2)造模:除正常组外,其余各组大鼠均采用 3% 异戊巴比妥钠麻醉,消毒,剑突两横指处开腹 10 mm,游离胃幽门部,自十二指肠上段定位主胰管,进入十二指肠,剪开对侧肠壁 2 mm,暴露主胰管开口处乳头括约肌,逆行灌注泛影葡胺(0.5 mL/kg),压力为 50 mmHg(1 mmHg=0.133 kPa)。5 分钟后若胰腺出现片状充血、水肿则为建模成功。然后用丝线结扎主胰管远端,关腹。

(3)给药:正常组和模型组大鼠灌胃蒸馏水(7.5 mL/kg);阳性对照组大鼠皮下注射奥曲肽(50 μg/kg,人临床等效剂量);清胰解毒方低、中、高剂量组大鼠分别灌胃清胰解毒方 11.3、33.9、56.5 g(生药)/kg(根据体表面积法换算,分别为人临床用量的 10、20、30 倍剂量)。每 6 小时给药 1 次,共给药 4 次。

2.标本采集　末次给药24小时后,采用10%水合氯醛腹腔麻醉大鼠,固定于鼠板,腹部正中切口,显露腹腔,分离腹主动脉,针管穿刺,抽取血液6 mL。血样置于37 ℃恒温箱中水浴30分钟,离心,取上层血清,用于血清中TNF-α、IL-10、胃动素和淀粉酶水平的检测。同时采集胰腺组织,用于病理观察。

3.指标测定

(1)血清中胃动素和淀粉酶水平:采用放射免疫法,按照试剂盒说明书测定各组大鼠血清中胃动素和淀粉酶水平。

(2)血清中TNF-α、IL-10水平:采用ELISA法,按照相应试剂盒说明书测定血清中TNF-α、IL-10水平。

(3)组织病理学检查:取大鼠胰腺组织,置于10%福尔马林溶液中固定12小时,常规方法制备石蜡切片后,行苏木精-伊红(HE)染色,光学显微镜下观察组织病理变化。参考文献采用4级评分法对大鼠胰腺组织水肿、炎性细胞浸润、脂肪坏死和实质坏死4项内容分别进行评分,每项评分均为1～4分:1分为正常,2分为轻度病变,3分中度病变,4分为重度病变。计算4项合计总分,得分越高表示大鼠胰腺组织病变越严重。

4.统计学方法　采用SPSS 19.0统计软件对数据进行分析。计量资料采用($\bar{x}\pm s$)表示,多组间比较采用单因素方差分析,组间两两比较行$LSD-t$检验。检验水准$\alpha=0.05$,$P<0.05$表示差异有统计学意义。

(三)结果

1.各组大鼠血清中淀粉酶、胃动素、TNF-α和IL-10水平测定结果　与正常组比较,模型组和各给药组大鼠血清中淀粉酶和TNF-α水平明显升高,胃动素和IL-10水平明显降低,差异均有统计学意义($P<0.05$)。与模型组比较,各给药组大鼠血清中淀粉酶和TNF-α水平明显降低,胃动素和IL-10水平明显升高,且清胰解毒方各剂量组作用均强于阳性对照组,差异均有统计学意义($P<0.05$)。各组大鼠血清中淀粉酶、胃动素、TNF-α和IL-10水平测定结果见表4-51。

表4-51　各组大鼠血清中淀粉酶、胃动素、TNF-α和IL-10水平测定结果($\bar{x}\pm s$,n=10)

组别	淀粉酶/(U/L)	胃动素/(pg/mL)	TNF-α/(pg/mL)	IL-10/(pg/mL)
正常组	1 382.87±198.54	82.95±3.42	20.51±8.63	288.74±88.71
模型组	6 152.51±131.11*	45.87±2.86*	44.32±10.12*	169.68±49.86*
阳性对照组	4 206.87±131.14*#	63.92±0.79*#	34.71±10.29*#	184.94±27.49*#
清胰解毒方低剂量组	3 646.47139.24*#△	72.82±4.32*#△	24.48±6.47#△	230.93±38.18*#△
清胰解毒方中剂量组	3 549.14±150.18*#△	72.37±5.61*#△	23.57±5.76#△	235.46±42.26*#△
清胰解毒方高剂量组	3464.79±178.98*#△	71.89±4.68*#△	22.98±7.36#△	241.78±50.36*#△

注:*与正常组比较,$P<0.05$;#与模型组比较,$P<0.05$;△与阳性对照组比较,$P<0.05$。

2. 病理观察结果　与正常组［总分为（1.43±1.24）分］比较，模型组、阳性对照组和清胰解毒方高、中、低剂量组大鼠胰腺组织病理评分［分别为（11.63±3.11）、（9.61±1.05）、（7.98±1.20）、（7.69±1.55）、（7.31±1.76）分］均明显升高（P<0.05）。与模型组比较，各给药组大鼠在给药后胰腺组织炎性病变均显著改善，总评分显著降低（P<0.05），且清胰解毒方各剂量组较阳性对照组降低更为明显（P<0.05）。各组大鼠胰腺组织病理切片图见图4-8。

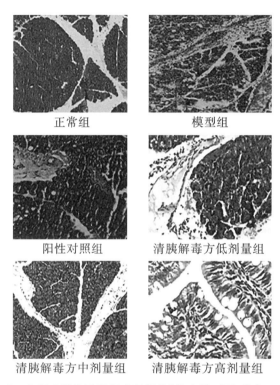

正常组　　　　　　模型组

阳性对照组　　　　清胰解毒方低剂量组

清胰解毒方中剂量组　　清胰解毒方高剂量组

图4-8　各组大鼠胰腺组织病理切片（苏木精-伊红染色，×400）

（四）讨论

在中医学上尚无 ERCP 术后胰腺炎的确切病名，根据症状将其纳入"脾心痛"范畴。《黄帝内经》指出："脾热病，烦心颜青，腹满泄。"《灵枢》载："腹胀胸满，心痛甚者，胃心痛……若椎针刺其心，脾心痛也"，其认为胰腺在生理上与脾胃、肝胆关系甚密，功能与脏腑类似，与湿热邪毒侵袭、湿邪不去、湿性黏滞、腑气不通有关，主张"利湿为要，祛邪为先"。清胰解毒方由生大黄、柴胡、蒲公英、黄连、白芍、厚朴、芒硝、桃仁等 8 味药材构成，方中大黄主"通"，泻热通肠、凉血解毒、逐瘀通经，可促进脏腑排毒、解除腹腔感染、降解消化道内毒素；柴胡和解表里、疏肝解郁、解少阳，可恢复肝脏分泌功能、促进胆汁排泄；蒲公英则清热解毒、利尿散结；厚朴燥湿消痰、除满下气；黄连清热燥湿、泻火解毒；白芍则养血调经、柔肝止痛、平抑肝阳、缓急止痛；芒硝泄气通便、清火消肿；桃仁则活血祛瘀、润肠通便;诸药同用可共奏活血化瘀、清热解毒之效。故 ERCP 术后早期应用清胰解毒方可充分体现中医"治未病"思想和"异病同治"的观点。且现代药理研究证实,柴胡可减少或消除胰酶的自激活作用,避免胰酶分泌受阻所引起的胰腺炎;大黄可抑菌、抑酶,改善胰腺微循环,下调 TNF-α 炎症介质;白芍则可助于胆汁、胰液排泄,阻滞胰酶激活,减轻胰腺腺泡受损,减少 ERCP 术后胰腺炎发生,且其对 ERCP 术后早期 TNF-α 升高有显著的抑制作用,可阻断其触发炎症连锁反应,避免胰腺炎级联放大效应,同时给药后还可快速促进胃动素分泌,改善胃肠道蠕动功能。Hu W. 等研究发现,中药治疗大鼠 ERCP 术后胰腺炎起效时间快,且给药时间越早,越利于 ERCP 术后胰腺炎恢复。

近年,随着 ERCP 术应用于越来越多的患者,其术后并发症特别是术后胰腺炎引起了临床研究者的关注。徐特等认为,炎症因子在胰腺炎发病中发挥了关键作用,胰腺炎患者多伴 TNF-α 水平升高、IL-10 水平降低的现象。且 ERCP 术后胰腺炎的发病及其预后不易预测,病变表现轻重不一,部分可能存在轻型淀粉酶升高,或伴水肿;部分则可能并发重症出血性、坏死性胰腺炎,预后差,甚至可能导致死亡。奥曲肽为合成类生长抑素类似物,属胰腺外分泌物抑制剂,其治疗急性胰腺炎的价值已在临床应用中得到肯定;并且其对 ERCP 术后胰腺炎有较好的预防作用,可通过诱导胰腺细胞凋亡来减轻机体炎症反应,降低 ERCP 术后胰腺损伤,减轻其病变程度,故在本研究选取其为阳性对照药。本研究结果显示,清胰解毒方可降低 ERCP 术后胰腺炎大鼠血清中 TNF-α 水平、升高 IL-10 水平,降低淀粉酶、提升胃动素水平,改善病理组织症状,且作用强于奥曲肽,有较好的应用价值。但 ERCP 术后胰腺炎的发病与多种机制有关,而本研究尚未开展清胰解毒方对 ERCP 术后胰腺炎免疫因子及肠道菌群的影响的分析,是本研究的局限,有待进一步探索。

(党中勤　余金钟)

二十九、中药"三联疗法"联合西医常规治疗重症急性胰腺炎瘀毒互结证患者 44 例临床观察

急性胰腺炎(AP)是消化系统常见的急危重症,发病率逐年升高。AP 的总死亡率约 5%,重症急性胰腺炎(SAP)患者病死率更高,已成为严重危及我国人民健康和生命的重大疾病之一。急性胰腺炎发病机制复杂,病情进展迅速,特别是进展到重症急性胰腺炎阶段,常并发全身炎症反应综合征及多器官功能障碍,严重威胁患者生命,病死率高 20%。疾病过程中体内大量炎症介质失控释放,会诱发多个胰外器官的损伤,肝是参与人体代谢重要的器官之一,其参与多种细胞因子及炎症因子的灭活与产生,是多种细胞因子的靶器官,因此,肝是急性胰腺炎患者较早发生损伤的胰外器官研究表明 NF-κB 在 SAP 并发肝损伤的机制中发挥重要的作用,其通过诱导炎症因子的表达,介导肝细胞的凋亡等作用导致 SAP 时肝损伤。既往研究表明,中医多途径给药对 SAP 西医常规疗法有增效作用。因此,本研究旨在探讨中药三联疗法对重症急性胰腺炎 NF-κB 信号通路的影响及对肝损伤的保护作用。

（一）临床资料

1. 诊断标准　SAP 西医诊断标准参照《急性胰腺炎诊治指南（2019）》。中医辨证标准参照《急性胰腺炎中医诊疗专家共识意见（2017）》中瘀毒互结证。

2. 纳入标准　①符合上述诊断及辨证标准；②在发病 72 小时之内入院；③年龄为 20～65 岁；④试验者知情同意并签署知情同意书。

3. 排除标准　①不符合上述 5 条纳入标准者；②已知对该类中药组成成分过敏者；③凡意识不清楚，不能表达主观不适症状者（如精神病患者）；④胰瘘、消化道瘘、假性囊肿破裂出血等不适合内科保守治疗的病例；⑤合并恶性肿瘤、严重的血液病、自身免疫性疾病如系统性红斑狼疮等引起脏器衰竭、严重肝功能障碍等高死亡率的病例；⑥处于哺乳期、妊娠或准备妊娠的妇女；⑦试验者目前正参加其他药物研究。

4. 脱落、剔除标准　①试验者病情恶化不再适合内科保守治疗；②试验者依从性差，试验途中停药或换药、加药；③资料不全，影响有效性和安全性判断者；④试验者在用药过程中不愿意继续接受试验。

5. 一般资料　选取河南省中医院自 2018 年 6 月至 2020 年 6 月收治的 SAP 患者 88 例，随机为对照组和观察组，每组 44 例。观察组男 23 例，女 21 例；年龄 24～63 岁，平均年龄（44.52±10.34）岁；对照组男 24 例，女 20 例；年龄 25～64 岁，平均年龄（45.17±9.86）岁；两组患者一般资料比较，差异均无统计学意义（$P>0.05$），具有可比性。本研究获河南省中医院医学伦理委员会审查通过（项目伦理批号：2018Ⅱ ky06013）。

（二）方法

1. 治疗方法　对照组依据《急性胰腺炎诊治指南（2017）》进行治疗，包括禁食禁饮、胃肠减压、补液、抑制胰酶分泌、质子泵抑制剂、保肝、肠外营养、改善微循环、抗感染等。观察组患者在对照组治疗的基础上，加用中药"三联疗法"：①清胰利胆方[金钱草 45 g、半边莲 30 g、鸡矢藤 30 g、枳实 15 g、厚朴 12 g、生大黄 15 g^{（后下）}、芒硝 12 g^{（分次冲服）}、木香 12 g、延胡索 15 g、蒲公英 30 g]，中药饮片由河南省中医院统一购置，采用 YFY13/3A 型号的机器煎药，每次加水 4000 mL，密闭煎煮 40 分钟，取汁 2800～3000 mL，在无菌条件下密闭成每袋 200 mL 备用，用时每次 200 mL，每日 2 次，口服或经胃管注入。随症加减：腹胀者，加大腹皮 30 g，炒莱菔子 30 g；发热者，加柴胡 18 g，水牛角 30 g；呕吐者，加姜半夏 12 g，姜竹茹 15 g；便秘者，另用生大黄饮片 30 g，泡水代茶饮。②通腑灌肠方：保留灌肠，药用生大黄 25 g^{（后下）}、芒硝 15 g^{（溶化）}、枳实 15 g、厚朴 15 g、黄连 15 g 等，水煎，取药液 200 mL，高位保留灌肠，每日 1 次。③硝黄塌渍方：芒硝 300 g，生大黄粉 100 g，青黛粉 50 g，冰片 25 g，混合后置于专用药袋内，加适量生理盐水，用时置于微波炉中，用中高火加热 3 分钟，敷于上腹部疼痛处（胰腺体表投影区），每日 2 次，每次 4 小时。中药饮片由河南省中医院统一购置。两组疗程均为 7 天。

2.观察指标和方法

（1）中医症状评分：治疗前后参照《中药新药临床研究指导原则（试行）》进行中医症状评分，主要症状包括腹痛腹胀、压痛、反跳痛、大便不通所有症状都分为无、轻、中、重4级，分别计0、2、4、6分。

（2）胰腺炎及肝损伤相关指标：分别于治疗前、治疗第3天和第7天测定血淀粉酶（AMS）、尿淀粉酶（UAMY）、丙氨酸转氨酶（ALT）、天冬氨酸转氨酶（AST）。

（3）炎症反应指标：分别于治疗前、治疗第3天和第7天，空腹采集患者静脉血测C反应蛋白（CRP）、血清 NF-κB（P65）及炎症细胞因子（TNF-α、IL-6）。

3.疗效判定标准　参照中国中西医结合学会普通外科专业委员会编写的《重症急性胰腺炎中西医结合诊治指南（2014年，天津）》。临床痊愈：临床症状及体征消失，实验室指标均恢复正常。显效：临床症状及体征明显改善，实验室检查指标75%以上恢复正常。有效：临床症状及体征均好转，实验室指标50%以上恢复正常。无效：临床症状、体征均无好转，甚至加重，实验室检查指标高于正常上限且持续增高。总有效率：（痊愈+显效+有效）/总例数×100%。

4.统计学方法　采用 SPSS 20.0 软件分析数据，计数资料采 χ^2 检验，计量资料以（$\bar{x}\pm s$）表示，采用独立样本 t 检验或重复测量方差分析。$P<0.05$ 为差异有统计学意义。

（三）结果

对照组治疗第3天有1位患者并发消化道出血而退出研究，1位中转手术治疗，第5天1位发生多器官衰竭而死亡。观察疗第2天有1位患者拒绝继续保留灌肠而退出研究，第4天2位中转手术。对照组脱落3例，其中死亡1例；观察组脱落3例。

1.两组患者治疗前后中医证候积分比较　如表4-52示，与治疗前相比，治疗后两组患者腹痛腹胀、压痛、反跳痛、大便不通积分均显著降低（$P<0.05$），且治疗后观察组均低于对照组（$P<0.05$）。

表4-52　两组患者中医证候积分比较（$\bar{x}\pm s$）

组别	时间	例数	腹痛腹胀/例	压痛/例	反跳痛/例	发热/例	大便不通/例
对照组	治疗前	44	5.16±0.48	5.58±0.16	4.75±1.16	5.25±0.51	5.28±0.60
	治疗后	41	2.78±1.43[a]	3.02±1.53[a]	2.13±1.47[a]	1.83±1.09[a]	2.95±1.86[a]
观察组	治疗前	44	5.23±0.35	5.49±0.50	4.87±1.03	5.62±0.23	5.37±0.52
	治疗后	41	1.16±0.57[ab]	1.24±1.16[ab]	0.65±0.73[ab]	0.75±0.42[ab]	0.86±0.61[ab]

注：a 与本组治疗前比较，$P<0.05$；b 与对照组治疗后比较，$P<0.05$。

2.两组患者中医证候疗效比较　如表4-53示，观察组中医证候总有效率明显高于对照组（$P<0.01$）。

表4-53 两组患者中医证候疗效比较

组别	例数	临床治愈/例(%)	显效/例(%)	有效/例(%)	无效/例(%)	总有效/例(%)
对照组	44	7	8	14	15	29(65.90)
观察组	44	12	17	11	4	40(90.91)[b]

注:b 与对照组治疗后比较,$P<0.01$。

3. 两组患者治疗前后不同时间 AMS、UAMY、ALT、AST 比较　如表4-54 示,与本组治疗前比较,两组治疗第 3 天 AMS、UAMY、ALT、AST 水平下降($P<0.05$);与本组治疗第 3 天相比,两组治疗第 7 天 AMS、UAMY、ALT、AST 水平也下降($P<0.05$);与对照组同一时间点比较,观察组相应时间点的 AMS、UAMY、ALT、AST 水平均降低($P<0.05$)。

表4-54 两组患者不同时间生化指标比较($\bar{x}\pm s$)

组别	例数	时间	AMS/(U/L)	UAMY/(U/L)	ALT/(U/L)	AST/(U/L)	TBil/(μmol/L)
对照组	44	治疗前	558.87±62.53	775.61±78.19	218.67±42.73	192.13±31.76	74.82±15.21
	42	第3天	286.38±43.96[a]	391.67±36.14[a]	121.35±25.64[a]	114.66±21.43[a]	51.85±9.57[a]
	41	第7天	85.76±10.32[a]	103.23±17.65[a]	84.35±14.58[a]	73.76±18.53[a]	27.67±6.33[a]
观察组	44	治疗前	560.12±64.34	779.48±80.12	220.15±40.14	189.85±32.01	75.21±16.11
	43	第3天	205.67±32.37[ab]	314.76±28.61[ab]	103.24±19.50[ab]	98.63±15.37[ab]	43.62±8.45[ab]
	41	第7天	49.31±13.25[ab]	61.23±18.41[ab]	45.23±8.36[ab]	40.21±9.34[ab]	18.58±4.73[ab]

注:(1)AMS 为血淀粉酶;UAMY 为尿淀粉酶;ALT 为丙氨酸转氨酶;AST 为天冬氨酸转氨酶;TBil 为总胆红素。
(2)a 与本组前一时间点比较,$P<0.05$;b 与对照组同一时间点比较,$P<0.05$。

4. 两组患者炎症指标比较　表4-54 示,与本组治疗前比较,两组治疗第 3 天 CRP、P65、TNF-α、IL-6 水平均明显降低($P<0.05$);与本组治疗第 3 天相比,两组治疗第 5 天 CRP、P65、TNF-α、IL-6 改善更加显著($P<0.05$);与对照组同一时间点比较,观察组相应时间点 CRP、P65、TNF-α、IL-6 均有明显改善($P<0.05$)。

表4-54 两组患者不同时间炎症指标比较($\bar{x}\pm s$)

组别	例数	时间	CRP/(mg/L)	IL-6/(pg/mL)	TNF-α/(pg/mL)	P65/(ng/L)
对照组	44	治疗前	136.47±31.30	74.34±21.68	71.62±19.25	528.73±84.62
	42	第3天	102.75±20.15[a]	61.75±12.81[a]	57.29±11.62[a]	383.77±86.25[a]
	41	第7天	40.37±12.62[a]	36.52±7.46[a]	37.21±4.43[a]	277.51±54.17[a]

续表 4-54

组别	例数	时间	CRP/（mg/L）	IL-6/（pg/mL）	TNF-α/（pg/mL）	P65/（ng/L）
	44	治疗前	134.89±30.58	75.12±20.96	70.87±20.16	531.90±90.16
观察组	43	第3天	86.64±15.35[ab]	54.48±10.75[ab]	43.73±9.96[ab]	307.24±89.63[ab]
	41	第7天	22.43±8.31[ab]	27.71±6.23[ab]	29.61±8.41[ab]	201.55±46.28[ab]

注：（1）CRP 为 C 反应蛋白；IL-6 为白细胞介素 6；TNF-α 为肿瘤坏死因子-α；NF-κBP65 为核因子 κBP65。

（2）a 与本组前一时间点比较，$P<0.05$；b 与对照组同一时间点比较，$P<0.05$。

5. 不良反应观察 对照组有 2 例患者出现腹泻，观察组有 3 例患者出现腹泻，均经对症治疗后缓解。

（四）讨论

重症急性胰腺炎（SAP）是临床上常见的急危重症，病死率极高，对人类生命及健康威胁极大。中医学中无针对重症急性胰腺炎的专述，根据本病的临床表现将其归属于"胰瘅""腹痛""脾瘅""脾热病"等疾病范畴。如《黄帝内经·刺热》曰："脾热病者……烦心颜青，欲呕身热，热争则腰痛不可俯仰、腹满泄。"《黄帝内经·厥病》曰："腹胀胸满，心尤痛甚，胃心痛也……痛如似锥针其心，心痛甚者，脾心痛也。"清代王清任在《医林改错》中描写："脾中有一管，体象玲珑，易于出水，故名珑管""中是珑管……出水道中有回血管，其余皆系水管"。所指的珑管相当于主胰管，而水管则类似副胰管，并初步认识到其分泌胰液。

笔者认为，胰腺类似奇恒之腑，在生理上，胰胆协同，胆汁、胰液共同排入肠道以促进饮食水谷的消化和吸收，胰、胆以通为用，以降为顺，在胰病的治疗上应重视清胰通腑之法。SAP 的基本病机为湿、热、瘀、毒互结，"不通则痛"。因此治疗应以清热利湿、化瘀解毒、通腑止痛为法。

临床研究表明，重症急性胰腺炎在疾病的发展过程中常并发肝、肾、肠道等胰外器官损伤，其中肝损伤尤其常见，有资料表明 88.9% 的急性胰腺炎患者会并发肝损伤。目前研究认为多种炎症因子相互影响、共同作用是急性胰腺炎发生、发展的主要原因，同时也是胰外器官发生功能障碍的主要诱因。因其病情较重，单靠一种药物或疗法难以奏效，因此需要多途径给药、中西医综合治疗。笔者前期研究结果显示采用中医多途径给药方法，可明显缓解患者临床症状、体征，降低并发症发病率及死亡率，有效缩短住院治疗时间。

本研究采用中药"三联疗法"、中西医结合治疗 SAP，其中包括清胰利胆方口服、通腑灌肠方保留灌肠、硝黄塌渍方局部塌渍。清胰利胆方中生大黄峻下攻积、逐瘀通经，金钱草清热祛湿，二者共为君药，使湿热化，瘀结下；芒硝润燥软坚，延胡索活血行气止痛，二者助君药泻下破结，共为臣药；积滞内阻，腑气不通，佐以枳实、厚朴以行气散结止痛。丹溪云：蒲公英花黄属土，入太阴、阳明经，蒲公英化热毒，散滞气，为使药。全方共奏清热利湿、化瘀解毒、通腑止痛之功。通腑灌肠方中生大黄以通腑导滞、泻热解毒、化瘀止痛,配以芒硝、枳实、厚朴即大承气汤以荡涤肠腑、峻下热结,配以黄连清热解毒,全方共奏通腑行气、活血化瘀、利湿解毒之功。通过灌肠液直接在肠道内促进肠道蠕动,有助于及时恢复肠道功能,保护肠道屏障,减轻腹痛。硝黄塌渍方局部塌渍可以通过皮肤吸收,直达病所,改善局部血液循环,消炎止痛,促进胃肠蠕动,通腑排毒,有利于改善恢复机体胰腺及胰腺外周重要脏器微循环,减少并发症、降低病死率,提高临床疗效。

我们的研究结果发现,相比较于对照组,观察组各时间点的 AMS 及 UAMY 均降低,表明中药"三联疗法"可以有效降低淀粉酶;ALT 及 AST 也明显的下降,表示受损的肝功能也得到了有效的恢复;炎症指标如 CRP、P65、TNF-α 及 IL-6 的降低说明"三联疗法"的应用可以降低炎症反应的产生。

急性胰腺炎时大量炎症因子的激活是胰外器官损伤的重要机制之一,炎症递质的产生受到转录调控核因子-κB(NF-κB)的调控,P65 是 NF-κB 的关键性核心蛋白,TNF-α 和 IL-6 是体内经典的致炎因子,也是受到 NF-κB 调控的下游分子。肝是人体代谢最旺盛的器官之一,参与多种细胞因子的灭活与产生,是多种细胞因子的靶器官,也是重症急性胰腺炎患者较早发生损伤的胰外器官。既往有关大鼠肝损伤的实验研究中发现,NF-κB 升高为 SAP 肝损伤早期表现,其过度表达在 SAP 肝损伤发病机制中发挥重要作用;临床方面也发现,甘草的有效成分甘草酸镁可通过抑制 NF-κB 信号通路,从而减少患者炎症反应,保护肝细胞。我们的研究发现,治疗后观察组的 P65、TNF-α 及 IL-6 均显著低于对照组,与既往研究结果相符,说明"三联疗法"可抑制 NF-κB 活性,从而降低 TNF-α 及 IL-6 的表达,我们推测这是其发挥肝脏保护的主要机制。

(五)结论

我们的研究表明,中药"三联疗法"联合西医常规治疗 SAP 疗效显著,可降低患者症状积分及血清炎性因子水平,可调节 NF-κB P65 转录因子和 CRP 的表达,抑制炎症因子及氧自由基的释放,抑制炎症反应,保护肝细胞,其临床疗效优于单用西医常规治疗。该研究为临床治疗重症急性胰腺炎合并肝损伤提供了可选择的方案,为后续的进一步研究奠定了基础。

(党中勤　李梦阁)

第二节　参编论著

党中勤教授担任主编、副主编及编委的论著详见表4-55。

表4-55　党中勤教授参编论著

书名	出版社	出版时间	版次	贡献度
《肝胆病诊疗全书》	中国医药科技出版社	2024年	1版	主编
《实用中医消化病学》	中国中医药出版社	2022年	1版	编委
《常见消化病中医特色疗法运用》	郑州大学出版社	2021年	1版	主编
《中华脾胃病学》	人民卫生出版社	2016年	1版	编委
《中西医结合传染病学》	人民军医出版社	2006年	1版	副主编
《中国康复医学研究与临床》	中国医药科技出版社	2000年	1版	主编
《实用中西医消化病学》	世界图书出版西安公司	2000年	1版	副主编
《传染病中西医诊疗学》	中国医药科技出版社	1997年	1版	副主编
《消化病学》	中国中医药出版社	1997年	1版	副主编
《胆囊炎胆石症独特秘方绝招》	中国医药科技出版社	1996年	1版	副主编
《消化系疾病新疗法》	河南科学技术出版社	1994年	1版	副主编

（党志博）

第三节　主要科研成果奖

党中勤教授获得的主要科研成果奖详见表4-56。

表4-56　党中勤教授获得的主要科研成果奖

项目名称	奖励名称	奖励等级	时间	贡献度
中药三联治疗法对重症急性胰腺炎 NF-κB信号通路的影响	河南省中医药科技成果奖	一等奖	2021年	第1名
艾滋病相关性腹泻病证结合诊疗体系构建及应用研究	中国中西医结合学会科学技术奖	二等奖	2016年	第10名
中药内服联合穴位贴敷对肝硬化腹水的临床研究	河南省教育厅科技成果奖	一等奖	2016年	第1名
疏肝和胃方对功能性消化不良伴抑郁状态的干预治疗研究	河南省教育厅科技成果奖	一等奖	2014年	第1名
中医多途径给药对乙型肝炎慢加急性肝衰竭西医常规疗法的增效作用	河南省教育厅科技成果奖	一等奖	2013年	第1名

续表 4-56

项目名称	奖励名称	奖励等级	时间	贡献度
中医多途径给药对乙型肝炎慢加急性肝衰竭西医常规疗法的增效作用	河南省自然科学奖	一等奖	2013 年	第 1 名
参芪复肝颗粒对拉米夫定抗乙肝病毒增效作用临床研究	河南省教育厅科技成果奖	一等奖	2010 年	第 1 名
解毒复肝合剂合苦参素序贯给药对慢乙肝病毒学的影响及疗效研究	河南省中医药科技成果奖	一等奖	2009 年	第 1 名
中医药治疗艾滋病的基础理论与临床证治规律的研究	河南省中医药科技成果奖	一等奖	2006 年	第 3 名
活血化痰法抗脂肪肝大鼠作用机制及临床试验多中心研究	河南省中医药科技成果奖	二等奖	2005 年	第 1 名
肠达顺灌肠液治疗大肠癌的临床及实验研究	河南省科技进步奖	二等奖	1998 年	第 7 名

（李梦阁）

第四节　获得的发明专利

党中勤教授获得的发明专利详见表 4-57。

表 4-57　党中勤教授获得的发明专利

项目名称	专利类型	专利证号	贡献度
一种治疗肝硬化腹水的中草药贴剂包及其脐贴剂	发明专利	ZL 2014 1 0448187.1	第 1 名
一种治疗黄疸型肝炎的中药退黄贴敷剂	发明专利	ZL 2018 1 0018585.8	第 1 名
一种治疗黄疸型肝炎的中药退黄灌肠剂及其制备方法	发明专利	ZL 2017 1 1321162.5	第 1 名
一种治疗急性胰腺炎的中药贴敷剂	发明专利	ZL 2019 1 0324988.X	第 1 名
一种慢性溃疡性结肠炎活动期脾虚湿热证的灌肠方	发明专利	ZL 2020 1 1413632.2	第 3 名

（李梦阁）

第五章　弟子心悟

第一节　跟师心得

一、党中勤教授"和胃"学术思想

《黄帝内经》云"胃不和则卧不安",党中勤教授治疗胃病自创"消痞和胃方""理中和胃方""和胃止痛方"3个系列的9个"和胃方",充分体现了党中勤教授的"和胃"学术思想。

党中勤教授认为,胃病的病因为外感六淫袭胃、饮食不节伤胃、情志失调犯胃、药物损伤、脾胃虚弱等。

(一)病因

1.**外感六淫袭胃**　外感六淫诸邪,侵袭人体内客于胃,皆可致胃脘气机阻滞,导致胃痛或腹胀。寒气客于肠胃之间,膜原之下,血不得散,小络急引故痛;脏寒生满病。西医认为 HP 感染是慢性胃炎最主要的病因。

2.**饮食不慎伤胃**　胃为水谷之海,仓廪之官,主受纳和腐熟水谷,长期食用辛、甘、酸、苦、咸等各种味道的食物及寒、热、温、凉等各种性质的食物,对胃进行各种刺激及损害,特别是辛辣刺激、生冷、酸腐、变质、不洁的食物,对胃损害最大;或嗜食肥甘厚腻,酿生湿热,沤而为酸,上泛则嗳气、反酸、烧心,影响气机的运行,则胃痛或胃胀;或时饥时饱,或嗜食零食,饮食无规律,均可对胃造成损伤,终至脾胃虚弱。所谓"病从口入",慢性胃炎更是源于此。

3.**情志失调犯胃**　情志不畅,忧思恼怒,肝气郁结,木胜侮土,乘脾犯胃,致脾胃功能失常。

4.**药物损伤**　服用某些对胃有损伤的中药及西药,如苦寒伤胃、滋腻碍胃或有毒的中药,西药如非甾体抗炎药、糖皮质激素、化疗药物等均可导致胃病,使其功能失常。

5. 脾胃虚弱　先天或后天因外感、饮食、情志、药物等原因导致脾胃虚弱,失其仓廪之职,其主受纳、腐熟水谷及主通降的功能失常。脾胃虚弱,正气不足,也易致幽门螺杆菌感染。

党中勤教授认为临床上以饮食不慎伤胃、情志失调犯胃、脾胃虚弱最常见。

(二)病机

胃属六腑之一,以降为顺,以通为用,通和降的不及和太过,都属于病态。胃和脾同居中焦,为仓廪之官,一脏一腑,二者通过经络相互络属,胃主受纳,脾主运化,脾为胃行其津液,共同完成饮食物的消化吸收及其精微的输布,从而营养全身,故称脾胃为后天之本。脾主升,胃主降,二者相反相成。二者在生理上互相联系,在病理上也互相影响。脾胃在五行属土,肝在五行属木,木克土,故肝与脾胃的关系非常密切,生理上,肝主疏泄的功能有助于脾胃对饮食物的消化和吸收;病理上,肝有病,失其疏泄功能,则影响脾胃对饮食物的消化和吸收。故胃有病,与肝、脾两脏关系密切。各种病因导致脾胃有病,病初起为实,久病则虚,初起多在气分,久病则及血分;因患者体质或病邪性质原因,病变有寒热之分,寒则伤脾胃之阳,热则伤阴血,迫血妄行而致出血;胃主通降,以降为和,胃有病,失其通降之职,影响气血湿的运行,则导致气滞血瘀湿阻,致瘀血痰饮湿浊内生,不通则痛,故临床表现上腹疼痛或胃痛,气滞则胀痛,血瘀则刺痛,瘀血久则出血,瘀血不散,积而成块,痰饮湿浊内阻则恶心呕吐;胃不降,脾不升,中焦斡旋功能失职,临床上则出现腹胀或痞满;胃气不降反而上逆,临床上则发为嗳气、呃逆;胃不受纳,则厌食;胃不腐熟,沤而为酸,随着胃气的上逆则发为反酸、吐酸、吞酸、烧心、嘈杂等临床症状。

脾胃有病,运化失职,则食欲缺乏;不能运化水谷,则水谷不化,水不化而成湿,湿聚而成痰、成饮,致痰饮中阻,谷不化则成食积,影响胃之通降则呕逆;湿邪下注则泄、则利,痰饮、食积壅阻中焦脾胃,影响气机运行,则气滞;气机不运,影响血液之运行,则致血瘀;气滞、血瘀反过来又加重痰、饮、湿、食的壅阻不化,互为影响,形成恶性循环,使病情缠绵难愈;气滞、血瘀、湿阻、痰壅、饮停、食积,壅阻不通则胃痛、胃满、腹痛、便秘;气、血、痰、饮、湿、食壅阻,郁而化热,沤而成酸,故反酸、烧心、嘈杂,热迫血行则出血,血瘀日久致血不循常道而致出血,脾胃亏虚,气血生化乏源,脾不统血而致出血;痰湿饮、气滞、血瘀、食积,日久不化,则成积。脾胃在五行属土,肝胆在五行属木,木克土,故肝胆与脾胃之间存在着生克制化关系,肝胆功能正常有助于脾胃正常的生理运化功能,肝胆功能异常也常常影响脾胃的运化功能。故党中勤教授所创 9 个"和胃方",无论是消痞和胃方,还是和胃止痛方、理中和胃方,无不遵循此理论依据,其立方无不循行气、活血、化痰、除湿、化饮、消食、化积、清热、温中、健脾、制酸、疏肝、柔肝、止痛、消痞、止血、止呕、和胃等章法。配伍之奇,组方之妙,让人叹为观止。

(三)治疗

党中勤教授主张采用中西医结合治疗,西医辨病与中医辨证相结合。对幽门螺杆菌阳性的胃病,不排斥应用现行西医根除幽门螺杆菌治疗方案。对反酸、烧心特别严重的患者,应用中药不能控制其反酸、烧心症状的则应用抑制胃酸分泌药物如奥美拉唑、艾普拉唑等西药以尽快控制患者的临床症状,减轻患者痛苦。中医则以其所创"消痞和胃方""和胃止痛方""理中和胃方"3个系列的9个"和胃方"治疗,运用中医辨证,胃寒者则散寒温胃,胃热者则清热,湿浊者则化或利,气滞者行气,气逆者降气,血瘀者化瘀,肝气犯胃者则疏肝和胃,脾胃虚弱者、气虚者益气健脾,阴虚者养阴益胃,阳虚者温阳,血虚者补血,反酸、烧心者则清热制酸或和胃制酸,食欲缺乏者则健脾消食。"胃不和则卧不安",故临床用药时常与治疗失眠的药物合用。党中勤教授治疗本病,不仅重于药物治疗,而且也重于日常生活的调养,他常对患者说"胃得养",寒、热、酸、苦、咸、辛、辣、甘,不可过偏,不可过量,饮食不可过饥,也不可过饱,以适度、以和为准则;饮食应讲究卫生,不食用酸腐、变质食物、剩饭剩菜、烧烤及不洁食物,尽量不与他人共用餐具,包括家人,防止病从口入。当然,慢性胃炎患者在疾病治愈前应避免食用酸辣刺激性的饮食,以免加重病情及延误治疗。养胃还应根据四时、天气的变化而变化,适寒温,慎起居,调饮食,春夏养阳,秋冬养阴,虚邪贼风,避之有时,加强自身心理素质修养,调畅情志,戒烟酒,避免劳累、熬夜,注意休息等。有病戒之,无病防之。

总之,党中勤教授治疗胃病以其所创"消痞和胃方""和胃止痛方""理中和胃方"3个系列的9个"和胃方"为基础方进行加减治疗,其临床疗效显著,其治病、防病无不以"和胃"为准则,故笔者将"和胃"思想总结为其学术思想。

(姚自凤)

二、党中勤教授治疗脾胃病"和胃"法心悟

党中勤教授在治疗脾胃病时,善用"和胃"法,他总结和创立的9个"和胃方",如消痞和胃方、和胃止痛方、理中和胃方等,分别用于治疗反酸、嘈杂、呃逆、痞满、胃脘痛等,其立方无不遵循行气活血、化痰除湿、消食化积、清热健脾、制酸疏肝、柔肝止痛、消痞和胃、降逆止呕等法。笔者认为,党中勤教授以"和胃"用于方名,不单指一胃腑,也兼顾脾、肝、肠在内的中焦。

中国传统文化以"中""和"为精髓,儒家的十六字心传"人心惟危,道心惟微,惟精惟一,允执厥中"即非常强调"中"一字,孔孟之道被认为是儒家之道,谓之"中道",《中庸》说"喜怒哀乐之未发,谓之中;发而皆中节,谓之和。中也者,天下之本也;和也者,天下之达道也。致中和,天地位焉,万物育焉"。将始自尧舜,发展于孔孟的"中道",进一步厘定和阐释为"中和",即中正平和,或中正合和。

中医药文化受儒家文化影响,其核心价值可概括为"仁、和、精、诚",其中"和"字最能体现中医的精髓和本质。查《黄帝内经·素问》原文,"和"字共出现了83次。其"和"的观念可归纳为事物特性之"和"、健康观之"和"、治疗观之"和"、自然观之"和"、人与外界环境之"和"以及社会观之"和"6类。其中,阐述事物特性之"和"与健康观之"和"的

地方尤其多,二者达到 50 余处。健康观之"和"指人与天地四时之气相合,人体脏腑气血经络和调,形神相和,阴平阳秘,这是《黄帝内经》中"平人"的特点,也体现在中医的整体观念和辨证论治中,广泛指导着临床实践,成为中医养生、防治疾病所要达到的最高境界。

故笔者认为,在运用中医药防治疾病时,不仅健脾和胃谓之"和",调理气机升降之失常、补诸虚损之不足、损气血阴阳和病理产物之有余,高者抑之、下者举之等,又衍生出各种具体的治疗方法,其最终目标就是让人体达到脏腑气血经络和调,形神相和,阴平阳秘的"平人"状态。这是中医防病治病的大"和合"观,凡欲为中医之明医者,不可不察。笔者认为,党中勤教授之所以创立"和胃方",其旨意正是在让胃得其平、和,使其恢复正常。

(梁慕华)

三、中医之辨病与辨证的关系

在跟随党老师侍诊过程中,党老师曾教导我们说,临床治疗应辨病、辨证和方药相结合,把握好中医的整体观。

在此之前,也曾听一些中医前辈说过中医治病要辨病和辨证相结合,当时表面理解是西医辨病加上中医辨证的结合,也即肤浅地认为是中医和西医相结合。当老师再提起辨病与辨证相结合时,我决心深入探索一下,把这个问题搞清楚。

经过查找资料,结合以前的学习经验,认识到中医学是以"整体观念"和"辨证论治"作为其主要特色的,尤以"辨证论治"为临床诊疗的基本特点,自仲景首开"辨证论治"先河以来,中医临床从未离开过"辨证论治"的指导。但从中医学术的发展史来看,早期中医学对疾病的认识,便是从确定病名开始的,即先确定病名,再处方治疗。往上追溯,在甲骨文中便有如疾首、疾目、龋等以患病部位命名的疾病名称;《山海经》中记载了瘿瘤、痹、痔等 23 种病名;在现存最早的中医方书《五十二病方》中,基本上也是以病论方,在病名之下附载处方;《黄帝内经》十三方,也是针对不同疾病而设立的,如泽泻饮治酒风,鸡矢醴治臌胀,兰草汤治脾瘅,四乌贼骨一蔗茹丸治闭经,生铁落饮治狂等,以上这些古书经典并未涉及具体证型。从我国早期的中医古书经典中可以看出,中医最初遵循的是"辨病论治"的医学模式。

张仲景《伤寒杂病论》的问世,被公认为奠定了中医"辨证论治"的理论基础,后世将"辨证论治"也推到了很高的地位,但无论是《伤寒论》还是《金匮要略》,书中随处可见辨病论治的踪迹,如《伤寒论》在论述具体疾病治疗中,多数以"辨某某病脉证并治"作为篇名,"病""脉""证""治" 4 个字,以病为首,先提病,再提脉证,最后提治疗,体现了辨病在诊疗中的首要地位。在具体治疗时首先强调以"提纲证"确定病名,然后再根据具体临床表现分析脉证,以及传变、变证等的演变和预后,治以相应的治疗方案和方药,完全是在辨病的前提下进行辨证论治的。而《金匮要略》则更明确,大多数篇章是以具体的疾病命名,如肝著、脾约、心悸、肺痈、胃反、脏躁、转胞等,虽然有的不是具体病名,而是以相关症状命名,但从篇名论述的 58 个病名中,以症状命名的仅有 15 个。《金匮要略》中,大多数疾病的治疗既辨病又辨证,以主方、主药治主病,如治百合病用百合剂,治黄疸病用茵陈剂,治胸痹用瓜蒌薤白剂等,同时,根据不同临床表现在主方基础上辨证加减。少数疾病的治疗甚至是只辨病不辨证,如黄连粉治疗浸淫疮病,甘草粉蜜汤治蛔虫病,乌梅丸治蛔厥病等。

后世的许多重要中医著作在书写体例中也突出以辨病为主,进行分证论治,如《诸病源候论》《千金要方》《三因极一病证方论》《本草纲目》等,皆以疾病为纲进行论述,或详析病因病机,或辨病用方,或辨病用药,无不体现了辨病为主,一病一主方,一方一主药的治疗思想。

从古到今,许多医家在临床诊疗过程中,都是力求先辨病,然后再针对病的各个阶段进行辨证论治。这种特点突出表现于外科疾病的诊疗中,几乎所有中医外科疾病的诊疗都是先辨病,后辨证。对内科、儿科疾病的诊治也是力求在辨病的基础上进行辨证治疗。

中华人民共和国成立以后,"辨证论治"被专门提出,并写入中医教科书,"辨证论治"与"整体观念"成了中医理论和临床的基本特色,确立了"辨证论治"在中医临床诊疗的主导地位。随之却出现一种不良倾向:一味强调"辨证论治",盲目夸大"辨证论治"的临床作用,而"辨病论治"被弃之一旁。

病代表疾病整个发展过程的特点与规律,是疾病的基本矛盾。证主要代表疾病发展过程中某一阶段的主要矛盾。病为纲,证为目;病为整体,证为局部;证从属于病。证只有在病的基础上才有自己的特殊性可言。有病才有证,证是在病的基础上产生的。即使是相同的证,如果其疾病基础不同,它的产生、发展和转归也是不一样的,因此治疗用药也不尽相同。病可以指西医的病,也可以指中医的病;证即证候。临床上既要辨病,诊断明确,又要辨证精准。治疗时,既要辨证施治,也要辨病治疗,二者结合好,才能提高疗效。

由此看来,其一,辨病与辨证认识疾病的角度不同,辨病是从整体角度来认识和辨析疾病,通过总结疾病发生发展过程中的病理机制,认识整体的生理病理变化规律;而辨证则是研究疾病发展过程中某一阶段的机体功能特点,认识该阶段的生理病理变化规律。虽然认识角度不同,但是辨病与辨证的最终目的是一样的,都是为临床治疗提供准确依据,为临床疗效提供有力保证。其二,辨病与辨证认识疾病的侧重点不同,一为整体,一为阶段,各有其优势与不足,而一方的不足正是对方的优势,只有将二者有机结合,以辨病为先、辨证为主,才能全面而准确地认识疾病,使下一步处方用药有章可循,有据可凭。

(梁慕华)

四、心理健康对肝胆脾胃疾病的影响

中医学特别重视情志因素对人体健康的影响,早在《黄帝内经》中就提出了"形神合一""情志与内脏相关"的论点,《黄帝内经》认为,喜、怒、忧、思、悲、恐、惊七种情志变化,是人的精神活动状态。但突然、强烈或长期持久的情志刺激,超过正常的生理活动范围,使人体气机紊乱,脏腑阴阳气血失调,则导致疾病发生。因此,《黄帝内经》首篇即提出了"恬淡虚无,真气从之,精神内守,病安从来"的养生观点,告诫人们要调畅情志,节制欲望,内心平和安宁,才能少得病。

随着人类社会的发展,生活水平逐渐提高,科学技术日新月异,生活节奏加快,人们各种有形无形的压力也随之增多,生活方式、行为方式和人的心理发生了很大变化,西医学的疾病谱也跟着发生了非常大的变化。随着人类社会文明程度的提高和宣传的普及,健康的观念逐渐深入人心,现代人的健康观是整体健康,根据世界卫生组织给出的解释:健康不仅指一个人身体有没有出现疾病或虚弱现象,还是指一个人生理上、心理上和社会上的完好状态。现在我们说一个人健康时,多指身心健康,或者叫心身健康。

现代人对健康观念的逐步树立,并不能很好的防范心理疾病,反而随着社会各方面的发展,浮躁、紧张、压抑、焦虑、愤怒、消极、空虚,甚至精神失常等各种心理问题层出不穷,由心理的不健康影响到了身体,随之出现抑郁、焦虑、胃痞、胃痛、腹痛、腹泻、肝胆疾病、失眠、心脑血管疾病,甚至各种癌症等。即使未见有形之症,很多人仍自觉身体有各种不适,但现代医疗仪器检查并未见任何异常,因此,又出了个新的词汇,称为"亚健康"。无论是有形的症,还是无形的不适,都需要调理,更多的时候,人们选择用药物进行调理和治病。药物有可能消除身体上的病症状态,使身体逐渐恢复健康,但是心理的问题和不健康会随时让疾病重新回来。这就使得很多人离不开医生,离不开药物,需要经常调理,需要长期服药。如此,我们就把身体的健康依托于外物,而忽视了心理调节的重要性。

党老师经常讲到,肝胆脾胃疾病的患者多伴有心理的疾患,如果见到一名患者来诊时,喋喋不休,或手拿一张自己记录的很多症状,或虽然已诊过,却还反复几次回到诊室咨询等,多数有抑郁和焦虑的倾向。这样的患者都比较敏感,在诊治过程中,还要注意用语、用词恰当,比如不能直接诊断为抑郁症或者焦虑症,不能当面直接说该类患者有心理问题,不能跟该类患者直接说明要开精神类的药物等。我想,作为一名医生,我们不能解决患者身体和心理方面的所有疾病和问题,但是我们可以用恰当的话语去安慰和稳定患者的情绪,可以用我们的仁爱之心去理解和感知患者的心理痛楚,用高尚的医德去影响和感染患者,以便在患者就医时,可以使患者的身心通过我们的医治,有一个较大的改观。

(梁慕华)

五、关于脾胃病症状中优先止痛的重要性

脾胃病,是指许多与脾胃相关疾病的总称。它们有着相似的症状,如上腹胃脘部不适、疼痛、饭后饱胀、嗳气、反酸,甚至恶心、呕吐等。临床上常见的脾胃病有急性胃炎、慢性胃炎、胃溃疡、十二指肠溃疡、胃十二指肠复合溃疡、胃息肉、胃结石、胃的良恶性肿

瘤,还有胃黏膜脱垂症、急性胃扩张、幽门梗阻等。

在脾胃病这一系列的症状中,疼痛是最难以忍受的症状。因为人对于其他症状和不适都可以耐受,一旦出现疼痛,疼痛部位会立刻通过神经传递给大脑,人们会感到紧张、难受,不适感增强,各种耐受瞬间会降到最低,影响人们的心情。既然人们对于疼痛的感受力如此强烈,对其耐受能力又如此之低,那么医者在诊治这类疾病时,就要首先缓解其或解除患者的疼痛。这也是党老师经常提到的,在脾胃病的各类症状中,医者首先应止痛,以最大限度降低患者的不适感。

党老师在临证中,对胆胀、胁痛、胃脘痛、腹痛等脾胃病各种疼痛之症,多用木香配延胡索,以行气止痛,这两种药物的配伍使用,可用于因气机郁滞所导致的各种疼痛。

如胆胀,党老师自创利胆和胃方,主方用广金钱草、青皮、麸炒枳壳、木香、醋延胡索、醋郁金,其余症状则随症加减药物。

如腹痛,党老师自创通腑止痛方,主方用麸炒枳实、木香、醋延胡索、醋五灵脂、败酱草、酒大黄、大腹皮、生蒲黄。

如胁痛,党老师自创理气止痛方,主方用北柴胡、麸炒枳壳、木香、醋延胡索、徐长卿和醋香附。

如胃脘痛,党老师自创和胃止痛方,主方用木香、醋延胡索、生蒲黄、醋五灵脂、麸炒枳壳、徐长卿等。

以上诸证、诸方,党老师也都首先考虑到行气止痛,可见止痛在脾胃病中应用之广泛,其重要性不言而喻。

(梁慕华)

六、关于生白术和炒白术的功效区别和临床运用

白术为菊科植物白术的干燥根茎。归脾、胃经,味苦、甘而性温,其功能为健脾益气,燥湿利水,止汗,安胎。多用于脾虚食少,腹胀泄泻,倦怠乏力,痰饮眩悸,水肿,表虚自汗,胎动不安等。因炮制方法不同,可分为生白术、麸炒白术和土炒白术,其具体功用也有些许差别。

如生白术是将白术拣净杂质,用水浸泡润透后捞出,切片,晒干而成,长于健脾通便,且生白术用于通便时,入煎剂每剂可用到30 g及以上,常与枳实同用。土白术是取伏龙肝细粉,置锅内炒热,加入白术片,炒至外面挂有土色时取出,筛去泥土,放凉而成,其功能健脾、和胃、安胎,用于脾虚食少,泄泻便溏,胎动不安。炒白术又名炙白术,是先将1份麦麸皮撒于热锅内,等有烟冒出时,再将10份白术片倒入微炒至淡黄色,取出,筛去麸皮后放凉而成。能缓和燥性,借麸入中,增强健脾、消肿作用。善于燥湿,多用于泄泻便溏,胎动不安,入煎剂每剂一般用量为15 g。

在跟诊时,党老师曾多次讲到生白术和炒白术的功能和临床应用的区别。党老师在临证中,对肝郁乘脾、脾气虚弱、排便无力等以脾虚为主症的疾病时,多用生白术,以健脾

通便,若见脾气虚弱者,用量 15 ~ 18 g;肝郁脾虚之臌胀者,用量 30 g;因脾虚而致便秘者,用量在 30 ~ 45 g。对于肝郁脾虚之腹泻、慢性乙型肝炎、黄疸、肝纤维化或肝硬化等以湿盛为主症时,多配用炒白术,以燥湿止泻,腹泻时用量在 25 g,余症用量多在 18 g。若遇大便溏结不调时,则多生白术和炒白术同用,一般用量在 15 ~ 18 g。

党老师常说,在肝胆脾胃疾病科,会经常用到白术这味药,必须清楚因不同炮制而产生的功用上的些许差别,并在临床中辨证准确,学会分别使用,逐渐熟练掌握,灵活运用。

(梁慕华)

七、关于枳实和厚朴的临床使用

肝胆脾胃疾病主要涉及的脏腑是肝、胆、脾、胃,脾胃是后天之本,气血生化之源,在消化系统中显得更为重要。脾胃升降功能的正常与否,是病与不病的关键。《黄帝内经》上说"清气在下,则生飧泄,浊气在上,则生䐜胀""脾气以升为健,胃气以降为和"。无论任何原因导致脾胃的升降功能失常,都会引起多种肝胆脾胃疾病。因此,治疗肝胆脾胃疾病,恢复脾气升清和胃气降浊的功能显得尤为重要。党中勤教授曾讲过,枳实、厚朴这组药对,可促进胃气下行,治疗胃气上逆,可抑制反流。受此启发,进一步查找文献,深入学习这一药对在临床中的应用。

枳实苦、辛、酸,性温,归脾、胃、大肠经。功效:破气消积、化痰散痞,属理气药。主治饮食积滞所致的脘腹痞满胀痛、热结便秘、腹痛胀痛、湿热泻痢、里急后重、胃下垂、子宫脱垂、脱肛等。厚朴味辛,性温,归脾经、胃经、大肠经,具有行气化湿、温中止痛、降逆平喘的功效,主治食积气滞,腹胀便秘,湿阻中焦,脘痞吐泻,痰壅气逆,胸满喘咳等症。枳实厚朴汤是一剂中药方,配方主要有枳实、厚朴,主治腹满、燥屎不通之症。

(一)枳实与厚朴的共同点

枳实与厚朴皆苦泄辛散,均具有较强的行气消积作用,均为消除胀满的要药。都可用治热结、食积便秘以祛有形之实满,又治湿滞伤中以散无形之湿满,二者常相须为用。

(二)枳实与厚朴的不同点

枳实苦降下行,药性微寒,气锐力猛,破气消积,尤善逐宿食、通便闭以治实满为良,并能化痰除痞,又治饮食或湿热积滞、泻痢后重,痰浊阻塞气机之胸脘痞满,以及胸痹结胸、脏器脱垂等证。

厚朴苦温燥湿,散满力强,尤长于燥湿运脾以治湿满为优。凡湿阻、食积、气滞所致的脾胃不和,脘腹胀满均可选用,兼有寒者尤为适宜。并能下气消痰而平喘,用治痰饮喘咳等。

（三）枳实、厚朴可通畅小肠

有文献这样写道，厚朴、枳实是小承气汤的主药，加一味大黄构成小承气汤，小承气汤用于小肠"堵塞"，即无论任何原因所致（如胀气、套叠、息肉、宿便、黏膜增厚、肠粘连等）小肠"不通畅"时，均可应用。如何确定是小肠问题？直观的表现是气多，也就是肚子胀气（腹胀），矢气多但不臭。此时均可用以厚朴、枳实为主药的小承气汤予以治疗。

（四）枳实、厚朴可增加胃动力，治疗功能性消化不良

功能性消化不良（FD）是一种常见病、多发病，临床表现主要有上腹胀痛、早饱、嗳气、食欲减退、恶心、呕吐等。中医辨证属于"痞满""胃痛""郁证"等范畴，FD 的病位在胃，常涉及肝脾，以脾胃虚弱为本，气滞血瘀，食积、痰湿等实邪为标。文献报道，枳实厚朴汤可治疗功能性消化不良，且疗效十分确切。

以上可见，这两味药在肝胆脾胃疾病中是常用的，其疗效经过临床检验，确实有效。

（梁慕华）

八、徐长卿和鸡矢藤的临床应用体会

在治疗各类疼痛时，党老师常将徐长卿和鸡矢藤两味药物配合使用，临床止痛效果确切，特别是擅于用其治疗肝胆脾胃疾病的各种疼痛。现对两味药物的临床运用作如下总结、分析。

徐长卿具有祛风化湿、止痛止痒之功效，多用于风湿痹痛，胃痛胀满，牙痛，腰痛，跌扑损伤，荨麻疹、湿疹等。临床适用于脘腹痛、牙痛及跌打损伤等疼痛诸症，可单味应用或随症配伍相关药物。

鸡矢藤具有祛风除湿、消食化积、解毒消肿、活血止痛之功效。主治风湿痹痛，食积腹胀，小儿疳积，腹泻，痢疾，中暑，黄疸，肝炎，肝脾大，咳嗽，瘰疬，肠痈，无名肿毒，脚湿肿烂，烫火伤，湿疹，皮炎，跌打损伤，蛇咬蝎螯等病症。

临证时，党老师在治疗胃脘痛时，常用徐长卿 20 g、鸡矢藤 25 g，配合木香、延胡索、枳壳等药，以增强其止痛之效果。

在治疗 1 位慢性胃病伴肩部活动不利、双手第一指关节处疼痛患者时，结合患者肝郁脾虚、脾胃虚寒之证，在疏肝解郁、温中和胃基础上，加用徐长卿 20 g、鸡矢藤 30 g，及时解决了患者双手关节的疼痛问题。

在治疗胆胀（胆囊炎）之右侧胁部疼痛时，在使用金钱草、青皮、炒枳壳、木香、延胡索、醋郁金等药物以清热利湿、行气止痛的基础上，加用徐长卿 20 g、鸡矢藤 25 g，以增强全方止痛之效，临床收效显著。

在治疗 1 位乙型肝炎"小三阳"患者伴脂肪肝和膝关节疼痛时，在使用金钱草、茯苓、泽泻、牛膝、刘寄奴等药物以清热利湿、健脾益肾的同时，加用徐长卿 20 g、鸡矢藤 30 g，解

决了该患者膝关节疼痛的问题,临床疗效满意。

在治疗 1 例右腹疼痛,且下坠感强,大便不通畅的患者时,在使用炒枳实、木香、延胡索、蒲黄、五灵脂、败酱草、大黄、大腹皮等药物以通腑行气、化瘀止痛的同时,加用徐长卿20 g、鸡矢藤30 g,可以显著增强全方的止痛之功效。

在治疗 1 例胸痛闷气,嗳气后减轻,时觉后背酸痛不适,伴大便不畅的患者时,使用陈皮、半夏、炒枳实、姜厚朴、大腹皮、炒槟榔、火麻仁、生白术等药,以消痞宽中除胀、理气润肠通便的同时,加用徐长卿20 g、鸡矢藤30 g、姜黄,解决了患者的胸痛之症,效果满意。

在治疗 1 例脘腹胀痛,肠梗阻的患者时,使用青皮、枳壳、木香、延胡索、厚朴、大腹皮、炒莱菔子、乌药、败酱草、桃仁、酒大黄、生白芍等药以行气止痛、消积除满的同时,加用徐长卿20 g、鸡矢藤30 g,可以增强全方的通腑止痛效果。

在治疗 1 例腹痛、肠鸣、腹泻,伴胃脘痛、腹胀等症时,使用陈皮、防风、炒白术、炒白芍、炒山药、炒薏苡仁、炒白扁豆、炒芡实、木香、延胡索等药以理气止痛、祛风除湿、健脾止泻,再加徐长卿20 g、鸡矢藤30 g,患者腹痛、胃脘痛迅速缓解。

以上总结了党中勤教授使用徐长卿和鸡矢藤治疗 7 种消化系统疼痛类疾病的疗效情况,当然,临床各类疼痛远不止此。党中勤教授曾说,徐长卿和鸡矢藤配合,可治疗所有疼痛,且效果甚好。在今后临床中,需进一步学习,以求深入体会,灵活使用。

(梁慕华)

九、关于桔梗和甘草的临床应用

桔梗和甘草这两味药,在《伤寒论》中组成桔梗甘草汤,具有宣肺祛痰、利咽消肿的功效。党老师常用其治疗咽喉不利,在跟诊时,党老师时常强调这一用法,并对这两味药物的应用进行了讲解。为了进一步加强对这一组药对的认识,探析其临床适用范围和适应证,以便对临床有所指导,现作如下探索和扩展。

(一)性味归经,功能主治

桔梗,味苦、辛,性平,入肺、胃经,功能开宣肺气、祛痰、利咽、排脓。主治外感咳嗽、咽喉肿痛、肺痈吐脓、胸满胁痛、痢疾腹痛。

甘草,味甘,性平,入心、肺、脾、胃经,功能和中缓急、润肺、解毒、调和诸药。炙甘草主治脾胃虚弱、食少、腹痛便溏、劳倦发热、肺痿咳嗽、心悸、惊痫;生甘草主治咽喉肿痛、消化性溃疡、痈疽疮疡,解药毒及食物中毒。

(二)现代药理作用

1.桔梗　经查阅文献资料,桔梗有如下药理作用:①祛痰作用;②镇咳作用;③抗炎作用;④降血糖作用;⑤降血脂作用;⑥对中枢神经的作用;⑦对心血管的作用;⑧对胃液分泌和胃溃疡的作用等。

根据以上功能主治和现代药理研究,桔梗在临床上的应用有以下报道:①治疗小儿喘息性支气管炎,常用桔梗配合半夏、枳壳、陈皮、神曲、茯苓、甘草等药,疗效满意;②治疗肺炎,常用桔梗配合鱼腥草,此时桔梗用到 15 g,鱼腥草可用到 36 g,此二药配伍有相当于抗生素的效果,有明显的抗感染、降白细胞的作用;③治疗扭挫伤,常用桔梗单味药,用量至 30 g,研细末,分 2 份,每日黄酒冲服 1 份,为单验方,临床效果好;④治疗咽喉部急性炎症,用桔梗配生甘草、防风、炒僵蚕、荆芥穗、薄荷等药,随证加减可治疗急性扁桃体炎、扁桃体周围炎、急性咽炎、急性会厌炎等,临床疗效确切;⑤治疗失音,用桔梗配合甘草、当归、赤芍、枳壳、柴胡、玄参、生地黄、桃仁、红花等,临床收效满意。

2. 甘草 甘草有如下药理作用:①肾上腺皮质激素样作用;②抗感染作用;③对免疫功能的作用;④对消化系统的作用;⑤对脂质代谢的作用;⑥镇咳、祛痰作用;⑦抗癌作用;⑧抗病原微生物作用;⑨解毒作用;⑩解热、镇痛、抗惊厥作用等。

甘草的临床运用有以下报道:①治疗肺结核,用生甘草 18 g,配合抗结核药,临床疗效满意;②防治疟疾,甘草配合甘遂各等份,研细末,外用贴肚脐,发作前 3 小时贴之,可控制发作;③治疗低血压,用甘草配合五味子各 6～12 g、茯苓 15 g,每日 1 剂,分 2 次煎服或泡茶饮,服 3～10 剂,疗效满意;④治疗血小板减少性紫癜,用生甘草 25～30 g,每日 1 剂,临床有效;⑤治疗尿崩症,甘草研细末,每次 5 g,日服 4 次,有效;⑥治疗皮肤皲裂,甘草 50 g,放入 75% 酒精 200 mL 中浸泡 24 小时后去渣,加甘油 200 mL 备用,用时患处洗净,涂本药,临床有效;⑦治疗手部脱屑发痒症,用生甘草、白蒺藜各 100 g,浸于 75% 酒精 300 mL 内泡 7 天,过滤备用,外用每日 2～3 次,一般 3～7 天即愈,临床疗效显著;⑧治疗冻伤,用甘草、芫花各 9 g,加水 2000 mL,煎后浴洗冻伤部位,每日 3 次,疗效满意;⑨治疗慢性咽炎,生甘草 10 g,开水浸泡代茶饮,禁食鱼、辣、糖等物,轻者服 1～2 个月,重者服 3～5 个月,疗效满意。

3. 桔梗、甘草的配伍 张仲景在《伤寒论》少阴病中有:治疗少阴病二、三日,咽痛,与甘草汤不差,与桔梗汤(桔梗一两,甘草二两)。可见,桔梗和甘草配伍,治疗咽痛病,由来已久。

根据二药的功能主治,甘草生用,清热润肺、泻火解毒、利咽;桔梗开宣肺气、利咽祛痰、排脓。二者合用,共奏宣肺润肺、解毒利咽、祛痰排脓之功。通过二药的现代药理研究,甘草配桔梗的适用范围和临床适应证也有了进一步的拓展,不仅临床报道可治疗小儿喘息性支气管炎、咽喉部急性炎症和失音等疾病,而且对于治疗热毒上攻之咽痛、喉痹;肺失宣降之咳嗽吐痰及肺痈之胸满胁痛、吐脓腥臭等症,临床也常配合使用,效果确切。

(梁慕华)

第二节 弟子医案

一、调胃承气汤合抵当汤治疗术后谵妄1则

术后谵妄指发生于外科手术后 24 ~ 72 小时的一种可逆的、具有波动性的急性精神紊乱综合征,表现为意识水平降低、注意力不集中等。该病临床较为常见,在老年住院手术患者中发病率为 10% ~ 30%,大手术后出现谵妄者超过 50%。其病理机制尚不明确,目前尚无较好的治疗方法,临床主要采用对症处理等综合治疗和观察,但疗效不甚理想。据统计,手术后谵妄患者院内死亡率为 10% ~ 65%,其出院后 1 个月及 6 个月的死亡率分别为 14% 及 22%。笔者曾应用调胃承气汤合抵当汤治疗术后谵妄,效果显著,且药简价廉,经济实用,现报道如下。

(一)典型病例

患者,女,83 岁,2018 年 12 月 1 日就诊。患者因股骨颈骨折于郑州市某骨科医院行手术治疗,术后 1 天出现胡言乱语,认知障碍,不知饥饿,睡眠障碍,神志不清,昼夜如此,无发热。行头颅 CT 检查未发现脑梗死、脑出血病变,诊断为"术后谵妄"。既往患者有阿尔茨海默病病史 5 年,糖尿病病史 5 年,有慢性便秘病史,无高血压病病史。专家会诊无较好的治疗方法及建议。予以镇静安眠药艾司唑仑片 1 mg 口服,治疗无效,后改为阿普唑仑片 0.4 mg 口服治疗后,患者连续睡眠 3 天,其间不进食,醒后病情依旧。遂前来求诊。刻下症见:神志不清,胡言乱语,大便干结,小便正常,无发热;舌质暗,苔黄厚,脉弦滑。患者出现术后谵妄,根据其症、舌、脉表现,考虑其由瘀热互结所致,治宜活血化瘀、清热通腑。给予调胃承气汤合抵当汤(抵当丸)治疗。处方:生大黄 9 g$^{(后下)}$,桃仁 10 g,水蛭 6 g,芒硝 10 g$^{(分次冲服)}$,炙甘草 6 g。服药 3 剂后,患者胡言乱语消失,饮食、睡眠可;服 6 剂后患者神志清醒,谵妄基本治愈,胡言乱语及认知障碍消失,饮食、睡眠及大便均恢复正常,其阿尔茨海默病病情较前也有好转。

(二)讨论

术后谵妄发病率高,重者可导致患者死亡,老年人术后更易诱发谵妄。研究表明,高龄是术后谵妄发生的独立危险因素,>65 岁老年患者术后谵妄发生率较年轻患者高 4 ~ 10 倍,>75 岁的患者较 65 ~ 75 岁患者高 3 倍。在痴呆基础上发生术后谵妄的患者预后更差,认知功能下降更快,住院时间更长,死亡率增加。本例患者属于在阿尔茨海默病基础上发生的术后谵妄。张仲景在《伤寒杂病论》中对此类疾病进行辨证论治,对病因病机

及治疗方法给出了明确解释,现将其应用于临床,仍效如桴鼓,让人叹为观止,敬之、仰之。本案患者股骨颈骨折术后 1 天出现胡言乱语,无大便,是因手术后有离经之瘀血,瘀血与肠中糟粕无法排出体外,二者在体内互结,成瘀热互结之局。瘀热互结,扰乱神明,神明无主故出现谵妄,治疗宜活血化瘀、清热通腑。《伤寒杂病论》第 106 条:"太阳病不解,热结膀胱,其人如狂,血自下,下者愈。其外不解者,尚未可攻,当先解其外。外解已,但少腹急结者,乃可攻之,宜桃核承气汤。"桃核承气汤为调胃承气汤(大黄、芒硝、甘草)加桃仁、桂枝而成。郝万山老师讲解桃核承气汤时曾言:"方中用调胃承气汤泄热通腑兼活血化瘀,桃仁活血化瘀兼通大便,桂枝辛温开瘀散结。既祛热又通腑就要用调胃承气汤。"《伤寒杂病论》第 124 条:"太阳病六七日,表证仍在,脉微而沉,反不结胸,其人发狂者,以热在下焦,少腹当鞕满,小便自利者,下血乃愈。所以然者,以太阳随经,瘀热在里故也。抵当汤主之。"《伤寒杂病论》第 126 条:"伤寒有热,少腹满,应小便不利,今反利者,为有血也,当下之,不可余药,宜抵当丸。"抵当汤、抵当丸两方皆由桃仁、大黄、水蛭、虻虫 4 味药物组成,仅药量、药物剂型不同而已。《伤寒杂病论》中治疗瘀热互结的处方有桃核承气汤、抵当汤和抵当丸,皆用于治疗外感表邪,表邪入里化热,与体内瘀血互结所致的瘀热互结之证。本例患者无外感,不发热,但舌苔黄厚、大便干结、不大便为有热之象;又因为股骨颈骨折手术后必伴有瘀血,故术后出现谵妄,属瘀热互结证。本例属高龄患者,且有阿尔茨海默病病史,机体免疫力差,对感染的反应性较差,虽临床无发热症状,也不完全排除术后感染的可能。现代研究发现,术后谵妄与感染有密切关系,如姜昕等认为,易感染患者与各种危险因素相互作用,易导致老年患者发生谵妄。薛占霞等指出,炎性因子对脑组织的作用与术后谵妄的发生应受到关注,术后谵妄通常发生于术后 1~4 天,这也是术后炎症发作的高峰期,提示谵妄发生与炎症因子的作用有关。本例患者病机为瘀热互结,根据异病同治的原则,故可采用调胃承气汤合抵当汤(抵当丸)治疗。桃核承气汤中有桂枝,患者舌苔黄厚,恐其助热;抵当汤、抵当丸祛瘀有余,恐其清热不足,遂用调胃承气汤祛热通腑,抵当汤破血逐瘀,两方合用共奏祛瘀热互结之效。考虑患者年龄大,药物代谢能力差,所开药物剂量均偏小,水蛭、虻虫均为 3 g,桃仁 10 g,大黄 9 g,芒硝 10 g$^{(后下)}$,炙甘草 6 g。后因药店无虻虫,恐其祛瘀力量不足,将水蛭增加至 6 g。患者服药后疗效显著。该方可以看作由桃核承气汤去桂枝加水蛭组成,考虑患者舌苔黄厚,故去桂枝不用,与党中勤教授谈及此病例,他认为也可加桂枝,以加强祛瘀效果。文献显示,桃核承气汤治疗术后谵妄具有确切疗效,证实了党中勤教授的观点。调胃承气汤合抵当汤加减及桃核承气汤加减治疗术后谵妄,都是根据患者临床病情随症加减,其病机皆为瘀热互结,治疗原则为清热通腑、活血化瘀。本法治疗术后谵妄,可在临床推广应用。

(姚自凤)

二、糜烂性胃炎验案一则

患者李某,女,56 岁。2019 年 4 月 29 日初诊。主诉:胃脘部痞满不适半年余。半年前做胃镜显示为糜烂性胃炎,^{13}C-尿素呼气试验示 HP(−)。半年来,患者胃脘部多有不舒,时有腹胀、疼痛,反酸,曾服用抑酸药和黏膜保护剂等西药治疗(具体不详),病情时好时坏。现症见:胃脘部痞满不适,心烦,烧心,反复吞酸,口苦,口中异味,便秘,大便平均 10 日一行。舌质淡红而暗,苔黄腻,脉弦滑。

【中医诊断】 胃痞。

【辨证】 肝胃气滞兼瘀热证。

【治法】 疏肝理气,和胃消痞。

【方药】 消痞和胃方加减:陈皮 15 g,姜半夏 12 g,麸炒枳实 15 g,姜厚朴 10 g,大腹皮 25 g,炒槟榔 10 g,生白术 30 g,火麻仁 30 g,苍术 12 g,莪术 12 g,蒲公英 25 g,煅瓦楞子 25 g,浙贝母 12 g,炒莱菔子 30 g。10 剂,每日 1 剂,水煎分服。

【二诊】 患者服用上药后效可,胃脘部痞满不适、烧心、吞酸和便秘等症状均有减轻,口中异味改善。现症见:胃脘部时有痞满不适,并时有疼痛,食后腹胀,口中异味,大便 2～3 天 1 次。舌淡红稍暗,苔黄稍腻,脉弦而滑。

【调整处方】 于上方去莪术、煅瓦楞子、浙贝母,加木香 10 g、醋延胡索 15 g、香橼 10 g。10 剂,每日 1 剂,水煎分服,煎煮量和服用方法如前。嘱患者少食酸、辣、甜、凉等刺激性食物,节饮食,畅情志,调起居。

【按语】 该患者由多种原因导致脾胃功能受损,气机阻滞不利,升降乖乱,影响肝之疏泄功能,致气机不畅,郁而化火,木郁克土,又伤脾胃。胃失降浊则浊气在上而生撑胀,加之脾失运化,致胃脘部痞满不适;胃失受纳则食欲缺乏;胃失和降则大便秘结不畅;肝之郁热犯胃则见烧心、反酸等症。本例肝胃气滞,胃失和降,治以疏肝理气,消痞和胃,兼清瘀热,方选党中勤教授自拟消痞和胃方加减治疗。消痞和胃方用陈皮、姜半夏、麸炒枳实、姜厚朴、大腹皮、炒槟榔,功以理脾和胃、行气消胀,其中陈皮理气健脾和中,姜半夏燥湿化痰、降逆止呕,两药合用可理气健脾、散滞降逆;麸炒枳实破气消胀,姜厚朴理气温中、消痰下气,麸炒枳实加姜厚朴可入大肠、小肠经,理脾胃之气,治疗腹满或燥屎不通等症;大腹皮下气宽中、行水消肿,炒槟榔消谷逐水、除痰,上药合用,共奏理气健脾、和胃消痞、行气消胀之功。首诊时因患者尚有烧心、反酸、严重便秘等症,故加入润肠通便之生白术、火麻仁,健脾燥湿之苍术,清热解毒之蒲公英,制酸止痛之煅瓦楞子和清热散结之浙贝母。因久病必瘀,患者舌质偏暗,可知体内已有瘀阻之象,故加入行气解郁、破瘀消积止痛之莪术,并用炒莱菔子以增强其降气、消食除胀的作用。患者服用 10 剂后,诸症有所减轻。二诊时,患者烧心大减,反酸不见,胃脘痞胀犹在,疼痛稍增,故去破瘀之莪术、制酸之煅瓦楞子和清热散结之浙贝母,加入行气止痛、消痞除胀之木香,活血、行气止痛之醋延胡索,及疏肝理气、宽胸和中之香橼,以增强行气止痛、疏肝理气之功。全方切中病机,疗效显见。

(梁慕华)

三、小柴胡汤临床应用举隅

《伤寒论》第九十六条:"伤寒五六日,中风,往来寒热,胸胁苦满,嘿嘿不欲饮食,心烦喜呕,或胸中烦而不呕,或渴,或腹中痛,或胁下痞硬,或心下悸、小便不利,或不渴、身有微热,或渴者,小柴胡汤主之。"本条为伤寒或中风,邪入少阳的证治。因病在少阳,属半表半里,枢机不利,正邪分争,正胜则热,邪胜则寒,寒热交替出现,所以往来寒热是少阳病主要热型。足少阳之脉,下胸中,贯膈,络肝属胆,循胁里,邪犯少阳,经气不利,故见胸胁苦满。胆火内郁,进而影响脾胃,则神情嘿嘿,不欲饮食。胆火内郁则心烦,胃失和降则喜呕。以上皆属少阳病主证。治法当用和解,主用小柴胡汤以治之。笔者曾应用小柴胡汤加减治疗 2 例患者。

病例 1

患者陈某,女,43 岁,以"右胁不适 1 个月"为主诉就诊。1 个月前患者因发热、头痛、鼻塞患感冒,口服"感冒药物",具体用药不详,服药后患者头痛、鼻塞、发热等症状好转,继而出现右胁不适,伴纳差、恶心、口黏腻,每天下午先一阵寒后一阵热,体温 37.5 ℃左右,大小便尚正常,舌质淡红,苔腻微黄,脉弦。于当地医院行彩超检查示"胆囊炎",当地医院给予"环丙沙星"静脉滴注治疗,及"消炎利胆片"口服,治疗半个月后,无明显好转,求诊于本院。笔者予以小柴胡汤加减,柴胡 10 g,黄芩 6 g,陈皮 15 g,半夏 12 g,佩兰 15 g,当归 10 g,白芍 12 g,白术 15 g,茯苓 15 g,人参 5 g,炙甘草 6 g,生姜 3 片、大枣 3 枚为引。3 剂,每日 1 剂,水煎分服。患者服 3 剂后,病情明显好转,效不更方,再服 3 剂,患者痊愈。

【按语】 此病例为典型的伤寒或中风,邪入少阳的小柴胡汤证,完全符合《伤寒论》原文所描述的脉诊,给予小柴胡汤后,因药证相符,故效若桴鼓。

病例 2

患者李某,男,51 岁,以失眠 1 年为主诉就诊,1 年前患者因饮酒出现失眠,伴心烦、头痛、头晕、口苦、右胁不适,饮食尚可,大便干,小便无异常,血压偏高,收缩压波动在 140～150 mmHg,舒张压波动在 90～100 mmHg,舌质暗红,苔腻微黄,脉弦。曾应用中药治疗,疗效不理想,现服用"艾司唑仑片",仅能够维持 3～4 小时的睡眠时间,故求诊于本院。予以小柴胡汤加减治疗,柴胡 12 g,黄芩 5 g,半夏 12 g,苍术 12 g,茯苓 15 g,葛根 20 g,丹参 20 g,龙骨 30 g,牡蛎 30 g,夜交藤 15 g,柏子仁 15 g,酸枣仁 20 g,远志 10 g,生姜 9 g,大枣 12 枚,炙甘草 5 g。7 剂,每日 1 剂,水煎服,每日 2 次。患者服 7 剂后,失眠、心烦、头痛、头晕、口苦、右胁不适、大便干等症状均缓解,血压恢复正常。查其舌质暗红好转,舌苔不再黄,遂应用上方去黄芩,加郁金 10 g,百合 15 g,余治疗不变。7 剂,每日 1 剂,水煎分服。患者共服用 14 剂,睡眠恢复正常,头痛、头晕、口苦、右胁不适及大便干等症状均消失,血压恢复正常。

【按语】 本例患者失眠伴口苦、右胁不适、头痛、头晕、大便干等症状,为足少阳胆经病变,胆热上扰,则出现失眠、心烦、口苦、头痛、头晕等症状,右胁为足少阳胆经循行之部位,胆经有病,则右胁不适,大便干为热伤津液之征。此病例为内科杂病,无外感病史,不是外感表邪传入少阳所致,与《伤寒论》所言有异,但由于其主要临床症状反映的是少阳经病变,故仍用小柴胡汤加减治疗,所谓证同治亦同,亦取得满意疗效。

(姚自凤)

四、一例疑似感冒并发心肌炎患者的诊疗结果感悟

《伤寒论》第一百零二条:"伤寒二三日,心中悸而烦者,小建中汤主之。"

释义:伤寒仅二三日,未经误治即见心中动悸,神烦不宁者,必是里气先虚,心脾不足、气血双亏、复被邪扰而成。太阳与少阴为表里,太阳为外防,心主为宫城,里虚邪扰,气血不足,心无所主则悸,神志不宁则烦,治以小建中汤,外和营卫,内益气血,安内以攘外,有表里兼顾之妙。

实际上,《伤寒论》此条,就是伤寒合并心悸的临床症状及治法。多年以后回顾,才恍然大悟,这不就是曾经见到的一例疑似感冒并发病毒性心肌炎患者所需要的治法吗?

2009 年,当时笔者还在郑州市某人民医院综合内科工作。一位同事曾收治一名女性患者,年龄仅 34 岁,该患者病史非常简单,就是感冒了五六天,有点腹泻,饮食欠佳。门诊医师把该患者收到了病房。门诊医师是上午 10 点左右开的入院证,该患者下午 3 点到病房,刚到病房就说心慌,值班医师及护士赶紧上心电监护,心电监护显示室上性心动过速,血压 85/55 mmHg,患者已处于休克状态。值班医护人员紧急抢救,结果抢救无效死亡。我那天正好晚上值夜班,我去接班的时候患者已经死亡,医患双方正僵持不下,整个科室人心浮动,乱糟糟的一团。因为患者太年轻了,而且平常也没啥基础性疾病,谁都感觉其病情不重,怎么好好的就突然病死了呢? 一个感冒就能置人于死地? 不但患者家属不能理解,接受不了这个现实,就是作为医务人员的我也为患者感到惋惜,扼腕而叹,一个年轻的生命就这样走了! 科室死亡病例讨论最终结论:可能是腹泻引起电解质紊乱,诱发心律失常,导致心脏猝死。我们在临床上经常遇见手足口病、麻疹等合并心肌炎的患者,部分患者经过治疗后痊愈,但也有部分患者因此而死亡,部分死亡患者肺部CT 片检查显示正常。这不能不引起临床关注。所以在临床上,我们遇到这种患者会特别小心,不敢掉以轻心。尽管如此,仍然有患者会为此失去生命,令人心痛! 这些患者绝大部分属于儿童、幼儿,他们尚未成年就过早夭折,患者家属心情可想而知。当然,除了手足口病、麻疹等疾病外,临床上还有其他感染性疾病合并心肌炎的患者,如甲型流感、流行性腮腺炎、其他呼吸道感染性疾病等。

《黄帝内经》云："人之伤于寒也,则为病热,热虽甚不死;其两感于寒而病者,必不免于死。两感于寒者,病一日,则巨阳与少阴俱病,则头痛口干而烦满;二日,则阳明与太阴俱病,则腹满身热,不欲食谵言;三日,则少阳与厥阴俱病,则耳聋囊缩而厥;水浆不入,不知人,六日死。"笔者认为,《黄帝内经》提到的两感于寒者,巨阳与少阴俱病,指的是足太阳膀胱经与足少阴肾经,中医认为感冒合并心肌炎似乎是足太阳经与手少阴心经俱病,应属于《黄帝内经》所说的两感于寒而病者也!其治疗除应用西医常规疗法以外,可以遵《伤寒论》第一百零二条所云"伤寒二三日,心中悸而烦者,小建中汤主之"。若患者出现手足厥逆、下利之心肾阳虚重症患者,还应遵《伤寒论》第三百一十四条所云"少阴病,下利,白通汤主之",联合应用小建中汤及白通汤,必要时再加用李可老中医的破格救心汤,尽力挽救患者的生命。

（姚自凤）

参考文献

［1］高学敏.中药学［M］.2版.北京:中国中医药出版社,2007.

［2］陶御风.临证本草［M］.北京:人民卫生出版社,2005.

［3］吴勉华,王新月.中医内科学［M］.3版.北京:中国中医药出版社,2012.

［4］邓中甲.方剂学［M］.北京:中国中医药出版社,2003.

［5］党中勤,梁慕华,王炳恒.常见消化病中医特色疗法运用［M］.郑州:郑州大学出版社,2021.

［6］唐旭东,李军祥,张声生,等.实用中医消化病学［M］.北京:中国中医药出版社,2022.

［7］张声生,沈洪,王垂杰,等.中华脾胃病学［M］.北京:人民卫生出版社,2016.

［8］张声生.脾胃病［M］.北京:人民卫生出版社,2002.

［9］马素平,陈海燕.赵文霞肝胆脾胃病临证撷英［M］.北京:中国中医药出版社,2020.

［10］徐春军,孙凤霞.关幼波实用中医肝病学［M］.北京:中国中医药出版社,2023.